药品研究与评价技术指导原则

2022 年

孔繁圃　崔恩学　主编

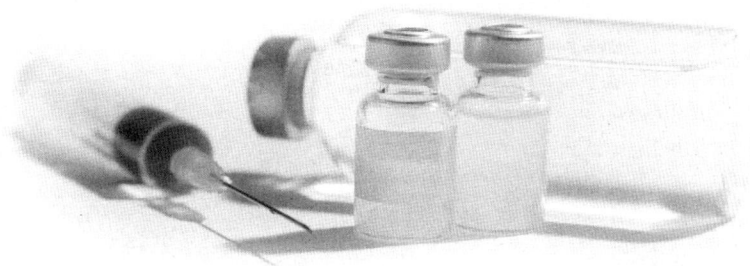

中国健康传媒集团

中国医药科技出版社

图书在版编目（CIP）数据

药品研究与评价技术指导原则.2022年/孔繁圃，崔恩学主编.—北京：中国医药科技出版社，2024.1

ISBN 978-7-5214-4459-9

Ⅰ.①药⋯　Ⅱ.①孔⋯②崔⋯　Ⅲ.①药品管理–技术管理–汇编–中国–2022
Ⅳ.① R954

中国国家版本馆 CIP 数据核字 (2024) 第 003945 号

责任编辑　张　睿
美术编辑　陈君杞
版式设计　也　在

出版　**中国健康传媒集团**｜中国医药科技出版社
地址　北京市海淀区文慧园北路甲 22 号
邮编　100082
电话　发行：010-62227427　邮购：010-62236938
网址　www.cmstp.com
规格　787×1092mm $\frac{1}{16}$
印张　34 $\frac{1}{4}$
字数　688 千字
版次　2024 年 1 月第 1 版
印次　2024 年 1 月第 1 次印刷
印刷　北京顶佳世纪印刷有限公司
经销　全国各地新华书店
书号　ISBN 978-7-5214-4459-9
定价　**220.00 元**

获取新书信息、投稿、为图书纠错，请扫码联系我们。

ISBN 978-7-5214-4459-9

编 委 会

前　言

　　药品研究与评价技术指导原则旨在为以药品注册为目标的药物科学研发和技术评价提供参考建议和有效遵循，并应随着科学技术进步、法律法规更新、实践经验积累和行业规范发展变化而更新与完善。

　　近年来，随着医药产业迅猛发展，不断涌现出新理念、新技术、新应用、新成果，引领恶性肿瘤、自身免疫性疾病、代谢性疾病等众多领域的药物研发创新日新月异。产业的快速发展和新药研发的热情高涨，亟需建立业界与监管部门间共同认可的对药品安全、有效、质量可控性的评价原则和具体标准，以指导新药研发，实现"保安全守底线""促发展追高线"的药品监管要求，因此建立这些原则和标准显得尤为迫切和重要。这些原则和标准是满足医药行业发展需求、鼓励药品创新研发、保障人民群众用药安全、有效、可及的重要保障。

　　自 2003 年起，国家药品监督管理局药品审评中心（简称药审中心）开展药品技术指导原则起草工作以来，在内容上从解决阶段性现实申报问题向审评专业深入研究、新领域逐步探索，在起草方式上从对国外文献的翻译逐步转向适应新技术、新方法、新机制等不断涌现的监管科学研究，初步形成了以通用指导原则和个药指导原则构成的较为完整的标准体系。2015 年《国务院关于改革药品医疗器械审评审批制度的意见》（国发〔2015〕44 号）中提出"加强技术审评过程中共性疑难问题研究，及时将研究成果转化为指导审评工作的技术标准，提高审评标准化水平，减少审评自由裁量权"。2017年中共中央办公厅、国务院办公厅印发《关于深化审评审批制度改革鼓励药品医疗器械创新的意见》（厅字〔2017〕42 号）指出"深化多双边药品医疗器械监管政策与技术交流，积极参与国际规则和标准的制定修订，推动逐步实现审评、检查、检验标准和结果国际共享"。

党的十八大以来，在国家药监局党组的坚强领导下，药审中心坚决贯彻党中央的决策部署，特别是中国共产党第十九届中央委员会第四次全体会议关于"坚持和完善中国特色社会主义制度、推进国家治理体系和治理能力现代化，是全党的一项重大战略任务"的部署和要求，将药品研发和审评技术指导原则体系建设作为药品监管体系和治理能力现代化的一项重要任务来抓。药审中心以科学性、前瞻性、指导性和规范性为指引，突出创新引领和满足临床用药急需，加大指导原则的起草制定力度，完善以药品技术指导原则为核心的审评标准体系，既是深入贯彻党中央提出的国家治理体系和治理能力现代化要求、推进药品审评体系和审评能力现代化建设的体现，也是落实审评审批制度改革鼓励药物创新、构建科学公正透明可预期监管环境的具体实践，在激发研发活力加快新药好药上市、促进医药产业转型升级高质量发展、解决影响和制约药品创新、质量、效率的突出问题的同时，也有助于规范审评工作，统一审评尺度，提升审评质量和效率。

为建立健全药品审评标准体系，药审中心形成了以全面覆盖药物研发和评价领域为指引，以监管方、产业界、学术界共同认可为基础，以及时跟进药物研发新领域为驱动，以国际接轨为目标的工作思路，多措并举，加大力度推进指导原则制修订工作。一是制定《药品审评中心审评标准制修订管理办法（试行）》，统筹规划、有序推进药品审评质量标准体系建设。二是建立了多部门参与、邀请外部专家研究，共同起草指导原则的核心工作组工作模式，成立药审中心和各审评部门技术委员会，由专业技术人员集体研究讨论，对指导原则质量和科学性进行审核把关。三是制定过程中广泛听取专家、申请人及相关药监单位意见，召开专家咨询会议，努力形成共识。四是加强督导，制定指导原则年度计划，并将指导原则工作计划纳入药审中心重点工作，按季度进行督导，同时采用"挂图作战"方式加强日常进度管理，对指导原则的制定计划执行情况及内容审核把关进行监督检查，不断提高审评标准制定的规范性和严肃性。五是药审中心网站增设"指导原则征求意见"专栏，公开听取社会意见，确保指导原则制定过程的公开、透明。

通过持续不懈的努力，药审中心开展审评标准体系建设以来，指导原则数量大幅增加，2022 年底已累计发布了指导原则 421 个，特别是 2020 年以来起草发布指导原则数量已超过 2020 年之前指导原则总和，并圆满完成了

"'十四五'期间新制修订指导原则300个"第一年的工作目标。药审中心全面提升指导原则质量，坚持以患者的临床需求为核心，对抗新冠病毒、抗肿瘤、罕见病、儿童用药等群众关注的临床急需用药，制定更加具有针对性和实用性的指导原则，指导医药企业科学有序研发，回应社会关切。同时，积极推进中医药传承创新发展，突出中药特点、凝聚业界共识，积极制定完善审评技术标准，加快构建中医药理论、人用经验和临床试验相结合的中药注册审评证据体系，建立完善中药新药全过程质量体系，助力中药新药研发申报。近年来，药审中心积极开展监管科学课题研究，在细胞和基因治疗药物研究与评价、真实世界证据支持药物研发与审评、以中医临床为导向的中药安全性评价研究等方面形成一系列药品技术指导原则，通过监管科学推动药品审评新工具、新方法的产生，服务于审评能力现代化。目前已基本形成技术标准体系，覆盖了中药、化学药品、生物制品等领域，包含新冠疫苗药物、中药传承创新、细胞和基因治疗、儿童用药、罕见病、肿瘤药等研发热点、难点内容，为医药产业的创新发展和药品审评提供了科学有力的技术支撑，促进了一批新药好药加速上市：附条件批准5个新冠疫苗，推动3款国产新冠疫苗接连"入世"，批准1款中和抗体组合、1个组合包装、1个小分子抗病毒治疗药物，以及中药"三药三方"等新冠治疗药物。2021年45个创新药获批上市，相较2019年的10个实现了新跨越，与美国FDA 2021年批准的50个新药数量接近；2021年获批的创新药中包含5个同类首创新药（First in Class），首次批准2款CAR-T药物上市，在细胞治疗领域实现了"零"的突破。同时仿制药质量和疗效一致性评价工作也在稳步推进，截至2022年底，通过和视同通过一致性评价924个品种，进一步满足了人民群众对高质量仿制药的迫切需求，药品审评工作实现了质效双升。

2017年中国药监部门加入ICH后，让药品技术指导原则与国际接轨上了快车道，对国内审评标准与国际接轨提出了更高要求，科学技术的进步、"以患者为中心"的研发理念也对指导原则体系建设提出了更高要求。药审中心持续加快ICH指导原则在国内的转化实施，已转化实施全部66个指导原则，推进国际先进技术要求在我国的同步研究，不断带动我国指导原则体系与国际通行规则接轨。我国药品注册技术要求不断与国际规则协调统一，能够降低药物研发注册要求在国际要求差异方面的技术壁垒，这既有利于国外生产的新药更快进入中国市场，也为中国生产的药品快速走向国际创造了良好的政策环境，助推药品研发和注册进入全球化时代。

我国正在从制药大国向制药强国迈进，到 2035 年医药产业要达到发达国家和地区水平，首先研发能力要达到发达国家和地区水平，健全完善审评标准体系是助力创新研发能力提升的助推器，也将为研发工作少走弯路、快出早出成果提供加速器。对比医药产业发达的欧美国家和地区，我们的审评标准体系建设仍有差距，需要长期推进完善。通过深入分析对比研究，我国在共性指导原则体系方面覆盖质量、有效性、多学科、安全性等方面，与欧盟在不同专业对比上基本一致，仅质量控制相关技术指导原则和个药指导原则与美国 FDA 有明显差距。从整体数量和体系分类来看，美国 FDA 体系较为成熟，我国指导原则在专业分类上仍需要进行细化，同时在基础研究上仍需加大制定力度，尤其是个药相关技术指导原则。

欲知平直，则必准绳。药审中心将继续坚持以人民为中心的发展理念，深化审评审批制度改革，紧跟世界药品监管科学前沿，结合药品监管急需和产业发展趋势，做好审评体系和审评能力现代化建设工作，针对不同专业领域，采取补短板、强弱项、固优势的策略，不断完善审评标准体系，到"十四五"结束时实现新制修订指导原则 300 个的目标，力争药品标准体系接近国际先进水平，使人民群众对药品质量和安全更加满意、更加放心。

药品研究与评价技术指导原则的起草制定工作得到了业界、学界各位专家的大力支持，衷心感谢多年来关注和支持药品审评事业的各位同仁！现将药审中心起草制定的指导原则集结成册予以出版，希望本丛书能够为从事药品研究、生产、使用和技术监管等部门的人士了解、研究药物研发和技术评价的要求提供帮助。我们深知，经过近年来的努力，我国的药品审评标准体系建设有了极大地提升，但与医药产业发达国家和地区相比，仍存在一定的差距。我们希望继续与专家们和业界同仁一起共同努力，不断加强标准体系建设，为药品研发创新和高质量发展、为公众用药安全有效、为保护和促进公众健康，提供更加坚实的技术支撑。

编委会

2022 年 12 月

目　录

上篇　通用技术指导原则

1

下篇　个药指导原则

上　篇
通用技术指导原则

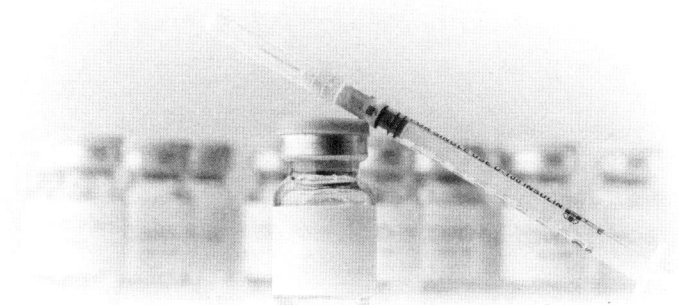

药　学

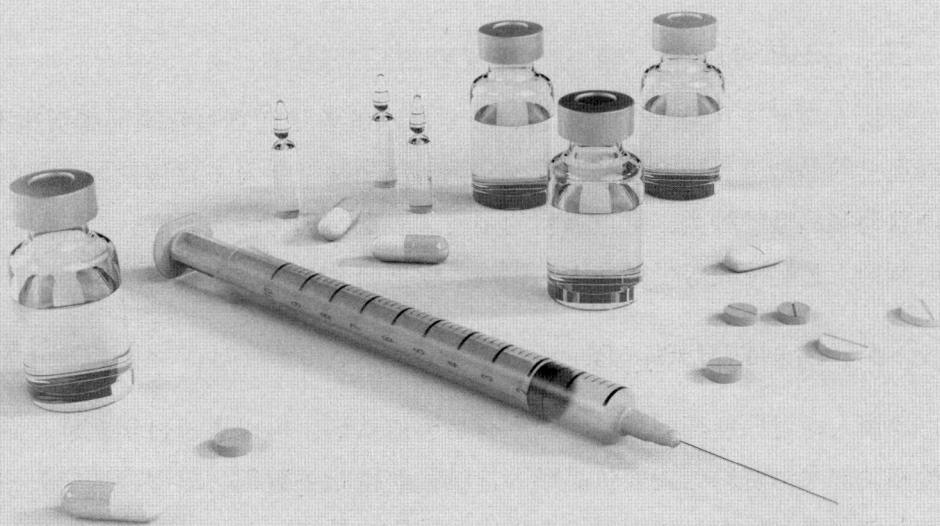

化学仿制药晶型研究技术指导原则（试行）

一、概述

多晶型现象是指同一化合物因存在多种不同的排列形式和分子构象而形成不同晶型的现象。原料药的不同晶型可具有不同的物理和化学性质，可能对原料药及制剂的稳定性、制剂的生产工艺、溶出度及生物利用度等产生影响，进而可能影响药物的安全性、有效性和质量可控性，所以研究原料药的多晶型现象以及晶型可能对药物全生命周期各环节产生的影响，是保证药物质量的核心内容和关键环节，对化学仿制药的研发具有重大意义。

本指导原则结合我国仿制药晶型研究的现状并参考国外监管机构相关指导原则起草，旨在明确仿制药晶型研究过程中的关注点，涉及的晶型包括无水物、水合物、溶剂合物和无定型等。

本指导原则仅代表药品监管部门目前对于该问题的观点和认知。随着科学和技术的进展，本指导原则中的相关内容将不断完善与更新。

二、总体考虑

申请人应基于风险评估的理念，在全面理解参比制剂目标质量概况的基础上，选择适宜的晶型进行处方工艺开发。化学仿制药晶型研究主要包括两方面内容：一是原料药多晶型的种类，重点晶型的制备、表征及理化性质研究；二是原料药多晶型对制剂工艺和疗效等可能产生的影响，根据研究结果选择适宜晶型。

（一）仿制药晶型选择

申请人应对原料药的多晶型现象有足够的认识。可以通过科学文献、专利以及其他相关的参考资料，或通过晶型筛选试验获得相关数据。晶型筛选应关注在原料药和制剂制备和贮存过程中可能会生成或转化的晶型。

对于仿制药，通常情况下应选择与参比制剂一致的晶型。若有足够的稳定性研究数据支持且其他晶型制备的仿制药与参比制剂生物等效，也可选择与参比制剂不同的晶型。无论选择何种晶型，均应对所选择晶型进行充分的理化性质和稳定性研究。

（二）仿制药晶型研究思路

对于仿制固体制剂、半固体制剂和混悬剂，应主要考虑晶型对原料药及制剂工艺和稳定性的影响，以及对制剂溶出和生物利用度／生物等效性的影响，在充分研究晶型对其影响的基础上，确定是否有必要对药物的晶型进行控制。

对于液体制剂（如口服液、注射液等），建议关注原料药的不同晶型对制剂工艺过程可能产生的影响。

三、仿制药研发中晶型问题的关注点

（一）晶型与生物利用度／生物等效性

由于原料药不同晶型的内部分子排列或分子构象不同，所以可能存在溶解度和溶解速率的差异。当原料药不同晶型的表观溶解度存在差异时，建议申请人关注这种差异是否会影响制剂生物利用度／生物等效性。

原料药不同晶型的表观溶解度差异是否会影响制剂生物利用度／生物等效性，取决于影响药物吸收速度和程度的各种生理学因素，包括胃肠道蠕动、药物的溶出、药物的渗透性等。此时，生物药剂学分类（BCS）可作为科学评价多晶型现象对制剂生物利用度／生物等效性影响程度，使用 BCS 分类进行评估时，应自证拟开发品种的 BCS 分类。

对于体内吸收仅受溶出速度限制的高渗透性药物，若不同晶型之间表观溶解度差异较大，就很可能影响生物利用度／生物等效性。而对于吸收仅受肠道渗透性限制的低渗透性、高溶解性药物，各晶型之间的表观溶解度的差异对生物利用度／生物等效性的影响相对较小。对于高溶解性药物，当各晶型的表观溶解度均足够大，药物的溶出速度快于胃排空速度时，各晶型之间的表观溶解度的差异对生物利用度／生物等效性的影响不明显。

在证明仿制药与参比制剂体内生物等效后，体外溶出试验可用于评价仿制药的批间一致性。当晶型转变可能影响制剂的生物利用度或生物等效性时，可采用体外溶出试验作为监控方法，但应提供研究资料论证所用溶出方法能反映上述变化。

（二）晶型与制剂工艺

原料药的不同晶型可呈现不同的物理和机械性质，包括吸湿性、颗粒形状、密度、流动性和可压性等，进而可影响原料药的纯化工艺的筛选和／或制剂的生产。鉴于原料药多晶型可影响制剂工艺的稳健性，故建议申请人密切关注原料药的多晶型。

多晶型对制剂生产过程的影响还与制剂处方和工艺有关。例如，对于粉末直压的工艺，尤其是当原料药在处方中所占的比例较大时，原料药的固态特征是药物制剂生产的关键影响因素；而对于湿法制粒工艺，原料药的固态特征通常被制粒过程所改变或掩盖，其固态特征对生产的影响可能就比较小。关于原料药多晶型对制剂工艺的影响，需要考虑的关键问题是确保能够持续稳定地生产出符合过程控制和放行标准的制剂。

原料药经干燥、粉碎、制粒和压片等制剂工艺步骤，在温度和湿度等环境因素的作用下，均可能出现转晶现象，其晶型转变的程度往往取决于不同晶型的相对稳定性、相转变能垒，以及外部因素影响程度。应对工艺过程中晶型转变情况进行充分的研究。

（三）晶型稳定性

在药物开发过程中，为了降低转晶的可能性，以及得到更好的化学稳定性，通常选择热力学最稳定的晶型。在某些情况下（如，基于提高难溶性药物生物利用度等考虑）如果选择亚稳态晶型或无定型作为开发晶型，应证明所选择晶型在生产和贮存过程中具有足够的物理和化学稳定性，特别关注药物晶型的稳定性，并采取适当的措施（如，适当的处方、生产工艺、包装等）避免在贮存期间亚稳态晶型向稳定型晶型转变。

（四）化学仿制药中晶型控制方法的制订

申请人可参考决策树 1-3 进行仿制药晶型的评估与控制策略的制订。虽然决策树的理论框架主要是基于多晶型影响制剂生物等效性 / 生物利用度的潜在因素而建构，但建议申请人仍要考虑多晶型对制剂工艺稳健性产生的影响，以及对制剂稳定性产生的影响。

1. 制订晶型检查项的必要性

决策树 1 为原料药和 / 或制剂标准中制订晶型检查项的建议。如果原料药所有晶型表观溶解度没有差异或者均为高溶解性，则原料药的不同晶型对生物利用度 / 生物等效性产生显著影响的可能性较小，因此通常情况下无需在原料药和 / 或制剂中制订晶型检查项。

2. 原料药晶型检查项的制订

按照 BCS 分类系统对药物的溶解性进行区分，当原料药的至少一种晶型属于低溶解性时，可参考决策树 2 制订该原料药晶型检查项。若中国药典中收载了晶型检查项，且该项适用于目标晶型的控制，可在原料药质量标准中采用与药典相同的晶型检查项。若中国药典没有收载晶型检查项，或该项不适用于目标晶型的控制，申请人应参考相关文献（如，其他国家药典等）并在充分研究的基础上制订新的晶型检查项。

3. 制剂晶型检查项的制订

可参考决策树 3 选择制剂中晶型的控制策略。通常，如选择的晶型是热力学最稳定的晶型，或者选择与参比制剂使用相同的晶型，通常情况下无需在制剂质量标准中制订晶型检查项，但如果选择的是亚稳态晶型，由于亚稳态晶型可能在制剂工艺和贮存过程中发生晶型转变，需要进行相关研究并依据研究情况决定是否在制剂质量标准中制订晶型检查项。对于难溶性药物，如果晶型变化对生物利用度 / 生物等效性的影响可通过制剂的性能检测（如，溶出度）进行控制时，可通过溶出度等性能检测项替代晶型控制。如果需要对晶型进行控制，且难以建立制剂其他质控指标与晶型之间关系时，应在制剂质量标准中制订反映晶型变化的其他检测项（如，固态表征等）。

四、药物晶型的表征和控制

（一）晶型表征

常用的晶型表征方法包括：单晶 X 射线衍射法（SXRD）、粉末 X 射线衍射法（PXRD）、红外光谱法（IR）、拉曼光谱法（Raman）、差示扫描量热法（DSC）、热重法（TG）、毛细管熔点法（MP）、光学显微法（LM）、偏光显微法（PM）、固体核磁共振波谱法（ssNMR）等。其中，单晶 X 射线衍射法和粉末 X 射线衍射法是目前常用方法。热分析方法（如，差示扫描量热法、热台显微镜法等）和光谱法等（如，红外光谱法、拉曼光谱、固体核磁共振波谱法等）均可进一步支持不同晶型的确证。

鉴于上述所提及的表征方法多数仅能反映不同晶型某一方面的物理性质，因此，申请人应结合申报品种和拟采用晶型的特点等选择适宜的方法对晶型进行表征。

（二）晶型控制

可参照《中国药典》相关通则对晶型进行定性和 / 或定量分析。其他国际公认用于物相分析的方法也可对晶型进行定性或定量分析，确保原料药或制剂中有效晶型的含量。

常用的定量方法包括：粉末 X 射线衍射法（PXRD）、红外光谱法（IR）、差示扫描量热法（DSC）、拉曼光谱法（Raman）、固体核磁共振波谱法（ssNMR）等。

五、决策树

决策树 1 制订晶型检查项的必要性

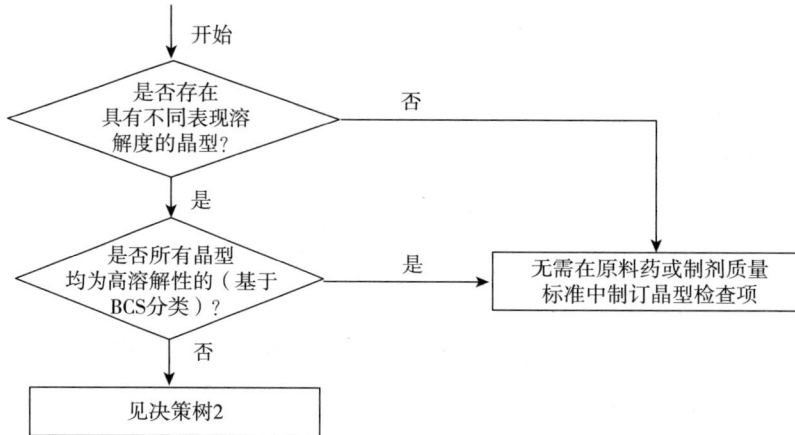

开始

是否存在具有不同表现溶解度的晶型？

否 →

是 ↓

是否所有晶型均为高溶解性的（基于BCS分类）？

是 → 无需在原料药或制剂质量标准中制订晶型检查项

否 ↓

见决策树2

决策树 2 原料药晶型检查项的制订

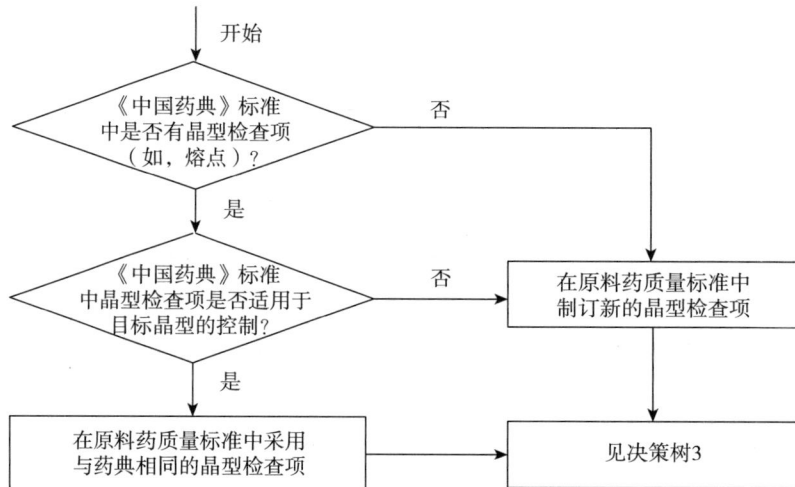

开始

《中国药典》标准中是否有晶型检查项（如，熔点）？

否 →

是 ↓

《中国药典》标准中晶型检查项是否适用于目标晶型的控制？

否 → 在原料药质量标准中制订新的晶型检查项

是 ↓

在原料药质量标准中采用与药典相同的晶型检查项 → 见决策树3

决策树 3 制剂晶型检查项的制订

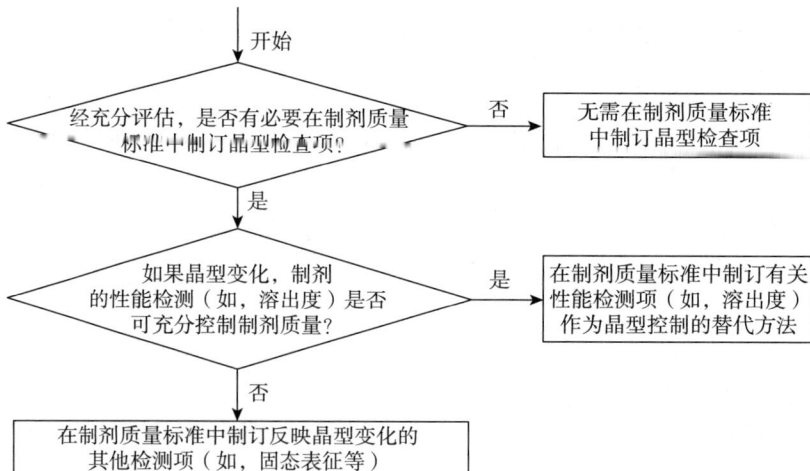

开始

经充分评估，是否有必要在制剂质量标准中制订晶型检查项？

否 → 无需在制剂质量标准中制订晶型检查项

是 ↓

如果晶型变化，制剂的性能检测（如，溶出度）是否可充分控制制剂质量？

是 → 在制剂质量标准中制订有关性能检测项（如，溶出度）作为晶型控制的替代方法

否 ↓

在制剂质量标准中制订反映晶型变化的其他检测项（如，固态表征等）

六、名词解释

晶型：指固体物质的分子排列形式和分子构象。

多晶型现象（同质异晶现象）：描述固体化学药物物质状态，可由一组参量（晶胞参数、分子对称性、分析排列规律、分子作用力、分子构象、结晶水或结晶溶剂等）组成，当这些参量中的一种或几种发生变化，而使其存在有两种或两种以上不同的固体物质状态。

晶态：指分子在晶格中具有周期性、对称性的排列规律。

无定型：指分子的排列没有周期性规律。

无水物：指不含结晶水或结晶溶剂的固态物质。

溶剂合物：指含有化学计量或非化学计量溶剂的固态物质。

水合物：如果溶剂合物的溶剂为水，该溶剂合物通常被称为水合物。

表观溶解度：物质在表观平衡（过饱和）状态下的浓度。表观溶解度不同于真正的热力学溶解度，真正的热力学溶解度是在无限平衡时达到的。

转晶现象：化合物晶型物质状态因环境条件变化（如：温度、湿度、光照、压力等）而从某种晶型物质状态转变为另外一种晶型物质状态。

热力学最稳定晶型：具有多晶型的化合物，在给定温度和压力下，吉布斯自由能最低的形式。

七、参考文献

1. 国家药品监督管理局 .《药品注册管理办法》（2020 年 1 月 22 日国家市场监督管理总局令第 27 号）

2. 国家食品药品监督管理总局 .《化学药品注册分类改革工作方案》（2016 年 3 月）

3. 国家食品药品监督管理总局药品审评中心 .《化学药物原料药制备和结构确证研究的技术指导原则》（2005 年 3 月）

4. 国家食品药品监督管理总局药品审评中心 .《化学药物制剂研究基本技术指导原则》（2005 年 3 月）

5. 国家食品药品监督管理总局药品审评中心 .《已有国家标准化学药品研究技术指导原则》. 2007 年 .

6. 国家食品药品监督管理总局 .《化学药物（原料药和制剂）稳定性研究技术指导原则》（2015 年第 3 号）

7. 国家食品药品监督管理总局：总局关于发布化学药品新注册分类申报资料要求（试行）的通告（2016 年第 80 号）

8. 国家食品药品监督管理总局：总局关于发布化学药品仿制药口服固体制剂质

量和疗效一致性评价申报资料要求（试行）的通告（2016 年第 120 号）

9.《中国药典》2020 年版四部通则，9015 药品晶型研究及晶型质量控制指导原则．

10. ICH Q3A：Impurities in New Drug Substances. 2006.

11. ICH Q6A：Specifications Test Procedures and Acceptance Criteria for New Drug Substances and New Drug Products Chemical Substances. 1999.

12. Food and Drug Administration. Guidance for Industry. ANDAs：Pharmaceutical Solid Polymorphism. July 2007.

13. USP General Chapters ＜ 1236 ＞：SOLUBILITY MEASUREMENTS.

14. USP General Notices and Requirements.

15. EUROPEAN PHRMACOPOEIA 10.0：5.9. POLYMORPHISM.

16. JP17 XVII General Tests2.58：X-Ray Powder Diffraction Method.

17. WHO Technical Report Series 970，WHO Expert Committee on Specifications for Pharmaceutical Preparations，Forty-sixth report.

18. WHO POLYMORPHISM Draft chapter for The International Pharmacopoeia. December 2018.

对我国《以药动学参数为终点评价指标的化学药物仿制药人体生物等效性研究技术指导原则》中关于多规格豁免 BE 药学评价标准"处方比例相似性"相关问题的问答（试行）

原国家食品药品监督管理总局于 2016 年 3 月发布了《以药动学参数为终点评价指标的化学药物仿制药人体生物等效性研究技术指导原则》，该指导原则提出：对于多规格口服固体制剂（如，常释制剂：片剂和胶囊，调释制剂：肠溶片、缓释片剂、缓释胶囊等），可以基于其中某一规格（通常建议为最高规格）的人体生物等效性试验结果，采用体外药学评价的方法豁免其他规格人体生物等效性研究。药学评价方法包括：1）各规格制剂在不同 pH 介质中体外溶出曲线相似；2）各规格制剂的处方比例相似。其中处方比例相似是指以下两种情况：1）不同规格之间所有活性和非活性组分组成比例相似。2）对于高活性的药物（原料药在制剂中所占重量比例低）：①不同规格的制剂重量一致（差异不超过 10%）；②各规格使用相同的非活性组分；③规格的变更系通过改变活性组分的用量以及一个或多个非活性组分的用量来实现。为更好的指导企业进行仿制药的开发，降低研发成本，提高研发效率，现对该指导原则中的"处方比例相似性"的相关问题进行解读。

一、"不同规格""各规格"的具体所指？

答："不同规格""各规格"是指仿制药拟豁免规格与仿制药 BE 规格相比。

二、"组成比例相似"如何理解？

答：对于常释制剂："组成比例相似"包括以下情况：①不同规格之间所有非活性和活性组分组成比例完全相同；②不同规格之间所有非活性成分和活性成份比例基本相同，即在处方等比放大或缩小的基础上，不同规格之间非活性成分的变化幅度在《已上市化学药品变更研究的技术指导原则（试行）》辅料用量变更中的普通口服固体制剂中等变更允许的范围内；③不同规格之间非活性成分和活性成分的比例不相似，如申请人申请豁免，应提供可视为处方相似的充分理由，监管机构在审评期间进行综合评估[8]。

对于调释制剂："组成比例相似"包括以下情况：①不同规格之间所有非活性成分与活性成分的比例完全相同；②不同规格之间非活性成分与活性成分的比例不完全相同，如申请人申请豁免，应证明比例是合理的，且与产品的药物释放机制相适应。审评期间基于整体资料进行综合评估[8]。

三、"高活性药物"如何判断?

"高活性药物"是活性成分的含量在制剂中相对较低的药物，如，活性成分的含量在片芯和胶囊内容物的占比 < 5%[1, 3]。

四、不同规格之间非活性成分的变化幅度如何计算?

答：非活性组分是除活性成分外的其它成分[1, 2]，当不同规格活性成分和非活性成分非等比例变化时，先计算不同规格的非活性成分相对于单剂量处方的比例，后计算不同规格间的差值[3, 4, 5]。当处方中非活性变化种类多于一种时，非活性成分的变化幅度应为各非活性成分变化量的绝对值之和。

五、具体实例

（一）例1：常释片剂1

规格	20mg（BE 规格）		10mg（拟申请豁免规格）	
各组分用量	重量（mg）	比例（%）	重量（mg）	比例（%）
API	20	6.7	10	6.7
填充剂 1	187	62.3	93.5	62.3
填充剂 2	60	20	30	20
填充剂 3	15	5	7.5	5
崩解剂	12	4	6	4
润滑剂	6	2	3	2
片芯重量	300	100	150	100

例1中20mg规格为BE规格。拟申请豁免的10mg规格与BE规格的所有活性和非活性组分组成比例完全相同，属于常释制剂"不同规格之间所有活性和非活性组分组成比例完全相同"，结合BE规格制剂符合生物等效性要求，且两个规格仿制药在不同pH介质中体外溶出曲线相似的前提条件，可以豁免10mg规格的BE试验。

（二）例2：常释片剂2

规格	10mg（BE规格）		5mg（拟豁免规格）	
各组分用量	重量（mg）	比例（%）	重量（mg）	比例（%）
API	10	6.7	5	6.7
填充剂1	120	80	58.5	78
填充剂2	9	6	6	8
粘合剂	9	6	4.5	6
润滑剂	2	1.3	1	1.3
片芯重量	150	100	75	100

例2中10mg规格为BE规格。拟申请豁免5mg规格在BE规格处方等比缩小的基础上，调整了填充剂1、填充剂2的用量。按问题4计算方式，计算5mg规格与BE规格的填充剂1变化幅度80%-78%=2%，填充剂2变化幅度8%-6%=2%，填充剂总变化幅度4%，小于《已上市化学药品药学变更研究技术指导原则》（试行）辅料用量变更中的Ⅱ类变更允许的范围（±10%）内，故5mg规格属于常释制剂"不同规格之间所有非活性成分和活性成分比例基本相同"的情形。结合BE规格制剂符合生物等效性要求，且各规格仿制药在不同pH介质中体外溶出曲线相似的前提条件，可以豁免BE试验。

（三）例3：缓释制剂

规格	200mg（BE规格）		150mg		50mg	
各组分用量	重量（mg）	比例（%）	重量（mg）	比例（%）	重量（mg）	比例（%）
API	200	41.67	150	41.67	50	41.67
控释材料1	48	10	36	10	12	10
填充剂1	120	25	90	25	30	25
填充剂2	100	20.83	75	20.83	25	20.83
润滑剂	12	2.5	9	2.5	3	2.5
片重	480	100	360	100	120	100
包衣控释材料1	1.2		0.9		0.3	
包衣控释材料2	0.12		0.09		0.03	
包衣片重量	481.32		360.99		120.33	

例 3 中 200mg 规格为 BE 规格。拟申请豁免 50mg、150mg 规格与 BE 规格的所有活性和非活性组分组成比例完全相同，属于调释制剂"不同规格之间所有活性和非活性组分组成比例完全相同"，结合 BE 规格制剂符合生物等效性要求，两个规格制剂与 BE 制剂释药原理相同，且两个规格与 BE 规格仿制药在三种 pH 介质中体外溶出曲线相似的前提条件，可以豁免 50mg、150mg 规格的 BE 试验。

（四）例 4：普通片剂 3（高活性药物）

规格	15mg （BE 规格）		10mg （拟申请豁免规格）	
各组分用量	重量（mg）	比例（%）	重量（mg）	比例（%）
API	15	3.75	10	2.5
填充剂 1	289	72.25	294	73.5
填充剂 2	80	20	80	20
崩解剂	12	3	12	3
润滑剂	4	1	4	1
片芯重量	400	100	400	100

例 4 中 15mg 规格为 BE 规格。拟申请豁免的 10mg 规格与 BE 规格相比，原料药在制剂中所占重量比例均小于 5%，属于高活性药物。不同规格的制剂重量一致，各规格使用相同的非活性组分，规格的变更系通过改变活性组分的用量以及填充剂用量实现的。结合 BE 规格制剂符合生物等效性要求，且各规格仿制药在不同 pH 介质中体外溶出曲线相似的前提条件，可以豁免 10mg 规格的 BE 试验。

参考文献

1. Guidance on the Investigation of Bioequivalence. European Medicines Agency. Janunary 2010.

2. § 320.22 Criteria for waiver of evidence of in vivo bioavailability or bioequivalence.

3. Bioavailability Studies Submitted in NDAs or INDs— General Considerations Guidance for Industry（Draft Guidance）. FDA February 2019.

4. SUPAC-IR：Immediate-Release Solid Oral Dosage Forms：Scale-Up and Post-Approval Changes：Chemistry, Manufacturing and Controls, In Vitro Dissolution Testing, and In Vivo Bioequivalence Documentation（I） 11/30/1995.

5. SUPAC-MR：Modified Release Solid Oral Dosage Forms：Scale-Up and

Postapproval Changes：Chemistry，Manufacturing，and Controls，In Vitro Dissolution Testing，and In Vivo Bioequivalence Documentation（Ⅰ） 10/6/1997.

6. Bioequivalence Studies with Pharmacokinetic Endpoints for Drugs Submitted Under an ANDA（Draft Guidance）. FDA December 2013.

7. Guidance for Industry：Bioavailability and Bioequivalence Studies Submitted in NDAs or INDs—General Considerations（Draft Guidance）. FDA March 2014.

8.《已上市化学药品变更研究的技术指导原则（试行）》2021年2月.

9. Bioequivalence Studies With Pharmacokinetic Endpoints for Drugs Submitted Under an ANDA Guidance for Industry（Draft Guidance）. FDA August 2021.

化药口服固体制剂混合均匀度和中控剂量单位均匀度研究技术指导原则（试行）

一、概述

化药口服固体制剂是指片剂、胶囊剂、颗粒剂等经口服给药的化学药品固体制剂。混合和压片 / 填充步骤是化药口服固体制剂生产工艺的关键工艺步骤，如何使混合物料的混合均匀度和中控剂量单位均匀度满足生产需求，确保每个单位剂量的物料中含有均等的活性物质，是实现成品含量均匀的前提。为进一步加强国际人用药品注册技术协调会（International Council for Harmonisation of Technical Requirements for Pharmaceuticals for Human Use，ICH）质量源于设计（QbD）理念在实际生产中的运用，提高化药口服固体制剂生产过程中的风险控制水平，明确混合均匀度和中控剂量单位均匀度研究的技术要求，制定本指导原则。

本指导原则主要参考国际相关技术文件 / 指导原则起草制定，旨在解决工业上关注的过程控制混合均匀度和中控剂量单位均匀度的问题，提供混合均匀度和中控剂量单位均匀度的一种研究策略，以期为药物研发和生产过程中混合均匀度和中控剂量单位均匀度的研究提供参考。

本指导原则适用于化药口服固体制剂，制剂申请人 / 药品生产企业应基于风险评估的原则，结合产品和生产工艺的特点，对混合或压片 / 填充工艺步骤评估为中高风险的品种进行研究。例如，中国药典要求进行含量均匀度测定的化药口服固体制剂，其混合不均匀的风险较高，应进行混合均匀度和中控剂量单位均匀度的研究。应对产品全生命周期中关键批次进行考察，如工艺验证、临床研究、上市后变更等批次。考察批次需结合产品特点进行评估，确保产品质量始终如一。根据研究结果并结合质量风险管理，评估建立商业化生产批次混合均匀度和中控剂量单位均匀度的有效控制措施的必要性。

本指导原则仅代表药品监管部门当前的观点和认识，随着科学研究的进展，本指导原则中的相关内容将不断完善与更新。应用本指导原则设计和实施研究时，可同时参考药品生产质量管理规范（Good Manufacturing Practice，GMP）和其他国内外相关的技术文件。

二、总体考虑

混合均匀度和中控剂量单位均匀度是化药口服固体制剂生产过程中的关键考察

指标，影响混合不均匀的原因，通常与物料的理化性质（如物料粒径及其分布、引湿性等）、工艺特点（如湿法制粒、粉末直压等）等相关。制剂申请人 / 药品生产企业作为责任主体，应依据质量源于设计（QbD）的理念，结合产品和生产工艺的特点，对可能影响混合均匀度或中控剂量单位均匀度的因素进行风险评估，设计合理的取样计划，以充分的反映物料的混合效果，建立合理的验收标准，以确保成品含量均匀度满足拟定目标的要求。

本指导原则旨在提供一种混合均匀度和中控剂量单位均匀度的研究策略，故决策树（详见附件 1）未明确具体的取样计划和验收标准。制剂申请人 / 药品生产企业在有充分合理理由时，可灵活的选用优选的取样计划和验收标准。无论选取何种方法，制剂申请人 / 药品生产企业均应充分证明方法的合理性，以确保成品含量均匀性。

三、取样计划

本指导原则推荐采用分层取样方法，该方法可以在预定的时间 / 位置间隔收集单剂量样品，或在压片 / 填充过程中收集可能造成成品含量均匀度不合格的较高风险位点的样品。这些试验结果可用于监控生产中最有可能引起成品差异的过程，并指导开发单独的控制程序，以确保混合均匀度和中控剂量单位均匀度符合要求，最终保证成品的含量均匀性。

（一）混合阶段取样计划

生产过程中的任何混合操作均可进行混合均匀度评估，其中，压片或填充操作步骤前的最终混合物均匀度是保证成品含量均匀度的基础，也是取样开展混合均匀度研究的最佳阶段，原则上不应跳过该阶段的混合均匀度研究而直接进行终产品含量均匀度检测。

制定混合阶段取样计划时，取样点应均匀分布且具有代表性。应结合混合设备的结构特点，确定混合设备的死角，运用合适的工具，选取不同位置的取样点进行分析，以考察样品的混合效果。这些取样点既应涵盖全部物料，也应包括能够代表整个混合容器中最容易发生混合不均匀的位置。例如，对于滚筒式混合设备（如方锥型混合机、V- 型混合机、双锥型混合机），取样点应至少分布在混合物料的上、中、下三层及卸料区域（总混取样示意图可参考附件 2）。

建议在混合设备和 / 或中间体物料容器中至少选取 10 个取样点，每个取样点至少取 3 份样品。单份样品取样量通常应在 1 ~ 10 倍单位剂量范围内，样品应全量用于混合均匀度检测，应避免出现二次取样情况。建议评估粉体取样量的影响，当单份样品取样量大于 3 倍单位剂量时，需进行论证或科学说明，并提供相关依据，以确保取样量能够用于测定混合物的真实混合均匀度。

在混合器和 / 或中间体容器中广泛取样，对多批次的混合物料进行分析，并应用合适的统计分析方法，对混合物料的混合均匀度进行评估，定量评估样品中出现的任何偏差。判断出现样品偏差的原因是混合不充分，还是由于取样误差。单处取样点出现了显著性偏差，可能是由一个因素引起的，如混合不充分、取样错误或物料聚集，或是多个因素的组合效应。不同取样点之间显著性偏差则提示混合不充分。

（二）压片 / 填充阶段取样计划

制定压片 / 填充阶段取样计划时，应根据压片 / 填充工序的全过程预设适宜的取样位置和取样间隔，对剂量单位进行取样和检测。取样点必须覆盖整个压片 / 填充运行过程。取样点应大致分布均匀，并重点关注重要事件（例如，储料罐和中间体容器的加料过程、生产设备停机再启动过程等）对样品的影响，这些取样点的考察结果可用于监控生产过程中最有可能影响成品含量均匀度的步骤。

建议对压片 / 填充工序的整个批次中一般不少于 20 个取样点进行在线取样，每个取样点至少取样 7 个剂量单位。对于部分特殊情况，例如批量较小、工艺时长较短等，无法达到建议的取样点，在提供了充分的科学说明后，可以适当减少取样点和取样剂量单位。

对比上述混合物料混合均匀度和中控剂量单位数据的结果。调查对比结果中出现的任何差异，分析产生差异的根本原因。根据分析结果考虑是否需重新进行处方开发以优化粉末的物理性质，或进行生产工艺的优化。

四、验收标准

制剂申请人 / 药品生产企业在评估混合均匀度和中控剂量单位均匀度时，应依据产品含量及含量均匀度的控制范围，拟定合理的验收标准。应结合风险控制的理念，确定适宜的检测量，以充分评估产品的含量均匀性。以下为本指导原则依据上述第三部分列举的取样计划提供的一种验收标准的举例。

（一）混合均匀度验收标准

1. 在整个批次中选取至少 10 个取样点，每个取样点至少取 3 份样品。

2. 每个取样点检测一个样品，计算所有样品的相对标准偏差（RSD）（n ≥ 10），所有单值在均值的 ±10.0%（绝对）以内。

（1）如果 RSD ≤ 5.0%，进行中控剂量单位均匀度的测定。

（2）如果 RSD > 5.0%，则测定剩余样品（每个取样点所有未检验的样品）的混合均匀度。

3. 剩余样品的混合均匀度检测：测定每个取样点的其他样品，计算所有样品的

RSD（n ≥ 30），所有单值在均值的 ±10.0%（绝对）以内。

（1）如果 RSD ≤ 5.0%，进行中控剂量单位均匀度的测定（至少测定 20 个取样点，每个取样点至少检测 7 个剂量单位）。

（2）如果 RSD > 5.0%，则进行调查，以确定变异性是否是由产品 / 工艺问题或取样 / 含量测定误差引起的。

如果高 RSD 归因于取样 / 含量测定误差，则进行中控剂量单位均匀度（至少测定 20 个取样点，每个取样点至少检测 7 个剂量单位）；如果高 RSD 归因于产品 / 工艺相关的原因，混合均匀性则是不可接受的。

（二）中控剂量单位均匀度验收标准

1. 整个批次中一般不少于 20 个取样点（包括运行的开始点和结束点；数值应进行重量校正）进行在线取样，每个取样点至少取样 7 个剂量单位。

2. 测定每个取样点中至少 3 个剂量单位，计算所有样品的 RSD（n ≥ 60），每个取样点的平均值在目标剂量的 90.0% ~ 110.0% 之间，所有单值在目标剂量的 75.0% ~ 125.0% 之间。

（1）如果 RSD ≤ 6.0%，则该批次样品中控剂量单位均匀度可被接受。

（2）如果 RSD > 6.0%，则测定剩余样品（每个取样点所有未检验的剂量单位）的中控剂量单位均匀度。

3. 剩余样品的中控剂量单位均匀度检测：测定未检验的剩余样品，计算所有样品的 RSD（n ≥ 140）。每个取样点的平均值在目标剂量的 90.0% ~ 110.0% 之间。所有单值在目标剂量的 75.0% ~ 125.0% 之间。

（1）如果 RSD ≤ 6.0%，则该批次样品中控剂量单位均匀度可被接受。

（2）如果 RSD > 6.0%，则该批次样品含量不均匀。需对两个阶段的所有数据进行分析，以确定潜在的变异性来源，从而对生产工艺加以改进。

五、其他考虑

本指导原则推荐的取样计划并不适用于所有生产情况，当制剂申请人 / 药品生产企业在执行过程中遇到特殊情况时，例如，取样点无法达到建议的 20 个取样点，或生产工艺经风险评估需增加取样点，或取样量不在建议的单位剂量范围内，制剂申请人 / 药品生产企业也可以采用其他取样计划，可以对验收标准进行相应的调整。但是，应提供替代取样计划的理论依据及科学说明，拟定的验收标准应合理，以确保混合均匀度和中控剂量单位均匀度满足拟定目标的要求。

对于窄治疗指数药物或高活性药物，由于其单位剂量的准确性对药物有效性、安全性有较大的影响，建议制剂申请人 / 药品生产企业基于对产品的科学认知和风险评估，制定更加严格的取样计划，进行混合均匀度和中控剂量单位均匀度的考察，拟定更严格的验收标准。

六、附件

附件 1：混合阶段和压片 / 填充阶段决策树

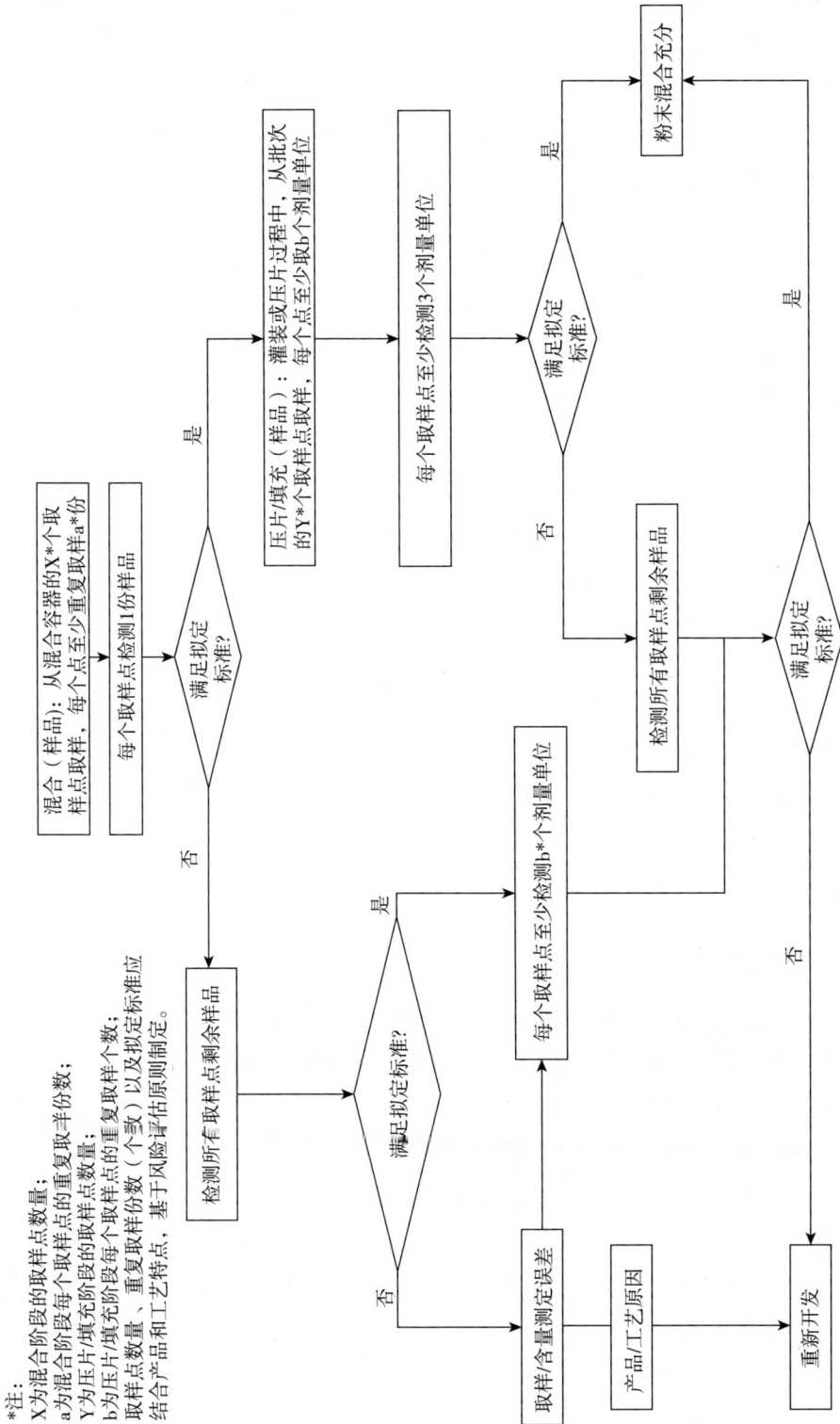

*注：

X 为混合阶段的取样点数量；

a 为混合阶段每个取样点的重复取样份数；

Y 为压片/填充阶段的取样点数量；

b 为压片/填充阶段每个取样点的重复取样个数；

取样点数量、重复取样份数每个取样点的重复取样份数（个数）以及拟定标准应结合产品和工艺特点，基于风险评估原则制定。

流程图内容：

混合（样品）：从混合容器的 X*个取样点取样，每个点至少重复取样 a*份

每个取样点检测 1 份样品

满足拟定标准？

是 → 压片/填充（样品）：灌装或压片过程中，从批次的 Y*个取样点取样，每个点至少取 b*个剂量单位

每个取样点至少检测 3 个剂量单位

满足拟定标准？

是 → 粉末混合充分

否 → 检测所有取样点剩余样品

满足拟定标准？

是 → 粉末混合充分

否 → 重新开发

（混合阶段）否 → 检测所有取样点剩余样品

满足拟定标准？

是 → 每个取样点至少检测 b*个剂量单位

满足拟定标准？

是 → 粉末混合充分

否 → 重新开发

否 → 取样/含量测定误差 → 产品/工艺原因 → 重新开发

附件 2：供参考的总混取样示意图

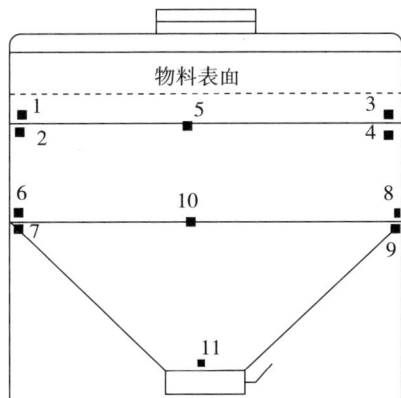

1. 方锥型混合机：分别从混合机上部（1，2，3，4，5）、转角边缘处（6，7，8，9，10）和出料口（11）共11个位置取样。

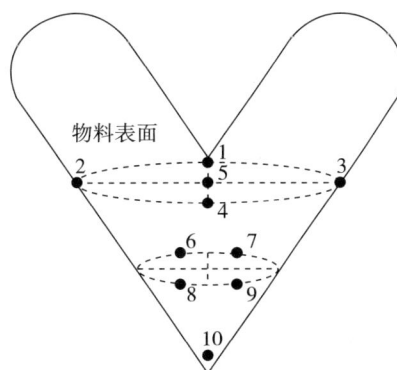

2. V-型混合机：分别从混合机上部（1，2，3，4，5）、中间（6，7，8，9）和下部（10）共10个位置取样。

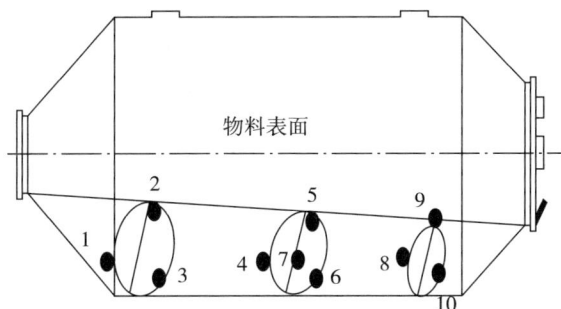

3. 双锥型混合机：分别从混合机上部（1，2，3）、中间（4，5，6，7）和下部（8，9，10）共10个位置取样。

七、名词解释

混合均匀度（Powder mix uniformity）：是指混合物料的均匀度。

中控剂量单位（In-process dosage unit）：是指生产中的未经包衣或包装的单个胶囊和药片。

分层取样（Stratified sampling）：是指一种收集代表性样品的方法。可以从研究批次的各个确定位置选取单剂量样品，或者从生产过程的不同阶段或时期选取单剂量样品，取样点在覆盖全生产过程的同时，还应选取可能造成成品含量均匀度不合格的较高风险的位点。

重量校正（Weight correct）：是指一种用于消除片重差异对混合均匀度影响的数学校正方法。例如，规格为 20mg 的片剂，理论片重为 100mg，实测主药含量和片重分别为 19.4mg 和 98mg，经重量校正的结果为（19.4÷98）÷（20÷100）×100=99%。

RSD：是指相对标准偏差。相对标准偏差（RSD）＝［标准偏差（SD）/计算结果的算术平均值（X）］×100%。

八、参考文献

［1］《药品 GMP 指南：口服固体制剂》中国医药科技出版社，2010.

［2］《中国药典》（2020 年版）中国医药科技出版社，2020.

［3］FDA Guidance for Industry ANDAs：Blend Uniformity Analysis.

［4］FDA Guidance for Industry Powder Blends and Finished Dosage Units——Stratified In-Process Dosage Unit Sampling and Assessment.

［5］Recommendations for the Assessment of Blend and Content Uniformity：Modifications to Withdrawn FDA Draft Stratified Sampling Guidance. Journal of Pharmaceutical Innovation，2015，10：76-83.

［6］Assessment of Blend and Content Uniformity. Technical Discussion of Sampling Plans and Application of ASTM E2709/E2810. Journal of Pharmaceutical Innovation，2015，10：84-97.

胰岛素类产品生物类似药药学研究与评价技术指导原则

一、前言

本指导原则的胰岛素类产品是指以重组技术表达、制备的人胰岛素、人胰岛素序列突变体及其脂肪酸修饰物等。该类产品总体上具有结构特征明确、作用机制清晰等特点，是控制和治疗糖尿病的主要药物之一。

本指导原则旨在明确胰岛素类产品研发和生产中的共性技术要求，随着科学认知和技术的不断发展，亦可根据药物研发的实际情况，在符合药物研发规律的前提下，采用更有效的方法和手段对产品进行深入研究，并在申报资料中说明其科学合理性。

二、适用范围

本指导原则适用于采用重组技术表达、制备的七种胰岛素类产品的生物类似药，包括：人胰岛素、甘精胰岛素、门冬胰岛素、赖脯胰岛素、谷赖胰岛素、地特胰岛素和德谷胰岛素。其复方制剂以及经其他改构设计或化学修饰的胰岛素类产品可酌情参考本指导原则。

三、一般原则

本指导原则适用的胰岛素类产品总体上应参照《生物类似药研发与评价技术指导原则（试行）》进行研发，并按照生物类似药途径申报。其研发和生产过程，应基于"质量源于设计"的理念，对生产工艺和产品质量进行全面而充分的研究，建立全生命周期质量管理体系，确保产品安全、有效、质量可控。同时，由于该类产品存在用药频次较高、周期较长等特点，应更加重视对杂质的控制。

四、生产用原材料

生产用原材料是影响产品质量的关键因素之一。用于胰岛素类产品生产的原材料应结合胰岛素类产品的特点，分析判断各类原材料对产品的安全性、有效性和质量可控性的潜在影响，例如是否参与原料药的分子构成、使用工艺步骤与终产品的距离（即步骤数）等，基于科学和风险等级对生产用原材料进行分类，建立全面的控制体系，明确生产用原材料的来源，合理拟定质量标准，严格供应商审计，确保其质量以及供应链稳定。

（一）起始原材料

1. 生产用菌株 / 细胞株

用于胰岛素类产品生产的菌株（细胞株）应符合 ICH Q5B、Q5D 及《中国药典》要求。关于生产用菌株（细胞株）的构建，应明确描述其目的基因、表达载体、宿主菌（细胞）的来源，说明工程菌株（细胞株）和三级种子库（细胞库）的构建与检定过程。工程菌株（细胞株）在构建过程中应避免使用携带 β- 内酰胺类抗生素抗性基因的质粒；单克隆筛选操作应在获得最终的工程菌株（细胞株）前完成，以确保各级、各批次种子库（细胞库）之间的均一性。细胞库检定项目应涵盖生物学特性、生化特性和分子遗传特性等。

种子库（细胞库）的传代稳定性研究应在无筛选压力的前提下，采用代表性生产工艺进行，并在实际工艺中进行确认，应根据所使用的表达体系对基因稳定性、遗传拷贝数、质粒保有率、表达量、活力等展开研究，合理拟定各级种子库（细胞库）的限传代次。

2. 小分子修饰物

小分子修饰物是改变胰岛素类产品药代动力学行为的重要因素之一，可根据其结构特征及制备工艺，充分评估其质量对产品安全性、有效性和质量可控性的潜在影响，重点关注其杂质控制能力，如降解产物、异构体、遗传毒性杂质、有机溶剂和元素杂质等。尽早确定小分子修饰物的制备工艺或供应商，确保批间质量一致以及临床试验样品的代表性。

2.1 生产工艺

若自行生产小分子修饰物，其制备用起始原材料的选择应参考 ICH Q11 和相关技术要求，建立合理的内控标准；对关键的工艺中间体拟定合理的控制标准。

2.2 结构确证

可参考《化学药物原料药制备和结构确证研究的技术指导原则》等的要求，结合工艺路线，采用多种分析测试方法对小分子修饰物化学结构进行结构研究，对含有立体构型的小分子修饰物，可采用单晶 X 衍射、核磁共振等手段进行立体结构的确证研究。

2.3 质量标准

根据胰岛素类产品质量控制要求，结合小分子修饰物制备工艺，合理拟定小分子修饰物质量标准的控制项目、方法和限度。对于潜在的、具有遗传毒性的杂质可按照 ICH M7 的要求进行风险评估和控制。

2.4　稳定性

应参照 ICH Q1A（R2）、Q1B 和《化学药物（原料药和制剂）稳定性研究技术指导原则》进行相关研究，拟定合理的贮藏条件和复验期。

（二）其他生产用原材料

应特别关注生产用原材料中的动物源性组分，充分评估其生物安全方面的潜在风险。如生产过程中应避免使用动物来源的蛋白酶，已使用的应开展重组蛋白酶的替代研究，鼓励自行生产重组蛋白酶。

若为自行生产的重组蛋白酶，应提供完整的生产工艺、质量控制和稳定性研究资料，特别关注蛋白酶的纯度、比活等关键质量属性的批间一致性以及生产过程中可能存在的抗生素、宿主 DNA、宿主蛋白等的残留控制。此外，若存在多个关键生产用原材料供应商，应充分研究比对不同供应商来源的原材料对产品质量的潜在影响，并开展必要的可比性研究，优选优用。

五、生产工艺

胰岛素类产品应遵循生物类似药生产工艺开发的一般规律，在临床试验申报阶段基本达到可与商业化生产阶段对接的工艺和规模，以支持临床试验样品、商业化产品与参照药的可比性 / 相似性评价中物质基础的一致性。围绕参照药的目标质量概况（QTPP）和关键质量属性（CQA），通过完善的工艺研究，确定合理的工艺步骤、工艺参数和中间控制项目及限度，并开展充分的工艺验证研究。

（一）生产工艺开发

1. 原料药

1.1　发酵规模

基于现阶段常见生产用菌株 / 细胞株的表达水平，临床试验申报阶段发酵体积原则上应不低于 1000L，上市注册阶段发酵体积原则上应不低于 5000L，鼓励采用商业化发酵规模和工艺生产样品开展临床试验。

1.2　抗生素的使用

胰岛素类产品的生产应尽量避免使用抗生素。根据《中国药典》要求，除另有规定外，生产过程中不得使用青霉素或其他 β- 内酰胺类抗生素。若种子复苏扩增阶段需添加抗生素，应选择安全性风险相对较低的抗生素，种类不超过一种，且应充分验证后续生产工艺对抗生素的去除能力和效果，并在原液或制剂质量标准中对抗生素残留量进行严格控制，应符合《中国药典》要求。

2. 制剂

2.1　制剂处方及辅料

由于不同来源辅料的质量对制剂的质量具有重要影响，因此，胰岛素类产品无论制剂处方是否与参照药一致，均应开展必要的处方筛选研究。对于多剂量产品中抑菌剂种类和含量的确定，应参照《中国药典》规定方法开展研究，结合稳定性研究结果进行综合评估，尽可能降低抑菌剂使用量。

需提供详细的辅料供应商、质量标准、检定结果等信息，严格做好供应商审计工作。所用辅料一般不得低于药用级标准。拟采用多家供应商提供辅料的，需对不同辅料制备的制剂进行必要的可比性研究，优选优用。

2.2　双时相预混胰岛素

双时相预混胰岛素类产品由于硫酸鱼精蛋白在处方中的特殊性和重要性，考虑不同来源及不同批次的硫酸鱼精蛋白与胰岛素的结合能力不同，需与参照药进行鱼精蛋白含量的头对头对比研究，关注沉降，粒度分布，再悬浮能力等指标，并严格控制硫酸鱼精蛋白的来源及质量，使用前规范开展等相点研究，以保证胰岛素类产品质量的批间一致性。

（二）关键工艺参数和过程控制

胰岛素类产品在临床试验申报时需对生产关键工艺参数和产品关键质量属性间的关联性进行较为充分和全面的研究，特别是原料药结晶、制剂生产物料加入顺序、pH 调节等对产品关键质量属性具有潜在影响的工艺步骤。一般需依据工艺开发和多批次原料药及制剂生产阶段的工艺监控信息，拟订合理的中间控制项目及限度。对于必要的临床试验期间的变更，需开展充分的工艺、质量和稳定性可比性研究。

（三）生产工艺验证

为确保生产的可控性和可衔接性，上游培养、下游纯化和制剂工艺的规模应尽量匹配，以保证工艺稳健性和产品的批间一致性，并满足上市后的持续供应需求。对于制剂生产阶段确需进行原料药混批的，应开展充分的验证研究，根据验证情况明确混批原则（应涵盖混批批次数量、混合总量、混批所使用原料药及混批后获得工艺中间品的质量要求等），应符合《药品生产质量管理规范》原料药先进先出的要求，不得随意混批。不允许通过混批解决单批产品质量问题，或采用不同工艺生产的原料药混批进行后续生产。

在双时相预混胰岛素类产品的生产中，建议先将符合质量标准的原料药混合、溶解，而后按等相点添加硫酸鱼精蛋白制备成为均一的双时相预混胰岛素类产品。

六、质量研究与质量标准

质量研究应全面深入地研究产品的质量属性，明确其关键质量属性，研究项目应包括可能与其安全性、有效性相关的特性，并合理拟定原料药和制剂的质量标准项目及限度。质量标准相关检定方法应根据药典要求开展适当的方法学确认或验证研究。

（一）质量研究

应采用多批次代表性样品，在确保研究方法准确、可靠的前提下，对样品的结构特征、理化性质和生物学活性展开研究。重点关注有关物质和杂质的残留水平，尽可能对原料药、有关物质和杂质的结构特征、理化性质和生物学活性进行全面表征。

1. 结构确证

结构确证研究应结合胰岛素类产品的结构特点，选择合理的研究手段，一般包括：质谱分子量、氨基酸序列分析、肽图、氨基酸覆盖率、N- 端序列、二硫键分析、游离巯基、等电点研究、圆二色谱研究（远、近紫外光谱）、修饰位点确认（如有）等。推荐采用 X 射线单晶衍射、热稳定性分析、动态和静态光散射等方法对产品的高级结构进行表征。对德谷胰岛素、地特胰岛素等修饰类的长效胰岛素，应尽可能对其发挥作用相关的三级和四级结构，如胰岛素六聚体和多六聚体进行结构确证研究。

2. 理化性质

质量分析中一般应包括：性状、鉴别、微生物限度、细菌内毒素、宿主蛋白残留量、外源性 DNA 残留量、各类溶剂残留、含量测定，以及各类有关物质和杂质残留水平等。

对于产品相关杂质，应采用足够灵敏的分析方法与参照药进行头对头的对比分析。当产品中出现与参照药同时具有的同种杂质，其含量应不高于参照药。当产品中出现参照药中不存在的新杂质，需进行安全性评估，当其含量超出 0.1% 时，应通过富集等方式进行定性或 / 和定量研究。如杂质中存在具有潜在的遗传毒性的物质，应严格按照 ICH M7 对其进行风险评估。

针对小分子修饰胰岛素类产品，如地特胰岛素、德谷胰岛素等，应对其侧链脂肪链空间、位置异构体和手性异构体进行充分的鉴定和研究，提升对产品的认知及质量控制能力。脂肪酸链和未修饰蛋白应作为关键中间体应进行充分的质量和稳定性研究。

3. 生物学活性

胰岛素类产品的生物学活性检定，应在根据《中国药典》胰岛素生物测定法研究的基础上，开展受体结合力、胰岛 β 细胞增殖、受体磷酸化、代谢功能（葡萄糖摄取、脂肪合成、糖原合成等）等体外活性研究。小分子修饰胰岛素类产品还应关注其与人血白蛋白的亲和活性研究。

4. 方法学研究

准确可靠的分析方法是质量控制、稳定性研究和可比性／相似性研究的重要基础。分析方法应经过完整、规范的开发和验证，以所需的专属性、线性、范围、准确性、精密度、检测限、定量限、耐用性等性能，测量目标分析物的一个或多个属性。

胰岛素类产品应在临床试验申报前完成基本的方法学研究，伴随研究的逐步深入，针对样品和检定方法的开发和验证应持续推进。如上市注册申报阶段应提供采用破坏性研究中分离、纯化的有关物质或杂质开展必要的方法学研究，以确保检验结果的准确性和可靠性。

（二）质量标准

胰岛素类产品的原料药和制剂质量标准的项目及限度，应不少于／不低于参照药的质量标准和《中国药典》的有关要求。可根据生产工艺和质量控制需要对不同工艺阶段的样品制定质量标准，以确保其批间一致性，一般应至少包括原料药和制剂，对于小分子修饰胰岛素类产品，还应将对小分子修饰物和未修饰胰岛素在标准中予以控制。

胰岛素类产品的质量单位和效价单位的特定换算，应基于产品特性进行充分的质量比对和量效关系研究，在充分研究数据积累的基础上，综合临床前和临床药效学研究结果进行评估和对系数进行合理拟定。此外，仅具有国际标准品的产品可以标注为国际单位 IU，不可采取简单的类比推算转化方法标示为国际单位。没有国际/国家标准品的胰岛素类产品应建立内部标准品，并关注赋值准确性及可溯源性。

若拟采用体外活性试验代替体内活性试验，则应进行全面的方法比对，开展体外、体内检测方法相关性研究。

（三）质量相似性研究

胰岛素类产品的质量相似性研究应采用至少三批代表性批次制剂，与多批次中国批准上市的参照药进行全面的头对头质量属性比对。当需要对参照药进行前处理时，应说明处理的具体步骤和操作方法，分析可能对参照药产生的影响，必要时需对处理前、后的样品进行比对研究。此外，当表达体系与参照药不一致时，应重点关注杂质谱中的潜在差异。

七、稳定性研究

胰岛素类产品的稳定性研究应参照 ICH Q5C 和《生物制品稳定性研究技术指导原则（试行）》规范开展原料药及制剂的稳定性研究。

采用至少三批次代表性批次原料药和制剂，开展加速和长期稳定性研究；采用至少一批次代表性批次原料药和制剂，开展影响因素研究。稳定性研究样品所采用的储存容器应对相应申报阶段拟采用的储存容器在材质、封口方式等方面具有良好的代表性。

临床试验申报阶段的稳定性研究，应能支持临床试验的开展，至少完成 3 个月加速和 3 个月长期稳定性研究。

上市注册申请阶段，应全面开展影响因素、加速稳定性和长期稳定性研究，长期稳定性研究时间应达到原料药和制剂拟定的有效期。此外，还应根据原料药和制剂的实际生产场地及制剂的销售区域，开展能满足实际需求的运输稳定性研究或运输性能验证。

胰岛素类产品应开展模拟使用条件下的稳定性研究，如，高温、高湿、低温等。考察项目应能充分反映产品潜在的使用环境对产品质量属性的潜在影响，如，纯度、杂质、无菌、细菌内毒素、不溶性微粒、抑菌效力等检项。多剂量胰岛素类产品中一般含有抑菌剂，为验证产品在长期稳定性和模拟使用条件下的无菌保证能力，应在长期稳定性研究的关键时间点和模拟使用条件下，参照《中国药典》开展抑菌效力检查。

胰岛素类产品原料药一般具有较长的有效期，因此，应科学设计有效期末原料药制备制剂的稳定性考察方案，以支持经历较长时间储存的原料药仍能生产出具有相当效期的制剂，并在上市申请的申报资料中提供上市后同步验证研究方案。

与参照药之间的稳定性相似性研究应参照《生物类似药研发与评价技术指导原则（试行）》开展，采用至少一批次代表性制剂与参照药开展影响因素研究，采用至少三批代表性批次制剂与多批次参照药开展加速稳定性研究。

八、储存容器和密闭系统

储存容器和密闭系统一般包括与原料药、半成品（如有）和制剂直接接触的包材，缓冲液储存容器，以及生产过程中与工艺中间品直接接触的生产设备，如生物反应袋、一次性管线等。为避免储存容器或密闭系统对产品的质量产生非预期影响，应对其开展相容性研究、密闭性研究和有关安全性评估。

对于与原料药和制剂直接接触的包材应参照相关指导原则规范完成包材相容性和/或密封性研究。在上市注册申报阶段应提供全面的可提取物和浸出物研究资料。

对于使用硅油进行硅化处理的预填充包装制剂，应关注硅油来源及质量，并结合临床使用特点分析硅油对制剂质量及安全性的影响。产品所使用硅油应满足药用要求，并与制剂作为整体进行综合评价，上市许可持有人作为责任主体，应按照相关技术要求，进行供应商审计。

对于多剂量胰岛素类产品，所使用的多次给药装置应满足对药品的安全性、适应性、稳定性、功能性、保护性和便利性的要求，并参照《中国药典》和相关指导原则展开研究。建议特别关注笔式注射器与笔芯的适配性问题，无论是企业独立开发的笔式注射器，还是直接从供应商处购买相适配的笔式注射器，均应对其与笔芯（卡式瓶）的匹配度和功能性等方面展开必要研究。

九、名词解释

生物类似药：是指在质量、安全性和有效性方面与已获准注册的参照药具有相似性的治疗用生物制品。

有关物质：在生产和 / 或贮藏中形成的预期产品的分子变异体，它们具有活性且对成品的安全性和有效性无有害影响。这些变异体与预期产品的属性可比，不列为杂质。

杂质：存在于原液或成品中的非预期产品、非产品相关物质或非辅料（包括缓冲液成分）的任何组分，它的存在与工艺或产品有关。

分析方法：指进行分析的方式。应详细描述进行每个分析试验所必需的步骤。它包括但不局限于：样品、参比对照品、试剂的配制，仪器的使用，标准曲线的绘制，计算公式的运用等。

参照药：是指已批准注册的，在生物类似药研发过程中与之进行比对研究用的产品，通常为原研产品。

相似性：候选药与已获准注册的参照药整体相似，且在质量、安全性及有效性方面不存在有临床意义的差别。

双时相预混胰岛素：两种不同起效时间和作用时间的胰岛素成分以一定比例混合制备成的预混型胰岛素制剂。

等相点：使一定量的胰岛素完全被结合形成沉淀的最小鱼精蛋白量。

参考文献

1. NMPA. 生物类似药研发与评价技术指导原则（试行）.［EB/OL］.［2005］.

https：//www.nmpa.gov.cn/directory/web/nmpa/xxgk/ggtg/qtggtg/20150228155701114.html.

2. 国家药典委员会. 中华人民共和国药典［S］.2020 版. 北京：中国医药科技出版社，2020.

3. ICH Q5B. Analysis of the Expression Construct in Cells Used for Production of r–DNA Derived Protein Products.［EB/OL］.［1995］.

https://database.ich.org/sites/default/files/Q5B%20Guideline.pdf

4. ICH Q5D. Derivation and Characterisation of Cell Substrates Used for Production of Biotechnological/Biological Products.［EB/OL］.［1997］.

https://database.ich.org/sites/default/files/Q5D%20Guideline.pdf.

5. ICH Q11. Development and Manufacture of Drug Substances.［EB/OL］.［2012］.

https://database.ich.org/sites/default/files/Q11%20Guideline.pdf.

6. NMPA. 化学药物原料药制备和结构确证研究的技术指导原则.［EB/OL］.［2005］.

http://www.cde.org.cn/zdyz.do? method=largePage&id=03d0b3714c82a68b.

7. ICH M7（R1）. Assessment and Control of DNA Reactive（Mutagenic）Impurities in Pharmaceuticals to Limit Potential Carcinogenic Risk.［EB/OL］.［2017］.

https://database.ich.org/sites/default/files/M7_R1_Guideline.pdf.

8. ICH Q1A（R2）. Stability Testing of New Drug Substances and Products［EB/OL］.［2003］.

https://database.ich.org/sites/default/files/Q1A%28R2%29%20Guideline.pdf.

9. NMPA. 化学药物(原料药和制剂)稳定性研究技术指导原则.［EB/OL］.［2015］.

http://www.cde.org.cn/zdyz.do? method=largePage&id=446a4ca29946193c.

10. ICH Q5C. Quality of Biotechnological products：Stability Testing of Biotechnological/Biological Products.［EB/OL］.［1995］.

https://database.ich.org/sites/default/files/Q5C%20Guideline.pdf.

11. NMPA. 生物制品稳定性研究技术指导原则（试行）.［EB/OL］.［1997］.

https://www.nmpa.gov.cn/directory/web/nmpa/xxgk/ggtg/qtggtg/20150415120001189.html.

特异性人免疫球蛋白药学研究与评价技术指导原则

一、概述

特异性人免疫球蛋白（Hyperimmune globulin，HIG）是采用含特异性抗体的血浆为原料制备的高效价免疫球蛋白制剂。血浆来源包括病人感染某种病原体恢复后的具有高效价抗体的血浆，以及对健康献血者进行超免疫注射，即注射疫苗或其他抗原，使受注者产生抗体，用单采血浆法获得含有特异性抗体的血浆。特异性人免疫球蛋白（以下简称：特免制品）由于其内含高效价的特异性抗体，防治特定疾病的有效性优于普通人免疫球蛋白，是不可或缺的血液制品。

为了鼓励、规范和指导特免制品的研发，参照国内外相关技术要求，结合国内实际情况，制定本指导原则。本指导原则仅基于当前的技术发展和科学认知，针对特免制品提出的一般性药学研究技术要求。申请人/持有人亦可根据特免制品研发的实际情况，采用其他更有效的方法和手段，但是应符合药物研发的规律，并提供科学合理的依据，保证产品的安全、有效、质量可控。

二、适用范围

本指导原则适用于以直接筛查献血浆者特异性抗体方式及主动免疫方式获取的，以特异性抗体血浆为原料生产的特免制品，它们具有相似的产品特征和药理学特点，药学要求既有共性又有差异。目前《中华人民共和国药典》（以下简称：《中国药典》）收载的品种包括：乙型肝炎人免疫球蛋白、狂犬病人免疫球蛋白、破伤风人免疫球蛋白等，特免制品在国内外的研发与注册情况见附表1，给药方式分为静脉注射、肌内注射、皮下注射等。

三、一般原则

1. 安全性方面

由于血液制品的特殊性，存在潜在的病毒污染风险，病毒安全控制是血液制品质量控制的核心内容。特免制品血浆的采集、检验、贮存、运输、可追溯性及其献血浆者的免疫要求等需符合《中国药典》中"血液制品生产用人血浆"及《单采血浆站质量管理规范》的规定。建议根据产品特点和临床使用人群，开展 B19 等病原体筛查研究，尤其是一些特殊品种（如抗 D 免疫球蛋白等）。建议申请人／持有人配合有关部门对血浆站所在区域进行流行病学监测。积极推广原料血浆、混合血浆核酸检测技术，制定标准和要求。应特别关注新发、突发传染病的流行情况和检测方法。

2. 特异性抗体筛查方面

特异性抗体筛查结果的准确可靠是保证原料血浆质量的关键。在规模化生产的情况下，所涉及的单份血浆检测量较大，因此在研发前期需建立适合的抗体效价检测方法并对方法学进行充分的验证。单份血浆可以采用免疫标记法开展特异性抗体的筛查，建立结合效价检测结果和中和效价检测结果的关联性。合并血浆、原液、制剂应采用《中国药典》规定的方法或经验证的方法进行特异性抗体检测。通常以病毒中和试验（小鼠中和试验、微量细胞病变计数、空斑减少试验）、免疫标记试验（酶标记、荧光标记、同位素标记等）、血凝抑制试验、免疫扩散试验、免疫比浊试验或其他免疫／生化试验等为基础，以参考品为标准的定量、半定量方法开展研究。

3. 生产工艺方面

本类产品工艺开发可以参考已上市同类产品的工艺，可以使用平台技术。鼓励使用层析的方法提高产品的纯度，但需充分考虑到层析参数的选择和层析树脂的质量对产品质量的影响，需要重点关注工艺对病毒的灭活与去除能力。病毒灭活／去除验证应符合《中国药典》通则"生物制品病毒安全性控制"、《血液制品去除／灭活病毒技术方法及验证指导原则》以及 ICH、WHO 等技术文件的要求。

应对生产过程中人员安全防护及废弃物等建立管理制度和操作规程，按经验证的灭活处理方法灭活生物活性物质及病毒等，并采取有效的防护措施对操作者进行保护，避免发生病毒传播等风险。

四、药学研究与评价要点

（一）原料血浆和生产用的材料

1. 血浆来源和质量控制

单份血浆的质控：单份血浆需符合国家卫生行政管理部门发布的相关质控要求。用于投产的原料血浆必须有合法来源（浆站证明文件等）并经过检验检疫，应有完整的血源感染标志物筛查的试剂资料（上市证明性文件等）和筛检记录（抗原／抗体／核酸）等。

免疫程序方面：免疫程序及使用的抗原剂量等是决定血浆中抗体浓度及效价的关键因素。明确免疫方法是必要的，如采用批准的疫苗或其他抗原进行主动免疫时，这些免疫原应具有完整的来源证明信息和批次信息。免疫程序应参照疫苗说明书要求，或根据抗原免疫原性和献血浆者反应性制定，但采用的特定免疫程序需证明其安全性。受试者应有充分的知情权，同时对可能出现的问题制定相应的对策预案。

混合血浆的质控：血浆混合需有一定的数量，结合产品特点，应满足《中国药典》的要求。目前，普通人免制品要求至少 1000 名以上献血浆者的血浆混合。特免制品一般要求至少 100 名以上献血浆者的血浆混合，部分特殊品种（如抗 D 免疫球蛋白制品）除外。

无论采用经批准的疫苗或免疫原进行主动免疫获得血浆，还是采用自然感染愈后获得免疫的血浆，均需在 IND 申报时，制定每份血浆和合并血浆的特异性抗体含量标准。抗体水平检测结果符合该标准的血浆用于投浆生产。对于《中国药典》尚未收载的品种，原料血浆以及制剂中特异性抗体的效价制定应有明确的依据以及经验证的检测方法。《中国药典》已收载的品种，NDA 申报时，抗体效价标准应不低于《中国药典》各论要求。

2. 生产用原材料

对特免制品生产用原材料进行严格的质量控制，是降低制品中外源因子或有毒杂质污染风险，避免血浆中其他因子激活的必要措施。生产用原材料除需有明确的来源、质量标准及检验报告外，还需重点关注动物源性原材料（如肝素等）的使用，需尽量避免使用动物源性原材料。生产中使用的原材料应进行 TSE/BSE 风险评估。

分离过程中如使用助滤剂（珍珠岩、硅藻土等）、滤膜和滤芯材料时，需根据不同工艺阶段的要求建立适宜的质控标准、控制外源因子的引入风险，并对细菌内毒素、重金属进行控制，制定合理的限度要求。另外，需关注可能混入终产品并对人体有潜在危害的残留物风险，必要时对其进行控制。

（二）生产工艺

1. 原液

特免制品的起始原材料为原料血浆或血浆组分，分离特异性免疫球蛋白多采用改良 Cohn 法或 Kistler–Nitschmann 法，也可使用其他方法进行分离和纯化，如辛酸盐沉淀法、层析法等。

所采用的分离、纯化工艺应能确保较好地保留产品的理化和生物学性质，保留 IgG 的 Fc 段生物学活性。生产工艺须最大限度地避免或排除微生物（细菌、病毒）

及其代谢物（热原质）的污染。需加强生产过程控制，考虑助滤剂的去除、过滤介质的选择等对于制品的影响。应重视不同的分离方法所得的 IgG 组分中可能含有较高水平的 IgA 和 IgM。同时，应注意除菌过滤步骤设置的合理性，开展过滤后滤膜的完整性检查。

需要明确临床前、临床用样品以及上市规模样品的投浆量。一般应连续生产，各工艺步骤之间的生产能力彼此匹配，一次性完成加工处理。在每个工艺步骤中，确定工艺控制参数和范围并符合要求是决定特免制品质量的关键。

采用乙醇等沉淀法时，需对乙醇等试剂的质量进行控制，并对蛋白质浓度、温度、pH 值、离子强度、处理时间等进行研究，明确可接受的限度范围。血浆组分的溶解与沉淀过程中，避免 IgG 随之共沉淀是提高产品收率的关键，尤其是应对温度和加液时间等关键指标进行充分研究，考察对蛋白纯度、分子大小分布等关键质量指标的影响。

采用层析方法时，需根据产物中蛋白质的性质和浓度，优化色谱条件、确定合理的参数，如层析柱的容量、料液及缓冲液的离子强度和缓冲液的 pH 值、流速、接触时间和温度等，这些参数的确定应以工艺开发的研究数据为基础，均应制定限度标准和容许范围。同时，还需对层析树脂的清洁、再生（使用寿命）、层析柱的载量、浸出物等进行研究，尤其是使用具有潜在有害配体的层析填料。需关注每一步分离纯化步骤的体积、蛋白浓度、回收率、电泳纯度等，评估对工艺相关杂质（如乙醇、助沉剂、IgA、铝、重金属离子等）和产品相关杂质（如多聚物等）的去除能力。必要时，为了证明该工艺对杂质的清除能力，可能需要采用加标试验评估工艺对某些潜在污染物的清除能力。如涉及中间产物的暂存、运输等可能影响产品质量的操作时，需有必要的稳定性研究数据支持。

鼓励采用创新和改进工艺（包括对乙醇分离工艺的改进），提高血浆利用率，提高特免制品的质量。在前期工艺开发过程中，应注意关键工艺参数的识别，关注不同分离阶段工艺控制的完整性、工艺参数设置的合理性。如申请人 / 持有人已有相同分离纯化工艺的产品上市，已有工艺研究数据、控制参数等可供借鉴时，应开展新特免制品的 3 批生产规模工艺验证。

考虑到血浆资源的宝贵，与临床试验相适应的中试规模的研究数据也可用于 IND 阶段申报。但在 NDA 申报时，需有完整的商业化规模的研究数据。

2. 制剂

明确单人份处方和批处方，说明制剂处方合理性的依据。应使用符合药用的辅料，并保证供应链的稳定。对于有多个供应商来源的辅料，均需开展充分的研究。对于国内外同类制剂中尚未使用的全新辅料，应进行全面的研究并关联申报。静注类特免制品不得添加任何抑菌剂。由于某些来源的助溶剂（如聚山梨酯 80）有潜在引起过敏反应和溶血反应的风险，应进行安全性评价。

应对制剂配制工艺（如搅拌速度等）开展研究，半成品配制原则上应来源于一批原液，不同批原液合批配制半成品的，应评估可能存在的风险。应对分装过程中产品的温度、分装持续的时间、分装环境的温度和湿度等进行控制。涉及冻干工艺的特免制品，应有经商业化批次验证的冻干工艺参数、冻干曲线等数据，说明冻干工艺对产品质量，尤其是对生物学活性等方面的影响。

3. 工艺验证

对于肌注类特免制品，需在 NDA 申报前确定工艺流程和关键工艺参数，连续生产 3 批产品验证工艺的稳定性，为产品上市提供支持性依据。对于静注类特免制品，应尽量在确证性临床试验前确定工艺流程和关键工艺参数，连续生产 3 批验证工艺的稳定性。若临床试验样本和商业规模批次在生产工艺或场地等方面存在差异，建议开展变更研究，建议在恰当的阶段开展最差工艺条件的研究与探索，需证明在所确定的工艺参数和质控限度条件下，能够生产出合格的产品。如涉及多个生产场所或生产线，均应进行验证研究。

（三）病毒安全与病毒去除／灭活验证

单份血浆、混合血浆的检测应符合《中国药典》的要求，混浆的例数应符合试剂盒／检测方法的灵敏度要求。对于抗 D 免疫球蛋白，应保证生产合并血浆 B19 病毒核酸载量 $< 10^4 IU/ml$。

由于各种方法灭活／去除脂包膜、无包膜病毒的能力有差异，推荐采用 2 种不同机理的病毒灭活／去除方法开展验证，明确病毒灭活／去除工艺步骤的技术条件、控制参数，包括制品的均匀性、温度上下限、灭活时间、过滤压力／速度／温度／溶液组成／膜完整性等。应关注灭活／去除工艺步骤的位置设定的合理性。在选择病毒去除／灭活方法时，应对灭活／去除病毒的效果与产品活性、一般安全性等进行平衡考虑。

需考虑灭活步骤之间的潜在相互作用、灭活工艺对抗体完整性和对临床疗效的影响、是否有新的免疫原形成，以及可能引入的有毒残留物的风险。如生产工艺发生变更，可能影响病毒去除能力时，需进行再次验证。此外，用于检验的样本应具有工艺代表性。随着技术的进步，一些新的灭活病毒方法也可在特免制品中应用，需证明使用的方法科学有效，并进行充分的验证。

如已有同样工艺步骤制品批准注册且已经进行过病毒灭活／去除工艺验证的，新申报的产品仅改变给药方式，商业批的生产设备、工艺、操作等均与原制品给药方式相同的制品，在符合《血液制品去除／灭活病毒技术方法及验证指导原则》《已上市生物制品药学变更研究技术指导原则》等相关技术要求的前提下，可不再重复

进行病毒灭活 / 去除工艺验证。

为保证终产品病毒安全性，应从流行病学资料考虑浆站设置，严格献浆员选择、血浆筛选和检疫期管理，优化生产工艺和增设病毒去除 / 灭活步骤，并对生产产品的全工艺步骤的病毒清除能力进行评估。评估生产工艺灭活 / 去除病毒的能力与初始血浆中可能存在的特定病毒的最大载量，最大程度保证产品的病毒安全性，需确保验证包括最坏的情况。

（四）质量研究和控制

1. 理化特性分析

需结合产品类型、制剂类型以及药物的开发阶段，逐步完善理化特性分析。可基于初步的理化特性研究资料进行 IND 申报，NDA 申报时，应进行理化特性比对研究，包括抗体完整性、抗体亚类分布、圆二色谱分析等。

2. 生物活性

应充分开展生物学活性研究，建议对结合效价和中和效价检测方法进行关联性研究。从支持工艺的合理性，考虑工艺对产品的影响等方面，建议建立 Fc 生物学功能检测方法，建议在研制阶段开展 Fc 段唾液酸含量研究。生产工艺、抗体滴度、IgG 聚合体、IgG 亚类等均会影响对 Fc 的生物学功能检测结果。此外，建议开展 Fc 段与免疫细胞表面受体的结合能力、Fc 段激活补体功能，以及调理吞噬等分析。

3. 纯度和杂质

需关注对本类产品功能有影响的组分，纯度一般不低于 95%。除开展杂质残留研究并证明工艺对杂质的去除能力外，还应合理设定不同阶段批次（若有临床以及商业规模批次）杂质水平限度。建议采用灵敏度高的方法控制杂蛋白含量。

特免制品制备过程中产生的多聚体与抗补体活性（ACA）有关，应重点控制 IgG 多聚体含量。为防止先天性 IgA 缺乏患者使用特免制品后造成严重过敏反应，应对 IgA 含量进行控制。静注特免制品应对抗 A、抗 B 血凝素等含量进行研究并建立限度标准，以防止因大量输注而可能引起的溶血反应。鼓励对凝血激活物水平进行检测并建立标准。建议对特殊血浆来源的静注类特免制品开展抗 D 抗体检测。此外，为防范血栓风险，建议对静注类特免制品的 FXIa 含量进行控制并建立标准。

鼓励开展血液中的其他杂蛋白检测研究，如激肽释放酶原激活剂、免疫球蛋白 M、转铁蛋白、白蛋白、α1- 抗胰蛋白酶、α2 巨球蛋白、结合珠蛋白、α1- 酸性糖蛋白、铜蓝蛋白、纤维蛋白原、抗凝血酶Ⅲ、纤维蛋白溶酶原、纤维连接蛋白、C1 酯酶抑制剂等。

特免制品尤其是静注特免制品，还需重点关注对不溶性微粒的控制。不溶性微粒不能在人体内代谢，滞留在微细血管中容易诱发血栓形成。应对铝含量进行控制，铝对中枢神经系统、骨骼以及其他器官具有潜在的风险，这种风险与输注剂量有关。

4. 质量分析和标准

已上市的特免制品应符合《中国药典》的要求，新的特免制品需充分考虑检测项目设置的合理性。应根据不同给药方式产品的特点，合理设置质量标准，如静注类特免产品，应增加 FXIa 因子、铝离子、IgA 含量等检测。

IND 申报时，应特别关注抗体效价、有害残留物等相关检测项目。

NDA 申报时，应根据各研发阶段和稳定性考察的数据，在多批次统计学分析的基础上，结合《中国药典》要求以及同类产品的情况，合理拟定原液、半成品（如有）和制剂的质量标准，重点是效价的质控，鼓励设置更严格的内控标准。效价检测方法应选用先进、成熟的方法，鼓励在研发前期采用多种互补的分析方法用于质量控制。制剂中如添加麦芽糖、聚山梨酯 80、甘氨酸等辅料，应在制剂质量标准中进行控制，明确其含量范围。

5. 分析方法和方法学验证

结合产品特点，选择合理的分析方法，进行充分的方法学验证，以保证方法可行。

IND 申报时，至少应完成初步的抗体效价和有害残留物检测方法的验证。

NDA 申报时，应完成完整的分析方法的建立与验证。明确测定方法的准确度、精密度（包括重复性、中间精密度和重现性）、专属性、检测限、定量限、线性、范围和耐用性等指标。除《中国药典》方法以外的方法，均应在申报 NDA 时进行全面的方法学验证。如对测定方法进行较大改动时，应根据方法修订的程度确定再验证的范围。

抗体效价检测方法的建立和验证：应在研发前开展产品特异性抗体效价测定方法和标准研究。建议对结合效价和中和效价检测方法进行关联性研究。尽量采用《中国药典》方法，对于《中国药典》未收载的，尽量选择经典的、具有行业标准的方法。明确试验操作流程、试验参数、工作标准品制备与标定和结果判定标准。根据抗体效价检测方法本身选择适合的指标开展方法学验证，建立验证方案。通常，线性方面，中和效价测定方法的相关系数应符合预先设定的可接受标准。准确性方面，实际测得的各稀释倍数血清的中和抗体滴度与理论滴度之间的比值为 1，或协方差分析中回归直线斜率具有平行性。精密度方面，变异系数应尽量控制在 30% 以内。耐用性方面，需考察细胞密度（代次）、中和病毒剂量、中和反应条件和时间、孔板的不同位置等对试验结果的影响。可用强光照射、高温、高湿等方式对供试品进行加速破坏，以研究可能存在的降解产物和降解途径对效价测定的影响。鼓励使用工作标准品作质控，减小试验干扰因素，提高结果的准确性和可靠性。

有害残留物检测方法验证：通常，有害残留物处于痕量水平，检测方法的灵敏度决定结果的可靠性。鼓励在《中国药典》方法的基础上，采用更先进的方法、灵敏度更高的仪器设备，注意区分仪器检测限和方法检测限。获得的检测限、定量限数据须用含量相近的样品进行验证，说明试验过程和检测限结果，包括准确度和精密度验证数据。回收率（%）以及相对标准偏差（RSD%）等线性指标应列出回归方程、相关系数、残差平方和线性图等，范围应根据初步实测数据，拟订为规定限度的 ±20% 以内，一般情况下应采用多种不同原理的方法予以互相验证。

产品相关杂质方法学验证：结合《中国药典》的要求开展方法学验证。如采用商业化试剂盒进行残留物检测，建议进行检测试剂盒选择研究（如 IgA 检测），检测试剂盒应说明灵敏度、特异性、检测限、定量限以及线性范围等指标。一般情况下，应对试剂盒的准确度、精密度、线性范围、干扰试验、参考区间等指标进行性能验证。精密度的变异系数应在 20% 以内，准确度偏差不超过 10%，线性范围决定系数（R^2）≥ 0.98，干扰试验相对偏差应小于 10%。应注意识别在产品的放行检测过程中影响测定结果准确性的因素，如 pH 值、PK 活性、制品溶解液离子强度、反应温度等会影响 PKA 的测定结果，低 pH 条件可能使制品的 PKA 活性降低。

6. 参考品（标准品）

应按照相关指导原则的要求建立抗体效价质控参考品。NDA 申报时，需明确参考品的来源、质控等关键信息，参考品应与临床实验用样品相关联，关注赋值准确性及可溯源性。若采用国际／国家标准品，应明确所用的标准品信息（来源、批次等）；若为自制参考品，应进行制备工艺、标定、稳定性等相关研究。

（五）稳定性研究

稳定性试验贯穿于整个产品生命周期，是制定产品标准、有效期的基础。应遵循《中国药典》及国内外生物制品稳定性研究相关指导原则开展稳定性试验。在 IND 申报阶段，可进行初步的稳定性考察，以保证临床阶段样品的质量。在 NDA 申报前完成全面的稳定性考察，选择适宜的包装材料，明确贮存、运输条件，制订合理的有效期。

影响因素试验、加速试验等考察应尽可能研究至产品不合格为止。长期稳定性考察应尽可能延长产品的观察时间。一般情况下，液体剂型应以倒立放置、正立放置两种情况进行稳定性试验。不同密闭系统的产品应分别进行稳定性试验。

如果引入了新的生产地点生产中间产品，除非另有其他理由，应该实施中间产品的稳定性研究和成品的稳定性研究。Fc段活性是本类产品有效性的重要表征，建议进行相关稳定性考察。对于液体剂型的特免制品，应开展热稳定性试验，并进行可见异物检查，结果应符合《中国药典》要求。

（六）包装及密封容器系统

应明确内包材的来源、控制标准，并按照《化学药品注射剂与药用玻璃包装容器相容性研究技术指导原则（试行）》《化学药品注射剂与塑料包装材料相容性研究技术指导原则（试行）》等相关指导原则以及ICH相关指南的要求进行包材相容性和密封性研究。浸出物、溶出物、脱落物等应符合限度要求。关注内包材胶塞、玻璃瓶的浸出物对制剂的影响。

五、名词解释

1. **血液制品**（Blood Products）：指源自人类血液或血浆的治疗产品，如人血白蛋白、人免疫球蛋白、人凝血因子等。

2. **普通人免疫球蛋白**（Human Normal Immunoglobulin，HNIG）：又称丙种球蛋白或多价免疫球蛋白，是采用低温乙醇蛋白分离法或经批准的其它蛋白分离方法从健康人血浆中分离制得的免疫球蛋白制剂，包括静注人免疫球蛋白、肌注人免疫球蛋白和皮下注射人免疫球蛋白等。

3. **特异性人免疫球蛋白**（Hyperimmune globulin，HIG）：是采用含特异性抗体的血浆为原料制备的高效价免疫球蛋白制剂。血浆来源包括病人感染某种病原体恢复后的具有高效价抗体的血浆，以及对健康献血者进行超免疫注射，即注射疫苗或其他抗原，使受注者产生抗体，用单采血浆法获得含有特异性抗体的血浆。与普通免疫球蛋白不同，此类制剂必须具有至少一种高滴度抗体，用于临床上特定疾病的预防和治疗。

4. **抗补体活性**（Anti-complement Activity，ACA）：血清或组织液中存在的一种能与补体非特异性结合，而使其失去活性的物质，如蛋白酶、类酯等。

六、参考文献

1. EMA. Guideline on plasma-derived medicinal products（CPMP/BWP/706271/2010）.

2. WHO. WHO EXPERT COMMITTEE ON BIOLOGICAL STANDARDIZATION（43rd report：WHO TRS N° 840（A2）：1992）.

Annex 2：Requirements for the collection, processing and quality control of blood, blood components and plasma derivatives.

3. WHO. WHO EXPERT COMMITTEE ON BIOLOGICAL STANDARDIZATION

（52nd report：WHO TRS N° 924（A4）：2001）.

Annex 4：Guidelines on viral inactivation and removal procedures intended to assure the viral safety of human blood plasma products.

4. FDA.Nucleic Acid Testing to Reduce the Possible Risk of Parvovirus B19 Transmission by Plasma-Derived Products. Guidance for Industry（2009）.

5.WHO. Guidelines on transmissible spongiform encephalopathies in relation to biological and pharmaceutical products（2003）.

6. 国家药典委员会. 中华人民共和国药典［S］.2020 版. 北京：中国医药科技出版社，2020.

7. NMPA. 已上市生物制品药学变更研究技术指导原则（试行）［EB/OL］. ［2021］.

8. NMPA. 血液制品去除 / 灭活病毒技术方法及验证指导原则（试行）（2002）.

附表 1

特异性免疫球蛋白制品在国内外的研发与注册情况

国外	国内
乙型肝炎人免疫球蛋白（IM/IV）	乙型肝炎人免疫球蛋白（IM/IV）
狂犬病人免疫球蛋白	狂犬病人免疫球蛋白（IM）
破伤风人免疫球蛋白（IM/IV）	破伤风人免疫球蛋白（IM）
静注巨细胞病毒人免疫球蛋白	静注巨细胞病毒人免疫球蛋白（临床）
抗 Rh（D）人免疫球蛋白（IM/IV）	炭疽病免疫球蛋白（临床）
肉毒毒素人免疫球蛋白	SARS–IVIG（国家储备）
水痘 – 带状疱疹病毒（VZV）人免疫球蛋白（IM/IV）	静注 COVID–19 人免疫球蛋白（临床）
呼吸道合胞病毒免疫球蛋白	
风疹人免疫球蛋白	
麻疹人免疫球蛋白	
甲肝人免疫球蛋白	
炭疽病免疫球蛋白	
牛痘人免疫球蛋白	

体内基因治疗产品药学研究与评价技术
指导原则（试行）

一、前言

随着基因递送载体和基因编辑等生物技术的快速发展，基因治疗产品的临床应用不断取得新的进展，为难治性疾病提供了新的治疗方案。基因治疗产品一般通过将外源基因（或基因编辑工具）导入靶细胞或组织，替代、补偿、阻断、修正、增加或敲除特定基因以发挥治疗作用。按照基因导入人体的方式不同，基因治疗可分为体内（in vivo）基因导入和体外（ex vivo）基因导入两种方式。体内基因治疗产品将外源基因（或基因编辑工具）通过适当的载体直接导入人体发挥治疗作用，而体外基因治疗产品一般在体外将外源基因（或基因编辑工具）导入细胞，制备成为经基因修饰的细胞或细胞衍生产品，最终经回输以发挥治疗作用。由于体内和体外基因治疗产品在产品类型、基因载体类型与设计、载体的靶向性需求、起始原材料的管理、产品的纯度、杂质水平的控制、生产模式和质量风险等方面存在一定差异，因此，两类产品在研发和技术要求方面存在一定的差异，有必要进行分类规范。

为了规范和指导体内基因治疗产品按照药品的研发规律和管理规范进行研究，参照《中华人民共和国药品管理法》《药品注册管理办法》等相关法律法规制定本指导原则。本指导原则仅基于当前认知，对此类产品的药学研究提出科学性的建议和一般性的技术要求，相关技术要求对具体品种的适用性应遵循具体问题具体分析的原则，产品研发过程中可基于科学考虑选用其他更有效的方法或技术，但必须符合药物研发的规律并具有充分合理的依据。

本指导原则主要针对产品申报上市阶段的药学研究制定，临床试验阶段的药学研究可根据各阶段的研发特点和研究目的，参考本指导原则开展与阶段相适应的研究。由于生物技术发展迅速，尤其在产品设计、质量研究等方面，不同类型产品的药学研究不尽相同，随着技术的发展、认知的深入和经验的积累，本指导原则中的相关技术要求也将逐步进行修订和完善。

二、适用范围

本指导原则中的体内基因治疗产品是指进入人体后，在体内通过对人体细胞的遗传物质进行修饰、表达外源基因、操纵细胞基因表达或调控细胞生物学特性等方式以达到治疗疾病目的的药品。产品通常由含有工程化基因构建体的载体或递送系统组成，其活性成分通常为 DNA、RNA、基因改造的病毒等，部分细菌或真菌也可能被开发为载体应用于基因治疗。产品常见的作用机制如，转录和 / 或翻译外源目的基因、调节细胞内靶基因的表达水平、对靶细胞的遗传物质进行修饰等，部分产品的作用机制可能需要配合使用蛋白质成分，如各种基因编辑酶类，以发挥作用。

由于体内基因治疗产品组成复杂、多样，对于已有相对成熟的技术指导原则覆盖的组成部分（如重组蛋白质成分），本指导原则将不再赘述，可参考相应的技术要求。部分溶瘤病毒产品在设计和作用机制上也可能具有基因治疗产品的特征，可适当参考本指导原则。考虑到生产工艺的差异，本指导原则主要涵盖基于生物技术制备的产品，可能不完全适用于通过化学合成工艺生产的核酸类产品，如反义寡核苷酸类产品及其衍生物。对于多组分或复合型产品，如核糖核蛋白复合物，应分别对各组分和组合产品进行药学研究，并符合相应的技术要求。例如，基于酶的基因编辑技术（如 CRISPR–Cas、TALEN、ZFN、Meganuclease 等）而研制的产品，其活性组分可能为 DNA、RNA（如 sgRNA）和 / 或蛋白质。根据工艺特点，化学合成的核酸组分（如 sgRNA）的药学研究在参考本指导原则的同时，还需参考化学合成产品相关的技术要求。蛋白质组分的药学研究应综合参考既往已发布的重组蛋白质类生物制品相关指导原则中的药学研究要求。此外，部分体内基因治疗产品可能需要配合特定的给药装置或作为药械组合产品使用，给药装置或药械组合产品中的器械部分建议参考医疗器械相关指导原则的要求。

三、一般原则

体内基因治疗产品的药学研究应符合《中华人民共和国药典》（以下简称《中国药典》）的相关要求，尤其是"人用基因治疗制品总论"的要求。供人体使用的基因治疗产品的生产应符合《药品生产质量管理规范》及其附录的相关要求。由于体内基因治疗产品的活性成分和作用机制特殊，产品的研发、生产、使用和废弃处理应同时符合生物安全相关法规的要求。

1. 产品设计、研发和生产的一般要求

体内基因治疗产品的药学研究需考虑各类产品的特殊性和研究阶段的适用性。研发过程中，鼓励基于"质量源于设计"的研发理念，探索生产用物料和生产工艺对产品质量的影响，建立产品质量属性与临床安全性、有效性的相关性，持续进行工艺优化和质量提高，建立全过程的质量控制体系和全生命周期的管理理念。

体内基因治疗产品的活性成分和作用机制特殊，例如，病毒载体复制特性的变

化可能会引起病毒的非特异性感染和扩散，部分产品的基因修饰活性可使细胞的遗传物质或生物学特性发生不可逆的改变，因此，需严格论证产品设计、生产和质量控制等各个环节的合理性，在产品研发的过程中建立风险意识，基于风险制定相应的风险控制策略。载体的选择和设计需全面考虑载体的类型、复制特性、基因组整合特性、靶向特性和脱靶风险、规模放大、临床适应症、作用机制、用药方法和给药频率、免疫风险等，生产过程中严格控制外源因子污染的潜在风险，以及监测载体同源/非同源重组的潜在风险，基于质量研究和关键质量属性的鉴别建立完善的质量控制策略。生产过程需做好生产人员的安全防护和环境安全控制，尤其是病毒载体类产品。生产线的清洗和消毒需经过充分验证，严格控制不同产品之间的交叉污染和同一产品批次间的残留污染。基于环境和生物安全评估制定原材料、中间产物及产品的废弃程序，避免活性物质在环境中扩散。

2. 一般研发规律

产品的研发和生产需遵循药物研发的一般规律，逐步完善并持续优化。由于各阶段产品的研究目的不同，不同阶段的研发和生产要求也各不相同。

申报临床试验阶段，产品的药学研究应能支持临床试验的开展。该阶段需根据前期研究，结合同类产品的使用情况，对产品的质量风险相关因素进行识别和控制，最大程度地降低产品在人体使用的安全性风险。例如，生产用细菌/病毒种子批和/或细胞库等的制备、检定，以及必要的稳定性评估和/或研究；生产用物料的安全性评估和质量控制；临床样品制备工艺的开发和确认，中间体控制的初步建立；代表性样品的质量研究和早期质量标准的建立；质量控制方法的开发和确认，包括安全性检测方法的建立与确认，活性分析方法的初步建立；支持临床试验开展的稳定性研究；容器密封系统的筛选和适用性评估等。非临床研究是评估产品在人体使用的安全性的重要参考依据，需要特别关注非临床研究用样品与临床试验用样品在生产工艺和质量方面的对比或桥接分析，以支持临床试验用样品的安全性评估。

临床试验期间，基于工艺开发和对产品质量属性的理解，需逐步明确产品的生产工艺、关键工艺参数、生产过程中的控制项目和关键质量属性等，建立稳定的生产工艺和完善的质量控制体系。研发期间，产品生产工艺可能会随着工艺开发和优化发生变更。由于该类产品的创新性，产品的认知和研究积累在临床试验期间，尤其在早期临床试验阶段，可能较为有限，无法充分理解变更对产品质量、安全性和有效性的影响，变更计划的评估和实施应更为谨慎。各类变更方案的实施需建立在与研发阶段相适应的可比性研究的基础上，合理评估变更对产品质量特性的影响，必要时可能需要开展适当的非临床或临床试验桥接研究。

上市申请阶段，经过工艺开发最终确定的商业化生产工艺应能持续、稳定地生产出符合目标质量的产品，药学研究数据应能支持产品的安全、有效和质量可控性。同时，制定上市后生产工艺持续验证和优化的工作方案，以更好的保证产品质量。

四、风险评估与控制

体内基因治疗产品的特点和生产工艺各不相同，不同产品在生产用物料、生产工艺、质量控制、稳定性等方面存在的风险有较大的差异。研发可结合产品和工艺的特点，参考 ICH Q8 和 Q9 的质量风险管理理念，科学利用风险评估工具，基于具体品种具体分析的原则，对生产中的各类风险因素进行识别和评估，根据风险评估结果制定与产品研发阶段相适应的风险控制策略。另外，产品前期知识或同类产品既往使用的安全性数据也可为风险评估提供重要的参考。

常见的风险包括（但不限于）以下方面：

1. 生产用物料方面

（1）生产用细胞内 / 外源因子的污染、细胞特性和遗传稳定性、细胞基因修饰情况、细胞的成瘤性、促瘤和致瘤性风险等。

（2）生产用原材料的毒性、免疫原性和外源因子引入的风险；辅料，尤其是新型辅料、复合型辅料的人体使用安全性、免疫原性，辅料的相容性和稳定性；生产用耗材理化性质的稳定性，密闭性能和相容性等。

2. 活性成分方面

（1）病毒载体毒种的历史传代和改造情况，载体类型和改造方法，载体的复制特性，基因组整合能力和整合倾向，病毒基因组的稳定性，感染和表达特性，同源和非同源重组的风险，免疫原性，致病性等。

（2）核酸序列的正确性和稳定性，调控元件的调控特点，基因和调控元件的致瘤性，靶向特异性和组织表达特性，上靶/脱靶风险，基因组整合特点和整合突变、致瘤风险等。

（3）细菌或真菌载体的质粒丢失，抗性变化，或生物学和遗传特性改变。

（4）基因编辑工具的靶向特异性和编辑效率，以及编辑工具相关杂质或降解产物对特异性的影响。

3. 生产工艺方面

（1）生产工艺和过程控制，工艺变更和工艺偏差，过程中的污染和混淆风险。

（2）产品生产与生产环境、人员等的相互影响。

4. 产品质量方面

（1）质量属性表征或质量标准是否全面、充分，对于尚无有效方法进行研究的质量风险是否可控。

（2）分析方法是否可以满足质量控制的需求。

（3）生产过程中的质量监控，如生产中发生基因重组和突变的风险的控制等。生产过程和贮存过程中的聚合、聚集、失活、降解、微生物污染、混淆等。

5. 容器密封系统方面

相容性相关风险（如产品的吸附、包装材料的渗出等）和密封性能相关风险。

根据全面的风险识别和评估结果，制定合理的质量风险控制策略。控制策略的制定应以降低产品的风险为目的，例如，针对原材料的风险进行质量控制，对生产工艺进行充分的表征和验证研究，对质量控制方法进行全面验证，建立从原材料、生产过程到放行检测全过程的质量控制系统，基于质量研究制定合理的质量标准，根据稳定性研究确定产品的贮存、运输和使用条件，根据相容性和密封性研究选择适宜的内包装材料等。风险控制策略的修订应贯穿于产品的全生命周期，随着生产经验的积累和对产品质量属性的理解不断修订和完善。

五、产品设计的一般考虑

产品设计应基于患者的临床需求，充分考虑产品的预期作用机制、工艺性能、安全风险、有效性等多方面因素，同时还需要考虑产品在贮存、运输和临床给药中的安全性和便利性。由于不同类型产品的设计需要考虑的因素或存在较大差异，本部分主要针对当前主要的体内基因治疗产品类型（病毒载体类产品、核酸类产品、细菌载体类产品）提出产品设计需要考虑的一般因素以供参考，具体产品的设计仍需结合产品特点进行综合考虑。由于不同类型的产品在功能或作用机制方面可能具有一定的相似性，因此，产品在设计时可能需要交叉参考其他类型产品的考虑因素。随着基因治疗领域的发展和认知的丰富，产品设计时的考虑因素也将不断补充和完善。

1. 病毒载体类产品

本指导原则中的病毒载体类产品是指通过病毒载体将外源目的基因转移至人体内的基因治疗产品。其中，病毒载体是指经改造用于介导外源基因转移和/或表达的病毒颗粒，常见如腺相关病毒载体、腺病毒载体、单纯疱疹病毒载体等。根据载体携带的核酸是否整合至靶细胞基因组，可分为整合型和非整合型病毒载体；根据载体的复制特性，可分为非复制型、条件复制型和复制型病毒载体。病毒载体和外源基因的选择、设计应根据载体特性、作用机制、人群抗体水平、临床适应症、给药途径和给药频率（即再治疗的潜在需要）等分析和研究确定。

1.1　目的基因和调控元件

目的基因是指产品中主要发挥治疗或调控作用的基因或核酸序列，可以 DNA

或 RNA 的形式存在，常见如功能蛋白的编码序列、具有靶向作用的核酸转录序列等。目的基因的选择和设计需考虑疾病的发病机制、产品的作用机制、人种间的序列差异，以及基因表达产物的免疫原性、功能活性和安全性等。由天然序列经密码子优化、基因突变、重组、插入、缺失和 / 或重排等修饰改造而来的目的基因，需有充分的改造依据，并通过体外和 / 或体内研究确认序列设计的合理性。通过平台计算或根据序列规则设计的发挥靶向结合作用的核酸序列，如 sgRNA、siRNA 等，需评估设计的合理性，并在开发过程中对序列的靶向特异性和上靶 / 脱靶风险进行评估和确认。

目的基因表达调控元件的选择和设计需根据目标细胞的类型、基因表达的调控要求和元件的调控特点确定，评估调控元件对目的基因的表达水平、表达持续性、表达特异性（如适用）等方面的调控是否符合预期，关注调控元件的非预期调控风险，如：元件的远端调控功能，多个相同元件重组导致的基因敲除风险，调控元件的插入对细胞基因组基因的启动、增强、终止、绝缘调节影响等。设计时，需对调控元件的致瘤 / 促瘤性进行评估，避免使用具有潜在致瘤 / 促瘤风险的元件，若使用，应对相应元件进行改造以去除其致瘤 / 促瘤特性。若含有以瞬时或组织特异性的方式控制基因表达的调控元件，需对元件相应的调控特性进行确认。

1.2 病毒载体选择和设计的一般原则

病毒载体的选择和设计一般以有效递送和表达目的基因，降低载体的致病性，降低载体的重组和突变风险等为目的，常见的载体改造方法如删除、重组和 / 或替换病毒基因等。选择和设计病毒载体时，一般需考虑（但不限于）以下方面的因素：

（1）研究野毒株或载体病毒在人群中的基础感染率和中和抗体滴度水平，评估人体免疫反应对病毒载体的体内分布、转导效率和治疗效果的影响。

（2）尽可能删除安全风险相关的基因或组分，例如可能致病 / 致瘤的基因，否则，需要评估遗留基因 / 组分对产品安全性的影响。

（3）最少化病毒载体的非必需元件，或对病毒的包装基因进行拆分，降低病毒载体发生重组和回复突变的几率（如复制缺陷型载体）。

（4）最少化病毒载体与人体易感病毒或内源性病毒的同源序列，降低重组产生新型感染性病毒或复制型病毒的风险。

（5）病毒载体的感染特异性 / 嗜性和基因转导效率对产品的安全性和有效性均有影响，病毒载体的组织或细胞嗜性应与适应症相符。

（6）研究病毒载体基因序列的稳定性，评估序列突变的潜在安全性风险和对有效性的影响。

（7）研究病毒载体的改造对其免疫原性、致病性和其他生物学特性的影响，评估对相关抗病毒疗法的敏感性是否发生变化，病毒载体是否可能具有生殖毒性。

1.3　病毒载体选择与设计的特殊考虑

1.3.1　整合特性

整合型病毒载体相比非整合型病毒载体可能具有更长效的体内基因表达活性，但整合过程可能会对人体细胞的基因组完整性或表达特性产生影响。因此，需根据产品设计需求进行选择。对于整合型载体，应尽可能采用当下已知的技术方法对载体进行安全性筛选和 / 或设计改造以降低插入风险，并在此基础上分析载体在基因组中的整合方式和整合位点的分布趋势，评估其插入导致细胞发生基因突变、基因失活 / 激活，或细胞癌变的风险。

对于非整合型病毒载体，理论上其导致细胞基因组发生插入突变的风险相对较小，但仍需开展充分的研究，评估和 / 或确认载体的非整合特点。例如，对于 AAV（Adeno-associated virus）等一般认为具有非整合特征的载体，仍有在特定情况下载体整合至基因组的报道，因此需要研究确认以控制风险。另外，由于载体的非整合性，目的基因游离于细胞基因组外，目的基因的表达时效易受载体基因稳定性的影响，且可能因靶细胞分裂而导致目的基因的稀释和丢失。因此，需要充分考虑载体的作用机制，整合风险，以及目的基因的表达时效等选择和设计病毒载体。

1.3.2　复制特性

非复制型病毒载体理论上在体内引起病毒扩散或感染失控的风险相对较小，但仍需要通过合理、可靠的检测方法对病毒载体的非复制性特征进行确认，同时考虑载体给药途径和嗜性对疗效的影响等因素综合选择和设计病毒载体。非复制型病毒载体的设计和生产病毒包装系统的选择应充分考虑生产和使用过程中通过同源或非同源重组产生复制型病毒的可能，针对出现可复制型病毒的潜在风险建立控制策略，如，对生产过程中适当阶段的样品或终产品进行可复制型病毒的检测等。

对于复制型或条件复制型病毒载体，因其复制特性可能引起非特异性感染、免疫应答、细胞溶解等效应，需结合载体特性、结构设计、安全性和预期作用机制等谨慎选用。此类载体在选择和设计时应重点考虑（但不限于）以下方面：

（1）结合作用机制和适应症分析病毒载体的体内复制能力的必要性。

（2）载体应避免包含任何已知的、具有人体致瘤性风险的元件。

（3）如果病毒载体进行了改造，需评估改造之后病毒载体的致病性、感染活性等方面的变化情况，并控制相关的安全性风险因素。

（4）病毒载体的组织 / 细胞的感染和 / 或复制特异性应与临床治疗机制相适应。必要时，需考虑设计增加载体的体内失活或清除机制。

1.3.3　靶向特性

病毒载体类产品的疗效和安全性，与病毒载体的感染特异性 / 嗜性和 / 或目的基因的表达特异性密切相关，因此，载体的选择和设计需考虑载体的组织 / 细胞嗜性，结合受体分布特点，以及目的基因表达调控的细胞特异性等因素。不同给药途径对病毒载体的靶向分布也有重要影响。开发过程应基于载体的选择和设计、体外生物学特性研究，以及非临床研究、临床试验等多个方面对载体的靶向特异性 / 嗜性、目的基因的表达活性和表达调控（如适用）进行确证。

2. 核酸类产品

本指导原则中的核酸类产品是指具有特定功能的核酸活性成分通过物理或化学介导的方式进入人体细胞后，在细胞内经转录、剪切、翻译，或直接发挥作用的产品，产品常见的活性成分为 RNA 或 DNA。根据作用机制的不同，核酸类产品可以 mRNA、shRNA（Short hairpin RNA）、miRNA（Micro RNA）、质粒 DNA、微环 DNA（Minicircle DNA）等单一活性成分发挥功能，也可由 RNA、DNA 和蛋白质中的两种或两种以上成分组合形成功能系统发挥作用，如 CRISPR–Cas 系统。核酸类产品进入人体细胞往往需要借助一定的物理转导装置（如电转染）或化学递送辅助介质（如脂质体复合物、阳离子多聚物、阳离子多肽等）以提高核酸的转染效率，部分具有核酸运输功能的多肽、抗体、配体等也可协助核酸的转运。

核酸类产品的结构、目的基因和相关调控元件的设计应具有合理的科学依据，充分考虑各类核酸活性成分的特点和作用机制，使其符合预期功能。核酸类产品设计时，目的基因和调控元件的设计可参考病毒载体类产品"1.1 目的基因和调控元件"中的一般要求。此外，基于产品特点，可能还需考虑以下（包括但不限于）方面的因素：

（1）对于通过 shRNA、miRNA、CRISPR–Cas、锌指核酸酶（ZFN）、TALEN 或 Meganuclease 等靶向结合目标基因序列或基因表达产物序列以发挥功能的产品，应考虑产品的靶向特异性和脱靶引起的安全性风险，降低目的基因序列与非目标序列的同源性，优化相关核酸酶结构，提高结合或编辑的特异性。

（2）对于 CRISPR–Cas、ZFN、TALEN 或 Meganuclease 等在细胞内通过对基因组进行编辑发挥作用的产品，应考虑基因组缺口或双链断裂引起的基因错误修复和基因组结构重排的风险。同时，需考虑编辑酶的作用持续时间，以及编辑酶残留对基因组稳定性和细胞毒性的影响。

（3）对于转座子等具有基因组整合特性的产品，应考虑产品的整合位点特异性或整合位点的分布趋势、基因整合的稳定性，以及整合引起的插入突变和致瘤性风险等，合理设计载体序列、转座酶 / 转座 DNA 的比例、转座基因数量、转座酶表达持续时间及表达调控元件等。

（4）对于 mRNA 类蛋白质编码序列，应考虑 5′– 帽或类似物结构的类型和设计、poly A 尾的序列和长度及长度分布、翻译调控元件、核苷修饰类型、序列自我复制能力、递送系统等对产品的免疫原性、表达活性和载体稳定性的影响。

（5）核酸类型和结构与其体内的表达持续时间是否相适应，核酸的自我复制（Self-amplifying）功能和基因持续表达的必要性和安全风险，产品的基因组整合功能和对靶细胞基因组进行基因修饰的功能的必要性。

（6）产品的核酸结构和序列的稳定性、基因毒性和免疫原性。

（7）核酸序列中应避免含有致瘤性基因。如有可能，应尽可能去除非必需元件和筛选用基因（如抗生素抗性基因）。

（8）化学递送辅助介质的化学稳定性、人体安全性、转染效率，以及递送介质之间、递送复合物的相容性。如有可能，可考虑通过递送辅助介质的设计和筛选，增强产品体内的靶向性 / 嗜性，或降低免疫原性。

3. 细菌载体类产品

本指导原则中的细菌载体类产品是指经基因修饰后作为载体，用于在人体内表达目的蛋白或特定核酸序列的细菌微生物，如沙门氏菌、李斯特菌、大肠杆菌等细菌改造所得的产品。细菌载体的构建一般基于野生菌株的结构和生物学特性，通过转入质粒、游离型载体（Episomal vector），或对菌株的基因组进行修饰而完成。细菌载体的改造应基于合理的科学依据和产品作用机制，以降低或去除微生物的致病性，实现或增强载体的治疗功能为目标。载体的设计和构建应关注改造后细菌载体的遗传特性、生物学特性、致病性、目的基因表达活性、载体的体内分布特性、对人体正常菌群的影响、环境安全性、基因的水平转移，以及对常规治疗方法的敏感性等方面的变化情况。细菌载体的改造应避免使用 β-内酰胺类抗生素抗性基因。外源目的基因的设计可参考病毒类产品 "1.1 目的基因和调控元件" 中的一般要求。

六、生产用物料

本指导原则中的生产用物料是指生产过程中所使用的所有生物材料和化学材料，包括起始原材料（如细胞基质、细菌、毒种、质粒等）、生产过程中使用或添加的物料（如培养基及其添加成分、工具酶、纯化填料、缓冲液等）、辅料，以及生产用耗材（如培养袋、储液袋、移液管路、滤膜等）等。生产用物料与产品的质量、安全性和有效性密切相关，应通过风险评估选择适合产品特点且供应稳定的物料。规范建立生产用物料的质量管理体系，包括风险评估、供应商审核、风险和质量控制等，保障产品质量，降低生产用物料相关的质量风险。

1. 起始原材料

体内基因治疗产品类型不同，生产起始原材料或存在一定差异，常见的起始原材料包括质粒 DNA、细菌种子批、病毒种子批、产毒细胞株 / 库等。起始原材料应有清晰的来源和完整的溯源信息，一般应按照《中国药典》的要求进行建库管理。

起始原材料的质量控制应根据其类型、特性、历史溯源信息、制备过程，以及产品的类型、生产工艺、给药途径等方面的风险确定，质量控制应与其风险相适应。

1.1 质粒 DNA

体内基因治疗产品生产用的质粒 DNA，可瞬时转染用于生产病毒载体，体外转录用于 RNA 核酸产品生产，或经转染 / 转化用于细菌种子、病毒种子和细胞系的构建。各类质粒 DNA 的结构、基因和元件设计应符合前述的一般原则和预期用途，构建所用的原始质粒的来源和序列应明确，构建过程中应对各步构建结果进行确认。质粒序列，尤其是作为终产品活性组分的序列中，应不含具有潜在致瘤风险的基因或元件，如有必要，应对此类基因 / 元件进行替换或改造。为避免抗生素滥用和由抗生素残留引起的过敏风险，建议避免选用 β- 内酰胺类抗生素抗性基因作为质粒的筛选基因。

除细菌种子批、病毒种子批或细胞系构建过程中一次性使用的质粒外，起始原材料质粒 DNA 应基于细菌种子批系统，采用经验证的发酵和纯化工艺制备，质粒生产规模应与后续生产步骤的规模相适应。质粒 DNA 的质量标准一般包括质粒鉴别、含量、纯度、完整质粒或重要基因序列的确认、超螺旋比例、无菌、细菌内毒素、抗生素残留（如适用）、一般理化性质（如 pH 值等）、工艺相关杂质（如宿主菌 DNA 残留、宿主菌 RNA 残留、宿主细菌蛋白质残留等）等，具体项目应根据质粒的制备工艺和用途分析确定。每批质粒通过放行检测方能用于产品生产。质粒的贮存稳定性应能支持后续生产步骤的生产。

细菌种子、病毒种子或细胞系构建过程中一次性使用的质粒，可不通过细菌种子批系统制备，但应对质粒序列进行确认，同时避免污染风险。

瞬时转染用于病毒载体包装的质粒，应考虑前述病毒载体设计的一般要求。为了降低病毒生产和使用过程中重组产生可复制型或假野生型病毒的风险，建议优先选择经验证具有较高安全等级的病毒包装系统，将病毒包装必需元件适当拆分至不同的质粒中，尽量去除非必需的病毒基因，降低质粒之间，质粒与包装细胞及野生病毒序列之间的同源性。例如，AAV 包装系统构建时，将 AAV 的结构基因分离于不同质粒的转录单元中，并尽可能降低 Rep/Cap 基因序列和 ITR 等序列之间的相似性等。

1.2 细菌种子批

细菌种子批可用于核酸类基因治疗产品（如质粒 DNA、minicircle DNA、mRNA 等）生产，也可能经培养后作为细菌载体类基因治疗产品。菌种的来源应明确，细菌种子批的制备过程应清晰、完整，制备过程应尽量避免使用人源或动物源性原材料，并对种子批的单克隆性进行确认。

细菌种子批的制备和检定应符合《中国药典》通则"生物制品生产检定用菌毒种管理及质量控制"和"人用基因治疗制品总论"的要求，种子批的检定一般包括菌落形态、鉴别、染色镜检、生长特性、生化反应特征、活率、抗生素抗性、电镜检查、质粒测序、限制性酶切图谱、转基因的表达和 / 或活性分析（如适用）等，细菌种子批应无其他细菌、真菌、噬菌体等污染。经基因修饰的细菌载体应关注修饰后细菌的表型和基因型，对基因组或基因组的重要区域（如引入的治疗基因和调控元件，以及目的基因侧翼至少 0.5kb 内的区域）进行测序确认，对改造基因的插入位点、基因拷贝数等进行分析，必要时应检测目的基因的表达水平和功能活性。对于经减毒改造的细菌载体，应鉴定其减毒的特性和稳定性，并检测其抗生素敏感性的变化。质粒等生产用的细菌种子批或含有质粒、附加体的细菌载体种子批，应对含有的质粒或附加体序列进行确认。

考虑传代过程中细菌的生长特性、基因组整合或修饰基因、目的基因的表达和活性、质粒序列、质粒拷贝数和质粒丢失比例的变化，需用模拟或代表实际生产工艺的条件开展传代稳定性研究，种子批的遗传和表型特征应能满足生产需求。

细菌种子批的贮存稳定性应能满足生产需求。

1.3　生产 / 包装细胞库

生产 / 包装细胞库用于病毒包装和生产，可影响病毒载体的质量和产量，可能存在引入外源因子的风险，细胞培养残留的细胞蛋白质、DNA 等杂质具有一定的免疫原性，部分细胞的裂解产物或 DNA 可能还存在一定的致瘤性风险。另外，体内基因治疗产品开发中可能适用的生产 / 包装细胞类型较多，如具有或不具有成瘤特性的传代细胞株 / 系、昆虫细胞系等，不同细胞可能存在不同类型的风险。基于以上原因，应优先选择来源明确，培养历史清晰，且无病毒污染的细胞基质用于病毒包装和生产。若使用含有内源性病毒的细胞基质，应评估其使用的必要性和安全性，如，内源病毒的人体感染活性、免疫原性、工艺残留水平、病毒基因表达活性等，必要时应在工艺中增加经验证的病毒去除 / 灭活工艺单元，并在适当的阶段对病毒的残留和活性进行检测。对于成瘤性或致瘤性风险未知的细胞，尤其是新型细胞基质和新建细胞株 / 系，需参考《中国药典》的相关要求评估生产 / 包装细胞的相应风险，必要时开展相应的研究。由于肿瘤细胞系的成瘤或致瘤风险相对较高，建议谨慎选用。如使用具有成瘤性的细胞，需结合临床风险获益、给药途径和生产工艺的杂质去除性能（如活细胞残留、致瘤基因片段的残留等）等评估其使用的必要性、合理性和安全性，分析细胞中是否携带具有致瘤风险的基因或其他因子，必要时应对其残留水平和基因片段大小进行控制。一般不建议使用具有致瘤性的细胞。另外，需通过生产过程控制和 / 或产品放行对完整细胞，尤其是成瘤性细胞的残留水平进行控制。

为了保证产品质量的稳定性，生产 / 包装细胞需进行建库管理，细胞库的制备和检定应符合《中国药典》通则"生物制品生产检定用动物细胞基质制备及质量控制"的相关要求。细胞库的检定一般包括：细胞鉴别、细胞数量、活率、基因型和表型（如适用）、生长特性（如适用）、外源因子等，对于成瘤特性不明的细胞，建议进行成瘤性检查。外源因子检测一般包括无菌、支原体、螺原体（昆虫细胞，或生产过程中使用了植物源性成分）、外源病毒因子等。外源病毒因子的检测可按照药典要求，结合细胞改造特点进行风险评估后确定，一般应包含非特异性病毒、逆转录病毒、细胞种属特异性病毒，以及细胞建株或细胞库构建培养过程可能引入的潜在外源病毒因子。细胞培养历史或培养过程中如使用了牛血清、猪胰酶等动物来源的原材料，应进行牛源性、猪源性等相应动物种属相关病毒的检测。

基于生产的需要，若对细胞基质进行了遗传修饰，如组成性表达病毒包装蛋白或复制辅助因子等，应考虑基因修饰的必要性和修饰方法的适用性，修饰过程不应增加外源因子引入的风险，修饰基因的选择应尽量避免或降低病毒包装过程发生重组的风险。例如，腺病毒等非复制型或条件复制型病毒载体应使用不含同源序列或同源序列较少的细胞系用于病毒载体生产，降低生产 / 包装过程中的重组风险。对于经基因修饰建立的稳定传代细胞株 / 系，细胞库的表征研究中还应对基因修饰的结果，如基因序列、修饰位点、拷贝数、表达水平等进行确认。

为了确认限定代次内的生产 / 包装细胞能生产出质量稳定的病毒载体，需在模拟或代表实际生产工艺条件下开展细胞传代稳定性研究，根据研究结果确定细胞库的生产限传代次。限传代次内的细胞应不影响包装病毒的遗传和表型特征，能支持病毒的生产。对于新型细胞基质或新建细胞株 / 系，需关注其传代过程中成瘤性的变化，必要时还需对其致瘤性进行研究；经基因修饰的稳定传代细胞株 / 系，需关注传代过程中病毒包装基因的序列和拷贝数是否稳定，病毒包装产物质量是否均一且满足质量要求。

1.4　病毒种子批

生产用的病毒可能包括病毒载体种子和 / 或包装用病毒，其来源、培养历史、构建过程应清晰、完整，病毒特性需满足生产的需求，且经评估其安全性风险应可控。对于培养历史不清晰，存在其他非目的病毒污染风险，或毒株单克隆性无法保证的病毒种子，建议谨慎选用。如需使用，可在构建过程中采用多轮噬斑纯化、有限稀释纯化，或通过 DNA/RNA 拯救等方式，以确保毒株的纯度和单克隆性。

病毒载体种子和包装用病毒等可建库的病毒种子应建库管理，以减少产品的批间差异。病毒种子批的质量控制应符合《中国药典》"人用基因治疗制品总论"的要求，检验项目应根据种子批的特征、培养历史、建库过程等具体确定，一般包括鉴别（基因组和免疫血清学特征）、病毒滴度、目的基因序列的转录 / 表达（如适用）、目的基因序列表达产物的生物学活性（如适用）、病毒载体外源因子污染（如细菌、真菌、支原体、外源病毒等）、复制型病毒（载体为非复制型或条件复制型）等。另外，需要关注种子批历史传代和构建过程中可能引入的特定外源因子，如昆虫包装细胞可能引入的螺原体、弹状病毒等种属特异的外源因子。病毒载体的基组序列应与理论序列一致，如有差异，需分析突变的来源和病毒基因组的稳定性，以及突变对产品质量、安全性和有效性的影响。

病毒种子批的传代稳定性研究应能代表或模拟实际生产的工艺条件，关注病毒种子批的遗传稳定性、目的基因的表达特性、复制特性和产品质量变化等，根据传代稳定性研究结果合理拟定病毒种子批的生产限传代次。开展病毒种子批的贮存稳定性研究，病毒种子批的贮存应能满足生产需求。

2. 其他生产用物料

其他生产用物料是指除起始原材料外，其他在生产中使用的原材料（如工具酶、抗生素、培养基、去污剂、纯化试剂等）、辅料和耗材等。

生产过程中所使用的原材料应符合《中国药典》通则"生物制品生产用原材料及辅料质量控制"的相关要求，原材料的质量应符合其预期用途，关键性原材料建议优先选用药品监管机构批准的产品或药用级别的原材料。原材料的选用应经过充分的评估，其来源、组分、功能、质量、使用阶段、用量等情况应明确，尽量不使用非必需的原材料，降低原材料残留和引入外源因子的风险。全面审核原材料生产相关的风险因素以及原材料生产商对相应风险的控制，根据风险评估建立合理的内控标准。如有可能，应避免选用血清、猪胰蛋白酶等动物或人来源的原材料，尽量以成分明确的血清替代物或重组制品替代。若经研究认为必须使用，应采取必要的风险控制措施（如γ射线辐照处理等），并针对原材料的物种来源、生产地区、生产工艺、质量标准等建立完整的质控体系，评估其 TSE/BSE 安全性风险。严禁使用海绵状脑病流行疫区来源的易感动物制备的原材料，不得使用未经过安全性检验的血清/血浆。评估生产用试剂的安全性，避免使用β-内酰胺类抗生素、链霉素，以及其它如溴乙锭等有毒有害试剂。如在生产中使用了有毒、有害的原材料，应证明下游的纯化工艺能将其良好的清除，或进行使用警示。

辅料相关要求请见"七、生产工艺"项下"1.2.2 辅料"部分。

生产过程中使用的耗材和容器，如一次性反应袋、移液管路、储液袋、滤膜等，应具有稳定的物理和化学特性，耗材与直接接触的溶液、生产中间产物等应有良好的相容性。根据耗材的材质、使用阶段、供应商研究等因素对耗材、容器的相容性进行评估或研究。

七、生产工艺

1. 生产工艺开发

生产工艺一般是指从细胞或细菌微生物的培养/发酵、纯化到终产品分装、贮存的全过程。由于产品类型不同，不同产品的生产工艺可能存在较大的差异，如质粒、病毒载体类产品，生产工艺中可能涉及诱导表达、质粒转染、病毒感染等操作，RNA 等部分核酸类产品，也可能采用非细胞体系的体外转录工艺用于生产。

生产工艺的开发应基于对目标产品质量概况的理解，结合生产工艺与产品质量之间的相关性，通过工艺研究，逐步完善工艺，完成从实验室到商业化规模生产的开发过程，最终明确工艺步骤和关键工艺参数。若采用缩小模型用于工艺研究，应对缩小模型的代表性进行确认，以支持其研究结果能充分代表实际生产工艺。如可行，建议尽量采用密闭式的生产工艺，减少生产过程中的环境暴露和储存环节。生产过程如存在中间产物的暂存，应对暂存条件和暂存时限进行研究和验证。基于风险分析，建立全过程的控制策略，合理设定生产过程中的控制，尤其是生产过程中外源因子的污染和关键中间产物的质量控制。生命周期中，生产工艺应随着工艺技术的进步和对产品理解的深入不断优化，针对工艺变更进行相应的可比性研究，以保证产品质量。

1.1 原液工艺开发

1.1.1 发酵 / 培养工艺

起始于细菌种子批发酵或生产 / 包装细胞培养的生产工艺，发酵 / 培养过程可直接影响产品的质量。基于对产品质量属性的理解，需要对发酵 / 培养条件，如发酵 / 培养的规模和模式、培养基及添加成分、培养温度、pH 值、渗透压、搅拌速度、pCO_2、溶氧量、培养时间、接种条件、转染 / 感染条件、收获时间等进行充分的研究，制定适合生产的条件和参数。例如，病毒载体包装工艺的开发应考虑提高载体的包装效率和包装准确性，减少空载体、错误包装载体、无活性载体、游离核酸等产品相关杂质的形成；质粒 DNA、微环 DNA 等核酸产品，应考虑核酸的序列正确性、结构完整性、重组效率（如微环 DNA 等）及构象等。发酵 / 培养过程中应避免引入不必要的工艺相关杂质，在适当的步骤对杂质和 / 或外源因子进行检测。对于病毒载体的包装生产，一般建议对未处理的培养收获液的外源因子污染进行检测。在病毒种子或收获液的外源因子检查因产品病毒不能被充分中和而受到干扰的情况下，可在生产中设置对照细胞，用对照细胞进行外源因子检查。对于非复制型或条件复制型病毒载体，应在适当的工艺阶段采用敏感的方法对可复制型病毒进行监测。

1.1.2 体外转录工艺

mRNA 等通过体外转录方式制备的核酸产品，可通过对原材料、转录模板和转录条件的研究，控制转录产物的质量。转录用的重要原材料，如核苷酸、修饰核苷酸、5′-帽或类似物、工具酶（如转录酶等）等应进行适当的质量控制，可关注其纯度和杂质，转录酶还需关注其保真度等。转录模板的制备应能确保模板的序列准确性和纯度，减少杂质残留。体外转录条件应经过充分的研究，提高转录序列的准确性、均一性和完整性，减少副反应产物，如不完整 RNA、双链 RNA、截短

RNA、长链 RNA 等的形成。

1.1.3 纯化工艺

纯化工艺应根据产品类型、上游工艺和潜在的杂质情况而确定，在不影响产品完整性和活性的同时，应能稳定去除或降低工艺和产品相关杂质。培养阶段若使用了辅助病毒、包装用病毒，或具有其他潜在的病毒污染风险，应根据目标产物与非目标病毒之间的理化性质差异，在纯化过程中增加必要的病毒去除/灭活工艺步骤，如去污剂灭活、低 pH 灭活或除病毒过滤等工艺单元，控制非目标病毒残留的安全性风险。纯化过程中，可考虑在关键步骤对外源因子污染和产品质量进行监测。

1.2 制剂工艺开发

1.2.1 制剂处方

剂型的选择需考虑产品贮存和运输的稳定性，临床用药的便利性和安全性等多方面因素，在可达到临床治疗目的的前提下，尽量设计和选用易于贮存、运输和使用的剂型。制剂处方的设计需与剂型相适应，应能有效维持产品的功能活性和稳定性，满足临床用药需求。部分产品由于稳定性较差，需要采用低温、冷冻或冻干等条件进行贮存，制剂处方中往往需要添加冷冻保护剂、冻干保护剂、活性保护剂等具有特定功能的辅料成分。在保证产品活性和稳定性的前提下，处方的设计和筛选应尽量选择结构简单、组分明确、质量可控、安全性风险较小的处方辅料。辅料的选择依据应充分，作用应明确，用量应合理，并有相应的研究数据支持。尽量避免选用毒性高，安全性风险大的辅料。

1.2.2 辅料

辅料是指产品配方中使用的辅助材料，如稳定剂、缓冲体系等，其选择、用量和质量标准应基于制剂的处方开发确定。辅料质量应满足其预期功能，并符合《中国药典》通则"生物制品生产用原材料及辅料质量控制"的相关要求，优先选用符合药用标准的辅料。如使用多种来源（如动物、植物与合成来源）或多个供应商的辅料，尤其是脂质体等复杂的辅料，应按照来源和辅料变更风险分别开展相应的产品特性检定和可比性研究，以证明采用不同来源辅料所生产的产品具有等效性。

处方中若含有在人体内首次使用或在拟定给药途径中首次使用的新型辅料，应根据辅料生产相关的风险因素系统评价辅料的安全性并制定相应的质量标准。在缺乏人体安全性研究数据支持的情况下，需参照《新药用辅料非临床安全性评价指导原则》进行研究。

核酸类产品常需配合使用一定的化学递送材料/介质以促进或提高核酸的转染效率，常见如纳米粒子、脂质体、阳离子聚合物等。由于辅助递送材料/介质与常规辅料不同，在核酸类产品的体内递送过程中具有保护、转染和/或胞内释放等辅助作用，可认为其属于功能性辅料。递送材料/介质的选择需要有合理的依据，对材料/介质本身一般应考虑材料/介质的生产工艺、质量控制、人体安全性、材料/

介质的稳定性等，对递送材料/介质与核酸组成的递送系统，还需考虑系统的核酸保护作用、递送效率、胞内核酸释放功能、递送系统的稳定性，以及递送系统的工艺稳定性和质量变化等。对于多组分递送系统，应对系统各组分分别进行质量控制和安全性评估，同时对系统组分之间的相互作用和系统的稳定性进行研究，确定其是否符合预期功能。

1.2.3 制剂生产工艺

制剂生产工艺需结合产品特点、制剂处方、剂型等研究确定，规模应与原液生产规模相匹配，尽量避免生产过程中混合批次的操作。如确需混合，应对混合工艺进行充分验证，各混合批次需按照规定的工艺生产并符合拟定标准。开发过程中可能需要关注处方的配制方式、工艺操作时间、灌装准确度、无菌条件的控制等，冻干等特殊剂型还应对制剂的冻干曲线进行研究。

对于 mRNA 等核酸产品，核酸与递送材料/介质的复合/包封过程可能需要关注温度、投料比、溶液浓度、搅拌速率、缓存体系、混合流速和混合顺序等对递送系统质量有重要影响的工艺参数，关注复合/包封过程和纯化步骤对复合/包封率、颗粒形态、颗粒聚集/解散、核酸泄露、杂质残留、核酸完整性和稳定性等的影响，合理设定过程中的控制项目。

1.3 工艺开发过程中的优化与变更

生产工艺可能会随着工艺的开发发生变更，如生产场地的变化、设备的改变、原材料的替换、工艺的优化、规模的扩大、质量控制策略的调整等，变更的实施应基于充分的可比性研究。可比性研究可参考 ICH Q5E 的一般原则，基于变更的风险评估建立可比性研究方案或桥接计划。风险评估中，应考虑产品的研发阶段、变更的类型、变更涉及的工艺等对产品质量的影响。早期临床试验阶段，由于生产工艺尚未最终确定，批次数量较少，工艺变更可基于有限批次的研究数据进行可比性研究，但应关注安全性、纯度、杂质、结构、含量等相关质量属性的变化；随着批次数据的积累和对产品工艺、质量理解的深入，变更的实施应基于更全面和严格的可比性研究。根据变更类型的不同，药学对比可能包括工艺和过程中控制、放行检测、拓展的质量研究、稳定性等多个方面。对比研究的批次应根据变更的类型、质量属性的重要性和变异度、数据分析方法和研发阶段确定。一般认为，风险/影响较高的变更需要在过程控制、表征研究、放行检测和稳定性等方面进行更全面和更多批次数据的统计分析。在产品质量属性非完全可比的情况下，应对研究中观察到的质量差异进行评估。当现有认知或平台经验无法预测质量属性的差异对产品安全性和/或有效性的影响，或产品质量变化预期可能会对产品安全性和/或有效性产生不利影响时，应考虑进一步增加非临床和/或人体的桥接研究数据。

由于目前基因治疗产品的认知和应用经验较为有限，一般不建议在确证性临床试验开展阶段或结束后对生产工艺进行重大变更，此阶段的变更可能会增加可比性研究的复杂性和结果的不确定性，甚至会影响临床试验数据的可接受性。产品开发过程中，应注意做好阶段性或代表性工艺样品的留样工作，以便于后期的回顾分析或可比性研究。

2. 生产工艺的确认与验证

工艺开发过程中，根据阶段性研究目的不同，需要开展与阶段相适应的生产工艺确认或验证研究。临床试验申请阶段，应对临床研究用样品的生产工艺进行确认，同时做好生产过程中的风险控制，如外源因子的污染、交叉污染、产品混淆等。商业化生产工艺确定后，应在上市前采用代表性的商业化生产工艺进行规范的工艺验证。验证研究的内容应根据产品的生产工艺和风险分析确定，一般包括细胞培养、转导/转染、体外转录、纯化、制剂等所有工艺步骤。验证研究的批次数量与工艺的复杂性、变异度，以及前期工艺研究的充分性、平台经验等有关，一般不少于三批，如有其他特殊情况，建议提前与监管机构开展沟通交流。验证研究应关注各步工艺的可控性、中间产物的质量和工艺性能的稳定性，针对验证过程中出现的偏差，开展偏差调查，并根据调查结果制定纠正方案。此外，验证研究可能还包括（但不限于）生产工艺的无菌验证、滤器除菌验证、填料和膜包的使用寿命研究、运输验证、清洁验证、设施和设备验证等，生产过程中若存在中间产物的暂存，还应对中间产物的暂存条件和时限进行研究。验证研究的结果应能证明工艺的稳定性、控制性、过程中控制项目设定的合理性。上市后，应在商业化生产过程中开展持续的验证研究。

对于病毒载体等基因治疗产品，若工艺中存在病毒去除/灭活单元，可适当参考 ICH Q5A，对工艺的病毒去除/灭活效果进行验证，根据验证研究结果进行安全性评估。验证研究应能证明，工艺能有效去除或灭活生产过程中使用的包装用病毒、内源性病毒等非目标病毒，同时，目标病毒载体的活性和结构等特性不会受到非预期影响。

八、质量研究与质量标准

1. 质量研究

质量研究贯穿于产品的生命周期，随着认知的深入和分析技术的发展不断补充和完善。根据研发的阶段或研究目的的不同，质量研究可选择相应工艺生产的代表性批次（如非临床研究批次、中试工艺批次、临床样品批次或商业化工艺验证批次等）和适当生产步骤的样品（如起始原材料、生产中间品、原液、制剂等）进行研究。上市申请阶段，质量研究一般应至少包含代表性临床样品批次和商业化工艺验证批次。原液和制剂之间若存在质量特性的差异，应分别取样进行分析。对于与化

学递送材料 / 介质结合形成的核酸复合物，应对核酸、复合物组分和完整复合物分别进行研究。

通过全面的质量研究确认产品的关键质量属性（Critical quality attributes, CQA）。质量研究一般选择先进、成熟且灵敏度满足分析需求的方法。由于分析方法本身可能存在的局限性，可考虑同时采用原理互补的不同方法进行研究。具体研究项目应根据产品的类型、作用机制和生产工艺确定，常见的质量研究项目包括（但不限于）：鉴别、结构分析、生物学活性、纯度、杂质、含量、转染 / 感染效率、一般理化特性等。

1.1 鉴别和结构分析

对于病毒载体类产品，可分别从基因组、结构蛋白和完整病毒颗粒等不同水平对载体进行鉴别和结构研究。基因组水平可采用测序、限制性内切酶酶切图谱、PCR 扩增特异性片段等方法对病毒的基因组、目的基因和相关的调控序列进行确认。研究中若观察到碱基或序列的突变，应对突变的原因进行分析，同时结合突变位点对基因功能的影响，以及病毒载体的遗传稳定性特点评估突变对产品安全性和有效性的影响。结构蛋白和病毒颗粒水平，可通过衣壳蛋白的分离鉴定、免疫印迹、病毒颗粒的血清型鉴别、镜下结构、颗粒大小分布、折光度等方法对结构蛋白的表达和病毒颗粒的组装进行确认。对于部分结构复杂或分析方法有限的病毒载体，可考虑结合病毒载体的表型、活性，以及病毒载体感染靶细胞后的基因序列分析等，综合进行病毒的鉴别和结构分析。

对于核酸类产品，需要对核酸序列的正确性和结构的完整性进行确认。核酸若存在单 / 双链、线性、环状、超螺旋等多种拓扑异构体，应对各组分进行鉴别和比例分析。部分核酸产品的功能活性可能与核酸的二级或高级结构相关，如局部的发夹结构等，建议对此类结构进行研究。对于 mRNA 等的结构和修饰，如核苷酸修饰、加帽修饰、PolyA 尾等，应分别进行鉴别和确认。

对于核酸与化学递送材料 / 介质结合形成的递送复合物，建议对核酸分子、递送复合物的结构，以及核酸和递送复合物之间的相互作用进行研究。例如，复合物的研究可包括如等电点、结构形态、粒径及分布、表面电荷、复合物组分比例、核酸复合 / 包封率、颗粒聚集、核酸释放、特定环境中的稳定性等，另外，还应对所用的脂质等递送材料 / 介质进行鉴别和含量研究。

对于细菌载体类产品，建议对菌株的染色特性、镜下形态、菌落形态、培养特性等表型和生化特性进行研究，采用测序、PCR、限制性酶切分析等方法对菌株的基因组和 / 或负载质粒、附加体的序列，尤其是特征序列和工程改造序列进行确认，对质粒大小、拷贝数、质粒丢失率、外源目的基因的突变等进行检测。

1.2 生物学活性

生物学活性是反映产品质量和临床有效性的重要指标。上市阶段，需建立与产品体内作用机制相同或相关的生物学活性分析方法用于产品的功能活性研究。产品若存在多种可能的作用机制，应分别对相应的活性进行研究，根据活性与产品作用机制的相关性，确定一项或多项适宜的活性检测方法作为质量控制项目。不同功能活性之间若存在步骤或功能的相关性/承接性，应尽可能在方法中进行整体体现，如产品的转染/感染活性与产品在细胞内的基因替代、补偿、阻断、修正作用的相关性。对于含有多种活性成分的产品，应分别建立方法对各成分的活性进行研究，同时考虑活性成分之间可能存在的干扰、协同等相互作用。方法学体系应尽量模拟产品的体内作用条件，选择与体内过程相同或相关的细胞类型，分析产品的转染/感染效率、基因表达/抑制水平、表达产物的活性，以及其他与载体或递送系统作用机制相关的因素。对于部分具有选择性递送特性的产品，应对产品的组织/细胞的嗜性、感染特异性，或基因表达的选择性进行研究。活性分析方法应考虑建立适当的活性对照品。

1.3　纯度、杂质和污染物

1.3.1　产品相关杂质

产品相关杂质是指生产或储存过程中产生的非预期的、非功能形式的产物。病毒载体类产品潜在的产品相关杂质一般包括非完整包装病毒（如空壳病毒颗粒、非包膜病毒颗粒等）、错误包装病毒颗粒、杂合病毒（Hybrid virus）颗粒、无活性病毒颗粒、病毒颗粒聚集体、游离病毒基因组等；核酸类产品常见的产品相关杂质如，酶切和重组相关序列、编码错误序列、不完整序列、降解片段、结构异常和错误修饰序列，以及脂质体组合过程产生的相关杂质等；细菌载体类产品的产品相关杂质可能为非单克隆性菌株，质粒、改造基因丢失/重排等。

为控制产品质量，建议对各类产品相关杂质进行分离和鉴定，评估其安全性风险，根据评估结果考虑杂质残留的控制策略。杂质分析中，可根据目标产物与产品相关杂质在理化特性方面的差异，选择适当的方法对各组分进行分离，必要时可能需要结合多种原理的检测方法对产品的组分进行分离和表征研究。检测结果可以绝对纯度和/或相对纯度的形式表示，如阴离子交换 HPLC 纯度、紫外分光光度法纯度、凝胶电泳纯度、SEC-MALS、病毒载体感染性颗粒的比率等。产品在生产和储存过程中可能会产生多种非预期的变异体，应对检测发现的变异体进行鉴别和分析，参考 ICH Q6B 的理念，根据变异体与目标产物在功能活性、安全性方面的差异，考虑将变异体作为产品相关物质或产品相关杂质进行控制。

对于非复制型或条件复制型病毒载体，应选择最适宜的样品，采用敏感的分析方法检测工艺过程中产生的可复制型或野生型病毒。根据可复制型病毒的种类、残留风险、工艺可控性、临床给药剂量等设定合理的残留标准限度，如腺病毒相关的基因治疗产品，一般建议将可复制型腺病毒（Replication-Competent Adenovirus，RCA）控制在 1 RCA/3×10^{10} VP（Viral particals）以内。慢病毒和逆转录病毒等具有较大安全性风险的产品，不应检出可复制型病毒。

1.3.2 工艺相关杂质

工艺相关杂质主要由生产工艺引入，常见如宿主细胞蛋白、宿主细胞DNA、宿主细胞RNA、包装质粒、包装用病毒、生产用试剂（如培养基、DNA模板、工具酶、纯化试剂和填料等），以及设备和耗材如生产管线、包装、容器的浸出物等，应对生产工艺的杂质清除性能和杂质的残留水平进行研究，评估杂质残留的安全性风险，必要时将具有潜在安全性风险的杂质残留纳入产品质量标准进行控制。

生产过程中如使用了包装用病毒，应对包装用病毒的残留水平、感染活性、复制能力和/或表达活性进行分析，并评估其残留安全性，根据评估结果制定相应的控制策略。生产若使用了肿瘤细胞系（如Hela细胞）、致瘤细胞系，或携带有致瘤基因、病毒来源序列的细胞（如HEK 293T细胞），在确保无完整活细胞残留的同时，需对DNA的残留量和残留片段大小进行控制，合理拟定标准限度。如有可能，建议尽量将残留DNA控制在10ng/剂以内，DNA残留片段的大小控制在200bp以下。对于产品中已知的、具有潜在安全性风险的特定转化序列，如HEK 293T细胞携带的AdvE1A序列、SV40大T抗原序列，Hela细胞携带的HPV（Human Papilloma virus）E6/E7基因等，应分别进行残留控制。对于AAV等易于将非载体DNA包装入病毒颗粒的病毒载体，在选择包装细胞、辅助病毒和包装质粒时应考虑相关外源DNA包装入病毒颗粒的潜在风险。

对于新型或复杂递送系统，脂质体等聚合物辅料的制备工艺相关的杂质，以及聚合物降解产生的杂质，也应纳入杂质的考虑范围。

1.3.3 污染物

污染物一般是指生产过程中引入的微生物或相关组分，如细菌、真菌、支原体、外源性病毒、细菌内毒素等，需对其污染风险进行研究与控制。

1.4 含量

病毒载体类产品可通过诸如总颗粒数、基因组拷贝数、结构蛋白含量、感染性滴度或感染性颗粒数等检测确定病毒含量。为了在保证产品疗效的同时能有效控制产品免疫原性风险，病毒载体类产品的规格或剂量建议以相应体积的病毒总颗粒数或基因组拷贝数表示，同时通过控制感染性滴度以及感染性颗粒的比率保证活性病毒颗粒的数量。核酸类产品可通过对DNA/RNA浓度、拷贝数等检测确定核酸含量，还需对递送系统各组分等特殊辅料含量（如适用）进行研究。细菌载体类产品可以活菌数或菌落数表述含量。含量检测应尽可能使用标准品或对照品予以校准。

1.5 其他特性分析

其他特性分析可能还包括如外观、澄清度、重要辅料含量、可见异物、不溶性微粒、pH值、渗透压、装量等。对于整合型的病毒和核酸产品，应对产品的整合位点、整合稳定性和位点分布趋势进行研究，分析插入引起的致突变或致瘤风险。

对于非整合型病毒载体，建议对载体的非整合特性进行确认。

1.6　基因编辑技术的相关考虑

目前，各界对 CRISPR–Cas、TALEN、ZFN、Meganuclease 等基于酶的基因编辑技术的风险认知较为有限，且编辑酶在不同细胞内的编辑或剪切效果可能存在一定差异，而当前的研究方法对编辑或剪切效果的分析仍存在一定的局限性。因此，对于基于 CRISPR–Cas、TALEN、ZFN、Meganuclease 等编辑工具而设计的基因治疗产品，建议采用多种方法对编辑系统的风险进行全面的分析和评估。例如，编辑系统自身特定的局限性，序列靶向的特异性，脱靶位点的分析，编辑酶的忠实性（fidelity）和编辑效率，编辑系统的生产和质量控制，编辑技术对细胞促瘤／成瘤的优势筛选，编辑系统组分的免疫原性，编辑工具相关序列的非特异性插入，多靶点编辑的基因组重排，基因组突变等。开发过程中，应结合研究进展和方法学的改进完善编辑系统的质控策略。

CRISPR–Cas、TALEN、ZFN、Meganuclease 等基于酶的基因编辑工具的脱靶风险和脱靶位点的分析需要结合多方面的信息进行综合判断。由于序列设计规则和算法不同，不同序列设计软件或平台推荐的 sgRNA 等候选靶向结合序列可能会有较大的差异，建议综合对比多个平台的设计和潜在脱靶位点的分析筛选候选序列。脱靶位点分析时，在采用生物信息学工具、序列同源比对、脱靶系统评分工具等多种方法对潜在脱靶位点进行理论筛选的同时，可参考治疗方案进行体外细胞模拟试验，通过核型分析、基因组断裂检测、深度测序等方法对潜在的脱靶位点和基因组重排的情况进行分析。模拟试验时，需尽可能模拟编辑系统在体内发挥作用的温度、离子浓度、pH 值等条件，考虑 sgRNA 等靶向结合序列的异质性序列、编辑酶的异构体、编辑系统各组分的浓度等最差条件下的脱靶情况。对检测到的脱靶位点，可根据位点位置、基因功能等进行风险分析，必要时可结合动物或人体试验数据综合判断。

2. 质量标准

质量标准作为产品质量控制的重要组成部分，是基于产品质量研究确定的用于控制产品质量的标准，一般由检验项目、分析方法和标准限度组成。质量标准一般包括原液（如有）、半成品（如有）和制剂的质量标准。由于工艺的差异，部分产品可能无明确的原液生产阶段，标准中应对原液、半成品和制剂阶段进行明确的定义。质量标准中的部分项目如无法在制剂或原液中进行检测，或采用其他中间阶段的样品进行检测更有利于对产品质量进行控制时，可以考虑通过检测适当的中间产物对产品的质量进行控制。

2.1　检验项目

质量标准中的检验项目通常是根据质量研究确定的，对产品安全性和有效性有重要影响的质量属性，一般包括鉴别、一般检项、理化特性、纯度、杂质、含量、生物学活性、外源因子等，具体检验项目应基于产品类型、生产工艺、质量研究、稳定性和风险评估等确定。脂质体、纳米颗粒等特殊剂型应根据具体特点选择适当的质量控制项目，如颗粒大小和分布、折光率、包封率、表面电荷等。对于非复制型或条件复制型病毒载体，需对复制型或野生型病毒进行控制。制剂若采用特殊容器或药械组合装置，还需要根据装置的功能增加特定的检项。其他检验项目可参考《中国药典》"人用基因治疗制品总论"的要求，部分检项可不在原液和制剂中重复检测，但应考虑制剂工艺对相应质量属性的影响。对于研究认为重要且未纳入质量标准的检验项目，应有充分的理由或验证研究数据的支持。

2.2 标准限度

质量标准中，各检验项目标准限度（可接受标准）的制定应有合理的依据，一般需考虑目标产品质量概况（QTPP）、临床试验暴露情况、产品质量属性特征、批次放行检测结果以及稳定性研究等。标准限度制定过程中，根据代表性工艺批次数据分析确定工艺对产品质量的控制能力时，还需综合考虑产品的稳定性变化趋势，非临床和临床研究中样品批次在研究对象中的质量暴露情况，商业化规模生产产品质量应与关键性临床研究所用样品一致，标准限度要求一般不应低于临床研究中受试者的最差暴露情况。

2.3 分析方法

为实现对产品质量的有效控制，检测应选用先进、成熟，并经过适用性优化的分析方法，鼓励选用多种原理互补的分析方法用于质量控制。方法学验证一般应于上市申请前完成，但基于不同研发阶段产品质量控制和对比研究的需要，建议尽量在确证性临床试验开展前完成方法学的开发和验证，部分安全性和含量检测相关的质量控制方法需在临床试验开展前进行必要的方法学确认研究。研发期间若发生了方法学变更，应对变更前后的方法进行桥接研究。对于有效期短或样本量少的产品，可考虑选用快速、微量的新型检测方法作为药典方法的替代方法，但应证明该方法相比药典方法具有等效性或优越性。

2.4 对照品 / 标准品

在缺少国家标准品和国际标准品的情况下，基于方法分析需要，可按照标准品的制备要求自行制备相应的活性标准品或理化对照品，并对其进行相应的质量研究和放行检测。不同研发阶段，可基于质控需要选用相应阶段代表性工艺生产的样品制备标准品 / 对照品，但应做好不同阶段标准品的桥接研究。对照品 / 标准品的建立和制备应符合《中国药典》"生物制品国家标准物质制备和标定"的一般要求，根据用途对其进行标定并开展必要的贮存稳定性研究。为做好对照品 / 标准品的溯源性，一般建议对对照品 / 标准品进行分级管理。

九、稳定性研究

稳定性研究可参照《生物制品稳定性研究技术指导原则（试行）》和 ICH Q5C 的相关要求进行。研究方案应根据产品自身的特点、临床用药方案等情况设定，研究项目一般包括长期稳定性、加速稳定性、影响因素研究、运输稳定性、使用稳定性等，研究条件应根据具体的贮存、运输和使用情况，以及相应条件下的研究目的确定。研究考察的项目应全面、合理，尤其是对产品的稳定性变化趋势、安全性、有效性有重要指示意义的项目，检测方法应经过验证并能灵敏检测出产品的稳定性变化特征。研究时应选用代表性工艺生产的产品或中间样品，放置在产品 / 样品实际储存容器，或与实际储存容器材质相同，且能代表最差暴露条件的其他规格的容器中进行。产品 / 样品的有效期应根据稳定性研究结果设定，研究期限通常应覆盖产品 / 样品的实际贮存或使用时限。

病毒载体类产品由于稳定性较差，一般采用低温贮存，研究过程中需密切关注病毒载体在贮存、运输和使用过程中的滴度（尤其是感染滴度）、聚集体和生物学活性的变化，限制病毒载体的冻融次数，避免暴露于易使病毒载体失活、降解或聚集的影响条件。

DNA 类核酸的稳定性相对较好，但剧烈的环境条件和核酸酶暴露仍有可能对 DNA 的高级结构、完整性产生破坏。RNA 类核酸稳定性较差，且对 RNA 酶（Ribonuclease，RNase）较为敏感，其生产和贮存应处于严格的无 RNA 酶的环境。经与化学递送材料 / 介质结合形成的核酸递送复合物，需关注核酸及复合物的理化特性和生物学活性的变化，如包封率、含量、纯度、粒径及分布、表面电位、颗粒完整性，以及颗粒的聚合、聚集、包封药物的泄露等。另外，需关注核酸递送复合物中脂质体等化学递送材料 / 介质成分的稳定性。

细菌载体类产品在适当的冻存液和冻存温度下贮存一般较为稳定，需关注研究条件下细菌载体的活率、转基因的稳定性和生物学特性的变化。

除上述特征外，其他可能在贮存、运输和使用过程中发生变化的理化特性（如 pH 值、渗透压、浓度、不溶性微粒等）、关键成分和微生物污染情况等也应在研究过程中进行适当的考察。

十、包装及密封容器系统

包装及容器密封系统一般包括原液（如有）、半成品（如有）、制剂，以及配备的稀释剂的包装容器。容器和密封系统的选择应具有合理的依据，能充分保障样品或产品的贮存稳定性。为避免储存容器或密封系统对产品的质量产生非预期影响，应对容器和密封系统进行相容性研究和密封性研究。研究条件的设定应考虑容器和密封系统在特殊条件下的相容性和密封性，如冷冻条件下的密封性能，加速条件下的相容性等。对于病毒载体等具有生物活性的活性成分，需要关注贮存和使用过程中，浸出物对其活性的影响。对于具有特殊功能的次级包装材料（如遮光材料），应对其相应功能进行研究和验证。涉及特殊给药装置的产品，如电穿孔装置、鼻喷装置、无针注射器等，需考虑相关医疗器械的研发要求，以及给药设备与产品的相容性。

十一、名词解释

起始原材料： 用于生成产品活性成分，或为产品活性成分提供组分的原材料，如病毒载体生产用的病毒种子批、转染质粒、生产 / 包装细胞库，非病毒载体生产用的质粒、宿主菌、细菌种子批等。

杂合病毒： 是指生产过程中产生的，混入外来其他病毒基因的病毒。

病毒载体感染性颗粒比率： 是指病毒载体感染活性滴度与载体颗粒数的比值。

对照细胞： 是指病毒生产中，按一定比例留取生产 / 包装细胞，不进行质粒转染或接种目标病毒，与转染质粒或接种目标病毒的其他细胞采用相同的培养基成分，并在同一培养温度和培养场地下，平行培养至规定的时间。采用规定的方法，通过对对照细胞外源因子检测情况的判定，评估该生产细胞批次的外源因子污染情况。

核酸复合物： 核酸经与化学递送辅助材料 / 介质混合后形成的聚合物。

十二、参考文献

1. 国家药典委员会 . 中华人民共和国药典［S］. 2020 年版 . 北京：中国医药科技出版社，2020.

2. European Medicines Agency . Guideline on the quality，non-clinical and clinical aspects of gene therapy medicinal products［EB/OL］. 2018.

3. European Medicines Agency. Guideline on quality ，non-clinical and clinical aspects of medicinal products containing genetically modified cells［EB/OL］. 2020.

4. U.S. FDA. Chemistry，Manufacturing，and Control（CMC）Information for Human Gene Therapy Investigational New Drug Applications（INDs）Guidance for Industry［EB/OL］. 2020.

5. U.S. FDA. Recommendations for Microbial Vectors used for Gene Therapy［EB/OL］. 2016.

6. CDE. 人基因治疗研究和制剂质量控制技术指导原则［EB/OL］. 2008.

免疫细胞治疗产品药学研究与评价技术指导原则（试行）

一、前言

近年来，生物技术发展迅速，促进了免疫细胞治疗产品的研发，为一些严重及难治性疾病提供了新的治疗手段。2017 年，原国家食品药品监督管理总局发布了《细胞治疗产品研究与评价技术指导原则（试行）》，该指导原则对按照药品进行研究和申报的细胞治疗产品药学技术要求进行了总体阐述。由于不同免疫细胞治疗产品的细胞来源、类型、体外操作等方面差异较大，质量研究和质量控制相较传统药物更加复杂，为规范和指导免疫细胞治疗产品按照药品管理规范进行研发和评价，制定本指导原则。

本指导原则仅基于当前的科学认知，对免疫细胞治疗产品的药学研究提出一般性技术原则和建议，内容不具有强制性。申请人/持有人也可基于产品具体情况采用其他有效的方法开展研究，并说明合理性。随着技术的发展、认知的深入和经验的积累，将逐步修订和完善相关产品的技术要求。

二、适用范围

本指导原则中免疫细胞治疗产品是指源自人体（自体/异体）细胞或人源细胞系的细胞，经过体外操作，包括但不限于分离、纯化、培养、扩增、诱导分化、活化、遗传修饰、细胞库（系）的建立、冻存复苏等，再输入或植入到患者体内，通过诱导、增强或抑制机体的免疫功能而治疗疾病的免疫细胞治疗产品，例如嵌合抗原受体 T 细胞（Chimeric Antigen Receptor T-Cell, CAR-T）、树突状细胞（Dendritic Cell, DC）等。

胰岛细胞、软骨细胞等体细胞，以及细胞与非细胞成分的组合产品的细胞部分也可以参考本指导原则。细胞衍生产品，如细胞外泌体、细胞裂解物、灭活细胞等产品，其细胞部分的药学研究也可能适用。对于经基因修饰的免疫细胞治疗产品（如 CAR-T 等），其细胞部分可以参考本指导原则，基因修饰部分可以参考其他相关技术指南。本指导原则不适用于干细胞、输血或移植用的造血干细胞、生殖细胞，以及由细胞组成的类组织、类器官产品等。

本指导原则适用于按照药品管理相关法规进行研发和注册申报的免疫细胞治疗

产品，主要适用于上市申请阶段的药学研究。

三、一般原则

按照药品研发和申报的免疫细胞治疗产品应符合《中华人民共和国药品管理法》《药品注册管理办法》《中华人民共和国药典》（简称《中国药典》）等相关法律法规的要求。免疫细胞治疗产品的生产过程应当符合《药品生产质量管理规范》（简称 GMP）的基本原则和相关要求。生物安全性方面，应符合国家相关法律法规要求。人体组织、细胞、基因的来源和处理应符合国家人类遗传资源管理的相关法律法规要求。

（一）研究开发规律

免疫细胞治疗产品的药学研究遵循药品研发的一般规律，贯穿产品的整个生命周期。该类产品个性化较强、工艺复杂多样、对环境敏感、非冷冻状态下有效期较短，同时细胞本身具备体内生存、自主增殖和 / 或分化、细胞间相互作用等能力，其药学研究应充分考虑产品的以上基本特征和特殊性，在符合不同阶段技术要求的同时，药学研究需要不断优化和完善，提高产品的质量。

1. 申报临床试验阶段

申报临床试验阶段的药学技术要求需结合产品的自身特点和生产工艺具体情况进行整体的评价与判断。为了保障受试者的安全，临床试验申请通常重点关注与安全性相关的方面，例如生产用原材料的质量控制、降低混淆 / 污染 / 交叉污染风险的措施、工艺稳定性、与安全性相关的关键质量属性、非临床研究样品 / 非注册临床研究样品（如适用）与临床试验样品的质量可比性等。另外，临床试验样品的生产条件应符合 GMP 的基本原则。

一般情况下，申报临床试验时需要完成以下研究：对生产过程中使用的原材料和辅料，尤其是人源 / 动物源性材料，开展充分的安全性分析，评估使用的必要性和合理性。生产工艺需经过实验室工艺至临床试验用工艺的转化研究评估，确定与临床试验阶段相适应的细胞生产工艺的步骤、参数，以及生产过程控制措施等，支持工艺的合理性和稳定性，能够满足临床试验用样品的产能需求，保证产品的安全性和质量可控性。完成安全性相关的质量研究，例如外源因子、杂质等，并完成相关方法学确认。质量控制方面，设定与临床试验阶段相适应的质量标准，安全性相关的质量控制可结合质量研究并可参考同类产品的已有安全性标准或共识标准。另外，需要比较分析非临床研究、非注册临床试验（如适用）与临床试验的生产工艺（广义的包括原材料、场地、生产工艺、规模等）和样品质量的异同，必要时，进行风险评估和深入的研究。申报临床试验阶段，贮存、运输和使用的稳定性研究条件应具有代表性，稳定性研究数据应能支持临床样品的实际贮存等条件。直接接触样品的材料需经过安全性和适用性的评估。

2. 申报上市阶段

在充分的工艺开发和研究基础上，建立成熟稳定的商业化生产工艺，能持续稳定地生产出安全、有效、质量可控的产品。商业化生产工艺应经过全面的工艺验证，严格控制生产用材料的质量，明确关键生产步骤、关键工艺参数范围、关键过程控制项目和可接受标准。经过充分的质量研究、方法学验证和稳定性研究，建立合理的质量标准。根据规范的稳定性研究和包材相容性研究，制定产品有效期，明确运输、使用过程中的条件和时长，以及确定合适的包装容器/材料。

3. 工艺变更

鼓励申请人/持有人不断改进和优化生产工艺，持续提高产品质量。如发生工艺变更，应根据变更情况开展相应的可比性研究，分析变更前、后产品质量的可比性，以证明变更不对产品的安全性、有效性和质量可控性产生不良影响。

（二）产品特点相关技术考量

1. 生产用原材料

免疫细胞治疗产品生产用原材料来源多样且存在不同程度的风险，应按照《中国药典》的相关要求进行风险评估和质量控制，建立良好、规范的生产用原材料的质量管理体系。优先选用质量标准级别高的或风险级别低的原材料，对人源/动物源性原材料进行生物安全性评估和控制，降低外源因子的引入或传播的风险。

免疫细胞治疗产品生产用细胞可为自体来源、同种异体来源、人源细胞系来源等。涉及细胞/组织采集时需建立合理明确的医疗机构质量评估内容、审核和筛选的原则及标准。建议申请人/持有人对合作医疗机构进行质量评估、审核和筛选，通过建立和使用采集操作文件等方式确保采集过程的规范性。另外，结合质量研究情况，需建立供者筛查标准和制定采集细胞/组织的质量要求，并对采集后细胞/组织的保存、运输和入厂检验等过程建立明确的操作规范。

2. 生产工艺

免疫细胞治疗产品生产工艺复杂，无病毒清除、终端灭菌步骤，其生产应遵循GMP的原则和要求，生产工艺经过验证并建立清晰的过程控制。应特别关注人员、厂房与设备、原材料控制、环境与设施等。生产厂房的总体分区布局应合理，各区根据工艺步骤及相应的洁净度级别应合理设计、布局及运维，能符合免疫细胞治疗产品生产的质量管理要求，建议尽量采用自动化的、连续的、封闭或半封闭的生产设备，使用专用的、产品特定的、可以满足控制污染风险的装置，最大限度降低微生物、各种微粒的污染风险。建立开场和清场制度，建立全过程控制体系，避免生产用原材料和生产操作过程中可能引入的外源性污染或交叉污染。生产过程中，应注意不同供者批次细胞的操作时间和空间隔离，避免不同批次样品的混淆、交叉污染。建立产品可追溯的管理体系，以确保产品从供者到受者全过程的可追溯性。

3. 质量控制

免疫细胞治疗产品的质量控制策略包括物料质量控制、生产工艺过程控制、中间样品质量检验、终产品放行检验以及留样检验等。原则上，每批产品均需通过质量控制并检验合格后放行。但是，考虑到免疫细胞治疗产品的特殊性，在最大程度控制风险的前提下，可结合临床使用紧急程度、产品贮存和运输的方式 / 时间等，制定合理、灵活的质量控制策略。

4. 贮存和运输

免疫细胞治疗产品的贮存和运输过程可能涉及到冷冻或冷藏，贮存和运输的条件、时间，以及相应的包装等应经过验证。对于冷冻产品，需关注冻融对产品质量的影响，复苏后产品质量应能满足临床使用要求。对于不需冷冻的新鲜产品，贮存及运输的条件和时间既要保证产品质量，又需要满足临床使用的时效需求。

四、风险评估与控制

免疫细胞治疗产品具有多样性、异质性、复杂性等特点，不同类型产品可能存在不同程度的风险。因此，需要基于产品的特点，从原材料、生产过程、产品质控、稳定性、临床应用过程等多方面因素，进行综合风险评估。可参考 ICH Q9 的风险管理理念，科学利用风险评估工具，对具体品种的各类风险因素进行识别、分析和评估，并根据风险评估结果制定相应的风险控制措施。风险评估和控制贯穿于整个产品生命周期，需随着研究的深入、产品认知的积累，不断对风险因素进行跟踪分析和更新，收集数据以进一步确定其风险特征并制定相应控制策略。

根据目前产品研究情况，免疫细胞治疗产品药学方面的风险因素可能来源于以下几大类：

（1）细胞的来源（如自体 / 同种异体、人源细胞系等）、获取方式、类型和生物学特点（如增殖、分化、迁移能力、细胞自身功能、分泌活性物质、启动 / 增强 / 抑制免疫应答的能力等）。

（2）物料的安全性风险，如人源 / 动物源性原材料的使用。

（3）细胞的生产过程，如设备开放 / 密闭性、生产过程可能的混淆、内外源性污染 / 交叉污染；对细胞的操作程度，如体外培养 / 扩增 / 活化 / 诱导 / 基因修饰 /

冷冻贮存 / 复苏 / 运输等；操作对细胞特性的影响程度，如基因修饰对细胞功能的影响等。

（4）质量研究和质量控制，已有的研究和检验手段或方法是否能充分表征产品的特性和控制产品的质量，如生物学活性、纯度研究（例如非目的细胞群、杂质残留、非细胞成分）等。检测方法和检测指标是否适用，新建检测方法验证是否充分，例如，新建检测方法是否与药典方法等效，新型快速检测方法出现假阴性或假阳性结果的风险等。

（5）生产用细胞和细胞终产品的贮存、运输条件和时间，贮存容器的密封性、相容性等。

（6）与非细胞材料（生物活性分子或结构材料）形成组合产品等。

其他的风险因素类型可能包括：给药方式（如系统性输注、局部应用或经手术应用）；受者的不同条件（如是否需要对受者进行预处理，疾病的种类、分期、严重程度或进展速度等）对产品的质量、生产周期、贮存方式或运输时间的要求；既往类似产品的经验或相关经验的可借鉴性等。

五、生产用物料

生产用物料系指免疫细胞治疗产品生产过程中使用的所有原材料、辅料和耗材等，其来源应当清晰，质量应有保证，应特别关注防止外源因子的引入或传播。物料供应商及合同生产商需经过评估、审核，必要时，通过签订质量协议等方式控制质量风险。

（一）原材料

原材料直接关系到产品的质量，应按照《中国药典》"生物制品生产用原材料及辅料的质量控制"的要求进行风险评估和质量控制，建立良好、规范的原材料质量管理体系。基于免疫细胞治疗产品自身的特点及其生产工艺的特点，建议尽量采用符合药典标准或已经批准用于人体的原材料，否则应尽量使用质量标准级别高、风险级别低的原材料，并确保其安全性和适用性。原材料包括起始原材料（如生产用细胞、生产辅助细胞、体外基因修饰系统）和其他原材料（如培养基、添加因子、其他生化试剂等）。

1. 起始原材料

1.1　生产用细胞

根据目前生物技术的发展，生产用细胞来源包括人体供者来源（自体细胞、同种异体细胞）和人源细胞系来源。供者细胞的来源应符合国家相关的法律法规和伦理的要求，并建立"知情与保密"管理体系。细胞系应来源明确、传代历史清楚、安全性风险可控。

1.1.1 供者来源的生产用细胞

供者的筛选：

为了保证产品质量以及生产环境和生产人员的生物安全性，基于研究、产品风险和供者细胞使用需求，需建立合理的供者筛选程序和标准，并尽量收集供者的相关特征，包括但不限于年龄、性别、既往已知的用药情况和辐射暴露、疫区停留情况、既往病史、家族史、病原微生物筛查信息、HLA（Human leukocyte antigen）分型信息、血型、血常规检测等。供者筛选的标准因产品特点而异，但需要合理设定且能控制相应风险。

病原微生物筛查方面，同种异体供者应至少符合国家对于献血的相关规定，如筛查供者是否存在人类免疫缺陷病毒（Human immunodeficiency virus，HIV）、乙型肝炎病毒（Hepatitis B virus，HBV）、丙型肝炎病毒（Hepatitis C virus，HCV）、梅毒螺旋体等感染。根据产品实际情况，还可增加相应的检测项目，对于一些特定产品，有明确风险且有明确病毒检测要求的则需要进行检测，如 T 细胞治疗产品的供者除上述病原微生物外，还建议进行人巨细胞病毒（Human cytomegalovirus，HCMV）、人 EB 病毒、人类嗜 T 淋巴细胞病毒（Human T-cell Leukemia Virus，HTLV）的筛查。自体供者也需要开展相应的病原微生物筛查，以确保生产过程和产品使用不会造成污染，或不会对患者自身增加额外的风险。根据供者健康 / 疾病史或疫区生活停留等的具体情况还可适时增加相应的筛查项目，并建立验收的标准和程序。为了确保检测方法的灵敏度和检测结果的可靠性，建议采用经监管机构批准的试剂盒，并优先采用血源筛查试剂盒检测病原微生物。同种异体供者还需考虑窗口期对病原微生物筛查的影响。

除病原微生物检测外，根据临床使用和生产需求，可增加对供者的筛查项目，例如对于同种异体来源的产品，建议适时评估包括多态性的分型，例如血型、供者和受者之间主要组织相容性抗原（Ⅰ类和 / 或Ⅱ类 HLA）的匹配，在某些情况下可能需关注次要组织相容性抗原，明确并建立分型程序和标准。

细胞 / 组织的获取、处理和检验：

为了保证供者细胞质量满足生产要求，需对负责细胞 / 组织采集的医疗机构进行评估和审核，选择具有相关资质的医疗机构作为供者细胞 / 组织获取的机构，建立合作医疗机构名单，制定相应的细胞采集操作规范，并鼓励签订相关质量协议，同时定期对医疗机构采集供者细胞 / 组织和临床应用细胞终产品的质量情况进行回顾分析和评估。

细胞 / 组织的获取操作过程需经过充分研究。根据产品特点并基于研究，确定细胞或组织来源、采集方法和其他相关识别信息，包括但不限于采集场所 / 环境要求、使用的设备和程序、采用的试剂耗材、采血量等。细胞 / 组织获取包括单采血采集、外周血采集、淋巴组织分离、脐带血采集、肿瘤组织分离等多种采集方式，建议综合考虑细胞类型、供者健康状况和细胞需求量等，优先选用易于标准化操作的采集方式，如血液成分单采技术等。对获得细胞/组织的方法需进行研究和论证，包括但不限于有关酶的类型、抗凝剂、血分仪器和程序（循环血量、流速等）、手术方式等。采集中尽量减少相关杂质，如细胞碎片、非目的细胞含量等，并考虑降低对供者组织、器官施加的破坏程度。避免不必要的或不适当的加工和处理步骤，以避免损坏细胞的完整性和/或功能，进而降低发生不良反应或者治疗失败的风险。采集细胞/组织的医务人员必须经过严格培训，获得相应的资质和授权方可上岗操作，培训应当有记录。实施采集操作的环境应能保证采集细胞/组织的微生物安全性。采集过程中应对微生物污染、样品交叉污染或混淆风险进行控制。

采集的细胞/组织如果需要进一步处理，如混合、分批、包装、保存、运输等，需开展相应的研究、验证工作，并根据研究情况确定适宜的保存条件、运输方式和时间，制定相应操作规范。

采集的细胞/组织在入厂时，需进行外观、包装完整性等方面的检查，以及运输温度、时间和供者信息等方面的确认。生产前，根据工艺要求、产品特点等，可进行细胞类型、数量、表型、活率以及微生物等方面的检测，如细胞类型可通过相关的基因型和/或表型标志物进行鉴定和确认，标志物阳性的细胞比例可以作为预期细胞群指标评估的依据。鼓励研究与成品质量相关的细胞/组织质量指标，并纳入采集细胞/组织质量放行标准中。

1.1.2　细胞系来源的生产用细胞

人源细胞系来源的免疫细胞治疗产品，其使用的细胞系应满足来源清楚，传代历史明确，检定结果全面且合格等要求。原则上，应对细胞系建立细胞库并进行分级管理，以用于生产。细胞库的层级可根据细胞自身特性、生产情况和临床应用情况综合考虑；并参照《中国药典》、ICH Q5A、ICH Q5D 等相关要求建立细胞库的检验标准，检验结果应符合要求。细胞系可能经过基因修饰后用于生产，如有可能，建议对基因修饰后的细胞系进行建库和检验。

1.1.3　生产用细胞的贮存

建议建立或采用稳定可控的细胞存储体系或平台，研究确定供者细胞或细胞系合适的保存条件和包装材料，在不改变细胞特性的情况下，对细胞进行妥善的保存，确保贮存过程中不增加微生物污染风险，并且细胞的活率、密度、纯度和生物学功能等可满足生产要求。

1.2 生产辅助细胞

根据用途或功能，生产辅助细胞可能为病毒包装细胞、滋养细胞（Feeder cells）等。生产辅助细胞，应符合来源和培养传代历史清楚、安全性风险可控、进行细胞库分级管理（如适用）、检验结果合格的基本原则。生产辅助细胞如需要扩大培养，建议尽可能一次性完成最终生产辅助细胞的扩大培养，或确保每次扩大培养工艺和质量的一致性，并评估扩大培养过程中是否引入了新的风险。如适用，建议建立不同生产步骤 / 阶段的检测程序，如检测时间、检验项目、检测方法和验收标准等。需要关注其种属特异性病毒检测和可能引入的安全性风险。涉及滋养细胞失活处理的工艺，如辐照或添加药物等，应经过研究与验证。

1.3 基因修饰系统

如涉及基因修饰，基因修饰系统部分请参考相关技术指南，不在本文赘述。

2. 其他原材料

细胞的采集、分选、培养以及对细胞进行基因修饰过程中还需要使用多种材料，如培养基、酶、抗体、细胞因子、血清、抗生素、磁珠、其他化学品或固体支持物（例如凝胶基质）等，这些材料的使用可能会影响免疫细胞治疗产品的质量。其风险评估内容包括原材料的来源、组分、功能、使用阶段、质量控制等，需要具备的相关文件包括来源证明、检验报告书（COA）、说明书、无 TSE/BSE 声明等，以证明其符合使用要求，适用于其预期用途。基于风险情况，其生产过程可参照 GMP 的相关原则或要求。

生产过程中如需使用抗原，需满足来源清楚、风险和质量可控的要求。重组表达或合成的抗原需明确选择依据、抗原的序列、生产工艺相关的风险因素和质量控制，明确抗原的杂质控制（包括外源病毒因子等）情况。肿瘤细胞裂解物抗原需关注生产工艺的稳定性和质量相关风险，如成瘤性或外源因子污染等。需充分评估免疫细胞治疗产品中抗原残留可能引起的免疫相关风险等。

生产过程中尽量避免使用具有潜在致敏性的材料，如 β- 内酰胺类抗生素（如青霉素）等。尽量避免使用动物源原材料，如动物血清、动物来源的蛋白质，尽可能使用成分明确的非动物源性材料替代。如果必须使用动物源原材料，需要开展相应的研究证明其使用的必要性和合理性，根据原材料的物种来源、生产地区、生产工艺等特点建立完整的质控体系，评估 TSE/BSE 安全性风险，并对动物源原材料残留量进行检测及开展安全性风险评估。严禁使用疫区来源的动物血清 / 血浆，不得使用未经过安全性验证的血清 / 血浆。如生产过程使用自体血清或自体血浆，需要开展血清 / 血浆的生产工艺、质量、稳定性、包装、贮存等研究。生产过程中尽量避免非药用异体人血源性材料的使用，如确需使用，需要基于风险，可以参考血液制品的相关要求，开展外源因子污染、有效性和批间一致性等方面的研究，并结合生产商放行检测标准制定合理的内控标准。

（二）辅料

辅料请见"生产工艺"章节中"制剂处方和工艺"部分。

（三）耗材

生产过程中使用的培养瓶、管路、滤器等一次性耗材、培养与包装容器，及与中间样品接触的生产设备和材料等需经过严格的筛选，开展适用性和生物安全性评估，并根据评估结果开展相应的相容性研究。

免疫细胞治疗产品可能与其他医疗器械、基质、微囊等材料形成组合产品。细胞部分可以参考本指导原则。整体组合产品需考察和评估细胞与器械等材料的互相作用及风险。

六、生产工艺

免疫细胞治疗产品生产厂内的生产工艺通常包括从供者细胞／组织接收或细胞系起始培养到最终细胞收获、制剂、贮存和运送出厂的全过程。整体生产工艺需进行充分的研究和验证，以确定稳定可行的商业化生产工艺，包括但不限于细胞接收、采集细胞的冻存（如适用）、体外操作、制剂、产品冷冻等。确定的生产工艺包括合理的工艺操作步骤和参数、生产过程控制和可接受标准等。生产的全过程需进行监控，包括工艺参数和过程控制指标的监测等。组合产品生产工艺的研究和验证还需包括单独成分组合形成最终组合产品的所有工艺步骤，以保证生产工艺的可行性和稳定性。

（一）工艺研究

随着研究的深入，生产工艺需不断优化。工艺研究中建议尽量采用与生产实际来源、质量一致的细胞／组织开展研究。如果细胞量有限（如自体细胞产品），可考虑采用具有相似特征、具有代表性且有足够数量的细胞进行研究。

1. 生产产能和批次定义

免疫细胞治疗产品生产产能的大小直接影响到可接受治疗的患者人数、治疗的次数及产品的质量，由细胞特性、生产工艺、厂房、人员、设施设备、临床用途等多种因素决定。生产产能的制定需要经过研究验证。在从实验室制备向工业生产转化的阶段，需关注生产产能扩大的方式，开展研究保证产品质量。如果在生产产能扩大研究中，始终保持生产工艺不变和每批产品批生产量不变，而是通过增加生产批次的方式扩大生产产能时，需重点关注原辅料、人员、公共设施、设备、生产环境和质量监控及检验等方面的验证，以确保产能扩大不会对产品质量产生影响。如果在生产产能扩大研究中，引入了新的生产工艺，如采用了多层细胞工厂或者细胞反应器等设备，需重点关注变更工艺对质量的可能影响，开展相应的可比性研究或评估。

定义批次的目的是保证免疫细胞治疗产品的质量均一性和可追溯性。同一批次的产品，应来源一致、质量均一，按规定要求抽样检验后，能对整批产品做出质量评定。由于免疫细胞治疗产品工艺多样、复杂，可结合产品工艺特点制定适用的批次定义。根据现有产品工艺情况，免疫细胞治疗产品批次可考虑定义为：在同一生产周期中，采用相同生产工艺、在同一生产条件下生产的一定数量的质量均一的产品为一批。单一批次所生产出来的所有细胞的总量为此次生产的批量。

2. 生产工艺开发

免疫细胞治疗产品工艺开发需根据目标产品质量概况，结合理化特性和生物学特征，合理设计试验，不断优化，逐步建立稳定的生产工艺和关键工艺参数。对于目标产品质量概况研究，需从多个方面对产品的特征如表面标志物、细胞活率、纯度、生物学活性、目的基因转导效率等进行分析，并从中初步获得可能影响产品安全性和有效性的关键质量属性。根据工艺参数对关键质量属性的影响来确定关键工艺参数，并建立相匹配的参数范围，随着工艺研究的深入和经验的积累而不断优化。可能的关键工艺参数包括但不限于：起始细胞数量，培养基组成，细胞扩增、诱导、基因修饰操作相关工艺参数等。

在细胞体外培养工艺开发中，需考虑细胞体外生长的条件和任何操作可能对细胞的影响，以保持细胞的完整性和功能特性。对操作的步骤（换液、传代、激活、基因修饰、诱导等）、添加的成分（培养基、重组蛋白及相关生长因子、血清替代物、磁珠、病毒载体、核酸物质、促转导 / 转染试剂等）、培养容器、培养条件（如温度、溶氧、pH 等）、杂质去除、培养时间或最大传代次数、培养规模和参数设置等都应当进行相应的研究和验证。为了监测细胞质量情况，建议建立检测方法和标准，持续监测生产过程中细胞的特性情况，如细胞培养扩增后细胞的基因型和 / 或表型以及功能的变化等以确定或优化生产工艺。

如果细胞的培养介质不是液态培养基，而是非液态基质 / 器械 / 支架内（上）等培养介质，需考虑其对细胞生长、功能和完整性的影响，例如可降解生物材料可能引起的细胞环境变化（如 pH 值、离子浓度、气－液界面等改变），同时还应考虑细胞可能对培养介质产生的影响（如降解速率、介质形态、介质组成成分等）。

若存在细胞体外诱导的操作，需对诱导的方法和条件进行研究，结合细胞生长特性的变化、细胞的表型和/或基因型的变化、细胞功能的变化、诱导物质的残留、目的细胞群和非目的细胞群的比例变化进行研究和验证，并不断优化。

若存在细胞体外基因修饰的操作，需对操作的方法（如电转、病毒载体转导等）和条件，例如促转导 / 转染试剂的选择、转导设备（如电转仪）、病毒感染复数（MOI）等条件进行研究，并可结合目的基因的转导 / 转染效率、目的基因在染色体中的整合情况、目的基因表达稳定性、细胞基因型和 / 或表型、功能的变化、致癌性等风险基因的残留和去除、病毒复制能力回复突变、插入突变或插入位点等进行工艺的研究、优化和验证。

3. 制剂处方和工艺

制剂研究的总体目标是确保剂型和处方合理，工艺稳定，有效控制生产过程，适合工业化生产。研究中根据产品自身的特性和临床应用情况确定产品的剂型、制剂处方和处方工艺。制剂研究一般包括：

（1）剂型的选择

免疫细胞治疗产品一般为注射剂。如果使用其他剂型，应当结合临床使用情况合理选择。

（2）处方研究

根据免疫细胞治疗产品的特性、稳定性研究结果等，结合剂型特点、用法和给药途径，合理设计试验，进行处方筛选和优化，最终确定处方。处方研究主要关注规格、辅料成分和用量、用法，以及产品在贮存、运输、使用等过程中的稳定性表现等。制剂处方应与贮存条件相适应，免疫细胞治疗产品常涉及冷藏和 / 或冷冻。研究中，应验证细胞冷藏和 / 或冷冻条件和时间等对细胞特性和活力状态的影响，以确定制剂处方。非冷冻免疫细胞治疗产品的贮存时间通常较短，其制剂处方应能满足在贮存、运输和使用期间产品质量稳定的要求。

辅料的使用、用量和质量情况应加以研究和验证，证明其使用的必要性、安全性和合理性。宜优选药用或经批准可用于人体的辅料，否则需要开展全面的研究与评估。对于新型的辅料，除以上研究外，建议开展适当的非临床安全性研究，具体可以参考已经发布的相关技术指导原则。冷冻的免疫细胞治疗产品常用冷冻保护剂，其主要分为穿透性冷冻保护剂［如二甲基亚砜（DMSO）、甘油、乙二醇等］和非穿透性冷冻保护剂（如聚乙烯吡咯烷酮、白蛋白、蔗糖、海藻糖等）。在选择细胞冷冻保护剂时，可能考虑的因素：细胞冷冻保护剂本身的毒性及免疫原性（如DMSO、白蛋白等），对细胞特性、功能及稳定性的影响，去除方法或残留量的可接受标准，冷冻的设备和程序方法，细胞冷冻保护剂的质量、来源、成分、用量、用法等。研究中应当验证细胞冷冻保护剂（如 DMSO 等）的成分、用量及其合理性。结合选用的冷冻保护剂，如果产品在给受者使用前需要经过物理状态改变、过滤、清洗、容器转换、调整剂量、与其他材料联用等操作，应进行充分的研究和验证。

（3）制剂工艺研究

根据免疫细胞治疗产品的特性、稳定性研究结果等情况，结合生产条件和设备，进行工艺研究和验证，确定制剂生产工艺并建立适当的过程控制标准。制剂工艺研究可以单独进行，也可以结合处方研究同时进行。制剂工艺研究需要考虑混淆和污染的风险防控，制剂工艺过程中接触材料（容器）对细胞的吸附或作用，灌装产生的剪切力对细胞的影响等，同时确保细胞数量和密度等满足要求。

（二）过程控制

良好的过程控制是保证产品质量的关键。合理设立生产过程控制的取样时间点、检测项目和标准或相关工艺参数的输出标准，以确保产品生产工艺的稳定性和不同批次间产品质量的一致性。对于封闭式细胞培养体系，可依据封闭系统结构、取样流程等特点酌情安排过程控制的取样操作，防止污染。

根据产品和生产工艺特点建立合理的过程控制策略，建议关注以下几个方面：（1）监控样品混淆和交叉污染，包括生产过程中的供者材料、中间样品和产品，尤其注意不同供者或细胞系来源的细胞操作应进行时间/空间有效隔离；每次生产结束后需进行清场，采用经验证的标准程序进行清洁及消毒处理。每次生产操作前，对清场情况进行确认。（2）监控微生物及其代谢产物/衍生物（如内毒素）污染，如适用，建议在关键时间点对适合的中间样品开展无菌、支原体等安全性相关检测或采取相关的措施加以控制。（3）监控生产过程中的关键工艺参数或关键质量属性，如细胞活率、增殖能力、细胞表型、杂质含量、生物学活性等。过程中的质量监控与放行检测可相互结合与补充。（4）确保生产全过程样品和生产物料（包括从细胞/组织采集过程、生产、运输到临床应用整个过程）的可追溯性。

（三）工艺验证

免疫细胞治疗产品工艺验证可遵循生物制品工艺验证的一般原则，对已经确定生产工艺的各个操作单元、中间样品存储条件和时间、培养基/缓冲液制备和存储条件、运输过程等进行工艺验证。工艺验证应当能证明生产工艺按照规定的工艺参数能够持续生产出符合预定用途和注册要求的产品。

在符合伦理和知情同意的情况下，工艺验证中建议采用与临床应用情境类似的细胞（如患者来源细胞）开展相应的研究；在工艺研究充分的情况下，自体细胞治疗产品或其他细胞来源受限的产品，也可以考虑采用经研究和评估认为具有代表性的健康供者细胞进行相关工艺验证，并同时考虑在上市后开展同步验证。

验证工作中需关注同时同阶段生产最大产能的研究与验证，实际生产的最大产能不得超过经验证的最大产能，产能的增加需要经过适当的验证。研究中需考虑原辅料、人员、设施设备、环境、质量检测能力、整体运行能力等方面对最大产能的支持能力，考虑对最差条件的验证。完成商业化生产工艺验证后，还需进行持续工艺研究与验证，保证工艺处于受控状态。

七、质量研究与质量控制

（一）质量研究

质量研究是工艺优化与改进、制定整体控制策略及保证产品质量的基础，贯穿于产品的全生命周期，全面的质量研究有利于关键质量属性的确定，需随着对产品认识的深入和技术的发展不断补充和完善。质量研究需采用相应研究阶段（如非临床研究批次、临床试验批次、商业化生产批次）或适当步骤（如供者细胞或细胞系细胞、生产过程中间样品或成品）的代表性样品。

免疫细胞治疗产品的质量研究一般包括安全性研究、纯度和杂质研究、功能性研究、其他项目的研究等，也可根据产品的自身特点增加其他相关的研究。

1. 安全性研究

主要包括微生物安全性研究和产品本身相关的安全性研究。前者是指对微生物污染和微生物代谢产物／衍生物污染的研究，如真菌、细菌、支原体、病毒、内毒素等；后者是指除微生物学安全性外，对产品本身可能导致安全性问题的相关研究，如细胞恶性转化、非目的细胞残留等。根据细胞种类、特性和来源、生产工艺和相关物料特点进行上述两方面的安全性研究。建议至少包括以下几个方面（如适用）。

外源因子：生产用细胞、生产辅助细胞、其他人源／动物源性原材料，以及生产过程中都可能引入外源因子。在进行常规外源因子检测的基础上，根据可能引入的外源因子，可结合体内和体外方法开展特定外源因子的检测。例如，生产中若使用牛血清，需进行牛源特定病毒的检测；若使用猪胰酶，需进行猪源特定病毒的检测；若使用滋养细胞，需进行细胞种属特异性病毒的检测。对于同种异体治疗产品，在开展人源病毒检测时，应关注供者处于感染窗口期的可能，适时开展二次取样和检测。

复制型病毒（Replication competent virus，RCV）：RCV通过病毒载体回复突变产生，是与产品安全性相关的重要检测项目，需要通过适用的检测方法进行研究。

细胞恶性转化：某些情况下，产品中的细胞有发生恶性转化（包括但不限于成瘤性、促／致瘤性等）的可能性。在此种情况下，可根据免疫细胞的来源、产品中目的细胞的特点或残留杂质情况等因素，结合体内和体外实验对细胞发生恶性转化的可能性进行研究和评估。

基因插入位点和拷贝数：由于其关系到产品的安全性和有效性，需采用适用的检测方法进行研究，探索其与安全性和疗效的相关性。

异常免疫反应：建议对异体来源的细胞产品选择适用的方法进行免疫学反应检测。

非目的细胞和杂质研究：具体见下文。

2. 纯度和杂质研究

免疫细胞治疗产品的质量和生物学活性往往和产品中目的细胞的纯度相关。实际情况可能比较复杂：一方面，不同类型产品对目的细胞纯度要求各不相同；另一方面，同一类型产品中不同的细胞群或亚群对产品生物学活性的影响也各不相同，需要研究不同细胞群或亚群的细胞比例。细胞纯度研究可能包括但不限于：

活细胞比例：需要采用适用的方法对活细胞比例进行研究。当免疫细胞治疗产品为单一细胞种类并具有均一性时，可以通过直接检测产品中活细胞的比例来研究产品的纯度。

细胞群或亚群比例：当免疫细胞治疗产品为多种不同类型或不同基因型/表型细胞所组成的混合物时，建议研究样品中细胞的组成成分，如细胞群或亚群的组成和比例。如，根据成熟阶段（幼稚、衰老、耗竭等），对免疫细胞群或亚群进行研究。

目的细胞的比例：可通过检测目的细胞比例来研究产品的纯度。比如在CAR-T 产品中，在进行了 CAR 转入的操作后，纯度分析的目的细胞群应选择能同时正确表达 CAR 和 T 细胞表面标志物的目的细胞，不能包括未表达 CAR 的 T 细胞和虽表达 CAR 但 T 细胞表面标志物不正确的细胞。

非目的细胞的比例：非目的细胞对产品质量可能具有不利的影响，因此，细胞纯度研究还应包括非目的细胞的定性和/或定量研究。例如肿瘤细胞、iPS 细胞等非目的细胞的残留具有较高安全性风险，因此需要进行其比例的研究并进行严格的控制。经研究，当非目的细胞对产品安全性和有效性不产生影响时，需研究其组成和比例，必要时，控制批间一致性。

杂质：

工艺相关杂质：是指工艺中引入的杂质，如残留的蛋白酶、诱导试剂、促转导/转染试剂、血清、病毒载体，以及残留的磁珠、纤维和塑料微体、滋养细胞等，需采用适用的方法进行研究。

产品相关杂质：如非目的细胞、细胞非预期表达的产物、死细胞残留、细胞碎片和其他可能的降解产物等，需采用适用的方法进行研究。

对于产品中可能存在的高风险杂质成分，应当建立和明确去除方法及残留定量检测方法，如果杂质成分不能有效去除，则应当在动物模型或其他系统中进行安全性和毒性评估，并根据人体暴露最大剂量或体内安全性研究结果设定残留限度。

3. 功能性研究

功能性研究是通过体内 / 外功能分析实验来评价免疫细胞治疗产品是否具备预期的生物学功能的研究。根据细胞产品的性质、特点和预期用途（适应症），尤其是实现临床治疗效果的具体机制和指标，建立和验证合适的体内 / 外功能性分析方法，开展功能性研究。其功能性研究可能包括但不限于以下方面。

分化 / 发育潜能：可涵盖产品中细胞可能的分化 / 发育方向。其中，与临床应用安全性和有效性相关的分化 / 发育功能建议作为代表性评价内容纳入质量控制。

表达产物的定性与定量研究：当免疫细胞治疗产品功能涉及内源或外源基因产物的表达时，应开展对表达产物的研究，例如表达产物的种类、特性、表达水平、修饰程度（如糖基化、磷酸化等）、聚合性（如同源或异源聚合物等）等。

对外源性刺激的应答：可研究相关因素作用于细胞后产生的细胞学反应，如细胞形态的改变、细胞增殖能力的改变、细胞因子的分泌、表型的变化、信号通路的改变、代谢的改变等。

生物学活性：根据产品特点和作用机制，开展与产品体内预期功能相应的生物学活性研究，如靶细胞的效应（如溶解反应、诱导细胞凋亡或增殖）、分泌特定因子等。如果生产过程中通过添加成分刺激（如诱导、抗原负荷等），或者进行基因修饰（如基因编辑、外源基因表达等）后获得功能性细胞，需对刺激或操作前、后的细胞开展适用的生物学活性研究，对比分析刺激或操作前、后细胞的功能情况。当直接的研究试验受到所需细胞数量或其他条件限制时，可研发和实施合理的替代性检测方法。

4. 其他项目的研究

理化特性方面，可根据产品特性和剂型，对外观、pH、渗透压、明显可见异物等进行研究。

细胞活率和增殖能力方面，可采用适用的检测方法，如活细胞计数、细胞倍增时间分析、细胞周期分析、克隆形成率分析等进行研究。

某些免疫细胞治疗产品的生产和 / 或使用可能需要将多种不同类型的细胞产品进行混合，可对产品的混合特性进行质量研究，并确定混合产品的关键质量属性。在混合前，应对各独立的免疫细胞治疗产品分别开展相关质量研究，分别确定各自的关键质量属性。

（二）质量控制

1. 质量标准

质量标准需基于全面的风险分析、积累的生产和临床研究经验以及统计分析

（如适用）、可靠的科学知识，并结合质量研究、稳定性研究等结果而制定。质量标准包括检验项目、检测方法与标准限度。可依据检测需求合理设置样品检测阶段，如中间样品、放行检测、留样样本等，以有效控制产品质量。检验项目一般包括鉴别、生物学活性、纯度、杂质、转基因拷贝数（如适用）、细胞数量（活细胞数、功能细胞数/比例等）和一般检测（如 pH、渗透压、无菌、支原体、细菌内毒素、外观、明显可见异物等）等。

（1）检验项目和检测方法

细胞鉴别：建议采用适用的、特异性强的检测方法，必要时，采用多种方法进行鉴别。采用的方法可能为细胞形态、HLA 分析、遗传多态性分析、核型分析、STR 分析、代谢酶亚型谱分析、细胞表面标志物及特定基因表达产物分析等。

纯度：结合质量研究，根据产品特征选用纯度检测的指标，如细胞表面标志物、特定生物学活性等。

无菌和支原体：依据《中国药典》无菌检查法和支原体检查法，对细菌、真菌及支原体进行检测。当检验样品量有限，或需要快速放行等特殊情况下，如药典方法无法满足，可考虑开发新型的无菌和支原体的检测方法进行放行检测，但是新型检测方法应经过充分验证。在积累数据阶段，可以并行采用经充分验证的新型方法和药典方法。

细菌内毒素：依据《中国药典》中的细菌内毒素检查法对细菌内毒素进行检测，或采用其他经过验证的适用方法。

细胞内源和外源病毒因子：根据质量研究的结果确定免疫细胞治疗产品及其生产过程中可能引入的内、外源病毒因子，在此基础上选择合适的方法如细胞培养法、核酸或蛋白检测法、荧光抗体检测法等进行内、外源病毒因子检测。

复制型病毒（RCV）：对于使用病毒载体进行基因修饰的免疫细胞产品，RCV 作为重要的安全性风险关注点，除了病毒载体阶段的检测控制外，细胞终产品还需建立完善的检测和风险控制策略。当细胞放行检测采用快速 RCV 检测方法时，建议进行留样。在临床试验阶段或上市早期阶段用指示细胞培养法采用留样进行并行检测分析，积累数据；在上市后成熟阶段，留样可以作为必要时的研究分析。

生物学活性：建议选择可表征产品生物学活性且适宜用于放行检测的方法。某些情况下，如产品具有多种作用机制，或单一检测方法不能充分反映其作用机制的情况下，可考虑采用一种以上的方法进行生物学活性检测。

杂质控制：根据生产工艺和质量研究的结果，明确产品生产过程中残留的、可能影响产品质量的工艺相关杂质和产品相关杂质，选择适用的方法进行检测和控制。对于一般工艺相关杂质，如经充分验证证明工艺可对其有效、稳定地清除，可结合工艺进行控制。

成瘤性/致瘤性：如适用，可根据质量研究结果，考虑是否纳入成瘤性/致瘤性控制项目。

除以上列举的检测项目和方法外，可以结合实际研究情况进行合理的调整。

（2）标准限度

质量标准限度制定可依据产品研发相关数据、非临床研究批次检测数据、临床试验批次检测数据、工艺验证数据以及稳定性研究数据等，同时可兼顾产品的特点和目前的科学认知与共识。建议重点依据临床试验批次的检测数据制定标准限度。

2. 检测方法的验证

检测方法应经过研究与验证，特别是自建的产品特异性的方法。药典中收录的方法应进行适用性确认。药典方法经过修订或替代时，需验证其合理性。

方法学验证研究需关注阳性对照、阴性对照、抑制性对照（如适用）、供试品取样代表性和取样量、检测指标、判定标准等方面的合理性。

对于有效期短或样本量小的产品，可考虑采用快速、微量的新型检测方法。新型检测方法应进行充分的验证，并与药典检测方法进行比较和评估（如适用）。

研发过程中如出现检测方法的变更，应对变更方法进行评估和研究，证明拟变更方法优于或等效于变更前方法。

3. 标准品 / 对照品

在条件许可的情况下，可依据需要建立标准品 / 对照品，以满足检测的需求，并有助于确定设备和试剂在规定的范围内工作，提高检测结果的可靠性和准确性。

建立的标准品 / 对照品需有明确的预期用途，采用经验证的检测方法进行检验和标定，开发各个阶段使用的标准品 / 对照品应可以溯源，并且还需开展相应的稳定性研究。

4. 其他情况

产品放行检测是确保产品质量满足临床应用的重要保障，但是部分免疫细胞治疗产品因时效较短，可能无法在临床使用前完成全部放行检测。在这种情况下，如果风险被充分研究评估，并经过验证证明可控的情况下，可以考虑在完整放行检测结果获得前先行使用（使用放行）；当风险未被充分研究评估或评估认为可能造成严重的无法挽回的后果时，则不建议考虑使用放行。

为加强质量控制，降低风险，建议考虑以下一些措施：

（1）在放行检测时间受限时，可考虑加强原材料的质量控制和过程控制，将其与放行检测相结合，控制风险。

（2）检测方法方面，可采用快速替代检测方法进行检测，以最大程度控制风险。在充分完成替代检测方法验证前，需开展药典方法和替代检测方法的平行检测，积累数据并在研究中不断优化。

（3）在使用放行的同时，应继续完成完整的放行检测。需充分考虑相关风险，提前制定措施，当后置的放行检测结果出现异常或不合格时，需启动相关风险适用的紧急预案。

5. 使用前的质量核准

产品在给药前需进行质量核准，特别是存在使用前细胞复苏、稀释等操作的情况。核准的内容可包括但不限于：标签核对；贮存和运输条件复核；操作步骤复核；外观、明显可见异物的观察；细胞形态观察（如适用）；活细胞数及比例测定（如适用）；快速无菌检测（如适用）等。

八、稳定性研究

免疫细胞治疗产品的稳定性研究是通过设计试验，获得其质量属性在各种环境因素（如温度、冻融等）的影响下随时间变化的规律，是产品质量标准和产品有效期（或中间样品暂存期）制定的重要依据。同时，也可用于判定工艺参数、制剂处方、包装材料等是否合理。

（一）基本原则和贮存稳定性研究

免疫细胞治疗产品可参照一般生物制品稳定性研究的要求，并根据产品自身的特点、临床用药的需求，以及包装、贮存和运输的情况设计合理的研究方案。

研究用样品：依据特定生产工艺的需要和相应细胞的可获得性，选择代表性样本开展研究，包括采集的起始细胞、生产过程中间样品、细胞成品、临床使用过程中样品等，研究用样品的生产、使用和质量（如总细胞密度和体积范围等）应可代表实际情况。样品的包装容器与密封系统应选择与实际贮存相同或同材质的小规格包装容器与密封系统。对于自体免疫细胞治疗产品，如患者细胞使用受限时，可采用经评估具有代表性的健康供者细胞开展研究。

考察条件：根据产品在贮存、运输和使用过程中的实际情况和可能的暴露条件选择合理、全面的稳定性考察条件。例如，对于需冷冻贮存的细胞成品、起始细胞或中间样品，需研究其在冷冻和复苏条件下细胞质量（如细胞数量、活率、外观完整性、功能等）的变化情况；需要时，还可研究多次冻融的影响。此外，可根据产品在贮存、运输、使用中可能暴露的剧烈条件，开展如高温、辐照、振荡等影响因素研究。

检测指标和检测方法：通常结合产品特性，设定合理、全面的检测指标，包括但不限于理化特性、细胞活率、目的细胞比例、生物学活性、微生物安全性指标等。研究需合理设置各项指标的考察频次，如至少在拟定有效期的初期和末期进行无菌试验或替代试验（如容器 / 密封系统的完整性试验）。若稳定性数据提示辅料在有效期内可能发生氧化、降解等对产品质量产生不良影响时，有必要在稳定性试验中对辅料含量或相关活性加以监测。所用的检测方法应经过验证研究，可灵敏地反映产品稳定性变化趋势。

（二）运输稳定性研究

免疫细胞治疗产品通常要求冷链运输，对产品的运输过程应进行相应的稳定性模拟验证研究。稳定性研究需充分考虑运输路线、交通工具、距离、季节、时间、条件（如温度、辐射、振动情况等）、产品包装情况（如外包装、内包装等）、产品放置情况和监控器情况（如温度监控器的数量、位置等）等各方面因素，建议模拟实际运输的最差条件开展研究。对于悬浮在液体中保存的细胞成品、起始细胞或中间样品，需要在研究中关注产品的放置方向（如正立、倒立或水平放置等）和振荡对细胞的影响。通过运输稳定性研究，确认产品在运输过程拟定的贮存条件下可以保持产品的稳定性。并建议评估产品在短暂的脱离拟定贮存条件（如产品脱离冷链的温度、次数、总时间等）对产品质量的影响。

（三）使用稳定性研究

使用稳定性研究设计时应考虑临床实际使用的场景对产品质量的影响，如注射器及针头种类、抽吸与推注及滴注的速率、静脉滴注的输液管道种类、输注压力，以及给药环境条件（如温度、光照等）和时间等。对于在使用过程中需要复苏、稀释、混合和 / 或暂存的样品，需开展研究来支持产品在使用贮存期的稳定性。使用稳定性研究中，还需关注操作过程中引入微生物污染的风险。根据使用稳定性研究数据合理拟定产品解冻或临床配伍后的放置条件和时间。

（四）贮存条件标识

根据稳定性研究结果，需在产品说明书和 / 或标签中明确产品的贮存条件和有效期。不能冷冻的产品需另行说明。若产品要求防辐射或避免冻融等，建议在各类容器包装的标签和说明书中注明。

九、包装及密封容器系统

为避免生产过程中接触样品的材料、存储容器和包装材料对免疫细胞治疗产品质量产生非预期影响，需对其进行安全性评估、相容性研究和功能适用性研究。

安全性评估方面，需对材质成分及其来源、生产工艺过程可能引入的风险（如适用）和质量控制等进行充分的安全性评估。可采用供应商对包装材料进行的基本性能测试和生物安全性评估等结果作为参考依据。

相容性研究方面，其基本原则可参照一般生物制品包材相容性研究的要求。基于风险评估，可对直接接触的材料或容器开展可提取物 / 浸出物研究，并进行安全性评估。研究中需充分评估相容性风险较高的成分（如辅料 DMSO）与材料或容器的相互作用等。

功能适用性方面，一般可考虑容器密闭性 / 密封性、冷冻适用性等方面的研究等。

另外，对于运输用的次级包装容器（非直接接触细胞）或材料也应开展验证研究，研究的项目包括但不限于保温性、密封性、抗机械压力和遮光性（如需要）等方面。

十、参考文献

1. U.S. FDA. Guidance for Industry Guidance for Human Somatic Cell. 1998.

2. U.S. FDA. Eligibility Determination for Donors of Human Cells. Tissues, and Cellular and Tissue-Based Products（HCTPs）. 2007.

3. U.S. FDA. Content and Review of Chemistry, Manufacturing, and Control（CMC）Information for Human Somatic Cell Therapy Investigational New Drug Applications（INDs）——Guidance for FDA Reviewers and Sponsors. 2008.

4. EMA. Human cell-based medicinal products. 2008.

5. EMA. Risk-based approach according to Annex Ⅰ, part Ⅳ of Directive 200183EC applied to advanced therapy medicinal products. 2001.

6. EMA. Xenogeneic cell-based medicinal products.2009.

7. Canada. GUIDANCE DOCUMENT：Preparation of Clinical Trial Applications for use of Cell Therapy Products in Humans, Health Products and Food Branch. 2015.

8. EMA. guideline on quality, non-clinical and clinical requirements for investigational advanced therapy medicinal products in clinical trials. 2019.

9. EMA. guideline on quality, non-clinical and clinical aspects of medicinal products containing genetically modified cells. 2019.

10. U.S. FDA. Chemistry, Manufacturing, and Control（CMC）Information for Human Gene Therapy Investigational New Drug Applications（INDs）; Draft Guidance for Industry. 2018.

11. EMA. Scientific requirements for the environmental risk assessment of gene-therapy medicinal products. 2008.

12. EMA. Quality, preclinical and clinical aspects of gene therapy medicinal products. 2018.

13. U.S. FDA. Considerations for the Design of Early-Phase Clinical Trials of Cellular and Gene Therapy Products; Guidance for Industry. 2015.

14. U.S. FDA. Guidance for Industry；Potency Tests for Cellular and Gene Therapy Products. 2011.

15. U.S. FDA. Guidance for Industry ；Preparation of IDEs and INDs for Products Intended to Repair or Replace Knee Cartilage. 2011.

16. U.S. FDA. Determining the Need for and Content of Environmental Assessments for Gene Therapies，Vectored Vaccines，and Related Recombinant Viral. 2015.

17. 国家食品药品监督管理总局 . 细胞治疗产品研究与评价技术指导原则（试行）. 2017.

18. 国家食品药品监督管理总局 . 生物制品稳定性研究技术指导原则（试行）. 2015.

19.《中国药典》通则"血液制品生产用人血浆".

20. 卫医发［2000］184 号《临床输血技术规范》.

体外基因修饰系统药学研究与评价技术指导原则（试行）

一、前言

近年来，细胞治疗和基因编辑等技术手段蓬勃发展，相关临床医疗探索不断深入，为严重和难治性疾病提供了新的治疗理念和方法。日益增加的临床需求促进了基因操作新技术的应用和更新。

在人体外，采用基因工程技术构建的修饰系统，可有效地将遗传物质等转入特定目的细胞，用于修饰目的细胞的遗传物质、改变基因表达方式或调节细胞生物特性等。目前，慢病毒载体、γ- 逆转录病毒载体等常见用于将嵌合抗原受体（Chimeric Antigen Receptor, CAR）基因导入 T 细胞，以实现 CAR–T 细胞对肿瘤的靶向杀伤；游离型载体（Episomal Vector）、仙台病毒载体等可用于将转录因子导入细胞，通过重编程获得诱导多能干细胞，为其衍生细胞产品的生产提供起始原材料。将来，预计会有更多样的载体设计适用于不同类型的产品。

基因修饰系统种类多样，载体设计、制备过程以及质量控制等方面的差异直接影响到最终产品的安全性和有效性，且其来源可能不同，质量管理体系存在差异。为保证基因修饰系统质量符合临床应用的要求，需对其进行充分的质量研究。因此，有必要细化不同类型基因修饰系统药学研究的技术要求。

本指导原则基于当前的科学认知，针对体外用基因修饰系统提出申报上市阶段的建议性技术要求，旨在为研发单位提供指导意见，同时，也作为监管机构评价的重要参考。本指导原则不具有强制性，若有可替代或适用的其他研究方法，或本指导原则中有不适用的内容，申请人 / 持有人可提供相应说明及相关替代研究的支持理由和依据。随着技术的发展、认知的深入和经验的积累，针对本指导原则内容后续将逐步修订和完善。

二、适用范围

本指导原则中，基因修饰系统指在人体外，将外源基因等导入细胞，通过添加、替代、补偿、阻断、修正特定基因从而为获得细胞治疗产品或细胞治疗产品生产用种子细胞而使用的修饰系统。可能的作用机制包括细胞内表达功能性目的基因，或采用基因敲除、修复、插入等核苷酸编辑方式改变特定的基因序列等。

目前，基因修饰系统包括慢病毒、γ-逆转录病毒、腺病毒、腺相关病毒、仙台病毒等病毒载体，以及 DNA、RNA、蛋白质和蛋白质–RNA 复合物等非病毒基因修饰系统。本指导原则对病毒载体类和非病毒载体类两类基因修饰系统进行论述。随着本领域技术的不断更迭，新的基因修饰系统也可能应用，如适用，其药学研究也可参考本指导原则。

三、一般原则

基因修饰系统的设计合理性、工艺稳定性、质量可控性可直接影响细胞终产品的安全性和有效性，是药学研究的重点。需要开展的药学研究，可能包括上游设计、制备工艺、质量研究与控制、稳定性研究等多个方面。基因修饰系统的制备全过程原则上应符合药品生产质量管理规范（GMP）的要求，具体的要求根据其使用情形的不同可具体问题具体分析。

基因修饰系统的质量风险虽与体内基因治疗产品有相似之处，但又有别于体内基因治疗产品。体外基因修饰后的细胞还可能经过体外培养、换液清洗步骤，在应用于人体之前还要经过细胞终产品放行检测。因此，基因修饰系统相较于体内基因治疗产品，其修饰特性可能在回输前得到控制，一些相关的杂质残留可以经过质量控制后进行放行，需要结合其特点开展体外基因修饰系统的设计和质量研究与控制。

（一）不同研发阶段的一般要求

同其他药物的研发一样，基因修饰系统的药学研究也具有阶段性、渐进性等特征，随细胞终产品非临床和不同临床试验阶段研究的推进而变化。研发者应提前制定研究计划和策略，鼓励按照"质量源于设计"的理念进行相关研究，随着研发深入，逐步优化制备工艺，加强质量控制。

临床试验申报阶段，需识别和控制基因修饰系统的相关风险，明确其分子设计，完成生产用种子（如适用）的建库和检定，初步评估选用生产用原材料的合理性和安全性，通过工艺研究建立相对稳定的制备工艺，开展相应的质量研究，建立适当的质量标准，以确保基因修饰系统及其所修饰细胞临床应用的安全性。

基因修饰系统应用于申报上市阶段的细胞产品时，随着对工艺和质量属性认识的加深，工艺不断优化，经过充分的工艺开发及验证研究确定基因修饰系统的商业化工艺。

如果在临床试验期间，基因修饰系统的工艺发生变更，需完成基因修饰系统和相应细胞产品的可比性研究；建议在确证性临床试验前，完成重大变更，并确定工艺。基于充分深入的质量研究和多批次数据积累，制定合理的质量控制策略，明确关键质量属性（Critical Quality Atribute，CQA），确定适宜的分析方法，进行全面的方法学验证；同时，应关注修饰系统相关或工艺相关的杂质研究，并制定相应的风险控制策略。规范开展并完成稳定性研究和包材相容性研究，制定合理的贮存条件和时间。

（二）不同来源基因修饰系统的一般要求

基因修饰系统可能存在自行生产、委托生产、购买等多种来源，不同来源基因修饰系统遵循相同的技术要求和质量控制原则，药学研究均可参考本指导原则开展。

细胞终产品的上市许可持有人应对基因修饰系统的质量负主体责任，通过加强内部质量控制或对基因修饰系统生产方的审核、制定质量协议等控制相应的质量风险。如果基因修饰系统发生变更，应及时评估风险，开展相应的药学可比性研究，在某些情况下可能还需要非临床或 / 和临床桥接研究。

四、风险评估与控制

（一）整体风险识别与控制策略

基因修饰系统涉及的风险主要包括病毒载体回复突变、载体在基因组中整合致癌或致病、脱靶风险、外源因子污染、杂质残留等。

药学研究可从修饰系统的设计、制备工艺和质量控制等多个方面开展风险因素的分析，识别、确定与产品质量和安全性相关的风险因素，确定研发期间所需进行风险评估的数据范围和重点，并制定风险防控和处理措施。同时，需结合细胞类型、剂量、给药途径、使用人群、作用机制、体内分布、体内作用时间等方面综合考虑风险。

基因修饰系统设计方面，典型风险因素可能包括：风险元件的使用，同源序列可能导致的序列重组，病毒载体经相应野生型或辅助病毒互补后产生回复突变，载体在细胞中潜伏 / 再激活和 / 或动员，载体在细胞染色体整合程度和整合位点的偏好性等。制备工艺方面，相关风险因素可能包括：高风险原材料的使用，制备过程中外源因子的污染，中间产物的贮存和质量控制，有害杂质的引入与生成，以及修饰系统的基因序列稳定性等。质量控制方面，相关风险因素可能包括：检测方法的适用性、标准限度的合理性等。

近年来，基于酶的基因编辑系统逐渐应用于细胞治疗产品的基因修饰，常见的系统包括转录激活子样效应因子核酸酶（Transcription activator–like effector nucleases，TALEN）、规律性重复短回文序列簇 – 相关蛋白（Clustered regularly interspaced short palindromic repeats–CRISPR associated protein，Cas）等。该类系统的临床使用风险主要包括基因工具酶的自身毒性、免疫原性、基因编辑时基因上靶、脱靶导致的毒性和杂质残留等。

因此，应根据多方面因素，结合细胞终产品的特点，针对不同类型基因修饰系统的特性进行风险评估和控制。例如，根据风险评估情况，合理设计修饰系统的结构和序列，避免使用致癌元件等高风险的元件，进行相关检测，尽可能降低同源重组和病毒载体回复突变的可能性；对高风险的生产原材料进行质量控制，在适当的制备环节，设定过程控制的检测项目和验收标准；根据修饰系统作用机理，针对基因序列稳定性等安全性相关的风险因素开展研究等。在细胞终产品生命周期内对修饰系统进行跟踪分析和更新，收集数据以进一步确定其风险特征并制定控制策略。

（二）不同生产使用情形的风险

基因修饰系统在细胞治疗产品生产过程中的使用情形可能不同，目前研究可能包括体外基因修饰后直接制备细胞产品（情形一）和体外基因修饰后建系/库再制备细胞产品（情形二）两种使用情形。两种使用情形相应基因修饰系统的风险不同，其药学研究的要求可能存在差异，需要具体问题具体分析。

对于情形一，基因修饰系统建议在 GMP 的条件下制备，该情形下所用的基因修饰系统与回输人体的细胞直接接触，应关注该系统生产用原材料的质量控制、批次间的质量差异、杂质水平等可能影响细胞治疗产品安全性、有效性的研究内容。本指导原则后文主要论述该情形。

对于情形二，基因修饰系统用于细胞系/库的建立，其序列的设计、生产用材料、制备工艺、质量、稳定性、内包材的要求可依具体情况，结合细胞系/库的质量研究结果进行综合评估。由于基因修饰系统使用情况的复杂性（如一次使用或多次使用），可结合生产使用情况和细胞系/库的研究和检测情况，制定修饰系统的风险控制策略。良好的基因修饰系统质量研究与控制有利于筛选、建立出质量良好的细胞系/库，有利于后续的生产研究。细胞系/库建立过程中，建议进行单克隆筛选，对细胞系/库进行检定和传代稳定性研究，关注细胞系/库功能是否符合理论设计和预期、安全是否可控，必要时对细胞终产品进行基因修饰相应的质量研究，以确认基因修饰系统的适用性。

（三）变更风险

随着基因修饰技术不断更新和研究经验的逐步积累，研发过程常常伴随基因修饰系统的升级和工艺的优化，因此研发各阶段基因修饰系统有可能发生变更。

基因修饰系统变更可能显著影响细胞产品的安全性和有效性，是细胞治疗产品药学研究的重要风险之一，研发者需评估变更引入的影响和风险。根据风险评估情况，对基因修饰系统及其细胞终产品（如适用）的质量、工艺控制、稳定性等方面进行深入研究，合理设计变更可比性研究方案。

五、基因修饰系统的设计、制备和质量控制

（一）病毒载体类基因修饰系统

1. 病毒载体的设计与构建

1.1　目的基因及调控元件

目的基因是基因修饰系统中实现预期功能的关键序列，调控元件是影响目的基因序列转录、翻译和稳定性的重要序列。研发者应基于细胞终产品的安全性和有效性，结合风险评估，进行基因修饰系统各元件的设计与构建。

目的基因：本文中是指基因修饰系统传递、表达的遗传物质，研发者应结合其在疾病治疗中的作用或作用机理谨慎选用和设计目的基因序列，关注目的基因的来源、序列筛选及优化过程，明确完整的核苷酸、氨基酸（如适用）序列信息，并建议与数据库收录的相关序列进行序列比对。目的基因的优化中，应阐述分子改构的科学评估及验证研究考虑，如人源化改构，敲减元件，自杀标记，以及为调控高级结构形成或为适应载体大小进行的序列改造和删减等。同时，建议结合目的基因或其表达产物与靶分子的特异性结合能力，评估潜在的非特异性效应等。可以结合目的基因序列特征、目的蛋白与细胞基因组的相互作用等，充分考虑目的基因对目的细胞基因组稳定性的影响。如目的基因属于非人源或改构的序列等，也可结合种属间目的基因序列差异和表达产物的免疫特性，评估目的基因的免疫原性。

调控元件：功能性元件对目的基因的转录和表达具有重要调控作用，研发者应关注其设计原理并进行确认研究。可以根据目的基因的表达量、预期作用和持续时间以及目的细胞的类型等合理选择和设计调控元件，相关的调控元件可能包括信号肽、转录启动子、增强子、终止子、隔离子、5'非翻译区、3'非翻译区、多聚腺苷酸信号区、内含子、其他增强转录及翻译效率相关元件、复制起始位点、额外引入的基因序列等。各调控元件的序列来源及选择依据应明确。例如启动子设计方面，建议结合目标细胞类型、目的基因表达时间和表达量的需求、启动子的人用经验等分析其启动子使用的安全性，在风险评估的基础上合理选用。调控元件设计时需充分考虑元件的安全性和有效性，关注相关序列引入的必要性和合理性，尽量避免使用高风险的元件，如必需使用，应进行相关序列的安全性改构。对于序列改构或优化的元件，均应明确序列更改的依据与安全性考虑。此外，还建议关注功能元件设计对细胞基因组内源性基因的干扰。

1.2　病毒载体

病毒载体通常可以稳定、高效地转导目的基因至目的细胞中发挥作用。病毒载体的选择和设计可综合考虑目的基因表达时间、表达量，病毒载体的致病性、整合

能力、感染过程、转导效率、细胞毒性以及细胞产品的细胞类型、作用机制、临床适应症、给药方法等多方面。病毒载体的结构优化策略包括提高病毒稳定性、增强细胞转导率、拓宽可转导细胞类型等。

目前常用的病毒载体通常进行了毒力、致病性或复制能力相关基因的删除，以确保使用的安全性。设计中，应尽可能降低与野生型病毒相关的任何致病性，并尽可能将病毒重组和回复突变的风险降到最低。对于改构的病毒载体需关注亲本病毒的来源、培养历史和生物学特性等，对改构用材料、方法、步骤及鉴定进行充分研究。病毒载体进行改构时，不应引入新的安全风险。

下面以目前研究中常见的病毒载体为例进行说明。

1.2.1 γ-逆转录病毒载体（γ-Retroviral Vector）

γ-逆转录病毒可逆转录其 RNA 基因组成为 DNA 拷贝，病毒 DNA 随机整合进入有丝分裂活跃的细胞基因组。目前，体外基因修饰用 γ-逆转录病毒载体常见有鼠白血病病毒（Murine Leukaemia Viruses，MuLV），猫白血病病毒（Feline Leukaemia Virus，FeLV）和长臂猿白血病病毒（Gibbon Ape Leukaemia Virus，GALV）等载体。其基因设计与改造主要包括提高载体安全性和基因转导有效性。

γ-逆转录病毒载体可通过转移质粒（含有目的基因）、辅助质粒瞬转细胞进行病毒载体包装，也可通过整合了转移质粒序列、辅助包装元件的稳定产毒细胞系制备。为提升基因修饰载体的安全性，建议对修饰系统进行优化，例如使用删除了非必需元件、经充分改构、安全性级别较高的 γ-逆转录病毒载体，尽可能将病毒重组和回复突变的风险降到最低。具体优化操作还可能包括使用异源启动子和异源 polyA 信号表达辅助包装元件、将辅助包装元件拆分于不同质粒表达、改造长末端重复序列（Long terminal repeat，LTR）使得末端自失活（Self Inactivating，SIN）等方式。

基因转导有效性方面，鼓励研发者对病毒载体包装元件进行优化，提高病毒载体包装效率、结构稳定性和转导活性等，如将 γ-逆转录病毒载体的包膜蛋白替换为其他包膜蛋白以提高病毒稳定性等。针对改造情况，需进行充分的研究与验证。

1.2.2 慢病毒载体（Lentiviral Vector）

慢病毒载体通过介导目的基因整合至细胞基因组发挥作用，与 γ-逆转录病毒载体只能感染有丝分裂活跃的细胞不同，慢病毒载体能感染有丝分裂活跃和不活跃的细胞。目前，体外基因修饰用慢病毒载体常见有人慢病毒、非人灵长类和非灵长类慢病毒等载体。使用非人灵长类和非灵长类慢病毒载体时建议关注产生重组病毒嵌合体和 / 或跨物种传播的相关风险。慢病毒载体的设计与改造主要包括提高载体安全性和基因转导有效性。

慢病毒载体制备和临床使用的主要风险点包括：产生复制型慢病毒（Replication-competent lentivirus，RCL），发生体内重组，以及在相关基因中或其附近插入前病毒 DNA 从而可能引起或促进肿瘤发生和其他细胞病变等。因此，慢病毒载体设计方面，建议采用所有可能降低慢病毒致病风险的措施，包括不同包装基因分离于不同质粒表达（如 gag/pol 和 rev 分离），降低辅助质粒和转移质粒间的序列同源性，删除不必要的调控元件，改造 LTR 使得末端自失活等。对于转移质粒，鼓励进行序列优化，提高安全性，如降低启动子插入目的细胞引起原癌基因活化的几率等。

为了提高基因转导有效性，可考虑采用替换包膜蛋白、提升定点整合能力等改造策略。例如，人类免疫缺陷病毒（HIV）衍生的慢病毒载体，可通过用编码异源病毒包膜蛋白（如 VSV-G）的基因替换 HIV 包膜蛋白基因序列来制备以增强载体的亲嗜性和稳定性。通过对整合酶和 LTR 等序列进行改造，提升慢病毒载体的定点整合性能。对载体改造的同时，建议关注病毒载体稳定性的变化、整合位点的偏好性等可能引入的风险。

1.2.3 仙台病毒载体（Sendai Viral Vector）

仙台病毒载体是在细胞质表达目的基因，通常不整合于细胞基因组中的单链反义 RNA 病毒载体。目前有研究将其应用于细胞重编程建立诱导多能干细胞系（iPSC）的过程中。设计和构建时，在稳定表达目的基因的同时，为防止产生具有复制能力的病毒颗粒，可考虑删除或改构病毒组装相关蛋白，例如参与病毒组装的核衣壳结构蛋白以及基质蛋白等。为确保有效地控制 iPSC 中仙台病毒载体的残留量，可以考虑改构复制相关元件，例如通过 RNA 聚合酶的突变等方式，构建具有温度依赖型复制能力的仙台病毒载体；同时，需建立相关方法检测和验证仙台病毒载体在 iPSC 克隆中是否残留以控制风险。

其他病毒载体还可能包括腺病毒、腺相关病毒等载体，其分子设计和构建可以结合特定病毒结构、目的基因序列特征、包装序列的安全性等综合考虑。基本原则可参考上述内容。

2. 生产用物料

2.1 质粒

对于采用多个质粒瞬时共转染方式制备的病毒载体，需根据风险、结合载体特性等，开展相应的质粒设计构建、生产工艺、质量控制和稳定性等研究。

设计和构建：根据研究，选择合理的质粒骨架、质粒复制起始点、启动子以及选择性标记等组成元件，删除非必需元件（特别是致癌等风险较高的序列），并完整确认质粒的核苷酸序列。质粒构建时一般应避免使用 β-内酰胺类抗生素抗性基因，且质粒设计时建议最大程度防止抗性基因序列插入病毒载体基因组中，鼓励开发研究采用非抗性基因筛选的质粒。采用额外的增强转录或翻译的元件时，应充分评估其功能性和安全性，在必要时，进行相应的安全性改造，如土拨鼠肝炎病毒转录后调控元件（Woodchuck hepatitis virus posttranscriptional regulatory element，WPRE）等。建议尽可能将不同包装元件拆分于多个质粒进行表达，以降低同源重组发生的概率。

生产工艺：根据工艺研究情况，通过对关键工艺参数的探索和优化，确定稳定的质粒规模化生产工艺，生产工艺应有明确的生产规模、工艺流程、工艺步骤的详细描述以及过程控制策略等。质粒生产过程中应尽量避免使用人源和动物源性材料，避免使用β-内酰胺类抗生素，如需使用其他种类的抗生素，应对抗生素的残留量进行控制和安全性评估。基于研发阶段和风险评估，开展质粒工艺验证或确认研究，如工艺过程控制确认、中间产物贮存稳定性研究、多批次质量分析以及杂质清除研究等。

质量控制：需建立合理的质量标准并进行放行检验。质粒放行的质控项目一般包括：pH 值、外观、鉴别（限制性内切酶分析和测序）、质粒浓度 / 含量、纯度与杂质 [A260/A280、超螺旋比例、宿主菌 DNA 残留、宿主菌 RNA 残留、宿主蛋白残留、抗生素残留（如适用）]、无菌及细菌内毒素等。

稳定性研究：选择合理、敏感的考察项目（如超螺旋比例等）进行稳定性监测，根据研究结果制定合理的贮存条件和有效期。

2.2　细菌种子批

本指导原则细菌种子批指通过将病毒包装质粒转化宿主菌，经单克隆筛选及培养传代后建立的种子库。对于选用的宿主菌，需充分考虑宿主菌的来源、基因型、表型、既往使用经验和生产需求等因素，如使用新型菌株，需关注其可能引入的额外风险。

细菌种子批的建立：根据研究建立各级细菌种子批，明确制备规模、扩增条件、贮存条件等。研究中关注目标克隆筛选的情况，关注用于生成种子批的材料的来源、生产过程等以评估分析安全性风险。

细菌种子批的质量控制：建立适宜的放行检测项目、标准和检测方法。检测项目一般包括细菌形态学鉴别、染色镜检、生化特性分析、抗性检查、质粒限制酶切图谱分析、目的基因和其他元件序列准确性分析等。检测方法需经过研究确认和 / 或验证。通过质量控制应确保不存在其它细菌、真菌和噬菌体的污染，以及确保目的基因序列和其他元件序列的准确性。

细菌种子批稳定性研究：传代稳定性一般包括质粒大小、质粒序列准确性、质粒限制酶切图谱、质粒保有率、质粒拷贝数等，根据研究结果明确种子批的限定传代代次。贮存稳定性建议关注在贮存条件下和时长内种子批的活率等。

2.3　生产 / 包装细胞库

病毒载体制备涉及的细胞基质包括包装病毒载体用细胞基质和可以稳定产生病毒载体的细胞基质。选择细胞基质时，需要考虑病毒载体包装和制备的可行性，结合细胞来源（包括物种来源）、生长特性和载体制备能力，以及可能影响最终产品安全性的细胞特征等，选择适合的细胞基质。风险评估时，要充分考虑细胞基质中是否存在内源性病毒颗粒、致癌序列等。对于新建立的细胞基质或具有相应风险的细胞基质（如肿瘤细胞来源的细胞），适用的情况下应评估细胞的成瘤性和致瘤性。有些情况下，需要对细胞基质进行修饰（例如插入特定病毒蛋白表达序列允许病毒复制或包装），研究中应该关注修饰后细胞的遗传、表观和生长等特性以及病毒载体制备情况等。细胞基质选定和 / 或修饰后需建立细胞库，以确保生产的稳定性和一致性。可参照《中国药典》、ICH Q5A、ICH Q5D 等相关要求对细胞库进行检定。检测项目需根据风险评估确定，至少包括鉴别、无菌、支原体、螺原体（昆虫细胞）以及内、外源病毒因子、种属特异性病毒等。开展细胞库传代稳定性研究，包括细胞生长稳定性、遗传稳定性、病毒载体包装能力稳定性等，建议研究中纳入病毒载体的生产终末细胞或平行生产的对照细胞，拟定适合病毒载体制备的细胞限传代次。

包装病毒载体用细胞库：细胞库细胞经扩增、质粒转染后合成病毒载体基因序列、表达载体蛋白，并最终形成病毒载体颗粒。例如，目前慢病毒载体包装常见使用 HEK293T 细胞，转入该细胞的质粒 LTR 之间的 DNA 片段被转录成 RNA，由辅助质粒表达的蛋白将其包装形成病毒载体颗粒。需要关注的是，当病毒载体与非载体 DNA 序列（如质粒 DNA、辅助病毒序列、细胞 DNA 等）共同包装时，非载体 DNA 序列可能与病毒载体同源重组，或其残留可能产生致癌风险，建议开展风险分析与研究，评估细胞基质选用的合理性。例如使用含有腺病毒 E1、SV40LT 抗原等风险元件的细胞基质包装慢病毒载体时，应关注载体中腺病毒 E1 和 SV40LT 抗原序列的残留量。

可以稳定产生病毒载体的细胞库：细胞基质经基因修饰、筛选、建库后可稳定表达或产生病毒包装用蛋白或元件，完成病毒包装和制备。例如，γ-逆转录病毒载体制备常见使用小鼠 PG13、HEK293-Phoenix 细胞等，生产用细胞需稳定表达 gag-pol、包膜蛋白、目的基因等。构建过程中建议关注其病毒包装效率和所产病毒载体的质量，并降低内、外源因子污染和复制型病毒产生等安全性风险。稳定产毒细胞系需经过基因修饰并通过单克隆筛选获得，获得的单克隆细胞系需建立细胞库，并进行全面的检定。同时，开展细胞传代稳定性研究，关注不同代次稳定产毒细胞中插入基因片段的遗传稳定性以及病毒载体的产量和质量等。

2.4 病毒种子批

通过病毒种子制备病毒载体或者辅助病毒的，需建立病毒种子批。病毒种子的来源、历史培养情况等需清晰明确，且风险可控。对于培养历史不清晰，存在其他病毒污染风险，或毒株单克隆性无法确认的病毒种子，不建议使用，如确需使用，可以在构建过程中进行多轮噬斑纯化、有限稀释纯化或通过 DNA/RNA 克隆拯救等，以确保毒株的纯度和单克隆性。

种子批的建立过程、代次、贮存和维护等信息应清晰、明确；如有，应说明种子批制备过程使用的人源／动物源材料，并进行安全性评估。

病毒种子批应经过充分检测，检测项目建议包括：无菌、支原体以及外源病毒因子、病毒载体和目的基因的鉴别与测序、病毒滴度或浓度、生物学活性、杂质、对抗病毒药物的敏感性（如适用）、回复突变（如适用）等。建议对病毒种子批进行全基因测序，并对测序结果与预期序列进行对比分析，如有，需对所有差异进行评估。对于序列较长的病毒载体，建议最大程度进行序列分析，所分析的序列建议包括基因插入片段、侧翼区域以及载体中被修饰或可能易于重组的区域。

病毒种子批需开展全面的传代稳定性研究，研究过程应能代表或模拟实际制备工艺，研究中关注病毒种子批的遗传稳定性和生产稳定性等。根据研究，制定病毒种子批的限定传代代次。

如病毒载体制备过程使用了辅助病毒，应开展充分的研究说明辅助病毒使用的必要性和选择依据，结合科学认知及生产经验说明辅助病毒的安全性。辅助病毒的设计构建、建库、生产制备和检定建议参考上述病毒种子批的一般要求。

2.5 其他生产用物料

其他生产用物料包括原材料（如试剂、培养基等）、耗材、培养容器等。结合工艺研究，选用适宜的生产用原材料，制定合理的原材料质量控制标准，进行严格的供应商审计，明确生产用原材料的来源、组分、功能、使用阶段、质量标准等。制备过程中尽量避免使用人或动物来源的成分，如果确需使用，可参考《中国药典》相关规定和／或 ICH Q5A 等指南开展外源因子等安全性相关的风险评估与研究。需要重点关注的原材料包括：用于细胞培养的人或动物源材料（如牛血清、消化酶），质粒转染试剂（如聚乙烯亚胺、阳离子脂质等），核酸酶等。对于病毒载体制备或贮存时使用的人血白蛋白等风险较高的制品，建议尽可能选用经监管部门批准，并符合国家相关技术要求和管理规范的产品。对于耗材和培养容器，建议经过分析和研究，评估其适用性，尽量降低病毒载体制备过程中的安全性风险。

3. 制备工艺

病毒载体的制备工艺是指从生产用细胞的复苏扩增、病毒载体的收获到病毒载体灌装、贮存（如有）的全过程。对于体外基因修饰后直接制备细胞产品的病毒载体系统，由于病毒载体质量可直接影响终产品质量，因此其制备工艺研究应更加充分完善。在对整体工艺的充分理解和对病毒载体质量的累积经验基础上制定制备工艺，建立规范的工艺操作步骤、工艺控制参数和废弃标准，并明确关键工艺参数。制备工艺应适用于确保细胞产品符合对应开发阶段的质量目标产品概况的要求。另外，还应采取措施避免病毒载体在制备、贮存、运输的整个过程中发生混淆、污染与交叉污染等。

3.1 制备规模和批次定义

不同类型病毒载体的生产用细胞类型、生长特性、病毒载体产量和稳定性等存在较大差异，制备工艺成熟程度及病毒载体使用量等也不尽相同，建议结合待基因修饰细胞的特性、病毒载体的工艺和临床使用需求等，合理确定病毒载体的制备规模。病毒载体制备规模需与细胞终产品研究阶段（临床试验、商业化制备）相适应。工艺中可能包括生产用细胞培养、质粒转染或病毒感染、收获、纯化等步骤，制备过程中的上、下游工艺规模需尽量匹配且合理。对于较小的规模，建议关注不同批次间的质量一致性。

根据病毒载体工艺特点，制定批次定义和编号规则。如有需要，可明确制备过程中不同工艺步骤，特别关注如有分批和合批的操作步骤时的批次定义和编号规则。确保病毒载体批次的可追溯性。

3.2 工艺研究与开发

用于制备病毒载体的工艺有多种，包括通过质粒 DNA 瞬时转染包装细胞基质制备，通过稳定的生产用细胞系制备，或通过病毒种子感染细胞基质制备。

鼓励结合质量源于设计和全过程控制等新理念，以及对相关风险控制的一般要求开展工艺研究。随着生产经验的积累和质量属性认识的加深，不断优化工艺，最终完成实验室工艺到商业化规模工艺的转化。制备工艺一般可以分为上游、下游两个阶段，即上游病毒载体收获阶段和下游病毒载体纯化阶段。制备过程中的生产用细胞种类、细胞培养条件、转染或感染条件、收获时间、纯化步骤及贮存条件等均会影响病毒载体的包装效率和质量。研究中需对工艺步骤、关键工艺参数及其控制范围进行研究、确认或验证，并建立相应的过程控制标准。例如，复制型病毒（Replication competent virus，RCV）是过程控制中的安全性风险关注点之一，应根据病毒载体种类、工艺特点等开展风险评估，在制备过程中选择合理的检测点（如病毒载体收获液、生产终末期细胞或纯化后的病毒载体原液等），采用经验证的方法开展检测。另外，基于风险，结合病毒对于理化条件的耐受性，必要时，还需根据生产用细胞类型、辅助病毒使用、纯化工艺特点等建立相应的病毒去除/灭活步骤并进行充分的验证。

下文以 γ-逆转录病毒载体和慢病毒载体为例分别对稳定产毒和质粒转染两种制备工艺进行介绍。其他病毒载体和其他制备方式，如适用，也可参考。

3.2.1 稳定产毒制备工艺研究

（1）制备

以 γ-逆转录病毒载体为例，制备时其由稳定产毒细胞分泌至培养液中，可经过澄清过滤等步骤纯化获得病毒载体。建议根据病毒载体的结构特性、包装机制、稳定性等制定合理的工艺步骤和参数，关注制备过程中的细胞培养体积、接种密度、培养条件、收获时间等。例如，有报道称由于γ-逆转录病毒载体的一些包膜蛋白在通常细胞培养条件（37℃）下的稳定性较弱，针对该情况建议开展研究，制定相应的病毒制备和收获策略，以确保病毒载体的活性和回收率。

（2）纯化

根据γ-逆转录病毒载体的结构特点、宿主细胞的种类、杂质残留的成分等，设计合理的纯化工艺，以提高病毒载体的纯度，降低杂质残留的安全性风险。

例如，某些病毒载体的包膜蛋白可能对层析工艺比较敏感（如剪切力），因此，鼓励开发先进的纯化工艺，在满足病毒载体结构稳定性和功能活性的基础上，尽可能提高病毒载体的纯度，实现病毒载体的规模化纯化。

3.2.2 质粒转染制备工艺研究

（1）包装与制备

以慢病毒载体为例，用于质粒转染的病毒包装细胞通常采用贴壁或悬浮方式培养，细胞培养方式建议根据规模、制备工艺设计和质量研究等选择以满足商业化制备的需求。病毒包装工艺的研究包括对质粒浓度、质粒比例、转染试剂及浓度、诱导试剂浓度（如有）、转染时间、细胞密度、细胞培养基组分、细胞培养环境（温度、pH、溶氧）、收获时间、收获次数等参数的优化。根据研究，确认工艺步骤、关键工艺参数及其控制范围，并建立相应的过程控制标准。例如在细胞培养过程中定期检测细胞活率和生物负荷，开展载体滴度、支原体和外源性病毒等检测，并进行复制型慢病毒（RCL）检测等。载体收获液如需贮存，需开展相应的研究以确认贮存条件、贮存方式等。对于外源因子检测，建议尽量提高检测方法的灵敏度，在适宜的检测点（如外源因子富集的阶段）进行检测。

（2）纯化

目前，慢病毒载体的纯化工艺通常采用核酸内切酶去除附在病毒载体表面的大片段核酸杂质，经澄清、过滤及离子层析或分子排阻色谱等纯化步骤进行杂质的去除，最后经制剂、除菌过滤、灌装制成病毒载体以备使用。根据研究，纯化工艺可以进行适当的调整和优化，研究确定各纯化工艺步骤以达到去除杂质，纯化病毒的目的。如适用，工艺研究中建议对核酸酶浓度、纯化方式、介质选择、动态载量、流速、回收率、病毒载体贮存条件、灌装工艺参数等进行研究，并对核酸酶残留、BSA残留、风险元件残留（如腺病毒E1和SV40LT抗原序列残留）、质粒DNA残留、宿主蛋白残留、宿主DNA残留及转染试剂残留等杂质的去除率进行研究。纯化工艺过程中需加强过程控制检测或质量研究，如生物负荷、内毒素、物理滴度、转导滴度等。

3.3　工艺验证

制备工艺锁定后需开展工艺验证以对各步骤的工艺进行确认，如适用，可以包括细胞扩增和载体制备各个步骤的验证、中间产物贮存条件和时间验证、杂质清除验证、培养基模拟灌装验证、层析柱和超滤膜循环使用次数和除菌滤器的验证以及运输验证等。通过工艺验证证明制备工艺及其在设定的工艺参数范围内可持续、稳定的开展生产，病毒载体的产量和回收率应相对稳定，对残留的核酸酶、宿主细胞蛋白、宿主细胞 DNA、质粒 DNA、细胞碎片、转染试剂等杂质，应有效清除至低于质量标准范围或经过验证研究的水平。

鼓励建立上、下游规模匹配的制备工艺，如果在制备过程中出现合批和 / 或分批的情况，需结合实际制备情况进行充分的研究验证，根据研究结果制定合批和 / 或分批的原则及具体操作规范。用于合批的样品在合批前应经过检验确认为合格样品。

4. 质量研究与质量标准

4.1 质量研究

鼓励运用先进的分析方法，多角度、多层面地开展质量研究。分析方法需经过研究和确认，确保结果的准确、可靠。

一般建议采用多个代表性批次开展质量研究，常见的研究项目包括外观、病毒载体形态、鉴别、整合特征（如适用）、病毒载体滴度、生物学活性、纯度、杂质（如复制型病毒、风险元件残留、外源因子）等。根据研究结果，确定关键质量属性。

4.1.1 鉴别与序列确认

可从病毒载体的整体水平、蛋白水平和核酸水平进行检测。整体水平方面，可采用电子显微镜观察、免疫血清学等方法分析鉴别。蛋白水平方面，可采用蛋白质电泳、免疫印迹等分析方法对载体的结构蛋白、表达产物、蛋白表达谱、免疫标记、表型特征等开展分析。核酸水平方面，建议对病毒载体进行全基因组测序以确认序列。需特别关注目的基因及调控元件序列的完整分析，对比分析测定序列与预期序列的一致性。对于整合型病毒载体，也可将病毒载体转导目的细胞后，对整合有载体序列的细胞基因组进行测序，验证载体骨架及目的基因序列的准确性。另外，还可采用限制性酶切图谱分析、聚合酶链式反应（Polymerase chain reaction，PCR）等方法对病毒载体和目的基因进行鉴别。鉴别试验应设置合适的阳性和阴性对照。

4.1.2 整合特征

对于整合型病毒载体，建议选用适用的方法，研究载体整合至目的细胞基因组的典型特征，包括优势插入位点、插入拷贝数、优势克隆异常生长等。关注是否存在病毒载体优先整合至目的细胞基因组癌基因附近的情况及其他潜在的致癌风险。

4.1.3 病毒载体滴度

滴度是病毒载体生物学活性和含量的重要检测项目，可用于工艺过程监控和放行检测，需选择灵敏度、准确度、精密度等符合要求的检测方法开展研究。鼓励采用多种方法进行滴度的检测，并探索不同方法检测数值的相关性。滴度检测包括物理滴度（病毒载体总颗粒数）和转导滴度（病毒载体感染性颗粒数）。研究中需使用标准品或对照品来校准滴度检测结果。可以通过病毒载体中感染性颗粒与总颗粒的比例，用于比较不同批次之间和载体制备的不同阶段之间的质量特征。

物理滴度：载体特定蛋白/核酸的定量可用于载体颗粒数量（物理滴度）的估计。例如，HIV-1 衍生的慢病毒载体，常用酶联免疫吸附测定法（ELISA）检测载体样本中的 p24 蛋白从而进行物理滴度的检测，检测结果可以 p24 蛋白含量/ml 或颗粒数/ml 表示，检测时应关注游离 p24 蛋白对结果的影响。此外，载体基因组拷贝数的定量也可用于物理滴度的估计，检测时建议关注外源 DNA 的干扰。若采用新技术检测，如病毒计数仪法、纳米颗粒跟踪分析法、场流分离－多角度激光光散射法等，建议关注方法对待测病毒载体类型的适用性。

转导滴度：可使用基于细胞的体外检测方法检测病毒载体的感染能力。通常待测病毒载体感染细胞一定时间后，通过细胞基因组定量 PCR、流式细胞术、组织/细胞病变或形成噬斑等方法检测，计算出病毒载体的转导滴度，检测结果通常以转导单位（TU/ml）、半数组织培养感染剂量（$TCID_{50}$）或噬斑形成单位（PFU）等表示。

4.1.4 生物学活性

一般指将目的基因转移到目的细胞的能力以及目的基因表达产物的生物学效应，其中基因转移能力也与病毒载体的转导滴度相关。生物学活性研究贯穿在整体研究开发过程中，建议在研发早期建立生物学活性检测方法；上市阶段，建议根据载体的作用机制和质量属性，尽可能确定与实现预期功能（替代、补偿、阻断、修正特定基因作用等）相关的生物学活性检测方法，必要时，建立合适的标准品。由于病毒载体的生物学活性发挥可能在细胞终产品中体现，因此，也可以结合终产品的生物学活性综合评价病毒载体的生物学活性。

4.1.5 纯度和杂质

（1）载体相关杂质：与病毒载体相关的典型杂质可能包括错误包装颗粒、缺陷干扰颗粒、非感染性颗粒、空衣壳颗粒、聚集体或复制型病毒等，建议采用适用的方法，例如高效液相色谱、电泳法、毛细管电泳法、紫外吸收光谱法等进行研究。通过病毒载体中总颗粒与感染性颗粒的比例，也可以反映病毒载体的纯度和杂质情况。另外，在核酸水平，可以考虑鉴定具有缺失、重排、杂交或突变序列的载体等相关杂质，以含量比率的形式报告检测数值，必要时应纳入质量标准。

（2）复制型病毒的检测：采用复制缺陷型或条件复制型病毒载体时，需在工艺的适当阶段检测制备过程中可能产生的具有复制能力的病毒，并根据细胞终产品给药剂量、病毒载体风险等确定残留量的标准限度。复制型病毒与产品的安全性相关，需参考相关研究经验或文献，研究并建立灵敏的检测方法。常见的检测方法包括指示细胞培养法、直接 qPCR 法等。待测样品包括病毒载体制备过程中收获的病毒载体收获液、生产终末细胞和细胞终产品等。方法开发时，需关注各检测方法对应的操作流程、样本量、阴性对照、阳性对照、检测标志物、检测限、判定标准等方面的设定和验证研究。建议根据所用病毒包装系统设计特异的检测标志物，如适用，研究中鼓励同时采取两种以上基于不同原理或针对不同标志物的检测方法，从而提高复制型病毒的检出率。当采用指示细胞培养法时，需选择合理的扩增细胞和指示细胞，并应考虑待检样本对指示细胞生长的抑制作用等，研究、设置合理的待测样本滴度范围，并建议设置干扰组对照。

复制型逆转录病毒（RCR）检测：根据目前的研究技术水平，建议采用敏感的指示细胞培养法对 γ-逆转录病毒载体进行 RCR 检测。RCR 扩增细胞与待测样本进行共培养以最大程度扩增 RCR，在一定传代次数和时间的传代培养后取适量上清接种 RCR 指示细胞培养，以观察、计数细胞病变集落或者进行 RCR 标志物的检测。

复制型慢病毒（RCL）检测：根据目前的研究技术水平，建议采用指示细胞培养法对慢病毒载体进行 RCL 检测。对于 HIV 衍生的慢病毒载体，其 RCL 检测所用阳性对照可考虑使用满足检测要求的 HIV 病毒，如缺乏辅助基因的，同时具有复制能力的病毒，研究并评估阳性对照病毒的结构和制备方法，并在符合要求的环境中妥善操作和使用。RCL 检测指标方面，通常认为 p24 蛋白、逆转录酶活性、psi-gag 和 VSV-G 序列等的检出可反映 RCL 的存在，结合病毒载体具体情况和研究情况，选择合适的检测指标。

（3）工艺相关杂质：可能包括残留宿主细胞蛋白、非目的核酸序列、辅助病毒污染物（如传染性病毒、病毒 DNA、病毒蛋白等）和工艺中所使用的试剂残留，例如细胞因子、生长因子、抗体、转染试剂、磁珠、核酸酶、血清和溶剂等。

以非目的 DNA 残留为例，其可能包括与病毒载体共纯化的残留宿主 DNA、质粒 DNA 等，是常见的工艺相关杂质。包装过程中病毒载体的衣壳内部也可能共包装非目的 DNA，这些杂质可能对产品质量和安全性产生不利影响，建议优化工艺，以减少其污染。必要时，对残留的非目的 DNA 序列进行确认和含量的监测。当生产/包装细胞为肿瘤来源的细胞、致瘤细胞系或携带有致癌基因序列等需要高度关注的细胞时，在优化工艺、降低其残留的基础上，还建议控制非目的 DNA 片段大小（建议在 200bp 以下），并对已知的高风险基因进行专项监测。例如，采用 HEK293T 细胞进行慢病毒载体制备时，需采用具有足够的灵敏度和特异性的方法检测腺病毒 E1 和 SV40LT 抗原序列的残留。

4.1.6 其他

微生物污染物：检测可能引入的污染物，包括外源病毒、细菌、真菌、支原体、细菌内毒素等。

理化检测：常规的理化检测项目可能包括外观（颜色、透明度）、可见异物、不溶性微粒、pH、含量、渗透压等。

4.2 质量标准

质量标准是质量控制的重要部分，包括检测项目、检测用方法学和各检测指标的可接受标准。检测阶段一般包括放行检测和／或过程控制等。

根据现有研究认知，病毒载体的质量标准检测项目通常包括外观、鉴别、纯度、含量／滴度、生物学活性、杂质、无菌性、细菌内毒素、支原体和外源病毒因子等。检测用方法需经过研究与验证以确保检测结果可靠和准确。如适用，尽量建立对照品／标准品，并对其开展相应的质量研究、含量／活性的标定、确定贮存条件等。一般情况下，可接受标准的制定依据包括产品质量设计、质量研究、工艺开发、验证研究、方法学研究与验证、多批检测和稳定性结果，以及合理的统计学方法等。

（二）非病毒载体类基因修饰系统

非病毒载体类基因修饰系统可通过物理、化学或生物转导方式递送进入细胞。进入目的细胞后，通过转录、剪切、翻译等方式发挥作用，其活性组分为 DNA、RNA 或蛋白质，也可能为核酸与蛋白质组分的组合。

1. 分子设计

非病毒载体类基因修饰系统的设计影响目的基因修饰或目的基因表达的特异性、准确性和有效性，也影响基因修饰细胞终产品的安全性和有效性，构建时需要对设计和改构的利弊进行权衡分析。

对于 DNA 类基因修饰系统，开发过程中需关注基因转导效率、脱靶效率、插入突变情况、目的基因在目的细胞中的整合位点及拷贝数等。采用的设计策略包括基因密码子优化、染色体同源序列的改构、富含 GC 区序列的改构、信号肽以及合理启动子的应用等。目前体外基因修饰常用的环状 DNA 类基因修饰系统，包括质粒、微环（Minicircle）DNA、纳米质粒（Nanoplasmid）等不同类型。不同类型环状 DNA 的选择可重点关注高纯度载体制备的难易程度、载体重组、细菌来源 DNA 序列在目标细胞内的表观遗传修饰对目的基因表达的影响等。此外，环状 DNA 类基因修饰系统内可引入特殊的 DNA 片段，形成游离型载体，如引入 EBV 来源的顺式作用 DNA 片段 OriP 和反式作用的 EBNA1 基因的载体，此类载体需关注种属、细胞类型对游离型载体功能的影响，载体重组、顺式／反式作用 DNA 片段对目的基因表达的影响等。

对于 RNA 类基因修饰系统，以 mRNA 为例，根据目前的研究进展，考虑到设计对 RNA 的稳定性和其在目的细胞内的生物学活性等可能具有显著影响，构建时可以关注碱基修饰类型和比例、5′－帽或帽类似物结构、非翻译区序列、Poly（A）加尾结构和自扩增元件（如有）等，并同时进行密码子优化、调控碱基间作用力及高级结构等方面的改造，以实现预期的功能。

对于基因编辑系统，建议对靶向序列、目的基因序列（如有）和基因编辑用酶等的序列和比例等进行优化。通过特定细胞中的基因编辑效果确认基因编辑用酶和靶向序列的特异性，筛选最佳的靶向结合序列（如 sgRNA 序列），并采取措施降低基因脱靶、插入突变的概率及对目的细胞基因组稳定性的不良影响。对于转座子系统，建议考虑整合位点的特异性和分布趋势，以及转座子在基因组中的移动（genomicmobilization）等特征，进行转座子序列、转座酶及相应调控元件的优化，合理设置转座序列 / 转座酶的比例、序列分布等。

2. 生产用物料

基本原则可参考病毒载体类基因修饰系统部分的相关要求。

对于采用重组技术或生物 / 化学合成技术制备的生产用原材料，需明确工艺和质量控制情况，特别是需要分析生产过程中可能引入的安全性相关杂质。对于制备过程中使用的酶类试剂，建议重点关注酶的功能活性，例如需关注所用 DNA 聚合酶、RNA 聚合酶的保真度和活性，消化酶的酶解作用、酶的非特异性消化条件等，同时需要关注酶的纯度、生产过程中引入的杂质等。对于核苷酸、5′－帽或帽类似物等原材料，其整体的质量应符合制备的要求，建议关注鉴别、浓度、纯度和杂质等。制备过程建议避免使用氯化铯、溴化乙锭、氯仿等毒性物质，避免使用动物源胰蛋白胨、核酸酶等可能引入外源因子等风险的原材料。

对于用作递送系统的材料，其制备涉及的关键原材料（脂质、阳离子聚合物等）需进行充分的筛选和质量控制。

3. 制备工艺

基本要求同病毒载体类基因修饰系统。对于体外基因修饰后直接制备细胞产品的情况，需要多次、规模化的制备，具体情况介绍如下。

3.1 DNA 类基因修饰系统

以质粒 DNA 为例，其制备步骤一般包括微生物培养及发酵、菌体收集、菌体裂解、质粒纯化、浓缩、灌装等。工艺研究与确定过程需对关键工艺参数进行探索和优化，建立稳定的制备工艺。关键工艺参数可能包括发酵培养基组成、发酵培养温度、补料培养基组成、补料时间和补料量、溶氧量、碱裂解缓冲液及中和缓冲液的组成、碱裂解时间、层析柱载量、层析流速等。研究中建议关注制备全过程对质粒结构和功能可能的影响，如碱裂解步骤可能产生的质粒不可逆变性的情况等。纯化工艺开发过程中，可以根据质粒的实际大小和性质选择合适的柱层析填料，最大程度去除宿主 RNA、宿主 DNA、DNA 碎片和细菌内毒素等杂质。根据研究，设置合理的过程控制指标和可接受标准，如质粒中间产物的浓度、超螺旋比例、杂质残留量等。

3.2 RNA 类基因修饰系统

基于研究现状，RNA 的制备一般包括体外化学合成和 DNA 转录两种工艺路线。体外化学合成工艺请参考化学药物的相关技术指南。DNA 转录工艺路线以 mRNA 的制备工艺为例，该工艺一般采用 DNA 转录模板进行 mRNA 体外转录、mRNA 加帽、去磷酸化、DNA 酶处理、mRNA 纯化等步骤。建议对工艺参数进行研究与优化，开发稳健的工艺，确保 mRNA 序列正确性、结构完整性、生物学活性和不同批次间质量的一致性。对工艺中引入的潜在杂质进行研究，明确杂质的来源、去除步骤和去除能力等。工艺研究中需对关键工艺参数及控制范围进行确认，如 NTP 浓度、转录时间、反应温度、加帽反应物料投料比、层析介质、动态载量等，关注产品回收率、杂质去除率、加帽率、poly（A）长度及分布（如适用）、mRNA 片段的完整性以及序列的准确性等方面。制备过程中需设置合理的过程控制指标，如 mRNA 浓度、双链 mRNA 含量、不完整 mRNA 含量、残留 DNA、无菌、细菌内毒素等。

3.3 其他

基因修饰系统如含有重组蛋白质成分，根据具体情况，可以参考重组蛋白质类生物制品生产的相关技术要求。

4. 质量研究与质量标准

4.1 质量研究

质量研究通常包括鉴别、结构特征、理化特性、生物学活性、纯度和杂质分析等。研究中建议采用多个代表性批次开展研究。如含有化学合成的组分和 / 或重组蛋白组分的，可参考相关指导原则等开展质量研究。

鉴别和序列确认：鉴别研究中，可采用限制性内切酶进行酶切，对酶切产物进行电泳分析，观察是否存在特征性的带型；也可以用 PCR 方法进行扩增，分析片段大小是否与理论大小一致等方法。对于 RNA，可将其逆转录为 DNA 后，采用上述方法进行鉴别，或考虑采用其他适用的方法。序列确认研究中，建议开展全序列测定，重点关注目的基因和调控元件的序列正确性，对于 RNA，如有，建议同时关注 poly（A）序列的正确性。

结构：建议采用适用的方法对结构完整性和大小均一性进行研究。如对于 DNA，可关注其是否存在单链、双链、线性 / 开环、环状和超螺旋等多种结构形式，以及可能的高级结构等；对于 mRNA，可关注其不同区域结构的完整性 [如 5′- 帽或帽类似物结构、poly（A）长度]、碱基修饰结构、去磷酸化程度以及可能的高级结构（如茎环结构）等。若功能活性与高级结构相关，建议分析研究高级结构特征。对于复合核酸类基因修饰系统，建议开展结构分析，如关注复合结构的粒径大小、粒度分布、颗粒聚集等。

理化特性：建议开展分子量、核酸浓度 / 含量、修饰位点及比例（如有）、物理特性（如 pH、渗透压）等方面的研究。

生物学活性：根据作用机制，生物学活性研究通常包括对基因修饰效率、目的基因表达的水平、表达产物的功能或体外模拟生理功能的测定等。建议首选定量检测方法，如可通过目的基因或基因编辑产物的表达量和功能进行分析，关注表达产物是否与预计一致或蛋白表达 / 基因是否被抑制、空间结构是否符合设计（如多聚体）等。当采用体外转染检测细胞的方法时，需关注选择的检测细胞是否具有代表性和合理性。

纯度：可以采用琼脂糖凝胶电泳、高效液相色谱、毛细管电泳等方法开展纯度的研究。对于复合核酸类基因修饰系统，建议关注包封率、游离核酸含量等。

杂质：一方面，杂质可能来自原材料、制备过程、制备和贮存过程中直接接触容器和材料的溶解物。如 DNA 模板、酶类试剂、磁珠等原材料和添加的成分；乙醇、异丙醇等有机溶剂；宿主蛋白残留、宿主 DNA 残留、宿主 RNA 残留等。另一方面，与基因修饰系统相关的杂质，可能包括缺失、重排、杂交或突变序列等相关杂质，建议进行定性和定量的相关研究。对于 DNA 类基因修饰系统，相关研究可以包括开环 / 线性 DNA 含量、过度甲基化修饰的分子等。对于 mRNA 类基因修饰系统，相关研究可以包括降解 / 断裂产生的 RNA 片段、加帽不完全的 mRNA、修饰过度的 RNA、RNA 错配序列、RNA 氧化产物等。结合制备工艺的杂质清除能力，采用适用的方法对杂质的残留水平进行分析，评估相关安全性风险。

微生物安全性：可结合工艺过程，检测可能引入的污染物，包括细菌、真菌、支原体（如适用）、细菌内毒素等。

其他特性研究：对于使用基因编辑工具酶的修饰系统，质量研究中建议持续关注对应细胞产品中修饰系统的残留情况，采用生物信息学工具分析靶细胞基因组结构变化、单点和小规模基因突变以及外源 DNA 在基因组中的插入位置、拷贝数等，监控基因编辑用酶的细胞内持续表达时间，考察脱靶效应及相应的安全性影响等。

4.2 质量标准

根据风险分析，结合工艺研究与验证、临床试验及商业化批次质量分析、稳定性研究数据等制定合理的质量标准，明确各检测项对应的分析方法、标准限度范围并建立标准品 / 参考品等。对于一般工艺相关杂质，如经充分验证证明工艺可对其有效、稳定地清除，可结合工艺进行控制，相关残留检测可考虑不列于检定项目中。

质量控制项目可以包括理化性质、纯度和杂质、生物学活性、微生物安全性等。其中，DNA 类的质量标准可以纳入外观、pH 值、含量、鉴别、序列分析、纯度、超螺旋比例、生物学活性、无菌检测、细菌内毒素、杂质残留等检测项目。mRNA 类的质量标准可以纳入外观、pH 值、含量、鉴别、序列分析、mRNA 完整性、加帽率、poly（A）长度及分布、生物学活性、无菌检测、细菌内毒素、双链 RNA 残留、溶剂残留等检测项目。常见的复合核酸类基因修饰系统的质量控制项目包括外观、pH、颗粒大小及分散系数、渗透压、鉴别、序列测定、含量 / 浓度检测、生物学活性、纯度、序列完整性、包封率、复合材料各组分含量（例如脂质鉴别和含量）、游离核酸、可见异物、杂质、微生物安全性等。

方法学研究与验证方面，基本原则同病毒载体类基因修饰系统的要求。

六、稳定性研究与直接接触性容器 / 材料研究

（一）稳定性研究

基因修饰系统如涉及到贮存，则需开展相应的稳定性研究。采用拟贮存阶段样品的代表性批次开展研究，一般包括贮存、运输（如适用）和使用稳定性研究等。研究开展前，需统筹制定稳定性研究方案，关注各稳定性研究所用样品、直接接触性容器 / 材料、检测时间点、检测条件和分析检项等。

研究中需对能够反映质量变化的敏感特征进行研究，如含量、完整性、纯度、微生物安全性和生物学活性等。研究中需涵盖拟定的各项条件，如温度、光照、反复冻融（冷冻贮存时）、振摇等方面。根据实际使用情况，开展使用中稳定性研究，例如复溶或解冻，与复溶稀释剂的相容性等研究。研究中需采用与实际使用相同材质的直接接触性容器 / 材料。

对于病毒载体类基因修饰系统，稳定性研究中建议重点考察病毒载体的滴度、纯度、杂质、微生物安全性指标、生物学活性等关键质量属性。对于非病毒载体类基因修饰系统，建议重点关注理化特性、结构完整性、杂质等关键质量属性。例如，DNA 超螺旋结构的比例可能影响 DNA 的转染率，mRNA 加帽率可能影响 mRNA 的结构稳定性和翻译效率，建议在稳定性研究中重点考察。

（二）直接接触性容器 / 材料研究

如涉及贮存，需对直接接触的包装容器开展相应的包材相容性研究。根据相容性研究结果，结合稳定性研究，选择合理的包装容器。

另外，对制备工艺中与样品接触的容器和一次性使用材料（如贮存袋、过滤膜、层析介质、管路等），需开展风险评估和 / 或相应的相容性研究。

七、参考文献

［1］U.S.FDA. Chemistry，Manufacturing，and Control（CMC）information for human gene therapy Investigational New Drug applications（INDs）. 2020.

［2］国家食品药品监督管理总局 . 细胞治疗产品研究与评价技术指导原则（试行）. 2017.

［3］EMA. Guideline on development and manufacture of lentiviral vectors. 2005.

［4］国家食品药品监督管理总局 . 生物制品稳定性研究技术指导原则（试行）. 2015.

［5］EMA. Quality，preclinical and clinical aspects of gene therapy medicinal products. 2018.

［6］ICH. Q5A Viral safety evaluation of biotechnology products derived from cell lines of human or animal origin. 1999.

［7］ICH. Q5C Stability testing of biotechnological and biological products. 1995.

［8］ICH. Q5D Derivation and characterization of cell substrates used for production of biotechnological/biological products. 1997.

［9］U.S. FDA. Testing of retroviral vector–based human gene therapy products for replication competent retrovirus during product manufacture and patient follow–up. 2020.

［10］EMA. Guideline on quality，non–clinical and clinical aspects of medicinal products containing genetically modified cells. 2020.

化学仿制药口服调释制剂乙醇剂量倾泻试验药学研究技术指导原则

一、概述

口服调释制剂（Oral modified-release formulations）系指与普通口服制剂相比，通过技术手段调节药物的释放速率、释放部位或释放时间的一大类制剂[1, 2]。乙醇剂量倾泻（Alcohol-induced dose-dumpling，ADD）是指含酒精饮料与药物同服引发的调释制剂剂量突释现象[1]。含酒精饮料可能导致药物加速释放和系统暴露量变化，引起药物的安全性和有效性风险[3]，进行乙醇剂量倾泻试验研究，即采用体外试验来研究乙醇在体内导致药物剂量倾泻的可能性[4]。在体外评估中需研究在不同乙醇浓度介质的药物释放，某些特定情况下仿制药可能需要进行药物与乙醇同服的体内生物等效性研究[1, 3]，这在调释制剂研发和评价中发挥重要作用。

本指导原则主要适用于化学仿制药口服固体调释制剂，阐述乙醇剂量倾泻试验的具体试验方法设计，为化学仿制药口服调释制剂的药学研发和使用提供技术指导参考。若申请免除乙醇剂量倾泻试验研究，应提供充分的理由和依据。

应用本指导原则时，还请同时参考国际人用药品注册技术协调会（ICH）相关指导原则。本指导原则仅代表药品监管部门当前的观点和认识，随着科学研究的进展，本指导原则中的相关内容将不断完善与更新。

二、总体思路

在进行此项试验研究时，研究者应当按照国家局发布的《化学仿制药参比剂遴选与确定程序》选择参比制剂，结合选定的参比制剂和具体品种情况等进行。该项研究应在处方设计时就予以考虑。

本指导原则明确了化学仿制药口服固体调释制剂乙醇剂量倾泻试验的具体试验方法设计，如试验样品选择、溶出条件选择、溶出曲线评估、结果分析等。

三、研究内容

（一）研究样品选择

1. 批量要求

通常选取进行试验的样品应为注册批样品，样品批量生产规模应照《化学仿制药注册批生产规模的一般性要求》的相关要求执行。如果有前期研究批次数据也可一并提供。

2. 规格选择

通常可选择最高规格和最低规格进行仿制制剂和参比制剂的研究，可根据风险必要时进行全规格研究。如果存在不同规格参比制剂来源不同等情况，应选择各规格仿制制剂和相应规格参比制剂进行研究。

3. 批次选择

作为质量对比研究中的重要部分，鼓励仿制制剂和参比制剂均采用多批样品进行试验。研究批次应包括代表性批次样品（如生物等效性批次）。

（二）溶出条件选择

1. 溶出装置和转速

推荐与注册标准中方法一致，若为多介质通常建议与酸性介质如 0.1N 或 pH 1.2 盐酸溶液阶段所选择的方法一致。

2. 溶出介质和介质体积

推荐优先选择 0.1N 或 pH 1.2 盐酸溶液作为溶出介质，若 0.1N 或 pH 1.2 盐酸溶液介质经试验证明不适用（提供研究数据），建议采用注册标准介质。若选择其他溶出介质需提供充分依据。

建议溶出介质的体积选择注册标准中相应介质阶段所使用的体积。

3. 乙醇加入浓度

一般建议乙醇添加浓度[4, 5, 6]为 0、5%、20% 和 40%。

（三）溶出曲线测定和相似性比较

1. 剂量单位和时间点选择：应使用 12 个剂量单位（n=12）在多个时间点的溶出度数据，以获得完整的溶出曲线。时间点通常为每 15 分钟取样 1 次，通常共计 2 小时。

2. 相似性比较：多采用非模型依赖法中的 f_2 法评估溶出曲线之间相似性（或缺乏相似性），若 f_2 法不适用，可采用其他方法并应提供科学依据。将介质中添加乙醇时测得的样品平均溶出量与未添加乙醇时的平均溶出量进行比较。同时对溶出曲线的形状进行比较，以确定是否保持了调释释放特性。对比对象应包括仿制制剂自身对比（添加与未添加乙醇）、参比制剂自身对比（添加与未添加乙醇）、仿制制剂与参比制剂的对比。

（四）结果分析

提供完整的数据，包括单个数据、平均值、标准偏差、对比图和 f_2 值等，应对不同浓度乙醇介质中的剂量倾泻情况进行分析总结。若仿制制剂和参比制剂均存在乙醇剂量倾泻情况且无法避免，应明确仿制制剂剂量倾泻风险通常应不高于参比制剂[5, 7]。根据体外试验结果，某些特定情况下可能需要进行药物与含酒精饮料同服的体内生物等效性研究[1, 3]。

（五）其他要求

乙醇与药品合用可能带来相互作用，因此在部分药品说明书中包含对含酒精饮料同服的说明。仿制制剂说明书此部分内容一般与参比制剂说明书要求相同，建议参考参比制剂在说明书【一般注意事项】【药物相互作用】等部分或其他资料中明确提示同服含酒精饮料时的风险[5]。

四、参考文献

1. European Medicines Agency. Guideline on the pharmacokinetic and clinical evaluation of modified release dosage forms. 2014

2. 国家药品监督管理局 .《改良型新药调释制剂临床药代动力学研究技术指导原则》.2021

3. 原国家食品药品监督管理总局 .《以药动学参数为终点评价指标的化学药物仿制药人体生物等效性研究技术指导原则》.2016

4. FDA. Bioavailability Studies Submitted in NDAs or INDs –General Considerations. 2022

5. European Medicines Agency. Specific types of product – Need for in vitro dissolution studies with alcohol for modified–release oral products including opioid drug products.

6. WHO. TRS 970 Annex 3 pharmaceutical development of multisource（generic）finished pharmaceutical products–points to consider.2012

7. European Medicines Agency. Outcome of public consultation on 'EMA DRAFT Guideline on the pharmacokinetic and clinical evaluation of modified release dosage forms'. 2019

《已上市化学药品药学变更研究技术指导原则（试行）》溶出曲线研究的问答

一、概述

国家药品监督管理局药品审评中心 2021 年 2 月发布了《已上市化学药品药学变更研究技术指导原则（试行）》，规定口服固体制剂的多种药学变更情形均需进行变更前后样品的溶出曲线对比研究，如变更制剂处方中的辅料的重大变更、中等变更及部分微小变更，变更生产工艺的重大变更、中等变更，变更生产地址，变更生产批量，变更制剂所用原料药的供应商，变更可能影响制剂关键质量属性的原料药的晶型、粒度等，增加规格等。变更前后溶出曲线不一致的，均应按照重大变更申报补充申请，监管机构根据研究资料进行综合评估。为更好地指导企业进行药学变更研究，统一技术要求，对该指导原则中溶出曲线的研究进行解读。国内已发布的个药指导原则规定了溶出曲线研究的，应参考执行，个药指导原则未明确部分可参考本问答执行。如变更前产品为基于生物药剂学分类系统等豁免生物等效性试验上市的药物，变更后仍需符合相关的豁免原则（如，ICH M9 等）。注册标准中的溶出度检查方法应在注册上市时进行了科学的研究。有些上市较早的口服固体制剂的注册标准中没有溶出度检查项，申请人在进行变更时，需进行相应的研究，拟定合理的检测方法。本问答是基于当前的认知，如有更合理的方法，可进一步完善。

二、普通口服固体制剂的溶出曲线研究

1. 研究样品如何选择

建议选择变更后三批样品与变更前样品的代表性批次（如临床试验批、BE 批或其他代表性批次）进行对比研究。

2. 溶出介质如何选择

建议至少在三种溶出介质（0.1mol/L 盐酸或 pH1.2 盐酸、pH4.5 缓冲液、pH6.8 缓冲液）中进行研究。如标准介质（指注册标准所用介质）与以上介质不同，需增加在标准介质中的溶出曲线研究。对于溶解度受 pH 值影响较大的药物，可能还需要在更多种 pH 值的溶出介质中进行考察。溶出介质的配制建议参考《普通口服固体制剂溶出度试验技术指导原则》进行。某些标准介质中可能含有少量表面活性

剂，除标准介质外，其余介质通常不建议添加表面活性剂，需提供不加表面活性剂的溶出曲线研究数据，并进行相似性评估。如变更前后溶出曲线不相似，需考虑进行生物等效性研究。

3. 装置及转速如何选择

建议采用篮法，转速为每分钟 100 转，或桨法，转速为每分钟 50 转。如在桨法每分钟 50 转观察到高变异或堆积效应，推荐使用篮法每分钟 100 转。如经过充分论证，也可考虑使用其他方法（例如，使用沉降篮或其他适当方法）解决堆积效应等问题，应提供全部的试验结果。某些标准介质的转速可能与以上不同，除标准介质外，其余介质通常不建议调整转速。

4. 溶出介质的体积、温度、样品数量等如何选择

建议溶出介质的体积采用 900ml 或更少（建议使用注册标准所选择的体积），溶出介质的温度为 37±0.5℃，每次溶出曲线测定应使用至少 12 个制剂单位。

5. 溶出曲线具有规格依赖性的药物如何进行不同规格的溶出曲线对比研究

受浓度梯度的影响，不同规格药物的体外溶出曲线可能不相似，如能够证明该结果仅与原料药的特性溶解度有关，与制剂的处方和工艺无关（如：参比制剂各规格间也存在类似的溶出行为等），则可以在相同剂量下进行溶出曲线对比（如，采用 2 片 5mg 规格与 1 片 10mg 规格进行对比）。

6. 溶出曲线取样点如何选择以及溶出曲线相似性如何评价

建议参考《普通口服固体制剂溶出度试验技术指导原则》进行研究。

（1）取样点的选择：应在完全相同的条件下对变更前后样品的溶出曲线进行测定，两条曲线的取样点应相同。建议选择有代表性的取样点，如：在 5、10、15、20、30、45、60、90、120 分钟取样（建议可根据产品特性选择），或采用其他适宜的时间间隔取样，直到药物溶出 90% 以上或达到溶出平台（溶出平台是指连续三个时间点任意两点之间溶出量相差不超过 5%，如连续三个时间点溶出量均在 30%～35% 之间）。建议 15 分钟及注册标准中的取样时间为必须的取样点，高溶解性药物首个取样点不超过 10 分钟。

（2）计算溶出曲线的相似性：通常应采用所有的取样点数据进行计算，不得挑选数据（例如，跳过一个取样点的数据选择后面的取样点数据），同时应符合计算相似性的要求，并论证其合理性。

当采用非模型依赖的相似因子法计算相似性时，药物溶出量超过 85% 的取样点或平台期取样点不超过一个，即两个样品中任何一个样品的溶出量超过 85% 或达到平台期后，不再计算后面的取样点数据。第一个取样点的溶出量相对标准偏差

不得超过 20%，其余时间点的溶出量相对标准偏差不得超过 10%；当受试制剂和参比制剂在 15 分钟溶出量均 ≥ 85% 时，可认为两者溶出相似，无需进行 f_2 的比较。

当批内药物溶出量的相对标准偏差不符合非模型依赖的相似因子法的要求时，可考虑采用非模型依赖多变量置信区间法、f_2 bootstrap 法、模型依赖法等方法计算相似性，取样点规则同上。

三、缓控释制剂及肠溶制剂的溶出曲线研究

除取样点和肠溶制剂的溶出介质外，其余建议参考上述普通口服固体制剂的研究及相似性评价方法，并结合产品特点进行研究。

肠溶制剂的溶出介质：建议先在 0.1mol/L 盐酸或 pH1.2 盐酸中考察 2 小时，然后再在 pH6.8 缓冲液中考察药物释放情况。另外，还建议考察在 pH4.5 介质中的释放情况。如标准介质与以上介质不同，需增加在标准介质中的溶出曲线研究。

取样点：对于缓控释制剂，建议选择有代表性的取样点，如在 1、2、4 小时取样（或可根据产品特性选择适宜的取样点），4 小时后每间隔 2 小时取样，或采用其他适宜的时间间隔取样，直至药物释放 80% 以上或达到溶出平台。

对于肠溶制剂，建议在 0.1mol/L 盐酸或 pH1.2 盐酸中考察 2 小时，在缓冲液中 5、10、15、20、30、45、60、90、120 分钟取样（建议根据产品特性选择），或采用其他适宜的时间间隔取样，直至药物释放 80% 以上或达到溶出平台。

四、参考文献

1. 国家药品监督管理局药品审评中心《已上市化学药品药学变更研究技术指导原则（试行）》（2021 年 2 月）.

2. 国家食品药品监督管理总局《普通口服固体制剂溶出曲线测定与比较指导原则》（2016 年 3 月）.

3. 国家食品药品监督管理总局《以药动学参数为终点评价指标的化学药物仿制药人体生物等效性研究技术指导原则》（2016 年 3 月）.

4. 国家食品药品监督管理总局《人体生物等效性试验豁免指导原则》（2016 年 5 月）.

5. 国家食品药品监督管理总局《普通口服固体制剂溶出度试验技术指导原则》（2015 年 2 月）.

6. 国家食品药品监督管理局《已上市化学药品变更研究的技术指导原则（一）》（2008 年 1 月）.

7. 国家食品药品监督管理局《化学药物口服缓释制剂药学研究技术指导原则》（2007 年 10 月）.

8. ICH M9 及问答.

9. EMA 有关指导原则

（1）Guidelines on the details of the various categories of variations, on the operation of the procedures laid down in Chapters Ⅱ, Ⅱa, Ⅲ and Ⅳ of Commission Regulation（EC）No 1234/2008 of 24 November 2008 concerning the examination of variations to the terms of marketing authorisations for medicinal products for human use and veterinary medicinal products and on the documentation to be submitted pursuant to those procedures.

（2）Guidelines on the investigation of bioequivalence.

（3）Reflection paper on the dissolution specification for generic solid oral immediate release products with systemic action.

10. FDA 有关指导原则

（1）SUPAC IR.1995.

（2）SUPAC MR.1997.

（3）Waiver of In Vivo Bioavailability and Bioequivalence Studies for Immediate-Release Solid Oral Dosage Forms Based on a Biopharmaceutics Classification System Guidance for Industry. December 2017.

（4）Guidance for Industry Bioequivalence Studies with Pharmacokinetic Endpoints for Drugs Submitted Under an ANDA. 2013-12-04.

（5）Bioequivalence Studies With Pharmacokinetic Endpoints for Drugs Submitted Under an ANDA Guidance for Industry. 2013.

（6）Bioequivalence Studies With Pharmacokinetic Endpoints for Drugs Submitted Under an ANDA Guidance for Industry. 2021.

11.WHO 有关指导原则

（1）Multisource（generic）pharmaceutical products：guidelines on registration requirements to establish interchangeability.

（2）PQT/MED-specific Annotations for WHO Guidelines for Additional Strength Biowaiver Applications.

12. 其他

（1）Regulatory Perspectives on Strength-Dependent Dissolution Profiles and Biowaiver Approaches for Immediate Release（IR）Oral Tablets in New Drug Applications. Sandra Suarez-Sharp et al., The AAPS Journal, vol.18.No.3.May 2016：578-588.

（2）Implementing the additional strength biowaiver for generics：EMA recommended approaches and challenges for a US-FDA submission. J.-M. Cardot et al., European Journal of Pharmaceutical Sciences 111（2018）399-408.

非临床

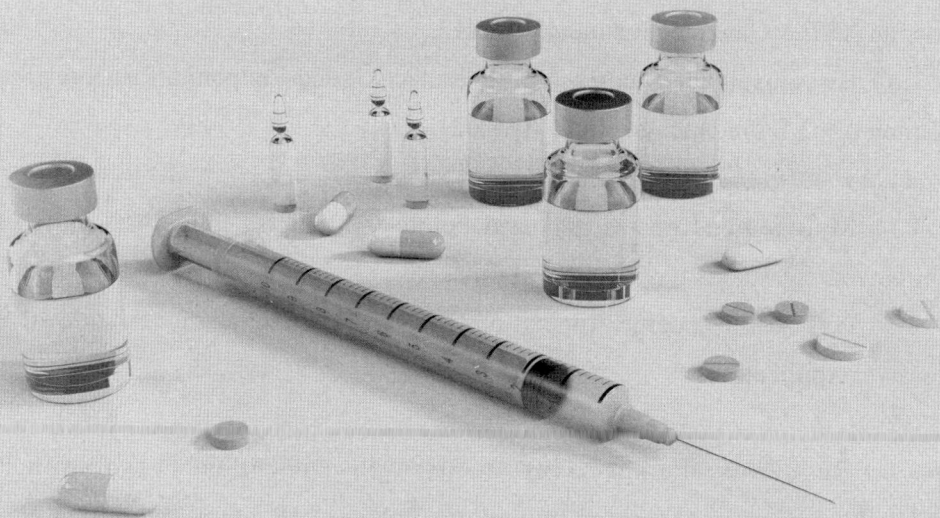

中药新药毒理研究用样品研究技术指导原则
（试行）

一、概述

中药新药的毒理研究贯穿于中药新药研发的整个过程，是研究和评价中药安全性以及药品全生命周期管理的重要环节，因此毒理学试验受试物能代表临床试验用样品及申请上市样品的质量属性和安全性，对于毒理学试验结果的可靠性、临床应用的安全性具有重要意义。通常，中药成份复杂，存在较多未知成份，对有效成份和/或毒性成份的认识不充分，成份的体内暴露与毒性的相关性不明确，导致中药新药毒理研究用样品的研究和管理具有其特殊性。

本指导原则旨在指导和规范用于注册申报的中药新药毒理研究用样品制备、质量控制、配制等环节的研究和过程管理，尽量减少干扰试验结果与科学评价的因素，以保障客观、准确地评价药物非临床安全性，为药物进入临床试验和上市提供可靠的非临床安全性信息。天然药物的毒理研究用样品可参考本指导原则进行相关研究。

二、基本原则

（一）受试物应具有代表性

毒理研究用受试物质量应稳定、均一、可控，能体现临床试验用样品及申请上市样品的质量属性和安全性。受试物所用药材/饮片、生产工艺、质量控制、稳定性等的研究可参照中药相关指导原则。

（二）加强研究过程的质量控制

在毒理研究过程中应加强对研究用样品的质量控制和过程管理，并有完整的原始记录，以保证研究用样品的质量可控和可追溯。

（三）应符合 GLP 相关规定

药物非临床研究质量管理规范（GLP）是药物非临床研究质量保证的基础，用于支持注册申报的毒理研究用样品需遵循 GLP 及本指导原则中关于样品管理和使用的相关要求。

（四）根据品种特点开展针对性研究

由于中药的复杂性，不同剂型、不同给药途径、不同试验目的对毒理研究用样品的要求可能存在差异，为满足具体试验的要求，保证试验过程和结果科学、可靠，毒理研究用样品的研究应在本指导原则一般要求的基础上遵循具体问题具体分析的原则。

三、主要内容

（一）受试物药学研究一般要求

1. 受试物的制备

应以确定的处方、工艺制备受试物，受试物应为中试及以上规模的样品。

对于中药新药毒理学试验，可选择制剂作为受试物，考虑到给药容量或给药方法等的限制，也可采用浸膏、浸膏粉等中间体作为受试物，但应说明其代表性。如果辅料、剂型对药物的吸收利用影响较大或为特殊给药途径的，为保证毒理学试验足以评估受试物的安全性，应采用含辅料制备的受试物进行毒理学试验，此种情况下应考虑受试物中浸膏与辅料比例等因素可能对试验结果的影响。如果受试物采用制剂，则辅料对照的组成应与制剂所用辅料保持一致。

为提高毒理学试验的给药剂量 / 系统暴露量、满足给药顺应性等试验需要而特殊制备的受试物，如通过调整辅料用量制成含饮片量不同的受试物，除可根据毒理学试验需要而改变载药量外，其生产工艺、辅料种类应尽量与制剂一致。若为满足试验需要，制备受试物时需要增加原制剂工艺中没有的处理步骤或调整处理方法（如将液体制剂进行浓缩作为受试物，以增加载药量），或需要调整辅料种类等，其改变不应引起药用物质基础、吸收利用的明显变化。这种情况下，应与制剂进行工艺、质量、稳定性等方面的对比研究，以评价改变的影响程度。

2. 质量研究及质量标准

应根据受试物的理化性质、稳定性等方面的特点以及处方药味化学成份研究结果进行质量研究，并结合中间体或制剂质量标准建立受试物的质量标准。从风险评估的角度考虑，毒理研究用受试物质量标准中与安全性相关的检测项目应尽可能全面，检测指标应能反映受试物的质量属性和安全性，并应重点考察对药物安全性、有效性有较大影响的指标。

3. 稳定性

受试物的稳定性研究结果应能保证受试物在毒理学试验给药期限内质量稳定。

应明确受试物的贮藏条件、包装和有效期。

（二）毒理试验用给药制剂一般要求

毒理学试验一般将受试物经适当溶媒配制后作为毒理试验用给药制剂（以下简称给药制剂），也存在受试物直接作为给药制剂的情况。经溶媒配制的给药制剂具体要求如下：

1. 给药制剂的配制

应结合受试物的理化性质、给药方案（试验中的用法和用量）及实验系统特点等选择合适的溶媒并采用合适的配制方法。应研究建立给药制剂的配制方案，并记录完整的配制过程及关键参数。鉴于中药成份的复杂性，给药制剂建议采用现用现配的方式。

2. 给药制剂的分析

给药制剂分析包括分析方法的建立以及给药制剂的检测，其主要目的是考察给药期间内给药制剂质量的稳定、均一。应规定合理的检测次数，对于给药期限较长的毒理学试验应适当增加检测次数。如毒理学试验过程中更换不同批号的受试物，应对新批号受试物制备的给药制剂重新进行分析。

给药制剂分析应结合受试物的质量研究结果选择合适的检测指标，并应进行分析方法的方法学验证，证明方法可行后方可应用于给药制剂的检测。分析方法验证需模拟试验中将会采用的给药制剂浓度，至少涵盖试验方案中的最高、最低浓度，并考察试验中可能的配制体积。对非真溶液体系需开展均一性分析，以保证样品混合均匀。应根据给药制剂的特点以及具体毒理学试验的要求明确给药制剂各检测指标的可接受限度或限度范围。

根据拟定的检测指标、检测方法、限度要求制定给药制剂的质量控制内容，并对给药制剂进行检测，必要时与受试物检测结果进行对比分析。

3. 给药制剂的稳定性

对于确需放置的给药制剂应考察其稳定性。稳定性考察的时间范围应涵盖从给药制剂配制完成至给药结束，浓度范围应覆盖毒理学试验的全部浓度。应按给药制剂质量控制要求对稳定性试验样品进行检测，并根据稳定性试验结果确定给药制剂的使用期限、贮藏条件等。

（三）样品档案

为保证毒理研究过程中研究用样品的可溯源性，并为注册申报提供数据和资料支持，申请人或毒理研究机构应对受试物、给药制剂建立相应的样品档案，包括但不限于以下内容：

1. 受试物

（1）药材 / 饮片和辅料等的来源、批号、质量标准、检验报告等。

（2）样品的批号、投料量、批量、批生产记录等，为满足试验需要而特殊制备受试物的相关研究资料及说明。

（3）质量标准、方法学验证数据、检验报告及相关数据图谱等。

（4）稳定性研究方法及数据、有效期、贮藏条件、包装材料等。

（5）标签应包括样品名称或代号、批号、装量、规格、含量、生产日期、有效期、贮藏条件、申请人 / 生产单位等。

2. 给药制剂

给药制剂的配制方法、浓度、配制用溶媒基本信息（来源、批号、规格等），质量控制内容及方法学验证，检验报告及相关图谱，稳定性研究数据及给药制剂使用期限等。

（四）毒理研究过程中样品的管理

1. 需提供的受试物药学信息

需提供给毒理研究机构受试物批号、质量标准 / 质量检验方法、检验报告、稳定性研究结果及有效期、包装、贮藏条件等样品相关信息。

2. 样品的转运及接收

应根据受试物的理化性质（如吸潮性、稳定性等）、给药制剂的配制需求，采用适宜的包装材料、装量，确保在送达毒理研究机构及试验过程中不会泄露、受污染或变质。受试物的包装应有明确的标识，至少包括名称或代号、批号、规格、装量、含量、贮藏条件、生产日期、有效期、申请人 / 生产单位等信息。应在运送过程中注意温度、湿度、光照等对受试物质量的影响。样品接收时应有完整的接收记录，并核对样品的相关信息。

3. 样品的贮藏

样品的贮藏条件（如温度、湿度、光照等）应满足研究用样品稳定性的要求。

4. 留样

应按照 GLP 的规定，根据试验需求及档案管理要求在适宜的条件下对受试物进行留样。

药物非临床依赖性研究技术指导原则

一、概述

药物依赖性（Drug dependence）是指由于药物对生理或精神的药理作用而使机体产生反复用药的需求，以使其感觉良好或避免感觉不适。与药物依赖性有关联但有所差异的另一概念为药物滥用（Drug abuse）。药物滥用是指对药物有意的、非医疗目的的使用，以达到期望的生理或精神效应。药物滥用潜力（Drug abuse potential）则是指某一具有中枢神经系统活性的特定药物发生滥用的可能性。期望的精神效应包括欣快感、幻觉和其他感知失常、认知改变和情绪变化。具有依赖性的药物（尤其是具有精神依赖性的药物）可能导致药物滥用，因此对药物可能滥用的担忧常常是进行药物依赖性试验的重要原因。

药物依赖性包括精神依赖性（Psychological dependence）和躯体依赖性（Physical dependence）。精神依赖性，又称心理依赖性（Psychic dependence），是指基于药物的奖赏特性（产生增加药物使用可能性的正性感觉的能力）或在没有药物时产生的精神痛苦，机体对药物使用的控制力下降的一种状态。躯体依赖性是指反复用药后机体产生生理适应的一种状态，表现为突然停药或剂量明显减少后产生戒断症状。一种具有依赖性的药物，精神依赖性和躯体依赖性可能同时存在，也可能分离存在。此外，药物耐受性也是一种与药物滥用可能相关的效应。耐受性（Tolerance）是指反复使用某种药物后机体产生生理适应的一种状态，表现为机体对药物的敏感性降低，需增大剂量才能产生原有的效应。躯体依赖性或耐受性的存在并不决定一种药物是否具有滥用潜力，但是如果一种药物具有奖赏性质，则其诱导躯体依赖性或耐受性的能力可能会影响其总体滥用潜力。

具有滥用潜力的药品通常具有中枢神经系统（Central nervous system，CNS）活性，并产生欣快（或其他情绪变化）、幻觉或与 CNS 抑制剂或兴奋剂一致的效应。因此，对于可产生 CNS 活性的药物，无论什么适应症，均应考虑是否需要进行依赖性评价。

药物依赖性研究是药物非临床安全性评价的重要内容，可用于确定是否需要开展临床依赖性潜力评价，支持临床依赖性潜力评价的试验设计，并用于指导临床合理用药，警示滥用倾向。

本指导原则介绍了依赖性潜力评价分层策略、依赖性潜力早期评估内容，并重点阐述了动物依赖性行为学试验的基本要求。

本指导原则适用于中药和化学药物的非临床依赖性潜力评价和研究。

二、依赖性潜力评价分层策略

药物依赖性潜力评价采取分层评价策略，在不同的药物开发阶段获得不同的信息，并基于前期信息所反映的受试物特性，确定下一步的试验内容（详见下文阐述及附录）。

由于具有依赖性／滥用潜力的药物几乎总是具有 CNS 活性，因此，如果一种受试物（或人体主要代谢产物）具有 CNS 活性，需进行特异性的动物依赖性试验。因此，在药物依赖性潜力评价中确定受试物是否具有 CNS 活性非常关键。

在药物开发早期所收集的非临床数据，有助于发现依赖性潜力的早期指征。这些早期指征通常在人体首次用药前获得，包括用于确定作用持续时间的 PK/PD 特征、与已知依赖性药物的化学结构相似性、受体结合特性、非临床体内试验中的行为学／临床症状。

如果这些早期试验未显示受试物具有明显的依赖性潜力，则可能不需要在非临床依赖性模型中进行进一步的试验。通常，如果早期试验显示，受试物具有 CNS 活性，显示出已知依赖性模式相关的信号，或具有作用于中枢神经系统的新作用机制，推荐进行进一步的非临床依赖性试验以支持大规模的临床试验（如Ⅲ期临床试验）。

此外，在获得人体药代动力学数据后，需要关注人体主要代谢产物［参考 ICH M3（R2）及其问答对代谢产物非临床研究的要求］是否具有依赖性风险，是否具有 CNS 活性，是否在原形药的非临床研究中进行了充分评估，必要时需进行单独的依赖性潜力评价相关试验。该部分试验通常应在大规模的临床试验（如Ⅲ期临床试验）前完成。

三、依赖性潜力早期评估

受试物是否具有 CNS 活性是进行非临床依赖性试验的前提条件，因此在药物开发早期，需综合相关信息来评估受试物是否具有 CNS 活性，对依赖性潜力进行初步评估，评估时需考虑以下方面：

与已知具有依赖性的药物的化学结构具有相似性；受体－配体结合试验显示受试物可能作用于与依赖性相关的靶点／位点；药代动力学提示受试物（和／或其主要代谢产物）可通过血脑屏障而分布于脑组织；药理学和毒理学试验中提示的 CNS 活性或提示依赖性的指征等。

（一）受体－配体结合试验

对于 CNS 活性药物，受体－配体结合试验通常是药物早期开发的一部分。因为其可以确定受试物与已知参与药物依赖性的靶点 / 位点的结合，所以从这些数据中可获得指示依赖性的第一信号。

应使用体外受体 – 配体结合试验进行全面筛选，以确定受试物在脑中的药理作用位点。CNS 可能的作用位点包括受体、转运蛋白和离子门控通道系统。值得注意的是，新的药理作用机制可能与先前无法识别的人类滥用 / 依赖性潜力有关。

与滥用 / 依赖性潜力有关的神经系统靶点 / 位点包括（但不限于）如下：阿片、多巴胺、5–羟色胺、大麻素、γ–氨基丁酸（GABA）、N–甲基–D–天门冬氨酸（NMDA）受体，转运体（如多巴胺、5–羟色胺、GABA），离子通道复合物（如钙、钾、氯）。

全面的受体 – 配体结合试验通常评估 CNS 中的许多靶点 / 位点，目前仅已知其中一部分与滥用 / 依赖性潜力相关。但是，以前被认为与滥用 / 依赖性潜力不相关的作用机制的新药可能也会产生与滥用 / 依赖性有关的信号。尽管大多数所测定的靶点 / 位点并不能直接预测药物滥用 / 依赖性，但是它们可以预测在与滥用相关试验中可能观察到的某些动物行为和人体不良事件。

在进行受体 – 配体结合试验时，应遵循一般的科学原则，包括使用合适的阳性对照和内控标准。应尽可能使用高选择性的放射性配体。配体的浓度应至少为 10μM（或应相当于预期的治疗暴露量的若干倍）。

对于受体 – 配体结合试验的数据，应对特异性（配体是否在一个或多个位点结合）和选择性（配体对不同结合位点的相对亲和力）两方面进行评估。

对具有结合力的靶点 / 位点，进一步在细胞水平进行体外功能性试验，以确定受试物在特定结合位点是激动剂、拮抗剂、部分激动剂还是混合激动剂 – 拮抗剂。功能性试验包括神经递质释放、第二信使活性的测定等。

通过对受体 – 配体结合和功能特性的了解，有助于确定哪些动物行为学试验可能是相关的。

根据体外受体 – 配体结合的试验结果，后续可能需要在体内试验中进一步确认体外试验中观察到的结合特性。

以上内容也适用于在临床试验阶段的人体药代动学试验中发现的人体主要代谢产物。

（二）药代动力学研究

来自药代动力学研究的依赖性早期指征包括在脑中的相对分布和穿透性，受试物若能透过血脑屏障进入脑，或者代谢产物能进入脑或在脑中形成代谢产物，可能提示受试物是否具有 CNS 活性。

此外，非临床药代动力学资料对于合理设计和解释与动物依赖性试验非常重要，例如原形药和具有 CNS 活性的人体主要代谢产物（高于药物相关总暴露量的10%）的血浆峰值浓度（C_{max}）、达峰时间（T_{max}）、药物作用起效时间和终末半衰期（T½）。其他参数，例如曲线下面积（$AUC_{0-\infty}$）、生物利用度、CNS 浓度及药物清除率，可能对于某些药物也很重要。

（三）药理学和毒理学研究

药理学和 / 或毒理学试验显示受试物能够诱导动物出现提示 CNS 活性的一般行为学变化。例如：在药效学试验中出现的 CNS 相关反应，重复给药毒性试验中停药后恢复期中出现的异常行为或戒断症状。

通过以上研究及相关信息，如果经评估后认为受试物具有 CNS 活性，则需要进行进一步的动物依赖性行为学试验。如果受试物显示出已知的依赖性模式有关的信号，或者具有作用于 CNS 的新作用机制，也需要进行进一步的动物依赖性行为学试验。

但是，经过对相关信息的评估后，若同时符合以下三种情况，可能不需进行进一步的动物依赖性行为学试验：（1）在相关浓度下，受试物与依赖性相关的分子靶点无相互作用，或者虽然观察到受试物与相关靶点的结合，但该结合不会引起相应的功能性变化。（2）体内试验结果未显示出依赖性潜力。（3）未发现受试物具有可能与依赖性有关的新的作用机制。

当体外试验中已充分显示出依赖性潜力的类别和程度，例如一个完全 μ 阿片受体激动剂，可能不需再进行进一步的研究。但是，此类阿片类药物常常表现出混合的阿片类特征，需要进一步的试验来研究其依赖性。

如果在后续的动物或人体试验中受试物出现提示依赖性潜力的信号，应重新考虑是否需要进一步的药物依赖性试验。

四、动物依赖性行为学试验

在确定受试物和 / 或其主要代谢产物具有 CNS 活性后，应进行与依赖性相关的动物行为学试验。这些试验评价受试物在动物体内是否能引起行为变化，从而提示人体是否可能对受试物产生依赖性，是否有滥用风险。非临床安全性试验中的一般行为学试验检测受试物是否影响或干扰一般行为，可显示受试物是否产生与依赖性相关的信号（例如提示中枢兴奋的过度活跃）。特异性的依赖性试验包括评价受试物是否具有奖赏或强化特性（自身给药试验和条件性位置偏爱试验），以及受试物是否与已知的滥用药物具有类似的效应（药物辨别试验），此外，还应评价受试物在长期给药后产生躯体依赖性的潜力（可通过突然停药后出现戒断症状来提示，即戒断试验）。这些特异性的依赖性试验即通常毒理学试验中所称的药物依赖性试验。这些特异性依赖性试验的结果，与临床试验中与滥用相关的不良事件的评价相结合，用于确定是否需要进行人体依赖性 / 滥用潜力研究以及如何设计试验方案。

一般情况下，评价药物依赖性需完成三类特异性的依赖性试验：药物辨别试验、自身给药试验和戒断评价试验。当进行试验时，自身给药试验和药物辨别试验通常为单独进行。戒断评价试验可单独进行，在可行时也可整合到重复给药毒性试验恢复期的设计中。

一般情况下，特异性的药物依赖性试验在Ⅱ期临床试验结束后进行，因为此时才可获得拟定的最终治疗剂量，而依赖性试验的给药剂量需基于人在拟最高治疗剂量时所产生的暴露量进行设计。但是，根据受试物具体情况，如基于安全性风险的担忧或其他因素，可能需要在药物开发更早阶段进行依赖性试验。这种情况下，在获得拟定的最终治疗剂量后，需再评估这些试验的设计是否满足要求，必要时需重新进行依赖性试验。

为了获得足够的药物依赖性信息，药物依赖性试验内容的选择需综合依赖性潜力早期评估结果、前期药理毒理资料（包括药效学、毒理学、药代动力学、安全药理学等）、已有的人体试验提示信息，以及人和动物的代谢差异性等，并进行合理的试验设计。在不适用于本指导原则所描述的几种药物依赖性试验时，可采用其他经验证过的依赖性试验，但应提供合理性依据。

（一）试验一般原则

药物依赖性试验是药物非临床安全性研究的一部分，应当在经过药物非临床研究质量管理规范认证的机构开展，并遵守药物非临床研究质量管理规范。

药物依赖性的评估和试验设计，应在对受试物认知的基础上，遵循具体问题具体分析的原则。应根据前述早期依赖性潜力指征的评估，选择合理的试验方法，设计适宜的试验方案，并对试验结果进行全面的分析与评价。

试验设计应符合毒理学试验随机、对照、重复的基本原则。

（二）受试物

中药、天然药物：受试物应采用能充分代表临床试验拟用样品和/或上市样品质量和安全性的样品。应采用工艺路线及关键工艺参数确定后的工艺制备，一般应为中试或中试以上规模的样品，否则应有充分的理由。

化学药物：受试物应采用工艺相对稳定、纯度和杂质含量能反映临床试验拟用样品和/或上市样品质量和安全性的样品。

受试物应注明名称、来源、批号、含量（或规格）、保存条件、有效期及配制方法等，并提供质量检验报告。试验中所用溶媒和/或辅料应标明名称、标准、批号、有效期、规格和生产单位等，并符合试验要求。

应进行受试物样品分析，并提供样品分析报告。

（三）实验动物

当受试物在啮齿类动物中的代谢产物特征和药物作用靶点与在人体中的一致时，应采用啮齿类动物进行依赖性评估。一般不采用非人灵长类动物，只有在少数情况下，有明确的证据表明非人灵长类动物可预测人体依赖性而啮齿类动物模型不能预测时，才采用非人灵长类动物进行试验。

依赖性试验通常采用大鼠，因为大鼠在这些试验中已得到了验证并广泛使用。

依赖性试验通常采用两种性别动物。若采用一种性别，需提供合理性证据。

试验中的动物数应基于统计学分析效能，以确保动物数适合于检测到与受试物相关的行为学变化。

如果已知并可获得试验中所用动物的用药史（包括药物类别及用药的程度和时间等），应提供，因为既往用药可能影响动物对受试物的反应。

（四）给药剂量

应根据所进行的具体试验、受试物的特性选择合适的给药剂量。给药剂量应基于人拟用最高治疗剂量产生的最大血药浓度（$C_{\max}$）进行设计，最高剂量产生的血药浓度应为临床治疗剂量下血药浓度的若干倍。由于药物滥用者 / 吸毒者使用剂量通常是临床使用剂量的数倍，故动物依赖性试验中的剂量应为相当于临床最高治疗剂量产生的 $C_{\max}$ 至比其高数倍（该原则不适用于自身给药试验，详见 2.1 自身给药试验）。

另外，若受试物对与依赖性相关的靶点具有部分激动剂活性（高剂量时产生拮抗剂活性，低剂量时产生激动剂活性），而适应症与拮抗作用相关，对于此种受试物，给药剂量适当降低可能更适合于评价依赖性潜力。

（五）给药途径

原则上采用临床给药途径，但是对于不同的模型可能需要采用不同的给药途径。如自身给药试验应采用静脉给药途径（详见 2.1 自身给药试验）。另外，需考虑以后的滥用 / 非医疗目的可能使用的不同给药途径。

（六）对照组

应设置阳性对照组和阴性对照组。

为了验证试验系统的敏感性和有效性，阳性对照组应产生与阴性对照组在统计学上有显著差异的结果，以确保可检测到依赖性潜力。在可行的情况下，阳性对照药应与受试物属于同一药理学类别且已知具有依赖性。阳性对照药的剂量应合理选择，如参考已发表的依赖性试验文献，以确保在具体试验中能产生足够的依赖性行为反应。对于具有新的作用机制的受试物，则阳性对照药可考虑选择作用机制不同，但适应症或行为学特性与受试物相似的药物。

阴性对照组一般采用受试物的溶媒或辅料。

（七）指标检测时间

动物行为学试验的指标检测应在 T_{max} 时进行，并另外在 T_{max} 前和后进行检测，以确保完整表征受试物。由于 T_{max} 取决于给药途径，因此应参考动物 PK 试验数据设计合适的指标检测时间点。检测开始的时间取决于所评价的特定动物行为，因为在药物起效时不同的行为反应可能会发生于不同的时间。

需要关注耐受性对试验检测时间点的影响。动物依赖性潜力评估通常不需要直接评价耐受性，但是，应知晓受试药的药理机制是否与耐受性的发展有关。如果有关，这会影响行为训练和测试的时间，以使药物暴露的频率不足以引起耐受性。如果未控制耐受性的可能性，则通常无法肯定地将试验阴性结果解释为未显示出依赖性信号。对于具有新作用机制的受试物，如果受试物的给药频率不高于每两天给药一次，则产生耐受性的可能性较低。

戒断评价试验中，观察时间和频率应足以检测到所有的戒断症状。

（八）各试验一般要求

1. 一般行为学试验

可能提示依赖性信息的一般行为学试验包括功能行为组合（FOB）试验 /Irwin's 试验、运动能力试验等。FOB 试验 /Irwin's 试验为在动物急性给药后的一段时间内（包含 T_{max}）观察一般行为，可提供受试物是否会产生与依赖性 / 滥用相关的作用（如兴奋剂或镇静剂）的初步指征。运动能力试验为动物急性给药后检测受试物干扰正常运动功能的能力，包括运动行为观察（包括刻板行为）、转棒行为、翻正反射、肌张力观察（如悬尾试验）、斜板试验等。这些试验通常属于安全药理学试验的一部分，试验具体要求和试验开展时间参考安全药理学研究相关指导原则。

2. 奖赏效应 / 强化特性的评价

2.1　自身给药试验

自身给药试验（Self-administration study）用于评价受试物是否具有足以产生强化作用的奖赏效应，即动物在初次接触受试物后反复自身给药的可能性。

自身给药试验原理基于斯金纳的操作式条件反射，动物通过无意间的行为（如踏板或压杆）获得药物，药物所带来的欣快感强化了动物继续踏板行为，最终通过不断的药物强化，动物学会了主动觅药。在建立操作式条件反射过程中，通常伴随着声音刺激或（和）光刺激，以使动物获得条件性强化能力。

自身给药试验应采用静脉给药途径，因为静脉给药途径可使药物快速进入大脑，更易使药物摄取行为（如踏板 / 压杆）与即时药物作用之间相关联。最常用的给药途径为颈静脉给药途径。受试物的单次摄取剂量应适当，不能过高，数次摄取后的总给药剂量所产生的暴露量一般与人体拟治疗剂量产生的暴露量相似或为若干倍，以使在无药物立即过量风险的情况下可以对动物重复给药，并避免过高剂量单次给药后立即引起的精神满足感，而该精神满足感将影响强化作用的评估。

自身给药试验的训练阶段一般采用固定比率（fixed ratio）1 至 FR10 的训练，最终测试应使用标准 FR10。

某些类型的具有致幻作用的药物，因具有奖赏特性而已知在人类中滥用，通常不会产生动物自身给药行为（例如 $5HT_{2A}$ 激动剂），或者仅在有限条件下产生动物自身给药行为（例如大麻素）。因此，对于与这种类型药物的作用机制或行为效果相似的受试物，不建议进行自身给药试验，建议选择其他合适的精神依赖性试验。

对于无法静脉给药的受试物，不适用于自身给药试验，可选择条件位置偏爱试验或其他合适的试验。

2.2 条件位置偏爱试验

条件位置偏爱（Conditioned place preference，CPP）试验用于评价受试物是否能够产生奖赏效应，这种效应通过动物偏爱伴药箱而不是偏爱非伴药箱来体现。

CPP 试验基于巴普洛夫的经典性条件反射，把奖赏刺激（药物）与非奖赏刺激（特定环境）反复关联后，后者可获得奖赏特性。这可使在不给予药物的情况下，动物仍表现出对该特定环境的偏爱。

CPP 试验与自身给药试验的不同之处为 CPP 试验不检测药物的奖赏效果是否产生强化作用。CPP 试验也被认为不如自身给药试验敏感或可靠。但 CPP 试验不受给药途径的限制，只要在 T_{max} 时进行试验，给药途径则不是关键因素。

3. 与已知滥用药物效应相似性的评价

药物辨别试验（Drug discrimination study）

药物辨别试验用于评价受试物是否产生与已知的滥用药物（训练药物）相似的"主观感受"。

依赖性药物使人产生的情绪效应如欣快、满足感等，属于主观性效应。具有主观性效应的药物可以控制动物的行为反应，使之产生辨别行为效应。药物辨别试验属操作式行为实验。药物辨别试验可适用于不同的给药途径。

药物辨别试验一般分为食物训练阶段、强化训练阶段和挑战测试阶段。动物通常接受固定比率 10（FR10）的强化训练，测试阶段也采用 FR10。挑战测试阶段需

进行阳性对照、阴性对照和受试物的挑战测试。当动物按压与训练药物相关的踏板 /
杆＞ 80% 时，认为受试物与训练药物"完全泛化"；当动物按压与训练药物相关的
踏板 / 杆＜ 20% 时，则为"无泛化"；两者之间为"部分泛化"，其中 60% ～ 80%
之间的部分泛化被认为与训练药物所产生的"主观感受"有相似之处。

如果受试物对训练药物（已知的滥用药物）产生完全或部分泛化，则被认为可
能具有滥用潜力。但是，由于药物辨别依赖于作用机制，只有药理活性与训练药物
相似的受试物才有可能对训练药物产生泛化。

4. 躯体依赖性的评价

躯体依赖性评价通常采用戒断试验，评价受试物长期重复给药后突然停药是
否会产生戒断症状。该评价可整合于重复给药毒性试验中，在其试验给药结束时进
行，也可单独开展试验。大部分具有依赖性的药物达到生理适应后，突然停药或
剂量明显降低时通常会产生躯体戒断症状，如阿片类药物戒断后产生流泪、流涎、
腹泻、竖毛、湿狗样抖动等症状。不同药理学类别的药物往往产生不同的戒断综
合征。

躯体戒断试验包括自然戒断试验和催促戒断试验，前者通过给药几周后直接停
药观察戒断症状，后者则一般在较短时间内采用剂量递增方式给药并采用对应的拮
抗剂快速催促激发戒断反应。戒断症状出现的进展及程度取决于药物类别、给药途
径、给药剂量、作用持续时间等。

首选自然戒断试验。一般采用产生与人治疗剂量（以及可能超治疗剂量）暴露
量相当的剂量给药至少 4 周，然后突然停药。行为观察应在停药前几天开始，每天
观察至少持续 7 天，或直至受试物消除的时间。由于不同药理学类别药物通常产生
不同的戒断症状（可能存在部分重叠），应使用药理学类别药物预期戒断行为的标
准化检查表。

五、非临床依赖性试验结果综合分析与评价

在对非临床依赖性试验数据进行分析与评价时，建议考虑以下几方面。

1. 对于药物依赖性试验，试验系统可靠性和敏感性非常重要，应基于阴性对照
和阳性对照药的结果评价试验系统的有效性。不同的药理学作用类别可能适用于不
同的试验或试验设计，因此应综合评价所选择试验及其试验设计的合理性，阐述模
型是否可靠，检测指标是否具有灵敏性、特异性和可靠性。

2. 由于行为学试验受到的影响因素多且动物之间变异性大，对于每个试验的结
果，需综合分析其统计学意义和生物学意义。统计学差异可判断受试物对所考察的
试验结果是否存在影响，但由于样本数的限制，有时可能掩盖真正的生物学差异，
故样本数应足够充分，以满足统计学效能的需要，同时，还应对每个样本试验结果

进行分析。同时还可结合动物的正常反应加以分析。

3. 应分析是否存在耐受性，以及耐受性是否影响依赖性潜力的评估。

总之，在对受试物依赖性风险评估中，应充分利用所有的非临床研究数据，并结合药学、药理毒理和临床研究信息，进行科学客观的分析和综合评价，以判断是否具有依赖性潜力，提示是否需要进行人体依赖性潜力评估试验以及为人体依赖性试验设计提供信息，并提示药物分类信息，指导临床合理应用，避免药物滥用的发生。

六、参考文献

［1］ICH. M3（R2）: Guidance on Nonclinical Safety Studies for the Conduct of Human Clinical Trials and Marketing Authorization for Pharmaceuticals. 2009.

［2］FDA. Assessment of Abuse Potential of Drugs Guidance for Industry. 2017.

［3］EMEA. Guideline on the Non-Clinical Investigation of Dependence Potential of Medicinal Products. 2006.

附录

非临床药物依赖性潜力评价分层策略图

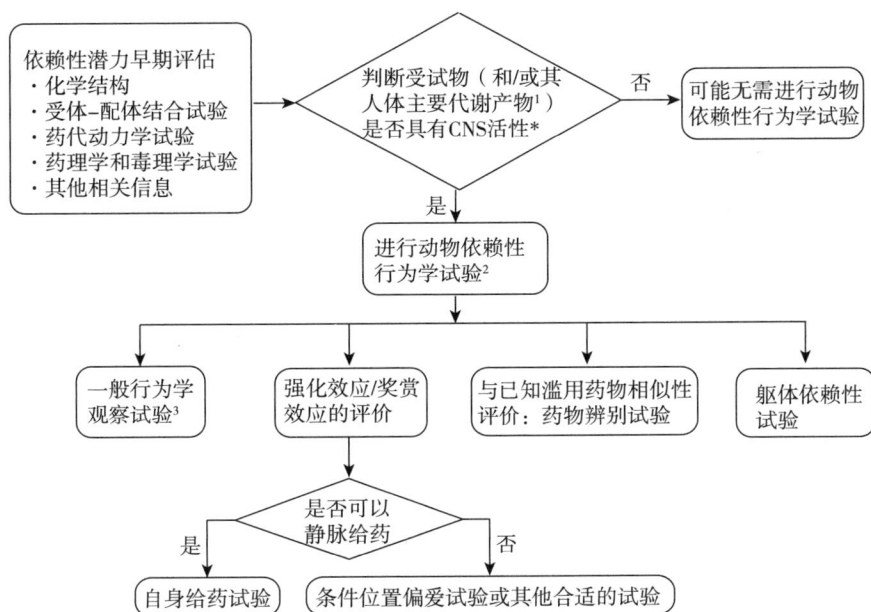

注：

1. 在临床试验阶段的人体药代动学试验中发现的人体主要代谢产物，根据代谢产物情况确定是否需要进行代谢产物的非临床依赖性潜力评估。

2. 在不适用于本指导原则描述的几种依赖性试验时，也可采用其他经验证过的依赖性试验，但应提供合理性依据。

3. 这些试验属于安全药理学试验的一部分，试验具体要求和试验开展时间参考安全药理学研究相关指导原则。

* 具有作用于 CNS 的新作用机制的受试物，应进行动物依赖性行为学试验。

临床

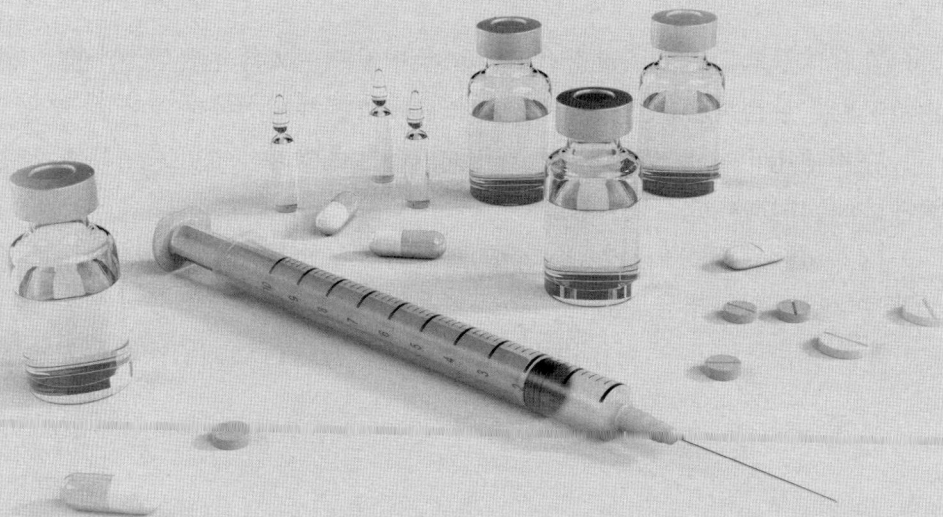

研究者手册中安全性参考信息撰写技术指导原则

一、概述

安全性参考信息（Reference Safety Information, RSI）通常是研究者手册（Investigator's Brochure, IB）中的一个预期严重不良反应的列表。申办者应根据RSI评估临床试验期间发生的所有可疑严重不良反应的预期性。

本指导原则旨在指导获准开展药物（包括中药、化学药及生物制品）临床试验的 IB 中 RSI 的撰写。应用本指导原则时，请同时参考国际人用药品注册技术协调会（International Council for Harmonisation of Technical Requirements for Pharmaceuticals for Human Use, ICH）《E2A：临床安全性数据的管理：快速报告定义和标准》《E2F：研发期间安全性更新报告》指导原则等。

本指导原则仅代表药品监管部门当前的观点和认识，不具有强制性的法律约束力。随着科学研究的进展，本指导原则中的相关内容将不断完善与更新。本指导原则为撰写安全性参考信息的一般考虑，尚不能涵盖所有情形。如有未能阐明的个性化问题，可与药审中心进行沟通。

二、安全性参考信息的内容

（一）预期严重不良反应

预期严重不良反应为已完成和正在进行的药物临床试验中观察到的至少发生一次的严重不良事件，经申办者充分和全面评估后，有合理证据证实其与试验药物存在因果关系，如通过比较临床试验中严重不良事件的发生频率，或对个例报告的因果关系进行充分的评估。仅基于药理学特性预期可能发生，但尚未在试验药物中观察到的不良反应不作为预期不良反应，可参见 IB 的其它章节（如"人体内作用"或"数据概要和研究者指南"）。

一般情况下，仅发生过一次的可疑严重不良反应不足以列入 RSI，除非基于申办者的医学判断，存在有力的证据证实其与试验药物存在明确的因果关系，且需提供相关支持证据。并且，不是所有发生超过一次的可疑严重不良反应均可作为预期严重不良反应列入 RSI，需由申办者进行充分和全面的评估，在增加预期严重不良反应的同时提供相关支持证据。

考虑目前存在多种因果关系评价方法，允许使用一种或多种方法评价临床试验中发生的不良事件与试验药物是否存在因果关系。根据 ICH E2A，药物不良反应是试验药物与不良事件至少存在合理的可能性，即因果关系无法排除。因此，应谨慎评估"可能无关"的因果关系。如果研究者无法判断不良事件与试验药物的相关性（即"无法评价"），申办者应与研究者沟通并鼓励其对相关性进行评估。如果判断结果仍然为"无法评价"，该严重不良事件应被认为与试验药物相关并报告为可疑且非预期严重不良反应（Suspected Unexpected Serious Adverse Reaction，SUSAR）。但是，不支持将"无法评价"的严重不良事件作为预期严重不良反应列入 RSI。

（二）致死和 / 或危及生命的严重不良反应

一般情况下，申办者不应预计试验药物会出现致死和 / 或危及生命的严重不良反应。因此，即使之前发生过致死和 / 或危及生命的严重不良反应，其通常被认为是非预期的。但已上市药品的说明书中载明致死的严重不良反应可作为预期严重不良反应。因此，对于尚未上市的试验药物，RSI 中不应包含致死的严重不良反应。

如果 RSI 中包含致死和 / 或危及生命的预期严重不良反应，应在列表中单独列出此类严重不良反应的数量和发生频率。其他被视为非预期的致死和 / 或危及生命的可疑严重不良反应可参见 IB 中"人体内作用"或"数据概要和研究者指南"章节。

（三）因特异性和 / 或严重程度视为非预期的情形

不强制要求在 RSI 中使用不良事件通用术语标准（Common Terminology Criteria for Adverse Events, CTCAE）进行严重程度分级。但是，如果个例报告中可疑严重不良反应的特异性和 / 或严重程度与 RSI 中预期严重不良反应不同，即可疑严重不良反应比 RSI 中预期严重不良反应更具特异性和 / 或严重程度更高时，该可疑严重不良反应被认为是非预期的（参见表 1）。

表 1 SUSAR 举例及其报告原因

RSI 中列出的严重 不良反应	个例报告中的可疑 严重不良反应	因特异性和 / 或严重 程度视为非预期
急性肾衰竭	间质性肾炎	特异性
肝炎	暴发性肝炎	严重程度
脑血管意外	脑血栓栓塞	特异性
剥脱性皮炎	史蒂文斯 – 约翰逊综合征	严重程度和特异性
肝脏功能检查值短暂升高	肝脏功能检查值升高持续数月	严重程度
高血压	高血压危象	严重程度

RSI 中列出的严重 不良反应	个例报告中的可疑 严重不良反应	因特异性和 / 或严重 程度视为非预期
带状疱疹	多发性皮肤带状疱疹	严重程度
脓毒症	感染性休克	严重程度
室上性心律失常	房颤	特异性

注：上述举例仅阐述更具特异性和 / 或严重程度更高的情形，非 RSI 中预期严重不良反应的首选语（Preferred Term, PT）。

如果可疑严重不良反应的发生频率高于 RSI 中预期严重不良反应的发生频率，该可疑严重不良反应视为非预期。

建议由申办者经过培训的专业人员对可疑严重不良反应的特异性和 / 或严重程度进行医学和科学的评估。

（四）安全性参考信息中不应包含的安全性信息

以下安全性信息不应包含在 RSI 中，但可参见 IB 中"人体内作用"或"数据概要和研究者指南"章节。

例如：

（1）研究者和申办者均认为与试验药物无关的不良事件，包括严重不良事件和非严重不良事件；

（2）非严重的不良反应；

（3）非预期的严重不良反应；

（4）仅发生过一次的严重不良反应，且无法提供基于医学判断的有力证据证实其与试验药物存在明确的因果关系；

（5）试验方案中，死亡事件和严重不良事件常作为疗效终点，被认为与疾病相关，不作为 SUSAR 报告。但是，如果试验药物增强了不良事件的严重程度，或增加了不良事件的发生频率，应谨慎评估；

（6）基于药理学特性预期发生的、同类其它药物已经发生的，但尚未在本试验药物中观察到的严重不良反应。

三、安全性参考信息的呈现形式

（一）位置

RSI 的标题为"安全性参考信息"，位于"数据概要和研究者指南"章，或单独作为一章置于"数据概要和研究者指南"章之后。

申办者应明确指出 RSI 以向监管部门报告为目的，总结了试验药物当前的预期严重不良反应，且 RSI 并未全面概述试验药物的安全性特征。

（二）呈现形式

RSI 应以表格形式呈现，使用监管活动医学词典（Medical Dictionary for Regulatory Activities, MedDRA）最新版本的系统器官分类（System Organ Class, SOC）和 PT 来描述"预期严重不良反应"的性质。汇总先前观察到的可疑严重不良反应，计算其发生频率。发生频率类别可参考说明书中不良反应发生频率的分类（如十分常见、常见、偶见等）。当暴露于试验药物的受试者数量较少，无法进行分类或观察到的预期严重不良反应的数量较少时，应提供每个"预期严重不良反应"的数量以及暴露的受试者数量（参见表 2）。

RSI 中可包含上市后观察到的严重不良反应，但发生频率不应填写"未知"。由于上市后无法获知真实的发生频率类别，因此，应提供每个严重不良反应的报告数量，也可按照自发报告不良反应指南中的方法提供发生频率类别[1]（参见表 2）。

表 2　以安全性报告为目的的试验药物的预期严重不良反应

SOC	SARs	暴露的受试者数量（N）=328		
		所有 SARs	致死 SARs[1]	危及生命 SARs[1]
		n（%）	n（%）	n（%）
胃肠系统疾病	肠穿孔	9（2.7）	3（0.9）	6（1.8）
各类检查	丙氨酸氨基转移酶升高	12（3.6）	NA	NA
	天门冬氨酸氨基转移酶升高	9（2.7）	NA	NA
心脏器官疾病	心肌炎	33（10.0）	NA	2（0.6）
	心动过缓	（罕见）[2]	NA	NA

注：SOC 系统器官分类；SARs 严重不良反应；n 发生 SAR 的受试者数量；NA 不适用

注 1：在特殊情况下，如果认为试验药物存在致死和 / 或危及生命的预期严重不良反应，应在表中明确列出。其它的非预期的致死和 / 或危及生命严重不良反应（行），可填写"不适用"，并在脚注中说明非预期的致死和 / 或危及生命的严重不良反应可参考 IB 的其它章节。如果认为试验药物无致死和 / 或危及生命的预期严重不良反应，则需在 RSI 的文字部分单独说明，表格中无需列出相应的列。

注 2：心动过缓来源于上市后安全性信息，根据自发报告不良反应指南中的方法提供发生频率类别。

如果申办者正在针对试验药物进行不同适应症（如肿瘤、非肿瘤疾病）或不同人群（如成人、儿童）的临床开发，若其预期严重不良反应不同，应按适应症或人群单独列出 RSI。

---

[2]　产品特性概要（SmPC）指南，2009 年 9 月，第二版
　　https://ec.europa.eu/health/sites/default/files/files/eudralex/vol-2/c/smpc_guideline_rev2_en.pdf

（三）预期严重不良反应的术语

预期严重不良反应不应使用广义的医学术语或非特定的术语，如"皮疹""感染"或"心律失常"。应使用 MedDRA 的 PT，如剥脱性皮炎、荨麻疹、带状疱疹、感染性肺炎、脓毒症、房颤。如果 RSI 中的 PT 包含多个低位语（Lowest Level Term,LLT），则多个 LLT 均视为预期（如 RSI 包含 PT 低磷酸血症，则 LLT 血磷酸盐过少也视为预期）。已知免疫抑制的药物可能导致感染，但不能认为所有类型的感染都是预期的。除非 RSI 列出具体感染类型的 PT，否则均应被视为非预期。

同义医学术语表示同一医学现象，如果 RSI 包含一个术语，其它同义医学术语均视为预期。但对于同一种医学现象的不同类型，如不同类型的皮疹，即普通皮疹、斑丘疹、丘疹样皮疹、脓疱疹等，须使用特定的 PT。

（四）尚未发现预期严重不良反应的安全性参考信息

在某些情况下，试验药物预计可能不会导致任何严重不良反应（如在试验药物临床开发早期，暴露的受试者数量较少时），但 IB 中仍应有一个单独的 RSI 章节，其可以是一段简要的描述，说明为了向监管部门快速报告 SUSAR，并在研发期间安全性更新报告（Development Safety Update Report, DSUR）的"严重不良反应累计汇总表"中识别 SUSAR，截止到目前，申办者认为尚未发现预期严重不良反应。

四、安全性参考信息的适用版本

应使用可疑严重不良反应发生时的现行版 RSI 判断其预期性。随访报告使用与初始报告相同版本的 RSI，申办者不应以更新版 RSI 为依据降低 SUSAR 的等级。

五、安全性参考信息的变更

药物临床试验期间发生 RSI 的变更，申办者应当按照规定，充分评估对受试者安全的影响，认为不影响受试者安全的，可以直接实施并在 DSUR 中报告。

可根据 DSUR 的年度报告周期每年更新一次 IB 的 RSI。为了在 DSUR 的"严重不良反应累计汇总表"中识别 SUSAR，申办者应使用在年度报告周期开始时的现行版 RSI。

在某些情况下，申办者或监管部门可能认为需要紧急更新 IB 中的安全性信息，可在 IB 的其它章节（如"人体内作用"或"数据概要和研究者指南"）对安全性信息进行紧急更新。RSI 的变更可考虑在准备和撰写 DSUR 时（对 SUSAR 进行分析和评估后）进行，而非在报告周期内进行多次更新。

六、安全性参考信息的质量管理体系

申办者应明确 RSI 的实施及变更管理程序（包括但不限于清晰的变更管理及追

溯流程，RSI 的实施时间等）并保留相关文件记录。此外，应评估 MedDRA 版本的更新对 RSI 产生的影响。

七、安全性参考信息参考已上市药品说明书中不良反应的情形

境外已上市境内未上市药物临床试验的 RSI，若适应症与境外已批准适应症一致，可参考已上市药品说明书中的严重不良反应。若适应症与境外已批准适应症不同或境内已上市药品增加新适应症的，如申办者仍使用已批准适应症说明书中的严重不良反应作为 RSI，应说明其合理性。

对于仿制药 / 生物类似药，若有证据证实其与参照药具有一致性 / 生物相似性，可参考参照药的 RSI。

八、联合用药的安全性参考信息

在联合用药临床试验中，申办者可以根据先前试验中相同活性药物联合用药的经验制订新的 RSI，或参考各单药的 RSI。

九、参考文献

［1］EU. Clinical Trials Regulation (EU) NO 536/2014 Draft Questions & Answers Version 4.1. https://ec.europa.eu/health/sites/default/files/files/eudralex/vol-10/regulation5362014_qa_en.pdf.

［2］CTFG. Q&A document – Reference Safety Information. https://www.hma.eu/fileadmin/dateien/Human_Medicines/01-About_HMA/Working_Groups/CTFG/2017_11_CTFG_Question_and_Answer_on_Reference_Safety_Information_2017.pdf.

［3］ICH. Clinical Safety Data Management: Definitions and Standards for Expedited Reporting E2A. https://database.ich.org/sites/default/files/E2A_Guideline.pdf.

［4］ICH. Development Safety Update Report E2F. https://database.ich.org/sites/default/files/E2F_Guideline.pdf.

［5］CDE. 关于发布《药物临床试验期间安全性数据快速报告的标准和程序》的通知. https://www.cde.org.cn/main/news/viewInfoCommon/f86be6d655db5c711fe660bef22c3bf1.

［6］CDE. 关于发布《研发期间安全性更新报告管理规范（试行）》的通告. https://www.cde.org.cn/main/news/viewInfoCommon/afced30f3c45431f04b47a7f3faee971.

［7］EC. A Guideline on Summary of Product Characteristics (SmPC). https://ec.europa.eu/health/sites/default/files/files/eudralex/vol-2/c/smpc_guideline_rev2_en.pdf.

示例：本示例仅是 RSI 的一种呈现形式，申办者可在符合指导原则的基础上酌情调整相关内容和格式。

安全性参考信息

本章 / 节仅概述了以向监管部门快速报告 SUSAR，并在 DSUR 的"严重不良反应累计汇总表"中识别 SUSAR 为目的的预期严重不良反应，并未全面概述试验药物 X 的安全性特征，更多安全性信息详见第 X 章。

试验药物 X 所有致死和危及生命的严重不良反应均视为非预期，将作为 SUSAR 递交。

表 1　以安全性报告为目的的试验药物 X 的预期严重不良反应

SOC	SARs	发生频率类别[1]	暴露的受试者数量（N）[2]=328	
			所有 SARs	
			n（%）	
胃肠系统疾病	肠穿孔	常见	9（2.7）	
各类检查	丙氨酸氨基转移酶升高	常见	12（3.6）	
	天门冬氨酸氨基转移酶升高	常见	9（2.7）	
心脏器官疾病	心肌炎	十分常见	33（10.0）	
	心动过缓	罕见	（罕见）[3]	

SOC 系统器官分类；SARs 严重不良反应；n 发生 SAR 的受试者数量
注 1：发生频率类别：十分常见（≥ 1/10）；常见（≥ 1/100 至 < 1/10）；偶见（≥ 1/1,000 至 < 1/100）；罕见（≥ 1/10,000 至 < 1/1,000）；十分罕见（< 1/10,000）。
2：包含研究 1、研究 2……。
3：心动过缓来源于上市后安全性信息，根据自发报告不良反应指南中的方法提供发生频率类别。
MedDRA 版本 24.0，数据锁定日期 2021 年 5 月 1 日，基于全球安全性数据库。

溃疡性结肠炎治疗药物临床试验
技术指导原则

一、适用范围

本指导原则旨在为溃疡性结肠炎（Ulcerative Colitis，UC）治疗药物的研发提供技术指导。

本指导原则适用于化学药品和治疗用生物制品的药物研发，仅作为推荐性建议。应用本指导原则时，还应同时参考药物临床试验质量管理规范（GCP）、国际人用药品注册技术协调会（ICH）和其他境内外已发布的相关指导原则。

本指导原则仅代表药品监管部门当前的观点和认识，不具有强制性的法律约束力。随着科学研究的进展，本指导原则中的相关内容将不断完善与更新。

二、概述

本指导原则主要讨论 UC 治疗药物研发中临床试验设计的重点关注内容。关于临床试验设计或统计学分析的一般性问题可参考相关指导原则。

（一）适应症特点

UC 是一种病因尚不十分清楚的慢性非特异性肠道炎症性疾病，最常发生于青壮年期。临床表现为持续或反复发作的腹泻、黏液脓血便伴腹痛、里急后重和不同程度的全身症状。可有皮肤、黏膜、关节、眼、肝、胆等肠外表现。并发症包括中毒性巨结肠、肠穿孔、下消化道大出血、上皮内瘤变以及癌变。

我国缺少确切的 UC 发病率数据，基于区域性的流行病学调查提示我国的 UC 发病率为 0.42～2.22/10 万。虽然与西方国家相比发病率仍然较低，然而与 20 年前相比，呈明显上升趋势。

（二）临床治疗现状及需求

UC 的治疗目标在于诱导并维持缓解以及黏膜愈合，防治并发症，改善生命质量。

主要根据疾病活动严重程度、病变累及范围、治疗反应等选择治疗方案。

传统治疗药物主要包括氨基水杨酸制剂、糖皮质激素、免疫抑制剂等。对于传统治疗无效、不能耐受以及糖皮质激素依赖的中重度活动性 UC 患者，可选择肿瘤坏死因子 α（TNFα）拮抗剂。对传统治疗或 TNFα 拮抗剂应答不足、失应答或无法耐受的中重度活动性 UC 患者，可选择 α4β7 整合素拮抗剂。

三、总体考虑

药物研发临床试验的设计基于临床试验目的而定。

（一）受试者

活动期 UC：根据临床症状及入组前 1 个月内的内镜检查和组织学检查结果，提供疾病活动性的证据。病变范围推荐采用蒙特利尔分型确定：E1：局限于直肠，未达乙状结肠；E2：累及左半结肠（脾曲以远）；E3：广泛病变累及脾曲以近乃至全结肠。严重程度分型常用 Mayo 评分确定，包括轻、中、重度。对内镜和组织学检查结果的评价，应建立并严格遵循 SOP（Standard Operation Procedure），推荐采用中心阅片。

如果目标人群是经过特定单药或多药联合充分治疗后仍被确定存在活动性炎症的患者，应预先明确"充分治疗"的定义，包括剂量和治疗持续时间。在入组前应全面评估患者诊断、用药依从性和治疗充分性。

如果目标人群是对某种治疗不耐受的患者，应预先明确"不耐受"的定义，包括导致患者无法继续治疗的不良反应类型，如：硫嘌呤类药物引起骨髓抑制。

如果目标人群是对某种治疗依赖的患者，应预先明确"依赖"的定义。对于糖皮质激素依赖的定义，参考最新版诊治指南。

缓解期 UC：确切的定义取决于评价黏膜炎症和临床症状的工具。通常，如果不存在或存在非常轻微的症状和体征，且内镜证实无肉眼可见活动性炎症，可归类为缓解期。

（二）疗效指标评价

UC 治疗药物临床试验中，主要评价临床症状和黏膜炎症两个方面。

对于临床症状的评价，推荐采用患者报告结局（Patient Reported Outcome，PRO）量表，该量表应包括 UC 的重要症状，如排便次数和便血。目前可接受 Mayo 评分中排便次数（Stool Frequency，SF）和便血（Rectal Bleeding，RB）单项评分，鼓励申办者进一步研发和验证 PRO 量表。临床症状评价指标包括症状缓解、症状应答等。

对于黏膜炎症的评价，目前主要采用内镜检查评估量表，包括：Mayo 评分中内镜单项评分、UC 内镜严重程度指数（UC Endoscopic Index of Severity，UCEIS）。黏膜炎症内镜评价指标包括内镜缓解、内镜应答等。为减少偏倚，推荐采用中心阅片，应由两名及以上经过培训的消化内镜专家进行盲态下评价，图像存储备查。

单独内镜检查仅能提供对黏膜视觉外观的评估。鼓励进行黏膜炎症的组织学评价，以了解缓解的深度。目前常用的组织学组织病理学评分系统包括 Nancy 指数、Geboes 评分和 Robarts 组织病理学指数。为保证组织学样本的处理质量，要求严格遵循病理样本 SOP。为减少组织病理学评价的差异，病理读片应采用中心阅片，建议由两名及以上经过培训的病理专家进行双盲读片。

其他有效性评价还包括炎症生物标志物、健康相关生命质量评价等。

UC 的最终治疗目标包括预防疾病对患者生命质量（健康相关生命质量等）、中期并发症（肠道损伤、UC 相关手术和住院等）和长期并发症（胃肠和肠外异型增生或恶性肿瘤、死亡）的影响，因此，在整体研发计划中，还需要考虑评价药物对相关终点指标的影响。

（三）其他考虑

既接受传统的临床研发设计，也接受适应性设计等新颖设计。如采用新颖设计，建议与药品监管部门事先沟通。

在多区域临床试验中，应关注临床药理和临床实践方面存在的差异可能对种族敏感性的影响。建议在早期阶段加入全球研发，以保证受试者能够充分代表中国人群。

应确定估计目标，以反映试验旨在解决的科学问题。试验计划、设计、实施、分析和解释必须与估计目标相一致，参见 ICH E9（R1）。主要估计目标应反映内镜和症状缓解实现（诱导缓解）或维持（维持缓解）的治疗效应。在估计目标的定义中，需要考虑伴发事件的影响，伴发事件包括停止治疗（对试验药物不耐受、缺乏疗效或疾病进展等）和其他治疗的变化（如：采用补救治疗、改变基础治疗、糖皮质激素未能按照规定方案减量或使用禁用药物等）。

处理伴发事件"停止治疗"的最合适策略取决于治疗目的。若治疗目的是在短期内诱导缓解，则主要关注对内镜和症状缓解的治疗效应，此时建议采用疗法策略。若治疗目的是维持缓解或证明长期治疗的效果，则建议采用复合变量策略，将停止治疗的受试者定义为治疗失败，因为 UC 是一种需要长期治疗的疾病。

若采用了补救治疗，尤其是糖皮质激素（不论试验方案是否预先规定），应视为治疗失败，建议采用复合变量策略。将逐渐减量的糖皮质激素作为基础治疗时，若未能按照方案规定逐渐减量，则应视为补救治疗的一种特殊情况。

四、临床药理学研究

通常，临床药理学研究包括人体耐受性试验、药代动力学（pharmacokinetics，PK）、药效学（pharmacodynamics，PD）和 PK/PD 试验等。

根据药物特点（如：局部作用药物、蛋白质和单克隆抗体等），参考相关指导原则，充分研究药物的 PK 特征，关注特殊人群（如：肝肾功能损害、老年人、儿童等），为后续临床试验中合理的给药方案及剂量调整等提供支持。

早期研发阶段应针对药物处置过程关键环节，如：关键代谢酶或转运体的底物、诱导剂或抑制剂等，参考相关指导原则开展药物相互作用研究。基于群体 PK 分析也有助于描述已知或新确定的相互作用的临床影响，并提供剂量调整的建议。UC 患者可能合并使用糖皮质激素、免疫抑制剂等，应关注这些常见合并用药对临床安全性和有效性的影响。

五、探索性临床试验

建议采用随机、双盲、安慰剂对照设计。

可基于前期 PK/PD 评估结果设置多个剂量组，充分评价药物的量效关系，为后续给药方案的选择提供依据。

研究时间取决于药物的作用机制、安全性和对于所选疗效指标的预期作用，一般不应短于 6~8 周。

疗效指标可参考确证性临床试验部分。

六、确证性临床试验

（一）总体设计

随机、双盲、安慰剂或阳性对照设计。随机分组时可以考虑采用分层随机化的方法，如：考虑既往治疗、病变范围等因素。

可以分别开展诱导研究和维持研究。

也可以在一项研究中同时评价诱导治疗和维持治疗的有效性，如采用随机撤药设计，或持续治疗设计。

随机撤药设计是指将诱导研究中达到应答或缓解的受试者再次随机分配至对照组或试验组，这种策略通常需要招募更多受试者，因为研究必须具有进行最终评估的充分把握度。

持续治疗设计是指在诱导研究基础上继续进行维持研究，保持设盲和随机继续进行维持缓解研究。如果采用持续治疗设计，对于无应答的受试者，应慎重评估继续治疗的获益和风险，设置合理的退出机制，以保证受试者利益。

（二）对照组

对照的选择应有充分依据，并符合伦理。对于活动性 UC 治疗的一线适应症，需要与标准一线治疗进行直接比较。对于二线适应症（在标准一线治疗失败或不耐受之后），可选择安慰剂或阳性对照。

在采用阳性对照时，应考虑该阳性药对于目标适应症是否具有充分的临床有效性证据。阳性对照研究的目的既可以是证明研究药物与阳性药相比的优效性，也可以是证明其非劣效性。非劣效界值应遵循相关指导原则预先确定。不同临床试验入选人群基线严重程度、病变范围以及评价有效的终点指标可能不同，在确定非劣效界值时需要关注。

（三）受试者

根据适应症定位制定具体的入排标准，尽可能接近预期的目标治疗人群。关注疾病活动性的严重程度、病变范围、既往治疗的疗效等。

入组活动性疾病治疗试验的受试者应该具有活动性疾病的证据。同时规定症状和黏膜炎症的最低水平。如：Mayo 评分 6～12 分，且内镜单项评分 ≥ 2 分，或 UCEIS 评分 ≥ 5 分。入组时距离症状发作的最短时间至少应达到 3 个月。

应排除克罗恩病、肠结核、其他慢性肠道感染性疾病、肠道恶性肿瘤等。

如果目标人群同时包括既往传统治疗失败和生物制剂治疗失败的中重度活动性 UC，建议预先规定不同人群在总人群中所占比例。

（四）给药剂量和治疗持续时间

给药方案应有前期临床试验数据等科学支持，基于量效关系和整体获益风险评估合理选择。

为证明诱导缓解治疗的有效性，研究的持续时间通常为 6～12 周，但取决于试验药物的作用机制、预期作用程度和时间过程。

为证明有效性的维持，研究总持续时间（包括诱导阶段）应至少为 12 个月。

（五）基础治疗

对于入组时正在接受 UC 治疗的受试者，一般允许在试验期间以基础治疗的方式继续使用这些治疗，并维持稳定剂量（糖皮质激素除外）。对于入组时正在使用糖皮质激素的受试者，在试验的早期阶段应持续使用固定剂量的糖皮质激素，之后按照规定方案逐渐减量。

应预先规定入组前基础治疗的剂量和持续时间，以确保受试者在随机分组前接受了充分治疗。对于硫嘌呤类药物，需要接受稳定剂量至少 3 个月。

如果不允许使用基础治疗，应根据药物的 PK 和 PD 特点等，规定足够的洗脱期。

在广泛病变中，合并使用局部用药可能影响结肠镜的检查结果，因此，如果主要目的是评估全身作用药物的有效性，建议考虑是否停用局部用药。

（六）补救治疗

针对可能发生的疾病恶化风险，在方案中事先规定补救治疗标准和补救治疗药物，以确保临床试验受试者安全。

（七）疗效指标

1. 主要疗效指标

主要终点应包括症状缓解和内镜缓解两个方面。

可以接受以下症状缓解定义：RB 和 SF 单项评分均为 0；或 RB 单项评分为 0，SF 单项评分 ≤ 1 且较基线降低至少 1 分。

可以接受以下内镜缓解定义：UCEIS ≤ 1 分；或 Mayo 评分中内镜单项评分为 0 或 1 分（排除"易脆"）。

可采用以下单一主要终点：达到临床缓解（即同时达到症状缓解和内镜缓解）的受试者比例。

也可采用以下共同主要终点：达到症状缓解的受试者比例，和达到内镜缓解的受试者比例。在共同主要终点分析中症状缓解和内镜缓解均应达到统计学意义。

在一项研究中同时评价诱导缓解治疗和维持缓解治疗的有效性时，通常希望将两个时间点的分析都作为主要分析。由于内镜缓解所需时间通常长于症状缓解所需时间，因此评估内镜终点的时间点可能与临床症状终点的时间点不同。

举例 1：一项在中重度活动性 UC 受试者中评估某药物有效性和安全性的随机、双盲、安慰剂对照、Ⅲ期临床试验，采用随机撤药设计，包括 12 周诱导阶段和 40 周维持阶段。受试者随机分配接受试验药或安慰剂治疗 12 周，第 12 周达到临床应答的受试者将被重新随机分配，接受试验药或安慰剂治疗 40 周。诱导阶段主要终点是第 12 周达到临床缓解的受试者比例，维持阶段主要终点是第 52 周达到临床缓解的受试者比例。

举例 2：一项在中重度活动性 UC 受试者中评估某药物有效性和安全性的随机、双盲、安慰剂和阳性对照、Ⅲ期临床试验，采用持续治疗设计。受试者随机分配接受试验药、安慰剂或阳性对照药治疗，第 12 周达到临床应答的受试者继续进行双盲治疗，直至第 52 周。诱导阶段共同主要终点是第 12 周达到症状缓解的受试者比例，和第 12 周达到内镜缓解的受试者比例。维持阶段共同主要终点是第 52 周达到症状缓解的受试者比例，和第 52 周达到内镜缓解的受试者比例。

如果选择其他主要终点，应有充分的科学依据，并事先与药品监管部门进行沟通。

2. 次要疗效指标

根据药物特点及试验设计选择次要疗效指标。

推荐（但不限于）：

- 达到内镜缓解的受试者比例（适用于使用单一主要终点时）。
- 达到症状缓解的受试者比例（适用于使用单一主要终点时）。
- 同时达到内镜缓解和症状缓解的受试者比例（适用于使用共同主要终点时）。
- 达到内镜单项评分为 0 分的受试者比例。
- 对于在基线时正在使用糖皮质激素的受试者，达到撤离激素的缓解的受试者比例。通常定义为在特定时间点达到缓解，且在此前一定时间窗内无激素暴露（如：第 52 周达到缓解，且在第 40 到第 52 周期间未使用激素）。
- 临床症状和内镜检查的单项评分或总评分较基线的变化。
- 黏膜炎症的组织学评价，如：达到组织学正常的受试者比例。
- 炎症生物标志物评价，如：粪便钙卫蛋白正常的受试者比例、C 反应蛋白正常的受试者比例等。
- 达到缓解或应答的时间（仅症状评分和生物标志物）。
- 在维持治疗开始至结束时持续处于缓解的受试者比例。
- 健康相关生命质量评价，使用经验证的生命质量评估量表，如：炎症性肠病调问卷（IBDQ）相对基线的变化等。
- UC 相关外科手术或住院的受试者比例。

（八）统计分析考虑

统计分析（包括缺失数据的处理）应与既定的估计目标对应，且必须在研究方案中预先定义并阐明其合理性。

收集与既定估计目标相关的必要数据至关重要。对于主要估计目标，若采用复合变量策略将特定伴发事件定义为治疗失败，分析时无需纳入伴发事件之后的临床结局变量数据。但这些数据可能会被用于估计反映其他科学问题的估计目标，例如：采用连续型变量的临床症状指标来估计治疗效应时，可使用疗法策略来反映额外药物的使用情况。

区分伴发事件和缺失数据也很重要。特别是对于一年内进行多达 3 次内镜检查的试验，拒绝接受反复内镜检查可能会导致数据缺失，但其并非是伴发事件，且根据估计目标，需要在统计分析中处理这些受试者的缺失数据。

在一项研究中同时评价诱导缓解和维持缓解的有效性时，将两者作为共同主要终点，不涉及多重性问题。若在一项研究中评价诱导缓解或维持缓解的有效性时，则可能会产生多重性问题，应制定相应多重性调整策略。

七、安全性评价

原则上遵循安全性评价的共性标准。

UC 通常需要长期治疗，因此需要有足够的暴露量和暴露时间进行安全性观察，参考 ICH E1。建议在长期试验中设立独立数据监查委员会。

UC 临床试验中应特别关注以下安全性评价内容。

1. UC 治疗药物通常具有免疫调节剂的作用，应特别关注发生严重感染、自身免疫疾病和肿瘤等风险的可能性。

2. 对于生物制剂，关注治疗期间是否产生抗体，以及抗体是否影响长期有效性和安全性。合并使用免疫抑制剂可能增加机会性感染和恶性肿瘤等严重不良反应的风险，并降低检测免疫原性的能力，在评价安全性时需要特别关注合并用药情况。

八、儿童溃疡性结肠炎临床试验

在儿童患者中，UC 的总体疾病病理、进展和治疗目标与成人相似。然而，儿童炎症性肠病（Inflammatory Bowel Disease，IBD）特点是病程更复杂，炎症反应可能更高，对糖皮质激素和免疫抑制剂治疗需求也更高。与成人 IBD 相比，儿童 IBD 的癌变风险更高、疾病持续时间更长、疾病严重或扩展程度更为严重。此外，儿童 UC 患者生长发育迟缓和骨量减少的风险增加。

1. 总体考虑

临床研发项目应尽量纳入 2 岁及以上的儿科受试者，除非存在明显安全性隐患（如：幼龄动物或成人发生重大不良事件，或其他免疫缺陷），提示需要排除某些年龄组，或有证据表明某些年龄组不太可能获益。

当有足够的数据支持研究药物对儿科 UC 患者的安全性和预期获益后，应尽早开展儿科研究。

所有入组的儿科受试者都应具备明确的 UC 诊断，并经内镜和组织学检查结果确认活动性炎症。6 岁以下儿童的疾病表型可能不同于青少年或成人，需进行原发性免疫缺陷病的基因检测，并根据检测结果入选或排除这些患者。

2. 临床药理学和剂量探索研究

在选择各年龄或体重组的起始剂量和最终剂量时，应考虑成人和 / 或儿童中所有 PK、PD 或其他数据。可在所有数据的基础上应用群体 PK 建模，因为这种方法可进行广泛的协变量分析，量化体重、年龄和其他协变量的影响。在此之前，需要获得所有年龄组的 PK 数据。若研究目的为达到某个相同的暴露量（如：成人暴露量），则可采用这些协变量分析的结果，以确定是否需要在不同年龄组采用不同剂量。

3. 有效性研究

儿童 UC 的治疗目标为诱导并维持临床缓解及黏膜愈合，促进生长发育，改善患儿生命质量。

推荐的主要疗效指标与成人相似，包括内镜和症状两个方面。对于临床症状的评价，可采用儿童溃疡性结肠炎活动指数（pediatric UC activity index，PUCAI），PUCAI < 10 视作症状缓解，PUCAI 较基线下降 ≥ 20 分视作症状应答。对于黏膜炎症的评价，目前主要采用成人的内镜检查评估量表及定义。

次要疗效指标可参考成人，但需包括：生长参数（包括身高和体重）和营养状况改善、肠外表现方面的疗效等。有关性成熟的观察时间将取决于受试者入组时的年龄。

4. 安全性研究

长期安全性评估需要在更长时间内收集更多患者数据，数据收集可能会持续至成年期，可在开放性扩展研究和上市后观察性研究中评估。

如果担忧药物对免疫系统有影响，且通过临床前研究或成人临床试验无法解决，应开展相应的儿童临床试验（如：对免疫系统、疫苗接种的影响等）。

5. 数据外推

基于成人和儿童在整体疾病病理和进展以及治疗目标等方面的某些相似性，可参考相关指导原则，通过数据外推，对儿童用药的有效性和安全性进行评价。如果考虑采用数据外推策略，建议与药品监管部门沟通。

九、参考文献

1. EMA. Guideline on the development of new medicinal products for the treatment of Ulcerative Colitis. 28 June 2018.

2. FDA.Ulcerative Colitis：Clinical Trial Endpoints Guidance for Industry（DRAFT GUIDANCE）. August 2016.

3. 中华医学会消化病学分会炎症性肠病学组 . 炎症性肠病诊断与治疗的共识意见（2018 年·北京）. 中华消化杂志 . 2018，38（5）：292–311.

4. 中华医学会儿科学分会消化学组，中华医学会儿科学分会临床营养学组 . 儿童炎症性肠病诊断和治疗专家共识 . 中华儿科杂志 . 2019，7（57）：501–507.

5. 中华医学会消化病学分会炎症性肠病学组 . 中国消化内镜技术诊断与治疗炎症性肠病的专家指导意见 . 中华炎性肠病杂志 . 2020，4（4）：283–291.

6. NMPA. 药物临床试验的一般考虑指导原则 . 2017 年 1 月 .

7. Turner D，Ricciuto A，Lewis A，et al. STRIDE–Ⅱ：an update on the Selecting

Therapeutic Targets in Inflammatory Bowel Disease（STRIDE）initiative of the International Organization for the Study of IBD（IOIBD）：determining therapeutic goals for treat-to-target strategies in IBD. Gastroenterology. 2021，160（5）：1570-1583.

8. Berre C L，Peyrin-Biroulet L，Sandborn W J，et al. Selecting Endpoints for Disease-Modification Trials in Inflammatory Bowel Disease：the SPIRIT consensus from the IOIBD. Gastroenterology. 2021，160（5）：1452-1460.

9. Ma C，Panaccione R，Fedorak R N，et al. Heterogeneity in definitions of endpoints for clinical trials of ulcerative colitis：a systematic review for development of core outcome set. Clinical Gastroenterology and Hepatology. 2018，16（9）：637-647.

10. Xue Li，Peige Song，Jun Li，et al. The disease burden and clinical characteristics of inflammatory bowel disease in the Chinese population：a systematic review and meta-analysis. Int J Environ Res Public Health. 2017，14（3）：238.

11. Rubin DT，Ananthakrishnan AN，Siegel CA，et al. ACG Clinical Guideline：Ulcerative Colitis in Adults. Am J Gastroenterol. 2019，114：384-413.

克罗恩病治疗药物临床试验技术指导原则

一、适用范围

本指导原则旨在为克罗恩病（Crohn's Disease，CD）治疗药物的研发提供技术指导。

本指导原则适用于化学药品和治疗用生物制品的药物研发，仅作为推荐性建议。应用本指导原则时，还应同时参考药物临床试验质量管理规范（GCP）、国际人用药品注册技术协调会（ICH）和其他境内外已发布的相关指导原则。

本指导原则仅代表药品监管部门当前的观点和认识，不具有强制性的法律约束力。随着科学研究的进展，本指导原则中的相关内容将不断完善与更新。

二、概述

本指导原则主要讨论 CD 治疗药物研发中临床试验设计的重点关注内容。关于临床试验设计或统计学分析的一般性问题可参考相关指导原则。

（一）适应症特点

CD 是一种病因尚不十分清楚的慢性非特异性肠道炎症性疾病，最常发生于青年期，男性略多于女性。临床表现呈多样化，包括消化道表现、全身性表现、肠外表现和并发症。消化道表现主要有腹泻和腹痛，可有血便。全身性表现主要有体重减轻、发热、食欲不振、疲劳、贫血等。青少年患者可见生长发育迟缓。可有皮肤、黏膜、关节、眼、肝胆等肠外表现。并发症常见的有瘘管、腹腔脓肿、肠腔狭窄和肠梗阻、肛周病变（肛周脓肿、肛周瘘管、皮赘、肛裂等），较少见的有消化道大出血、肠穿孔，病程长者可发生癌变。

我国缺少确切的 CD 发病率数据，基于区域性的流行病学调查提示我国的 CD 发病率为 0.07~1.31/10 万，同时存在南方高北方低和东部高西部低的特点。虽然与西方国家相比发病率仍然较低，然而与 20 年前相比，呈明显上升趋势。

（二）临床治疗现状及需求

CD 的治疗目标在于诱导并维持缓解以及黏膜愈合，防治并发症，改善生命质量。

主要根据疾病活动严重程度、累及部位以及治疗反应等选择治疗方案。

传统治疗药物主要包括氨基水杨酸制剂、糖皮质激素、免疫抑制剂等。对于传统治疗无效、不能耐受以及糖皮质激素依赖的中重度活动性 CD 患者，可选择肿瘤坏死因子 α（TNFα）拮抗剂。对传统治疗或 TNFα 拮抗剂应答不足、失应答或无法耐受的中重度活动性 CD 患者，可选择 α4β7 整合素拮抗剂或白介素 –12/ 白介素 –23 拮抗剂。

三、总体考虑

药物研发临床试验的设计基于临床试验目的而定。

（一）受试者

活动性 CD：根据临床症状和体征及入组前 3 个月内的内镜检查结果，提供活动性黏膜炎症的证据。对内镜检查结果的评价，应建立并严格遵循 SOP（Standard Operation Procedure），推荐采用中心阅片。

如果目标人群是经过特定单药或多药联合等充分治疗后仍被确定存在活动性炎症的患者，应预先明确"充分治疗"的定义，包括剂量和治疗持续时间。在入组时应全面评估患者诊断、用药依从性和治疗充分性。

如果目标人群是对某种治疗不耐受的患者，应预先明确"不耐受"的定义，包括导致患者无法继续治疗的不良反应类型，如：硫嘌呤类药物引起骨髓抑制。

如果目标人群是对某种治疗依赖的患者，应预先明确"依赖"的定义。对于糖皮质激素依赖的定义，参考最新版诊治指南。

缓解期 CD：确切的定义取决于评价黏膜炎症和临床症状的工具。通常，如果不存在或存在非常轻微的症状和体征，且内镜证实无肉眼可见活动性炎症，可归类为缓解期。

（二）疗效指标评价

CD 治疗药物临床试验中，应单独评估临床症状和黏膜炎症两个方面。

对于临床症状的评价，推荐采用患者报告结局（Patient Reported Outcome，PRO）量表，该量表应包括 CD 的重要症状，如腹痛和稀便次数。目前可接受 CD 活动指数（Crohn Disease Activity Index，CDAI）中患者报告结局［如：基于 CDAI 中每日排便频率（Stool Frequency，SF）和腹痛（Abdominal Pain，AP）项的"PRO2"］，也可考虑使用 CDAI。鼓励申办者进一步研发和验证 PRO 量表。临床症状评价指标包括症状缓解、症状应答等。

对于黏膜炎症的评价，目前主要采用内镜检查评估量表，如：CD 内镜严重程度指数（CD Endoscopic Index of Severity，CDEIS）或 CD 简化内镜评分（Simple Endoscopic Score for CD，SES–CD）。黏膜炎症评价指标包括内镜缓解、内镜应答等。为减少偏倚，推荐采用中心阅片，应由两名及以上经过培训的消化内镜专家进行盲态下评价，图像存储备查。

其他有效性评价还包括影像学、组织学、炎症生物标志物、健康相关生命质量评价等。

CD 的最终治疗目标包括预防疾病对患者生命质量（健康相关生命质量等）、中期并发症（肠道损伤、CD 相关手术和住院等）和长期并发症（胃肠和肠外异型增生或恶性肿瘤、死亡）的影响，因此，在整体研发计划中，还需要考虑评价药物对相关终点指标的影响。

（三）其他考虑

既接受传统的临床研发设计，也接受适应性设计等新颖设计。如采用新颖设计，建议与药品监管部门事先沟通。

在多区域临床试验中，应关注临床药理和临床实践方面存在的差异可能对种族敏感性的影响。建议在早期阶段加入全球研发，以保证受试者能够充分代表中国人群。

应确定估计目标，以反映试验旨在解决的科学问题。试验计划、设计、实施、分析和解释必须与估计目标相一致，参见 ICH E9（R1）。主要估计目标应反映内镜和症状缓解实现（诱导缓解）或维持（维持缓解）的治疗效应。在估计目标的定义中，需要考虑伴发事件的影响，伴发事件包括停止治疗（因对试验药物不耐受、缺乏疗效或疾病进展等）和其他治疗的变化（如：采用补救治疗、改变基础治疗、糖皮质激素未能按照规定方案减量或使用禁用药物等）。

处理伴发事件"停止治疗"的最合适策略取决于治疗目的。若治疗目的是在短期内诱导缓解，则主要关注对内镜和症状缓解的治疗效应，此时建议采用疗法策略。若治疗目的是维持缓解或证明长期治疗的效果，则建议采用复合变量策略，将停止治疗的受试者定义为治疗失败，因为 CD 是一种需要长期治疗的疾病。

若采用了补救治疗，尤其是糖皮质激素（不论试验方案是否预先规定），应视为治疗失败，建议采用复合变量策略。将逐渐减量的糖皮质激素作为基础治疗时，若未能按照方案规定逐渐减量，则应视为补救治疗的一种特殊情况。

四、临床药理学研究

通常，临床药理学研究包括人体耐受性试验、药代动力学（pharmacokinetics，PK）、药效学（pharmacodynamics，PD）和 PK/PD 试验等。

根据药物特点（如：局部用药、蛋白质和单克隆抗体等），参考相关指导原则，充分研究药物的 PK 特征，关注特殊人群（如：肝肾功能损害、老年人、儿童等），为后续临床试验中合理的给药方案及剂量调整等提供支持。

早期研发阶段应针对药物处置过程关键环节，如：关键代谢酶或转运体的底物、诱导剂或抑制剂等，参考相关指导原则开展药物相互作用研究。基于群体 PK 分析也有助于描述已知或新确定相互作用的临床影响，并提供剂量调整的建议。CD 患者可能合并使用糖皮质激素、免疫抑制剂等，应关注这些常见合并用药对临床安全性和有效性的影响。

五、探索性临床试验

建议采用随机、双盲、安慰剂对照设计。

可基于前期 PK/PD 评估结果设置多个剂量组，充分评价药物的量效关系，为后续给药方案的选择提供依据。

研究时间取决于药物的作用机制、安全性和对于所选疗效指标的预期作用，一般不应短于 4 ~ 8 周。

疗效指标可参考确证性临床试验部分。

六、确证性临床试验

（一）总体设计

随机、双盲、安慰剂或阳性对照设计。随机分组时可以考虑采用分层随机化的方法，如：考虑既往治疗等因素。可以分别开展诱导研究和维持研究。

也可以在一项研究中同时评价诱导治疗和维持治疗的有效性，如采用持续治疗设计，或随机撤药设计。

持续治疗设计是指在诱导研究基础上继续进行维持研究，保持设盲和随机继续进行维持缓解研究。如果采用持续治疗设计，对于无应答的受试者，应慎重评估继续治疗的获益和风险，设置合理的退出机制，以保证受试者利益。

随机撤药设计是指将诱导研究中达到应答或缓解的受试者再次随机分配至对照组或试验组，这种策略通常需要招募更多受试者，因为研究必须具有进行最终评估的充分把握度。

（二）对照组

对照的选择应有充分依据，并符合伦理。对于活动性 CD 治疗的一线适应症，需要与标准一线治疗进行直接比较。对于二线适应症（在标准一线治疗失败或不耐受之后），可选择安慰剂或阳性对照。

在采用阳性对照时，应考虑该阳性药对于目标适应症是否具有充分的临床有效性证据。阳性对照研究的目的既可以是证明研究药物与阳性药相比的优效性，也可以是证明其非劣效性。非劣效界值应遵循相关指导原则预先确定。不同临床试验入选人群基线严重程度以及评价有效的终点指标可能不同，在确定非劣效界值时需要关注。

（三）受试者

根据适应症定位制定具体的入排标准，尽可能接近预期的目标治疗人群。关注临床类型、疾病活动性的严重程度、肠外表现和并发症、既往治疗的疗效等。

入组活动性疾病治疗试验的受试者应该具有活动性疾病的证据。目前，基于体征和症状的入选标准可接受采用 CDAI（ 如：至少 220 ），或者基于 CDAI 的 "PRO2"（ 如：至少 14 分 ）或 "PRO3"（ 如：至少 22 分 ）。同时规定黏膜炎症的最低水平，如：SES-CD ≥ 6 （ 或孤立性回肠疾病的 SES-CD ≥ 4 ），或 CDEIS > 8。应排除溃疡性结肠炎、肠结核、其他慢性肠道感染性疾病、肠道恶性肿瘤等。

如果目标人群同时包括既往传统治疗失败和生物制剂治疗失败的中重度活动性 CD，建议预先规定不同人群在总人群中所占比例。

（四）给药剂量和治疗持续时间

给药方案应有前期临床试验数据等科学支持，基于量效关系和整体获益风险评估合理选择。

为证明诱导缓解治疗的有效性，研究的持续时间通常为 8 ~ 12 周，但取决于试验药物的作用机制、预期作用程度和时间过程。

为证明有效性的维持，研究总持续时间（ 包括诱导阶段 ）应至少为 12 个月。

（五）基础治疗

对于入组时正在接受 CD 治疗的受试者，一般允许在试验期间以基础治疗的方式继续使用这些治疗，并维持稳定剂量（ 糖皮质激素除外 ）。对于入组时正在使用糖皮质激素的受试者，在试验的早期阶段应持续使用固定剂量的糖皮质激素，之后按照规定方案逐渐减量。

应预先规定入组前基础治疗的剂量和持续时间，以确保受试者在随机分组前接受了充分治疗。对于硫嘌呤类药物，需要接受稳定剂量至少 3 个月。

如果不允许使用基础治疗，应根据药物的 PK 和 PD 特点等，规定足够的洗脱期。

（六）补救治疗

针对可能发生的疾病恶化风险，在方案中事先规定补救治疗标准和补救治疗药物，以确保临床试验受试者安全。

（七）疗效指标

1. 主要疗效指标

推荐以下共同主要终点：达到症状缓解的受试者比例，和达到内镜缓解的受试者比例。也可接受将达到内镜应答的受试者比例作为共同主要终点之一。在共同主要终点分析中症状缓解和内镜缓解或内镜应答均应达到统计学意义。

可以接受以下症状缓解定义：PRO2 < 8；或 SF ≤ 3 且 AP ≤ 1，且 SF 和 AP 均较基线无恶化；或 CDAI < 150。

推荐以下内镜缓解定义：SES-CD ≤ 2；或 SES-CD ≤ 4 且较基线降低至少 2 且无单项评分 > 1；或 CDEIS ≤ 2。推荐以下内镜应答定义：SES-CD 较基线降低 > 50%；或 CDEIS 较基线降低 > 50%。

在一项研究中同时评价诱导缓解治疗和维持缓解治疗的有效性时，通常希望将两个时间点的分析都作为主要分析。由于内镜缓解所需时间通常长于症状缓解所需时间，因此评估内镜终点的时间点可能与临床症状终点的时间点不同。可以接受将内镜应答作为诱导阶段主要分析的一部分，推荐将内镜缓解纳入研究结束时的主要分析，具体取决于预期作用起效速度。

举例 1：一项在中重度活动性 CD 受试者中评估某药物有效性和安全性的随机、双盲、安慰剂对照、Ⅲ期临床试验，采用随机撤药设计，包括 12 周诱导阶段和 40 周维持阶段。受试者随机分配接受试验药或安慰剂治疗 12 周，第 12 周达到临床应答的受试者将被重新随机分配，接受试验药或安慰剂治疗 40 周。诱导阶段共同主要终点是第 12 周达到症状缓解的受试者比例，和第 12 周达到内镜应答的受试者比例。维持阶段共同主要终点是第 52 周达到症状缓解的受试者比例，和第 52 周达到内镜缓解的受试者比例。

举例 2：一项在中重度活动性 CD 受试者中评估某药物有效性和安全性的随机、双盲、安慰剂和阳性对照、Ⅲ期临床试验，采用持续治疗设计。受试者随机分配接受试验药、安慰剂或阳性对照药治疗 52 周。共同主要终点是第 52 周达到症状缓解的受试者比例，和第 52 周达到内镜缓解的受试者比例。共同关键次要终点是第 12 周达到症状缓解的受试者比例，和第 12 周达到内镜应答的受试者比例。

如果选择其他主要终点，应有充分的科学依据，并事先与药品监管部门进行沟通。

2. 次要疗效指标

根据药物特点及试验设计选择次要疗效指标。

推荐（但不限于）：

- 同时达到内镜缓解和症状缓解的受试者比例。

- 同时达到内镜应答和症状缓解的受试者比例。

- 达到症状应答的受试者比例。

- 达到内镜应答的受试者比例。

- 对于在基线时正在使用糖皮质激素的受试者，达到撤离激素的缓解的受试者比例。通常定义为在特定时间点达到缓解，且在此前一定时间窗内无激素暴露（如：第 52 周达到缓解，且在第 40 到第 52 周期间未使用激素）。

- 在维持治疗开始至结束时持续处于缓解的受试者比例。

- 临床症状和内镜检查的单项评分。

- 达到缓解或应答的时间（仅症状评分和生物标志物）。

- 达到透壁愈合（基于影像学评价）的受试者比例。

- 达到组织学愈合的受试者比例。

- 炎症生物标志物评价，如：粪便钙卫蛋白正常的受试者比例、C 反应蛋白正常的受试者比例等。

- 健康相关生命质量评价，使用经验证的生命质量评估量表，如：炎症性肠病调问卷（IBDQ）相对基线的变化等。

- CD 相关外科手术或住院的受试者比例。

- 对于基线合并瘘管的受试者，实现并保持瘘管闭合且未出现新的瘘管或脓肿的受试者比例（基于 MRI 评价）。

（八）统计分析考虑

统计分析（包括缺失数据的处理）应与既定的估计目标对应，且必须在研究方案中预先定义并阐明其合理性。

收集与既定估计目标相关的必要数据至关重要。对于主要估计目标，若采用复合变量策略，将特定伴发事件定义为治疗失败，分析时无需纳入伴发事件之后的临床结局变量数据。但这些数据可能会被用于估计反映其他科学问题的估计目标，例如：采用连续型变量的临床症状指标来估计治疗效应时，可使用疗法策略来反映额外药物的使用情况。

区分伴发事件和缺失数据也很重要。特别是对于一年内进行多达 3 次内镜检查的试验，拒绝接受反复内镜检查可能会导致数据缺失，但其并非是伴发事件，且根据估计目标，需要在统计分析中处理这些受试者的缺失数据。

在一项研究中同时评价诱导缓解和维持缓解的有效性时，将两者作为共同主要终点，不涉及多重性问题。若在一项研究中评价诱导缓解或维持缓解的有效性时，则可能会产生多重性问题，应制定相应多重性调整策略。

七、安全性评价

原则上遵循安全性评价的共性标准。

CD 通常需要长期治疗，因此需要有足够的暴露量和暴露时间进行安全性观察，参考 ICH E1。建议在长期试验中设立独立数据监查委员会。

CD 临床试验中应特别关注以下安全性评价内容。

1. CD 治疗药物通常具有免疫调节剂的作用，应特别关注发生严重感染、自身免疫疾病和肿瘤等的可能性。

2. 对于生物制剂，关注治疗期间是否产生抗体，以及抗体是否影响长期有效性和安全性。合并使用免疫抑制剂可能增加机会性感染和恶性肿瘤等严重不良反应的风险，并降低检测免疫原性的能力，在评价安全性时需要特别关注合并用药情况。

八、儿童克罗恩病临床试验

在儿童患者中，CD 的总体疾病病理、进展和治疗目标与成人相似。然而，儿童炎症性肠病（Inflammatory Bowel Disease，IBD）特点是病程更复杂，炎症反应可能更高，对糖皮质激素和免疫抑制剂治疗需求也更高。与成人 IBD 相比，儿童 IBD 的癌变风险更高、疾病持续时间更长、疾病严重或扩展程度更为严重。此外，儿童 CD 患者生长发育迟缓和骨量减少的风险增加。

1. 总体考虑

临床研发项目应尽量纳入 2 岁及以上的儿科受试者，除非存在明显安全性隐患（如：幼龄动物或成人发生重大不良事件，或其他免疫缺陷），提示需要排除某些年龄组，或有证据表明某些年龄组不太可能获益。

当有足够的数据支持研究药物对儿科 CD 患者的安全性和预期获益后，应尽早开展儿科研究。

所有入组的儿科受试者都应具备明确的 CD 诊断，并经内镜检查结果确认活动性炎症。6 岁以下儿童的疾病表型可能不同于青少年或成人，需进行原发性免疫缺陷病的基因检测，并根据检测结果入选或排除这些患者。

2. 临床药理学和剂量探索研究

在选择各年龄或体重组的起始剂量和最终剂量时，应考虑成人和 / 或儿童中所有 PK、PD 或其他数据。可在所有数据的基础上应用群体 PK 建模，因为这种方法可进行广泛的协变量分析，量化体重、年龄和其他协变量的影响。在此之前，需要获得所有年龄组的 PK 数据。若研究目的为达到某个相同的暴露量（如：成人暴露量），则可采用这些协变量分析的结果，以确定是否需要在不同年龄组采用不同剂量。

3. 有效性研究

儿童 CD 的治疗目标为诱导并维持临床缓解及黏膜愈合，促进生长发育，改善患儿生命质量。

推荐的主要有效性指标与成人相似，包括内镜和症状两个方面。对于临床症状的评价，在获得经验证的 PRO 量表之前，可暂时沿用儿童克罗恩病活动指数（PCDAI）。对于黏膜炎症的评价，目前主要采用成人的内镜检查评估量表及定义。

次要有效性指标可参考成人，但需包括：生长参数（包括身高和体重）和营养状况改善、肠外表现方面的疗效等。有关性成熟的观察将取决于受试者入组时的年龄。

4. 安全性研究

评估对生长的影响时，建议观察期为 2 年。长期安全性评估需要在更长时间内收集更多患者数据，数据收集可能会持续至成年期，可在开放性扩展研究和上市后观察性研究中评估。

如果担忧药物对免疫系统有影响，且通过临床前研究或成人临床试验无法解决，应开展相应的儿童临床试验（如：对免疫系统、疫苗接种的影响等）。

5. 数据外推

基于成人和儿童在整体疾病病理和进展以及治疗目标等方面的某些相似性，可参考相关指导原则，通过数据外推，对儿童用药的有效性和安全性进行评价。如果考虑采用数据外推策略，建议与药品监管部门沟通。

九、参考文献

1. EMA，Guideline on the development of new medicinal products for the treatment of Crohn's Disease. 28 June 2018.

2. R Khanna，G Zou，G D'Haens，et al. A retrospective analysis：the development of patient reported outcome measures for the assessment of Crohn's disease activity. Aliment Pharmacol Ther. 2015，41：77-86.

3. 中华医学会消化病学分会炎症性肠病学组 . 炎症性肠病诊断与治疗的共识意见（2018 年•北京）. 中华消化杂志 . 2018，38（5）：292-311.

4. 中华医学会儿科学分会消化学组，中华医学会儿科学分会临床营养学组 . 儿童炎症性肠病诊断和治疗专家共识 . 中华儿科杂志 . 2019，7（57）：501-507.

5. 中华医学会消化病学分会炎症性肠病学组 . 中国消化内镜技术诊断与治疗炎症性肠病的专家指导意见 . 中华炎性肠病杂志 . 2020，4（4）：283-291.

6. NMPA. 药物临床试验的一般考虑指导原则 . 2017 年 1 月 .

7. Turner D，Ricciuto A，Lewis A，et al. STRIDE–II：an update on the Selecting Therapeutic Targets in Inflammatory Bowel Disease（STRIDE）initiative of the International Organization for the Study of IBD（IOIBD）：determining therapeutic goals for treat–to–target strategies in IBD. Gastroenterology. 2021，160（5）：1570–1583.

8. Berre C L，Peyrin–Biroulet L，Sandborn W J，et al. Selecting Endpoints for Disease–Modification Trials in Inflammatory Bowel Disease：the SPIRIT consensus from the IOIBD. Gastroenterology. 2021，160（5）：1452–1460.

9. Ma C，Hussein I M，Al–Abbar Y J，et al. Heterogeneity in definitions of efficacy and safety endpoints for clinical trials of crohn's disease：a systematic review. Clinical Gastroenterology and Hepatology. 2018，16（9）：1407–1419.

10. Xue Li，Peige Song，Jun Li，et al. The disease burden and clinical characteristics of inflammatory bowel disease in the Chinese population：a systematic review and meta–analysis. Int J Environ Res Public Health. 2017，14（3）：238.

慢性丙型病毒性肝炎直接抗病毒药物临床试验技术指导原则

一、目的和适用范围

本指导原则目的是针对慢性丙型肝炎（CHC），协助药物研发者和临床研究者进行针对慢性丙型肝炎病毒（HCV）的直接作用抗病毒药物（DAA）的临床研发，涵盖新药临床试验申请前（pre-IND）至新药上市申请（NDA）和上市后阶段。本指导原则中，针对 HCV 的 DAA 是指可通过与 HCV 基因组、多聚蛋白或其多聚蛋白裂解产物直接相互作用，从而干扰 HCV 复制周期中特定步骤的药物。

本指导原则不适用于以下药物的临床研发：靶向病毒复制所需宿主功能/物质的药物、用于基于免疫机制的 HCV 感染治疗药物［如干扰素（IFN）药物］、预期可减轻或逆转 CHC 临床或病理生理结局［如预防肝细胞癌（HCC）或逆转肝纤维化］的急性丙型肝炎治疗药物，或其他不含抗病毒机制的疗法。

本指导原则不包括对临床试验设计或统计分析一般问题的讨论。相关问题请参照国家药品监督管理局发布的其他相关指导原则和人用药品注册技术要求国际协调会议（ICH）相关指导原则。本指导原则主要针对只在 HCV DAA 药物临床试验中出现的试验设计问题。本指导原则为建议性的，不作为新药上市注册的强制性要求，且为当前阶段性的观点。

二、疾病及治疗背景

HCV 属于黄病毒科肝炎病毒属，基因组为单股正链核糖核酸（RNA），在遗传学上可分为 7 个基因型。目前我国 HCV 感染者约有 1000 万例，HCV 1b 和 2a 基因型在我国较为常见，1b 型约为 56.8%，2a 型约为 24.1%，3 型约为 9.1%，6 型约为 6.3%，基因 4 型、5 型及 7 型报道极少、具体构成比不详，全国各地基因型构成有所差异。感染 HCV 后可逐渐进展为肝硬化，一旦发展成肝硬化，HCC 的年发生率为 2%~4%。肝硬化和肝细胞癌是 CHC 的主要死因。

CHC 治疗的最终目的为降低终末期肝疾病及其并发症（包括失代偿性肝硬化、肝脏移植和 HCC）的发生率。但由于肝病进展的发生所需时间较长，因此临床医生采用持续病毒学应答（SVR，定义为完成一个疗程后数月血样中未检出 HCV RNA）作为确定治疗成功的指标。SVR 被视为病毒学治愈。

　　总治疗持续时间和治疗方案的选择可能取决于 HCV 基因型或亚型以及多种疾病因素如 HCV RNA 水平或是否存在肝硬化。多年来，CHC 治疗的标准治疗为聚乙二醇化干扰素（peg-IFN）α-2 与利巴韦林（RBV）联合治疗 24 周（基因型 2 和 3）或 48 周（基因型 1 和其他基因型）。在 peg-INF 和 RBV 基础上增加 DAA（例如 HCV 蛋白酶抑制剂）用药可大幅提高 SVR。目前，只需使用 DAA（不含 IFN）即可在大部分 HCV 感染患者人群中实现 90% 以上 SVR 率，已得到广泛认可。

三、早期临床试验

（一）首次人体研究

　　HCV DAA 药物的早期临床评价应遵循药物研发的一般规律，获得支持药物安全性和抗病毒活性的充分数据，为后期临床试验设计提供依据。整体而言，I 期临床试验主要评估 DAA 药物的安全性、药代动力学和初步抗病毒活性。一般建议在健康志愿者中（必要时可在患者中）开展单次和／或多次给药剂量递增试验，以评估药物首次用于人体的安全性和药代动力学。对于口服给药，需开展食物影响试验研究，以推断未来可能的用药方式为将来给药方案制定和说明书撰写提供依据。另外，根据药物预期的安全性情况，亦可在目标适应症病人群体中开展上述研究，具体方法可参见相关技术指导原则。

（二）概念验证与单药剂量探索研究

　　在 HCV 感染患者中开展的概念验证研究应设计为随机、重复给药、剂量范围探索、单药治疗试验，应采集密集药代动力学、安全性和 HCV RNA 数据。建议在初治且无肝硬化或肝硬化程度极低、无严重并发症的 HCV 感染患者中开展概念验证试验。在初治患者中证明安全性和抗病毒活性后，可酌情在经治患者中开展相关的试验。

　　所选择的剂量需考虑 HCV 基因型、动物毒理学研究及健康志愿者临床试验数据。所选剂量的血浆和／或肝组织药物暴露量应为针对相关 HCV 基因型／亚型的药物的蛋白结合率校正细胞培养 EC_{50} 值的数倍。

　　概念验证研究中，单药治疗的最长推荐持续时间应根据药物的作用机制、药代动力学、预期的耐药屏障、研究人群和同类及其他类药物的相关信息确定。例如，对于具有低耐药屏障以及与其他同类药物具有重叠耐药途径的非结构蛋白（NS）3/4A 蛋白酶抑制剂或 NS5A 抑制剂，单药治疗的最长推荐持续时间约为 3 天。此类情况下，建议单药治疗不超过 3 天，因为这些 DAA 类药物的既往数据提示，单药治疗期间可迅速筛选出耐药病毒，而且长期耐药筛选可降低其他治疗的有效性，并限制试验患者今后的治疗选择。但对于代表新 DAA 类别、预测具有更高耐药屏障或需要给药多日才能达到稳态血浆浓度的 DAA，3～7 天的给药持续时间可能较为合理。此外，对于靶向细胞内 HCV 复制（通过减少受感染细胞数目降低 HCV RNA）的非特异性药物，单药治疗数周较为恰当。所有 DAA 单药治疗试验方案均应说明拟定治疗持续时间合理性的依据。此外，对于半衰期特别长、可导致耐药的药物，其单药治疗试验应包含风险最小化计划。

（三）药物相互作用研究

DAA 药物需要联合用药才能有效治疗慢性丙肝。在概念验证研究达到预定终点之后，应尽早开展相关研究，为临床研究和临床实践中采用联合治疗方案提供支持。在进入Ⅱ期和Ⅲ期临床试验前，应该完成拟定联合治疗方案中各药物间相互作用的研究。建议开展与影响药物 CYP 代谢酶和转运体活性的药物间相互作用研究。根据研究药物的目标适应症人群，适时开展与其他可能合并用药的药物间相互作用研究。

四、探索性临床试验

受作用机制、拟定目标患者人群、HCV 基因型、可用治疗选择等因素影响，口服 DAA 药物联合用药方案的Ⅱ期临床试验设计存在较大差异。应在Ⅱ期试验中开展剂量和持续时间范围探索，以选择出在Ⅲ期试验中进一步评价的最佳剂量和治疗持续时间。通常，Ⅱ期临床试验应采用随机对照设计，比较不同剂量和治疗持续时间组成的 DAA 药物联合治疗方案（可为试验用药物＋试验用药物或已批准药物＋试验用药物）。治疗方案中 DAA 的数量取决于药物早期开发阶段中确定的各药物活性和估计耐药屏障。推荐 SVR12（定义为治疗停止后 12 周持续病毒学应答）作为主要终点。应随访患者，直至治疗停止后第 24 周，以进一步确认 SVR12 作为病毒学成功指标的可靠性。试验应依据基因型 / 亚型或预测对治疗结局具有重要影响的其他关键基线特征进行分层随机。

初步试验应包括频繁的 HCV RNA 监测，并依据不良病毒学结局（例如病毒学突破或复发）制定试验终止标准。如可行，试验方案应包括病毒治疗失败患者的备选治疗方案（可由试验用和 / 或已批准药物组成）。对于按试验方案规定接受再治疗（已批准和 / 或试验用药物）的患者，应采集其最终的 SVR12 和 SVR24（定义为停止治疗后 24 周持续病毒学应答）有效性结局数据，并在试验总结报告或其他相关监管申报文件中报告，因为这些数据可为今后的临床试验设计以及临床实践提供信息。

由于临床试验和临床实践中使用的 HCV DAA 药物越来越多，未来 DAA 药物经治患者数量也会增加。造成既往 DAA 药物联合治疗失败的宿主和病毒因素很多，例如肝硬化、免疫系统对 HCV 清除不佳、高基线 HCV RNA 水平、药物暴露量不足、依从性不佳、耐受性不佳或药物耐药性等。鼓励申办者研究和评价新的治疗方案，以解决经治患者未被满足的临床需求。完成某 DAA 药物联合治疗方案的完整疗程但未实现 SVR 的患者可能尤其难以治疗。

多轮 DAA 治疗失败可能会严重限制患者的治疗选择，因此，DAA 经治患者的初步试验应包含预计可使患者实现 SVR 几率最大的治疗方案和治疗持续时间。例如，只能在先获得更长的治疗持续时间下会出现 SVR 的初步证据后才对相对较短的治疗持续时间进行探索。再治疗方案可能需要根据许多因素（例如既往 DAA 治疗史和耐药性特征）进行个体化。耐药性筛选需求取决于治疗方案中的具体药物类别、在 DAA 经治人群中开展的其他试验所得新数据以及患者人群特征，包括 HCV DAA 暴露史、peg-IFN/RBV 治疗史。

可考虑针对特殊人群，如肝肾功能不全、老年人群等器官功能障碍人群，按照相应指导原则要求，进行暴露水平影响因素研究。

五、确证性临床试验

确证性临床试验的目的是在探索性试验的基础上，在目标人群中进一步确证临床获益的情况，为上市提供充分数据。

（一）试验设计

新药和可获得的已批准治疗药物用于拟定适应症人群的获益 - 风险特征是确定恰当的临床试验设计的重要因素。建议至少开展一项随机、阳性对照的关键有效性研究。Ⅲ 期对照试验中的阳性对照药应选择已批准上市的、治疗指南或共识推荐用于治疗慢性 HCV 感染的当前标准疗法或最佳疗法的抗病毒药物。

随机、阳性对照试验设计中可直接与已批准、推荐的治疗方案进行安全有效性对比。推荐申办方在研究开始前与监管机构就阳性对照药及患者人群选择进行讨论。尽管随机、对照、比较性研究为首选，但在某些特殊情况下历史对照的单臂研究也能接受。不过历史对照有其局限性，比如可能的预后影响因素的基线水平难以具有可比性。

1. 未经治疗及 DAA 初治患者

应开展至少一项随机化、阳性对照非劣效性（NI）或优效性设计的确证性研究。若采用非劣效试验设计，申办方应提前就 NI 界值的选择、试验设计和数据分析计划的合理性与监管结构进行讨论。

除随机化、阳性对照试验或随机化、阳性对照试验不可行（如我国少见的基因型），可考虑单臂试验时，对认为不需要即刻治疗的患者可采取以安全性对比为目的的即刻治疗对比延迟启动治疗试验设计。这种设计中，患者应随机分至 DAA 治疗组或安慰剂组，在预期的治疗持续时间内接受治疗。治疗结束时，随机分至安慰剂组的患者可转而接受 DAA 治疗方案。延迟启动治疗设计的目的在于比较 DAA 和安慰剂的安全性，而主要有效性比较则将试验开始时的 HCV 推荐治疗方案的历史参考值作为对照。申办方应在试验方案中纳入足够信息，以支持历史对照的选择；还应在试验中作好充分准备，以维持试验盲态，并使安慰剂组患者脱落可能性降至最低。其他还可采用剂量或治疗持续时间比较试验，主要有效性比较也应为每个试验组与试验开始时的 HCV 推荐治疗方案的历史参考值的对比。

2. 治疗反应存在差异的人群

（1）DAA 经治患者

含 DAA 方案治疗失败的患者群体有新的治疗需求。由于该类受试人群的有效性数据有限，目前尚不能对上述目标人群的临床试验设计提出详细建议。

整体而言，对于含 DAA 方案治疗失败的患者，支持该人群适应症所需的试验设计和患者数量取决于 Ⅱ 期研究有效性数据、患者人群的具体特征和其他治疗方案的可获得性。申办者应就 DAA 经治患者中的开发计划与监管机构提前讨论。

（2）特殊基因型

对于只在中国开展的试验，由于基因型 4、5、7 的流行率较低，因此可能难以在试验中入组足够数量的该类基因型患者以充分鉴定药物对所有主要亚型的有效性特征。上述基因型患者治疗的安全有效性数据有限，故监管机构对支持该人群所需的临床试验设计和患者数量尚难以做出详细建议，申办者应就该人群中的开发计划与监管机构提前讨论。

从临床已观察到的有效性情况看，基因 3 型特别是 3b 型患者 DAA 治疗失败率相对较高，因此应关注新药在该患者人群中的有效性数据。申办者应就该人群中的开发计划与监管机构提前讨论并达成一致。可考虑下列两种方法：如将基因 3b 型与其他基因型受试者入组到同一个随机对照确证性临床试验中，应保证纳入足够数量的基因 3b 型受试者，以能够支持该人群有效性的评价，否则试验总体人群的阳性结果可能难以支持基因 3b 型受试者的有效性评价。或也可考虑基因 3b 型受试者单独开展一项确证性研究，这种情况下，样本量也不应过小，可考虑接受单臂设计等灵活的试验设计。

（3）失代偿性肝硬化和移植前或移植后的患者

与代偿性疾病相比，失代偿疾病可能需要更多药物和 / 或更长治疗持续时间才能实现病毒抑制。

如可行，鼓励开展阳性对照试验。可通过剂量或治疗持续时间比较或单组、历史对照试验获得安全性和有效性数据。为支持说明书中的适应症描述，应提前与监管机构讨论所需的失代偿性肝病患者入组数量。将通过该治疗方案在代偿性肝病人群Ⅱ、Ⅲ期中证明的安全性情况决定失代偿肝病人群所需的安全性数据库的最小样本量。

按照要求并基于该新药的代谢谱，申办方应利用最常用的免疫抑制药物开展药物相互作用试验，以支持移植后患者 DAA 治疗方案与免疫抑制剂联合用药时的剂量。

强烈建议通过 DAA 联合用药治疗 HCV 的初次 NDA 申报资料中包含失代偿性肝硬化以及肝脏移植前、移植后患者的临床数据。此类数据应包括：

- 与最常用的免疫抑制类药物之间的药物相互作用数据（依据新药的潜在药物相互作用）；
- 从一个或多个失代偿性肝硬化患者和肝脏移植前、移植后患者队列中获得的按推荐治疗持续时间给药的安全性数据。

晚期肝病人群的安全性评价可能需要整合其他安全性分析，以评估新药在此特殊人群中的安全性。试验方案制定期间，应与监管机构讨论具体的肝脏安全性监测和治疗终止标准，以纳入该人群的特异性病例选择标准和实验室临界值。

鼓励通过独立仲裁委员会对失代偿性肝病和/或等待肝移植的患者队列中出现的所有严重肝脏事件、死亡、肝移植和 ALT、AST 变化进行评价。

NDA 应包含 SVR12 的评估时间点时的终末期肝病模型（MELD）和肝功能分级（Child-Pugh 分级）评分较基线变化的分析。推荐长时间的随访以明确临床结局，如肝脏疾病的进展或恢复、肝脏相关病死率、肝细胞癌发生情况、肝衰竭需要肝移植的情况。

开发早期应考虑在该人群中进行扩展适应症人群临床研究或安全性研究的计划。

（二）试验人群

入组的患者应确诊 CHC，即至少符合以下其中一项标准：

- 筛选前至少 6 个月内抗 HCV 抗体、HCV RNA 或 HCV 基因型阳性，且筛选时 HCV RNA 和抗 HCV 抗体阳性。

或

- 筛选时抗 HCV 抗体和 HCV RNA 阳性，有 CHC 的临床或实验室证据，如肝脏活检或非侵入性检查显示肝脏纤维化。

应尽可能广泛地纳入适合抗病毒治疗的不同特征的人群。对于不同 HCV 基因型或亚型，DAA 抗病毒活性可能存在差异，因此，开发药物时可靶向具体的基因型，或以具体亚型为靶标优化治疗方案。建议Ⅱ、Ⅲ期试验中纳入代偿性肝硬化的患者。同时，鼓励在对新药需求最强烈的患者中开展 DAA 联合用药，例如出血障碍的患者、移植患者、晚期慢性肾脏病患者、失代偿性肝硬化患者以及既往 DAA 治疗方案失败患者。

国际多中心临床试验样本量分配可参考 ICH E17 相关规定。药物开发期间，尤其是Ⅲ期试验中，建议男性和女性、各人种、各年龄组、各体重组有足够数量的代表，并且建议纳入足够数量的肝硬化患者、出血障碍患者、静脉用药患者，如若新药为全基因型 DAA，那各基因型和亚型均需纳入足够数量的受试者。

（三）入选标准

1. 肝硬化评估

肝硬化是影响治疗结局的重要因素。确定受试者的基线肝硬化状态对于确定肝硬化的存在与有效性、安全性以及药代动力学之间相关性仍至关重要。申办方应在整个药物开发期间纳入足够数量的、有肝硬化证据的患者，以探索肝硬化与安全性和有效性结局之间的相关性。

为确定是否存在肝硬化，应总结不同肝硬化患者检查模式及其敏感性和特异性的参考文献，为非侵入性检查模式提供支持。

2. HCV 基因型考虑

某些 DAA 具有抗多种 HCV 基因型的抗病毒活性，而且申办方可能希望申请治疗多种 HCV 基因型的适应症。与 HCV 基因型 1 一样，应分别确定治疗每种 HCV 基因型的有效性，某些 DAA 治疗方案对于不同亚型可能具有不同有效性。临床试验数据应足以获得每种最常见的亚型之间的应答信息差异，并确认拟定的治疗方案是否对任何亚型存在有效性降低的情况。应在Ⅲ期试验开始前与监管机构讨论每种基因型 / 亚型的人群数量。

非临床病毒学数据应能鉴别各 DAA 或 DAA 联合用药方案对代表中国主要亚型的患者分离株所衍生的 HCV 复制子（或其他合适的细胞培养物系统）的抗 HCV 活性和耐药屏障特征。

3. DAA 治疗史

所有临床试验方案应描述与既往 DAA 治疗史相关的入选标准。如果 DAA 经治患者有资格入组，则试验方案应指明可入选或需排除的既往使用过的具体 DAA 药物或类别。为支持 DAA 经治患者的广泛适应症，应在以往曾暴露于不同 DAA 类别（包括与研究药物或治疗方案同类的药物）的研究人群中证明有效性。此类情况下，尤其应在既往接受与试验药物同类 DAA 或联合方案治疗时出现因耐药而换药的 HCV 人群中证明其有效性；申办者应考虑在筛选时通过耐药性分析，富集此类人群。

4. 关键亚组

如若纳入了以下患者，则应确定下列关键亚组中的有效性，包括：

- 伴和不伴肝硬化患者。
- 伴代偿性和失代偿性肝病患者。
- 携带各 HCV 基因型的患者（例如 1、2、3、4、5 和 6 型，取决于各基因型应答率）。
- DAA 初治和 DAA 经治患者。
- 慢性肾脏损害的患者。

（四）随机化、分层和盲法

鼓励申办方开展双盲试验以减少可能的偏倚。申办方可考虑依据重要基线特征对受试者分层随机。分层因素取决于治疗方案和人群，但可包含以下一项或多项：HCV 基因型 / 亚型、关键基线病毒多态性或耐药相关突变、既往治疗史、基线 HCV RNA 或存在 / 不存在肝硬化。国际多中心研究中，应根据地域（中国对比中国之外）对受试者分层。

（五）特殊人群

儿科人群、慢性肾脏病（CKD）晚期患者是存在未被满足临床需求的人群。强烈鼓励申办方在开发早期讨论确定在这些人群中启动试验的恰当时间。并应关注人类免疫缺陷病毒 –1（HIV–1）/HCV 共感染患者的临床研究。

1. HIV–1/HCV 共感染患者

HIV–1/HCV 合并感染患者有肝病进展更快的风险，其肝病相关发病率和病死率均高于 HCV 感染者。接受口服抗病毒药物治疗的 HIV–1/HCV 共感染患者 SVR 率与 HCV 感染患者相似。因此，HIV–1/HCV 共感染患者和单纯 HCV 感染患者可入组同一临床试验，申办方也可在单独的试验中开展 HIV–1/HCV 共感染患者的研究，以获得拟定剂量和治疗持续时间下的安全有效性数据。所需样本量取决于药物相互作用对 DAA 暴露量的影响。如果由于药物相互作用而预计 DAA 暴露增加或下降，可能需要入组更多患者。强烈鼓励申办者在最初 NDA 申报时获得有关 HIV–1/HCV 共感染患者的资料。

NDA 还应包含以下数据：

- 按照要求，与最常用的 HIV 药物之间的药物相互作用数据（依据新药可能的药物相互作用）。HIV–1/HCV 共感染患者临床研究中，若试验用 DAA 预计可与患者服用的抗逆转录病毒药物产生相互作用，应在试验开始前获得药物相互作用数据。

• 安全性数据（包括 HIV RNA 数据），以评估 HIV 治疗有效性丧失（HIV RNA 病毒载量反弹）和 CD4 细胞计数变化。

2. 儿科人群

鼓励申办方在开发早期开始讨论其儿童剂型和临床开发计划，研究适合于儿童的给药途径、剂量。

由于许多 DAA 药物剂型以固定剂量复方形式包含 2 种或多种药物，因此复方开发预计是儿科 DAA 开发中最具挑战性的内容。一般认为成人剂型适用于青少年患者（约 12～18 岁），但许多幼龄儿童可能无法吞咽固体制剂，因此可能需要不同的剂型。因此，儿科剂型开发应尽早开始，以便能够研制适合儿童的剂型。

整体而言，儿科临床试验可在获得能够表征安全性特征和初步有效性证据（SVR）的 Ⅱ 期成人数据后开始。在选择儿科治疗试验的剂量前，应与监管机构讨论可获得的模型和模拟得出的初步儿童药代动力学（PK）数据和结果。由于成人和儿童人群的 HCV 感染过程和 DAA 作用相似，因此儿童患者有效性数据外推可以接受。因此，在根据成人数据获得某药物的关键 PK 参数后，儿科开发项目可通过比较儿童和成人暴露量证明其对儿童人群的效果。应提交其他数据，以支持儿童人群的安全性并评估 SVR 率是否与成人试验中观察到的结果具可比性（尽管有效性比较无统计学效力）。

由于 HCV 临床试验中可入组的儿童患者数量可能有限，建议申办方将其儿科开发重点聚焦于依据成人数据预计极为有效的现有最佳治疗方案。具体方法可参见儿童用药临床研究相关技术指导原则。

3. 晚期 CKD 患者

HCV 感染是血液透析患者的常见合并症。长期透析患者中，HCV 感染和死亡率升高可见显著的相关性。HCV 感染还可对肾移植产生消极影响。与未感染 HCV 的 4/5 期 CKD 患者相比，感染 HCV 的 4/5 期 CKD 患者肾移植后的移植物存活率更差，总体死亡率更高。

如可行，鼓励开展阳性对照研究。但是，在此人群中开展的临床试验应至少包含一个延迟治疗、安慰剂对照组。鉴于 CKD 人群的不良事件率高于非 CKD 患者，该设计将有助于安全性数据的解释。

通过治疗方案在其他人群中已证明的安全性特征确定此人群可接受的最小安全性数据库。鼓励申办方在每个重要的 CKD 亚组（例如 4/5 期 CKD、血液透析和腹膜透析）均研究足够数量的患者。由于这些因素可能影响药物清除率，因此应依据 CKD 严重程度（和透析状态）进行分层。鼓励拟在此人群开展试验的申办方在早期与监管机构进行讨论。

（六）剂量选择

概念验证性抗病毒活性单药治疗试验的结果可用于指导后续Ⅱ期试验的剂量选择。在这些试验中，可研究 DAA 作为联合用药治疗方案的一部分的更长的用药持续时间。建议申办者利用所有可获得的暴露数据、病毒动力学和安全性数据，开发浓度 – 病毒动力学和浓度安全性模型，预测最具活性和耐受性的剂量，并在Ⅱ期研究中进行评价。如果开发机制浓度 – 病毒动力学模型，应包含合适的靶药物效应、描述病毒学突破、复发和持续病毒学应答（即 SVR）的内容，并包含描述 HCV 各基因型和亚型或携带 / 不携带耐药相关多态性 / 突变的病毒群之间应答差异的相关协变量。如果样本量允许，应单独分析不同 HCV 基因型和亚型感染患者的结果，以评价相关亚组的剂量 – 效应关系。如适用，这些机制建模法可采用文献中的病毒动力学模型结构和对应的疾病进展参数值。

此模型应用于鉴别恰当的治疗人群，和降低因亚治疗暴露导致的耐药病毒选出风险。依据单一药物结果确定的最佳剂量对于联合治疗而言可能并非最佳，因此鼓励申办方在后续研究中评价一系列剂量。

为在Ⅲ期试验中对治疗方案的剂量和治疗持续时间进行优化，Ⅰ期和Ⅱ期研究中的药物有效性数据可合并在一个模型中，以预测所计划临床试验的 SVR。应对比治疗方案治疗期间的数据对此模型进行评价，并按需优化药物有效性参数的估计值。

（七）有效性终点

如前文所述，评价 CHC 治疗的临床试验中，为支持上市，建议的主要终点为 SVR12。应采用批准的灵敏且特异的 HCV RNA 含量测定法测定病毒 RNA 清除率，使用未批准的监测方法时，应提前与监管机构讨论。

前瞻性、随机对照 CHC 临床试验中临床结局的评价具有挑战性，因为将未接受干预治疗的患者维持在随机分组内足够长的持续时间（多年）以确定迟发性临床事件（如 HCC 或需要肝脏移植）十分困难。但是，多个观察性队列研究表明，SVR24 与临床结局（例如发生 HCC、肝脏事件、纤维化和全因死亡）改善之间具有相关性。这些观察性数据支持将 SVR24 作为经过验证的 HCV 疾病进展替代终点。后续多项 peg-INF 治疗方案的临床试验和无 INF 的 DAA 联合治疗方案临床试验都证明 SVR12 和 SVR24 具有高度的一致性，SVR12 可以作为替代终点。但应分析Ⅱ期和Ⅲ期试验的所有可得 SVR12 和 SVR24 数据（以及可用的更长时间的随访数据），以评估这些结果的一致性，并且 NDA 申报资料中应包含分析结果。如果药物获批，一般会要求Ⅲ期注册试验中得到的其他随访数据，作为上市后承诺。

次要终点应包括：

• 病毒学失败率（治疗结束后复发和治疗期间病毒学突破），以便优化给药方案和治疗持续时间。

• SVR24 率。

• HCV 人群中治疗期间出现的具有耐药相关突变的病毒治疗失败患者比例。

（八）试验流程和评估时间安排

测定 HCV RNA 的推荐关键时间点取决于给药方案和患者人群。治疗期间的关键测定时间可包括第 1、2、4、8、12 和 24 周，或治疗结束时。对于所有治疗方案，应酌情纳入额外的 HCV RNA 监测访视，以确保及时检出病毒学突破或其他治疗无效情况。

筛选期的病毒 RNA 测定值可用于试验方案制定决策，依据个体应答情况确定合适的判断无效终止治疗标准。

完成治疗后，应在第 4、12 和 24 周随访时测定病毒 RNA。

（九）统计学注意事项

统计学设计一般原则参照 ICH E9 和 E9（R1）执行。

通常，申办方应提供详细的统计分析计划，需在研究开展前明确研究假设、分析方法。

1. 有效性分析

主要有效性分析应为各试验治疗组实现 SVR12 的患者比例比较。此分析确定是否证明了有效性。

对于亚组分析，应对具有重要人口统计学特征和基线特征［例如地域、性别、人种、年龄组、HCV 基因型 / 亚型、HCV 耐药相关多态性 / 替换、筛选时的血清 HCV RNA、基线体重、基线体质指数、基线丙氨酸氨基转移酶、基线纤维化 / 肝硬化以及对 DAA 治疗方案的既往应答情况（如适用）］的患者开展 SVR12 分析。这些分析的目的为评价各亚组 SVR12 终点结果的一致性。

为进行有效性比较，SVR12 与历史应答率进行比较的单组试验设计应在试验方案中详述历史应答率。历史应答率应以预期的治疗方案和患者人群为依据。

在对主要终点缺乏影响的情况下，对次要终点产生的影响不足以支持有效性。如果试验包含重要次要终点，则试验方案应拟定有关重要次要终点多重性校正的多重检验策略。

所有分析中，出现病毒学复发或因 HCV RNA 抑制不足而终止治疗的患者应视为病毒学失败。对于提前终止治疗的其他患者，研究者应确定这些患者是否需要转换治疗或增加其他治疗。试验方案病例报告表中应注明此信息，而且应在电子数据集中采集此信息。此信息可用于了解终止治疗的原因，以及患者如何纳入分析。

2. 非劣效性界值

NI 试验中，由于单一界值并不适用于所有试验设计，因此研究开始前应与监管机构讨论统计假设的 NI 界值选择。申办者应依据有关阳性对照（药物治疗方案的替代部分）对整个治疗方案的定量贡献的先前知识，证明界值（M_1）的合理性。应在类似随访时间和拟定研究人群中确定其贡献。此外，NI 界值（M_2）通常应小于 M_1，以保留相比阳性对照具有临床意义的效应。对于 DAA 初治人群，已上市标准治疗或最优治疗应答率已经 ≥ 95%，则临床上可接受的 NI 界值（M_2）≤ 5%（如所需样本量过大导致研究难以开展或新药在安全性等其他方面较现有最优治疗具有显著临床优势，可考量接受点值 ≤ 5% 同时 95% 置信区间 ≤ 10%，这种情况下需先与监管机构沟通并达成一致）；对于特殊人群（如 DAA 经治人群、特殊基因型等），对照药物应答率可能 < 95%，这种情况下，申办者应提供详细的 NI 界值的制订依据及过程，并与监管机构就 NI 界值达成一致。

如果首先进行 NI 比较，符合 NI 后再进行优效性比较，则 NI 研究可评估 NI 和优效性。整体 NI 研究的其他信息参见 ICH E10 和《药物临床试验非劣效设计指导原则》。

3. 期中分析和数据监察委员会

如果进行期中（无效性）分析，应在统计分析计划（SAP）中详述这些分析。此项期中分析的目的应方案中和在 SAP 中声明。

SAP 应包含确保期中分析不损害试验完整性的条款。

申办者应考虑在 Ⅲ 期试验中利用数据监察委员会评价 CHC 治疗，尤其是一个或多个治疗组存在潜在安全性问题时。建议参考《药物临床试验数据监察委员会指导原则》撰写 DMC 章程并递交。

4. 统计分析计划

SAP 应详述终点次序、分析人群、待检验的统计假设结构、分析方法和统计模型（包括数学公式）、检验水准及多重性控制策略或 α 水平以及涉及多重性问题的 α 校正。

SAP 应前瞻性地确定用于分析的协变量。具体可参考《药物临床试验协变量校正指导原则》。

应研究和报告治疗–地域和治疗–HCV 基因型 / 亚型相互作用，以评估有效性结果的一致性。如果某单一试验纳入多个基因型，则应对每种基因型单独开展有效性分析，而且患者数量应足够，以便有足够的把握度进行各基因型的主要有效性分析。

（十）联合治疗方案有效性评价注意事项

DAA 联合用药（联合或不联合 RBV）的试验设计应包含证明联合治疗的每种成分均对期望作用有贡献的内容。通常认为单一 DAA 治疗不足以达到高 SVR12，因此如果两种无重叠耐药通路的 DAA 组成的新联合用药方案证明疗效获益的话，这两种药物很可能都有有效性贡献。确定联合用药方案中每种成分的贡献可采用改良析因设计。但由于存在假有效性和出现耐药性等问题，析因设计可能并不适用于随机分配接受一种新 DAA 治疗的患者。作为析因设计的替代选择，申办方可利用其他类型的数据证明多种 DAA 联合用药治疗方案中某 DAA 对有效性的贡献。可为有效性贡献提供支持的数据范例包括但不限于以下几方面：

- 证明 DAA 联合治疗相比单药治疗可延缓或防止发生耐药性的出现的细胞培养数据；
- 证明在某 DAA 联合用药治疗方案基础上增加某药物可改善 SVR 或减少耐药相关病毒突变株出现的早期 2 期临床试验数据；
- 证明某联合用药治疗方案的有效性相对于此联合用药方案中一种或多种成分的历史结果明显改善的数据。

（十一）安全性评价

药物暴露人数应满足相关法规和技术指南的要求，以及统计学要求。基于安全性评价考虑的样本量的确定应综合考量新药总体暴露量以及暴露于拟定剂量和治疗持续时间的受试者数量。

应进行常规安全性项目的观察，并结合非临床研究结果和同靶点同作用机制药物已有的临床安全性数据，设置特殊针对性安全性观察项目。根据临床试验风险情况，制定风险控制计划。应特别关注药物诱导的肝毒性的问题。

六、其他注意事项

（一）药代动力学 / 药效学注意事项

Ⅲ期临床可考虑开展群体药代动力学研究，以获取暴露水平内外影响因素，为上市后特殊人群的风险控制和合理用药提供依据。

在 HCV 感染患者中开展的临床试验应包括所有患者的药动学评估以及药物暴露（例如 C_{min}、C_{max} 或曲线下面积）和病毒学治疗成功和药物毒性之间的关系评估。

申办方可在整个开发期间采取密集采样和稀疏采样相结合的方法，采用群体药代动力学模型表征试验用药物的药动学特征以及暴露水平和药物效应影响因素。例如，应在早期单药治疗试验中采用密集采样。但长期试验中，密集采样可能并不可行。或者，可合并这些试验中的稀疏采样数据和早期试验中的密集采样 PK 数据进行分析。应在关键病毒学评估的同时获取稀疏采样 PK 样本，例如第 4、12 和 24 周。在治疗早期进行关键病毒学评估时，可能需要更早进行 PK 采样（例如第 1 周或第 2 周）。之后可对这些数据进行适当的群体 PK 分析。对于稀疏采样，准确记录给药时间和血浆采样时间很重要。具体方法可参见《群体药代动力学研究技术指导原则》。

根据开发阶段和分析目的，申办方可采取以下 2 种广泛使用的方法之一来确定试验药暴露量与病毒动力学或病毒学治疗成功之间的关系。这 2 种方法应当能够解释相关病毒亚型之间的应答差异，并允许探索相关的协变量。评估治疗方案之间的差异时，这些分析应考虑病毒学复发和试验用药物耐药性发生情况。如适用，所获得的暴露–效应关系应当用于为后续试验的拟定剂量和治疗持续时间提供支持。

- 为支持Ⅱb 期和Ⅲ期试验在剂量、治疗持续时间、治疗方案选择和人群选择等方面的设计，涉及药物浓度与病毒动力学关系的基于机制的模型化分析是最恰当的。

- 如果可获得充分的 SVR12 数据，可将达到病毒学成功的患者比例和适当暴露变量（例如 C_{min} 或曲线下面积）相关性的简化分析作为支持有效性的证据支持，说明剂量选择的合理性。

当患者出现耐药时，可以适时地结合暴露量信息进行相关性分析，从而对产生的耐药情况，有更深入的理解。

暴露–效应安全性分析应考虑试验药特有的常见不良事件、毒性以及少见的重度安全性事件，以确定药物是否安全。

强烈鼓励申请人在罹患肾脏损害和肝损伤的患者中开展 PK 评价，尽早获得是否需要调整剂量的信息，以便在Ⅱ期和Ⅲ期试验中酌情入组这些患者。总的来说，建议申请人在这些临床试验中采用最终的治疗方案，而不是针对不同亚人群分别开展研究。与试验设计和数据分析相关的具体建议见相关临床药理学指南。

（二）临床病毒学注意事项

1. HCV RNA 评估和数据报告

在研究抗病毒活性和有效性的试验中，应采用统一的定量检测法测定 HCV RNA 水平，方法的灵敏度和特异性应满足要求，所选择的检测方法和定量下限应不差于对照药临床试验。临床试验方案应描述拟采用的 HCV RNA 检测方法，包括对方法操作性能的简要描述。试验方案或最终报告中应包含实施 HCV RNA 评估的实验室（如中心实验室或分析单位）的名称和地址。

在临床试验方案、研究报告和 HCV RNA 数据集中，申请人应参考获得监管机构批准的相关检测方法的说明书，以清晰、一致的语言描述低检测值的 HCV RNA 结果。具体而言，可检出但 < 定量下限（LLOQ）的 HCV RNA 水平应报告为"< {LLOQ 值，单位 IU/mL}，检出"，无法检出的 HCV RNA 水平应报告为"目标未检出"或"HCV RNA 未检出"。不建议使用"不可检出""高于检测限"（即 "> LOD"）或"低于检测限（即 "< LOD"）"等描述，即使经过验证的检测方法的 LOD 与 LLOQ 其实是相同的。因为受实际 HCV RNA 浓度的影响，低于 LOD 的 HCV RNA 水平仍有一定几率检出。

对于试验的终点指标或治疗决策而言，检出或未检出的 HCV RNA 临界值可能存在问题，因为这类临界值的重现性本就低于落在经过验证的 HCV RNA 检测方法定量范围内的临界值。因此，鼓励申办者采用检测方法的 LLOQ（或酌情采用其他定量的 HCV RNA 阈值）作为治疗无效的标准和研究终点指标（包括 SVR、病毒学复发和病毒学突破）定义中规定的 HCV RNA 临界值。

2. HCV 基因型 / 亚型鉴定

应采用经过验证的、有一定准确度的 HCV 基因分型 / 亚型分型方法对患者进行 HCV 基因型或亚型筛查以及随机分组；也建议使用已获得监管部门批准的检测方法。建议在中心实验室进行 HCV 基因型 / 亚型鉴定。临床试验方案应描述拟采用的 HCV 基因型 / 亚型分型法，包括对方法操作性能的简要描述。

考虑到仅基于 HCV 基因组 5′– 非编码区核苷酸序列分析的基因分型 / 亚型分型法（或历史数据）在区分某些 HCV 基因型和 1a、1b 亚型方面的性能欠佳，应避免在试验中使用。用于 HCV 基因型 / 亚型测定的临床检测方法可能无法解析 1a 和 1b 以外的 HCV 亚型。因此，申请人应对非 1 型基因 HCV 感染的患者进行回顾性分析，依据参考方法或药物靶序列的分类分析鉴定 HCV 亚型。

3. 耐药性分析

对于有效性试验，申请人应对未实现 SVR 的患者开展治疗中出现的耐药性检测，建议在中心实验室检测。治疗中出现的耐药基因型和表型分析应聚焦于患者接受试验用药物治疗期间采集的样本，如果治疗期间的 HCV RNA 水平不足以进行分析，则应对 HCV RNA 含量足够的首份可用随访样本进行分析。治疗期或随访期样本（不是基线样本）靶基因组区出现的任何氨基酸编码序列变化（包括混合病毒株）应报告为治疗期间发生的变化。还应报告基线时混合病毒株的替换富集情况；这些数据如何进行治疗中出现的耐药性分析可能取决于临床试验设计和核苷酸测序法。对于早期单药治疗试验的所有患者，应开展类似的治疗中出现的耐药性分析。

应分析临床试验患者的治疗前样本，以确定 DAA 靶向的 HCV 基因的多态性，还应评价 HCV 基因多态性对治疗应答的影响。这些分析应考虑试验用 DAA、背景治疗的 DAA，或者联合治疗方案中包含的其他 DAA。应确定可检出耐药相关多态性的 HCV 人群发生率，计算发生率分母应该是所有参加试验的患者总数和中国参加研究的患者总数。

对于停止治疗或随访时可检出耐药相关替换的患者，申请人应延长随访时间（至少随访到停止治疗后 1 年，或随访到启动备选 HCV 治疗后 1 年），以评估耐药相关替换的持久性。应表征Ⅰ期和Ⅱ期临床试验入组患者的耐药相关替换的潜在持久性，以便在Ⅲ期试验完成前获得初步的长期随访数据。基因分型法应当能够评估野生型病毒生长期间出现的耐药病毒数量。

研究 DAA 治疗方案的临床试验，如果受试患者既往曾经暴露于相同类型的 DAA 或相同病毒靶标的 DAA，试验中应根据既往 DAA 暴露的持续时间、距离进入当前试验的时间和 DAA 耐药相关替换的检测情况，探索此前暴露的 DAA 的疗效。对于在这些患者人群中开展的首个概念验证性研究，鼓励申请人采用灵敏的基因型耐药检测方法表征基线时 DAA 耐药突变株的相对量和绝对量，以及这些发现与治疗结局的相关性。

这些分析结果应当用于指导后续试验的设计；例如，是否应基于 DAA 耐药病毒群的检出情况入选患者。

对临床试验中观测到的耐药相关多态性或替换应进行表型评价，可用的方法包括在 HCV 基因组中引入突变和采用细胞培养物或生化分析法确定药敏性的倍数变化。如果怀疑耐药，但不清楚治疗中出现的基因型耐药模式，申请人应对来自治疗患者的 HCV 复制子或病毒株进行表型分析。抗病毒活性的倍数变化报告应基于 EC_{50} 值和 EC_{90}（或 EC_{95}）值。由于耐药途径很复杂，而且许多因素可影响治疗患者的耐药性，未观察到特定氨基酸替换引起的 HCV 药敏性下降表型未必能够排除此突变在 HCV 耐药性中的作用。

鉴于核苷酸测序技术和数据标准都在不断发展，建议申请人针对耐药性数据集的构成和递交问题与监管机构进行沟通交流。

七、缩略语表

CHC	Chronic Hepatitis C	慢性丙型肝炎
HCV	Hepatitis C Virus	丙型肝炎病毒
DAA	Direct Acting Agents	直接作用抗病毒药物
Pre-IND	Pre-Investigative New Drug	临床试验申请前
NDA	New Drug Application	新药上市申请
IFN	Interferon	干扰素

续表

HCC	Hepatocellular Carcinoma	肝细胞癌
ICH	International Council for Harmonisation of Technical Requirement for Pharmaceuticals for Human Use	人用药品注册技术要求国际协调会议
RNA	Ribose Nucleic Acid	核糖核酸
SVR	Sustained Virological Response	持续病毒学应答
peg-IFN	Pegylated Interferon	聚乙二醇化干扰素
RBV	Ribavirin	利巴韦林
NS	Non-structural Protein	非结构蛋白
NI	Non-Inferiority	非劣效性
CKD	Chronic Kidney Disease	慢性肾脏病
HIV-1	Human Immunodeficiency Virus - 1	人类免疫缺陷病毒 -1
MELD	Model for End Stage Liver Disease	终末期肝病模型
PK	Pharmacokinetics	药代动力学
SAP	Statistical Analysis Plan	统计分析计划
C_{min}	Minimum Concentration	谷浓度
C_{max}	Maximum Concentration	峰浓度
LLOQ	Lower Limit of Quantitation	定量下限
LOD	Limit of Detection	检测限
EC_{50}	Median Effective Concentration	半数有效浓度

预防抗肿瘤药物所致恶心呕吐药物临床试验设计指导原则（试行）

一、前言

抗肿瘤药物治疗，包括细胞毒药物化疗（以下简称化疗）、靶向治疗和免疫治疗等，可引起多种不良反应，最为常见的就是恶心和呕吐。如果恶心和呕吐症状严重，可以导致脱水、代谢紊乱、营养不良或吸入性肺炎，甚至更为严重的后果，因此，用于预防或减少抗肿瘤药物所致恶心呕吐的治疗方法就成为恶性肿瘤患者支持疗法中的必要组成部分。由于化疗导致的恶心呕吐（chemotherapy-induced nausea and vomiting，CINV）最为严重，故研究得最早且最为深入，其他类型抗肿瘤药物所致恶心呕吐常常参考 CINV 的原则进行处理。

目前用于预防 CINV 药物种类较多，包括 5-HT$_3$ 受体拮抗剂、神经激肽-1（NK$_1$）受体阻断剂、糖皮质激素、苯二氮䓬类和多巴胺受体拮抗剂等，国内、外多项指南推荐了多种预防性治疗方案以及药物，但是依然存在临床需求未被满足的情况，同时快速进展的抗肿瘤药物的研发和全球上市对于相关止吐药物临床试验提出新的挑战。本指导原则以化疗药物为代表介绍了预防抗肿瘤药物所致恶心呕吐药物临床试验设计的要点，旨在为此类新药的研发提供参考，但是不涉及其治疗用途，也不涉及放疗导致的恶心呕吐（radiotherapy-induced nausea and womiting，RINV）。

应用本指导原则时，建议同时参考药物临床试验质量管理规范（Good Clinical Practice，GCP）、人用药品技术要求国际协调理事会（International Council for Harmonization of Technical Requirements for Pharmaceuticals for Human Use，ICH）和其他境内外已发布的相关技术指导原则。

本指导原则仅代表药品监管机构当前的观点和认识，不具有强制性的约束力，且随着科学研究的进步，相关内容将不断更新与完善。

二、抗肿瘤药物所致恶心呕吐的分类

目前，与 CINV 风险有关的预测因子可分为患者相关风险因子、抗肿瘤药物和给药方案的致吐性能，其中最重要的预测因子是抗肿瘤药物及其方案的潜在致吐性能。应根据抗肿瘤药物给药方案的潜在致吐作用和特征，选择给予单一或联合止吐药以及治疗持续时间。

中国临床肿瘤学会（Chinese Society of Clinical Oncology，CSCO）根据不同抗肿瘤药物的致吐程度（呕吐频率），分为以下 4 类：

高度致吐风险药物（＞ 90%）：AC 方案（含蒽环类和环磷酰胺）；顺铂；卡铂（AUC ≥ 4）；达卡巴嗪；氮芥；卡莫司汀（＞ 250mg/m²）；环磷酰胺（＞ 1.5g/m²）；多柔比星（≥ 60mg/m²）；表柔比星（＞ 90mg/m²）；异环磷酰胺（≥ 2g/m²）等。

中度致吐风险药物（30%~90%）：卡铂（AUC ＜ 4）；奥沙利铂；伊立替康；替莫唑胺；三氧化二砷；阿扎胞苷；苯达莫司汀；白消安；氯法拉滨；伊达比星；美法仑；甲氨蝶呤（≥ 250mg/m²）；阿糖胞苷（＞ 200mg/m²）；卡莫司汀（≤ 250mg/m²）；环磷酰胺（≤ 1.5g/m²）；多柔比星（＜ 60mg/m²）；表柔比星（≤ 90mg/m²）；异环磷酰胺（＜ 2g/m²）等。

低度致吐风险药物（10%~30%）：5-氟尿嘧啶；吉西他滨；培美曲塞；艾立布林；伊沙匹隆；米托蒽醌；喷司他丁；噻替派；多柔比星脂质体；丝裂霉素；卡巴他赛；紫杉醇；白蛋白紫杉醇（白蛋白结合型）；多西他赛；依托泊苷；托泊替康；阿柏西普；甲氨蝶呤（50~250mg/m²）；阿糖胞苷（100~200mg/m²）等。

轻微致吐风险药物（＜ 10%）：氟达拉滨；地西他滨；奈拉滨；长春瑞滨；长春花类药物；替西罗莫司；博来霉素；硼替佐米；贝伐珠单抗；利妥昔单抗；西妥昔单抗；曲妥珠单抗；帕妥珠单抗；帕尼单抗；奥法木单抗；伊匹木单抗；信迪利单抗；特瑞普利单抗；卡瑞利珠单抗等。

以上举例均为静脉注射途径给药。对于口服抗肿瘤药物，通常分为中 - 高度致吐风险药物（≥ 30%）和低度 - 轻微致吐风险药物（＜ 30%）。

按照恶心和呕吐出现的时间不同，可将 CINV 分类如下：

急性：指给予化疗药物后 24h 之内发生的恶心、呕吐。在没有进行预防性止吐的情况下，通常在给药后 5~6h 达到高峰，该类型的恶心、呕吐往往最为严重。

延迟性：指给予化疗药物 24h 后出现的恶心、呕吐。其中 40%~50% 发生于给药后 24~48h，有时可持续 5~7 天，在多数情况下，严重程度比急性呕吐轻，但持续时间往往较长，对患者营养状况及生活质量影响较大。

预期性：由条件反射引起，多由于既往化疗恶心、呕吐控制不良而导致，其特点是恶心呕吐发生于化疗前，如患者看到或听到该化疗药物名称或嗅到该药气味时即可诱发恶心呕吐。

止吐药物对预防急性 CINV 具有一定作用，仅有部分药物可预防延迟性 CINV。

临床给予预防性用药后仍然可能会出现爆发性或难治性 CINV，前者是指在预防性处理后仍然发生恶心呕吐和 / 或需要给予解救性止吐治疗，可以发生在抗肿瘤药物治疗的任何时间段；后者是指在既往化疗周期中使用预防性和 / 或解救性止吐治疗失败，在后续化疗周期中仍然出现恶心呕吐。

三、临床试验设计的考虑要点

1. 临床药理学研究

应根据相关指导原则的要求，获得试验药物的药代动力学参数。根据药物自身特性，可选择在健康志愿者中进行低剂量的药代动力学研究。

如果试验药物与化疗药物存在潜在的相互作用，还需要进行特殊的药物相互作用研究。建议在后续研究中继续关注试验药物的药代动力学参数及安全有效性特征，为潜在或已确定的相互作用提供进一步的信息。

2. 探索性研究

为保证在确证性研究中使用合适的给药剂量和给药方法，探索性研究的目的就是为了找到具有临床治疗活性的剂量范围和给药方法。这些探索给药剂量和给药方法的研究应为平行、对照、双盲设计，试验药物应包括多个不同的给药剂量。药代动力学和受体占有率数据等有助于进一步说明其合理性。

在探索性研究中，可将呕吐作为药物疗效的主要终点，与恶心有关的指标作为次要终点。

可以在接受致吐风险很低的化疗患者中进行早期的单剂研究，以确定药物活性剂量，从而为接受更强致吐风险化疗的患者参加的研究提供帮助。对于接受高度或中度致吐风险化疗的患者，建议对照组不单独使用安慰剂作为预防呕吐措施。

对于高致吐风险化疗，预防性给药常常需要进行联合用药，以获得满意疗效；相应的探索药物疗效的研究建议采用随机、加载（add-on）或替代设计，同时使用指南推荐并普遍认可的给药方案作为对照，以得到试验药物的最佳给药方案。

探索性研究建议可以纳入脑转移患者，以帮助收集相应数据用于支持后续研究制定入排标准。

3. 确证性研究

（1）研究人群

研究人群应根据前期研究数据和预设的研究目标，选择与 CSCO 指南分类一致的高度致吐风险化疗（highly emetogenic chemotherapy，HEC）患者或者中度致吐风险化疗（moderately emetogenic chemotherapy，MEC）患者，以支持预防急性和 / 或延迟性恶心呕吐的适应症。如已在 MEC 患者中获得证明，在 CINV 标准治疗方案的基础上增加某种试验药物可以带来具有临床价值的治疗效果，并不能以此推断出在 HEC 患者中该试验药物也会产生相同的治疗效果，即使后者接受了与前者相同的 CINV 标准治疗方案。如果希望进行适应症人群的扩展，应在 HEC 患者中开展另一项确证性临床研究，反之亦然。

研究应纳入足够多的、具有代表性的受试者入组。由于癌症在老年患者中更为常见，在确证性研究中可考虑将年龄作为分层因素，可以为安全性和疗效评估提供坚实的基础，鼓励在研究中纳入年龄在 75 岁以上的患者。由于女性为 CINV 高风险人群，在确证性研究中也建议将性别作为分层因素。

根据止吐药物的作用机制及强度，宜针对可能影响受试者反应的重要因素，对受试者进行分层。不同化疗周期中，发生的恶心和呕吐的程度和频率可能会不同，应对初次接受化疗的患者和曾经接受过化疗的患者分别进行分析研究；同时，还应该将曾经接受过化疗的患者，分为对之前止吐药治疗有反应和无反应两种类型。

对参加疗效研究的患者，应该对其特征以及与 CINV 相关的重要协变量（包括在之前化疗周期中对止吐药治疗的反应）进行收集及分析说明。另外，还应详细说明人口学特征（年龄、性别、种族）、肿瘤类型和病程（早期、晚期/转移）、化疗方案、体能状态评分（Karnofsky 评分或 ECOG 评分）、饮酒史、孕吐史、晕动病史和中枢神经系统病史等。

（2）研究设计

临床试验设计应为随机、双盲、平行对照试验。对于单一疗法研究，应该采取比临床指南推荐的且普遍认可的活性对照药物的优效性设计。如果计划开展非劣效比较，则应明确该疗法在其他方面存在临床优势。如果是属于联合用药治疗中的某一种新药，应该评估标准治疗中增加了新药的治疗是否优效于标准治疗加安慰剂的治疗；入组的患者应该是接受高度/中度致吐风险药物的首次化疗患者，或者是在之前的化疗周期中对标准止吐药无应答的患者。也可以考虑以新药（X）替代已经得到广泛认可的治疗方案（AB）中某一组成药物的试验设计。在后种情形下，如果确证性研究采用非劣效设计，应该事先确定标准给药方案（AB）中被替代药物（B）在联合方案中的作用，以便能够与试验给药方案（AX）进行有意义的比较，并且设定合理的非劣效界值。如果根据历史数据不能确定 B 的作用，甚至在试验中不能确定 A 的单独作用（A 比 AB 比 AX），那么治疗组间"无差异"的结论可能无法获得合理解释。

使用的对照药物和给药方案应以高级别的循证医学证据作为依据，并且符合当前的治疗指南，同时要考虑在急性期和延迟期中的致吐风险；尤其是在有关顺铂等药物的延迟性 CINV 和标准治疗研究中，使用业已证明具有疗效的对照药物是很重要的。

如果不能肯定排除试验药物对化疗药物的抗肿瘤作用产生影响，那么确证性研究中应该有相应的计划以评估该种可能性。因此，应该选择患有规定的、对化疗敏感疾病的同源患者人群，采用规定的化疗给药方案，在计算样本量时也应该同时考虑到抗肿瘤作用评价的需求。应事先对监测指标进行规定，客观缓解率可以作为一种抗肿瘤作用的监测指标。

次要终点指标需与主要疗效评价指标互为补充；同时，还应该考虑补救治疗对试验药物疗效评价可能产生的混淆作用。

对于一个新药而言，应该评价其在第一治疗周期和之后多个治疗周期中的止吐疗效，以评估其疗效的持续作用。

（3）有效性评价

止吐治疗的目的是为了预防恶心和呕吐症状。呕吐是止吐药研究中最常用的主要终点，可以在给药后采用直接观察法来检测呕吐发作（呕吐和/或作呕/干呕）症状，提倡采用由患者自我报告的方法。由于恶心为一种主观感觉，因此对恶心进行评估可能比较困难，故在多数临床试验中将恶心作为次要终点，可采用量表对该症状的持续时间和强度进行评估。

由于呕吐和恶心两者之间存在相关性，因此，可以将达到完全控制（CC）的患者百分比作为有效性终点，完全控制意味着完全没有出现呕吐和恶心（或仅为轻度）。

也可以通过对应答者的分析来进行疗效评估。如果无呕吐发作，可将患者定义为应答者。对恶心的控制率通常低于对呕吐的控制率。如果报告无恶心或仅为轻度恶心，那么就可以认为患者属于应答者。对于应用补救治疗或撤药的病例，则认为是治疗失败。因此，通常将应答（R）定义为无呕吐且未使用补救药物。

对已知影响 CINV 的协变量需在事先给予详细说明，并将其包含在统计学模型中，以控制潜在的不均衡。如果入组了已接受过化疗的患者，那么还应该对之前止吐药治疗是否有反应来进行分层分析。

呕吐功能性生活指数（Functional living index emesis，FLIE）是一种已经获得学术界认可的问卷，专门用于评估 CINV 对于患者每日功能的影响，可以作为药物活性评估的支持性证据。

在接受了具有高度和中度致吐的化疗之后，发生 CINV 的风险期通常会持续4~7 天，因此，需要观察并记录在接受化疗后整个风险期止吐药物的疗效数据。

根据研究的不同目的，一般将化疗第 1 周期急性期、延迟期或整个风险期间（例如 5 天）的 CC 或 R 作为主要疗效试验的主要终点。如果旨在改善急性 CINV，那么延迟期或整个风险期的结果也应报告且至少应具有非劣效性。应在多个治疗周期中对药物疗效进行评价。多日化疗方案参考行业指南开展研究。

根据试验的不同目的，次要疗效参数可能包含但并不限于以下内容：

- 急性期（0~24 小时）和延迟期（25~120 小时）期间，CC 或 R 受试者比率。
- 治疗失败时间（根据首次呕吐发作时间或补救治疗时间，以先发生者为准）。
- 接受补救治疗的受试者数量。
- 对恶心得到完全或几乎完全控制的受试者比率，在急性期（0~24 小时）、延迟期（25~120 小时）和 0~120 小时期间进行评价。

- 视觉模拟量表或李克特（Likert）量表测定的每日和整个 0～120 小时期间的恶心严重程度。

- 恶心最高分数。

- 对于 0～120 小时期间中的每日止吐药治疗，采用视觉模拟量表或 Likert 量表测定的受试者总体满意度。

- 修订的 FLIE 问卷可用于对前 24 小时期间的疗效评估，标准 FLIE 问卷可用于 24～120 小时期间的疗效评估。

患者报告结局（patient reported outcome，PRO）是直接来自于患者对自身健康状况、功能状态以及治疗感受的报告，直接反映了该某项治疗对患者生活质量的影响。开发预防 CINV 药物时应充分考虑 PRO，有助于全面评估预防处理给患者带来的临床获益。建议收集与患者恶心严重程度相关的数据，评估恶心的频率和/或持续时间以及恶心对于患者日常生活和功能的影响。

（4）安全性评价

在与化疗药物联合使用时，应对止吐药的安全性概况进行全面评价；在对安全性数据进行分析时，应充分考虑化疗药物不良反应对止吐药物不良反应评价的干扰因素。同时对于在其它情况中使用的药物情况进行安全性数据评估，这些情况包括术后恶心和呕吐，以及参加临床药理学研究的健康志愿者。还应该使用非临床数据来协助安全性评估。

四、其他

出于临床用药便利性的考虑，止吐药物常常会涉及改变剂型、改变给药途径、开发复方制剂等问题。无论是开展何种类型的改良和优化，均应遵循对改良型新药的注册要求，即改良和优化应具有明确的临床需求，且应证实改良后的产品相比于改良前的产品具有明显的临床优势。

在成人安全性和有效性临床研究的基础上，鼓励开展儿童研究项目。根据相关技术指导原则，进一步探讨使用成人数据外推至儿科患者的可能性。

五、小结

恶心和呕吐（CINV）是抗肿瘤药物最常见的不良反应，预防或减少 CINV 是恶性肿瘤患者支持疗法中的必要组成部分。本指导原则介绍了预防抗肿瘤药物所致恶心和呕吐药物临床试验设计的要点，旨在为此类新药的研发提供参考。

以上观点为针对临床研究设计时的重点内容的一般考虑，仅代表我们当前的认识，欢迎业界和研究者在制定临床方案过程中，及时与我们沟通和讨论，并提出意见和建议。

参考文献

1. EMA. Guideline on Non-clinical and Clinical Development of Medical Products for the Prevention of Nausea and Vomiting Associated with Cancer Chemotherapy. https://www.ema.europa.eu/en/documents/scientific-guideline/guideline-non-clinical-clinical-development-medicinal-products-treatment-nausea-vomiting-associated_en.pdf.

2. FDA. Chemotherapy-Induced Nausea and Vomiting: Developing Drugs for Prevention Guidance for Industry. https://www.fda.gov/regulatory-information/search-fda-guidance-documents/chemotherapy-induced-nausea-and-vomiting-developing-drugs-prevention-guidance-industry

3. NCCN. Antiemesis, Version 1. 2021. https://www.nccn.org/professionals/physician_gls/pdf/antiemesis.pdf.

4. Hesketh PJ, Kris MG, Basch E, et al. Antiemetics: ASCO guideline update. J Clin Oncol. 2020, 38 (24): 2782-2797.

5. 中国临床肿瘤学会指南工作委员会, 中国临床肿瘤学会 (CSCO). 抗肿瘤治疗相关恶心呕吐预防和治疗指南 2019. 北京: 人民卫生出版社, 2019.

6. 中国抗癌协会肿瘤临床化疗专业委员会, 中国抗癌协会肿瘤支持治疗专业委员会. 肿瘤药物治疗相关恶心呕吐防治中国专家共识 (2019 年版) [J]. 中国医学前沿杂志 (电子版) 2019, 11 (11): 16-26.

罕见疾病药物临床研发技术指导原则

一、背景

罕见疾病是指发病率 / 患病率极低的一组疾病的统称。发病率 / 患病率低是罕见疾病的重要特征，由于中国人口基数庞大，罕见疾病患者的绝对数量并不少，对社会、经济、医疗等多方面均存在不容忽视的影响，是重要的公共健康问题之一。

由于罕见疾病发病率 / 患病率极低，病情复杂，目前对其认识相对有限，使得罕见疾病药物研发的所面临的困难远远超过常见多发疾病，导致罕见疾病患者的治疗需求远未满足。

由于罕见疾病患者人数少，临床试验开展难度较大，因此罕见疾病药物的临床研发，除了应遵循一般药物的研发规律以外，更应密切结合其疾病特点，在确保严谨科学的基础上，采用更为灵活的设计，充分利用有限的患者数据，获得满足获益与风险的评估的科学证据，支持监管决策。

本指导原则将结合罕见疾病特征，对罕见疾病药物临床研发提出建议，为罕见疾病药物科学的开展临床试验提供参考。本指导原则主要适用于化学药品和治疗用生物制品，其他类型的新药或治疗方法的研发可参考本指导原则提供的思路和科学原则。

本指导原则仅代表药品监管部门当前的观点和认知。随着医学科学和临床试验的发展，本指导原则中的相关内容将不断完善与更新。应用本指导原则设计和实施研究时，请同时参考药物临床试验质量管理规范（good clinical practice，GCP）、人用药品技术要求国际协调理事会（International Council for Harmonisation of Technical Requirements for Pharmaceuticals for Human Use，ICH）和其他国内已发布的相关指导原则。

二、罕见疾病药物研发的特殊考虑

1. 获取罕见疾病临床数据

罕见疾病不但发病率 / 患病率极低，而且疾病类型繁多，表型复杂，临床表现多样化，患者人群可覆盖新生儿至老年患者，加之临床诊疗方面对其认知有限，目前积累的基础数据显著少于常见多发疾病，这为新药临床研发的试验设计和有效性评估带来很大挑战。为提高罕见疾病的药物研发效率，首要是鼓励关注罕见疾病的致病机制研究，为临床研发提供重要依据和研发方向。

对于致病机制不明确或不够了解的罕见疾病，鼓励申请人在计划开展药物研发之初，先对拟开发适应症开展临床调研和疾病自然史研究，了解该疾病的发病率/患病率、诊断方法及其准确率、疾病症状/特征、主要发病人群以及治疗现状等，获得相对充分的疾病临床数据。疾病的临床数据可以为其参照罕见疾病药物研发思路开展后续临床研发提供合理性依据；也可为适应症人群的定义、关键研究设计、临床试验终点选择等提供有价值的信息；也可能作为后续临床研究中重要的外部对照数据。

罕见疾病临床数据可通过（包括但不限于）以下途径获得：

①疾病自然史研究。可考虑在研发早期开展设计良好、针对疾病自然史的横断面研究、病例对照研究或前瞻性队列研究等。

②国内外已公开的相关自然病史研究文献报道。可考虑将相关文献进行综合分析，作为目标适应症疾病自然史和疾病临床特征的支持性数据，但需要注意不同国家或地区之间是否存在异质性（如致病基因、发病率/患病率、严重程度、临床医疗实践等方面的差异），是否可反映我国患病人群的特征。

③患者登记平台。可通过患者登记平台收集罕见疾病的临床数据。

④临床工作人员调研。可面向目标适应症医护人员开展针对性调研工作。

⑤患者调查。鼓励开展患者访谈，在研发之初以及整个研发过程中纳入患者/监护人的意见，充分了解患者的临床治疗需求、体验和治疗现状，并融入研发策略的制定。

由于罕见疾病的复杂性，单个研究有时很难全面地反映罕见疾病的临床特征，因此鼓励通过多种途径获得罕见疾病的临床数据，并鼓励开展研发单位间的交流与合作，提倡数据共享。

2. 关注生物标志物的应用

生物标志物通常是指能被客观测量和评价，反映生理或病理过程，以及对暴露或治疗干预措施产生生物学效应的指标。罕见疾病患者人群小，难以开展大规模的临床试验，即使是开展了临床试验，也只能获得有限的有效性和安全性信息。由于多数罕见疾病的临床症状复杂多样，有些罕见疾病需要较长时间的药物干预才足以产生临床可识别的差异，因此，为了提高研发过程中识别药物干预产生的治疗效应或者安全性风险的敏感性，鼓励尽可能多的应用生物标志物，作为有限临床安全性和有效性数据的重要补充。例如，可利用安全性生物标志物，发现药物治疗中潜在的用药安全风险更高的患者；或利用药效学生物标志物，协助确定试验药物的合理给药方案，或开发可用于临床试验的替代终点等。

另一方面，还可以利用诊断性生物标志物，提高罕见疾病的确诊率，必要时需根据相关生物标志物开发伴随诊断。关于罕见疾病的伴随诊断开发可参考相关技术指导原则[1]。

3. 积极应用定量药理学工具

基于罕见疾病受试者有限，患者年龄跨度大的特点，鼓励在研发过程中充分应用定量药理学工具，提高研发效率。例如，建立群体药代动力学 – 药效学模型，有助于科学、高效地确定试验药物在罕见疾病中的推荐剂量；有助于利用成人受试者数据外推不同年龄段儿童患者推荐剂量；有助于确定在特殊人群的推荐剂量等。

4. 鼓励建立患者登记系统

罕见疾病单病种患者少，临床数据通常较为分散，收集和获取具有代表性的罕见疾病的临床数据存在难度，因此鼓励建立标准化患者登记系统。通过患者登记系统，有助于获得相对完整、准确的高质量临床数据，为统计和分析奠定良好基础，也为基于真实世界研究增加罕见疾病相关适应症提供可能。

三、临床研发计划

根据罕见疾病药物的作用机制，可以分为两种情况：（1）只适用于目标罕见疾病；（2）同时适用于罕见疾病和非罕见疾病。

对于仅适用于罕见疾病的试验药物，通常需参考一般药物研发规律，开展早期探索研究，完成概念验证，确定推荐剂量、目标人群、获得初步有效性数据后，以此为基础开展关键研究，支持药物的上市。

在某些情况下，由于罕见疾病受试者有限，有时很难开展独立的概念验证研究，因此鼓励将关键研究分阶段开展，在第一阶段入组小样本量受试者，作为概念验证，并以此阶段结果为基础，对后续试验阶段进行调整，最终将第一阶段和后续研究阶段中，接受推荐剂量治疗的患者整体的有效性，作为支持上市的关键疗效数据。

对于适用于包括罕见疾病和非罕见疾病在内的多种疾病的药物，早期可以采用篮式试验设计，纳入多种疾病人群，并充分借鉴、利用在非罕见疾病中获得的临床数据，指导确定该药物在罕见疾病中的开发，根据在其他疾病所获得临床数据对罕见疾病适应症开发的指导价值，可考虑直接开展在罕见疾病适应症中的概念验证临床试验，或直接进入关键临床试验；当直接进入关键临床试验时，可参考前述适应性设计思路。

适用于包括罕见疾病和非罕见疾病在内的多种疾病的药物也可以选择首选开发罕见疾病，此时需参考情况“（1）只适用于目标罕见疾病”的情况进行开发。

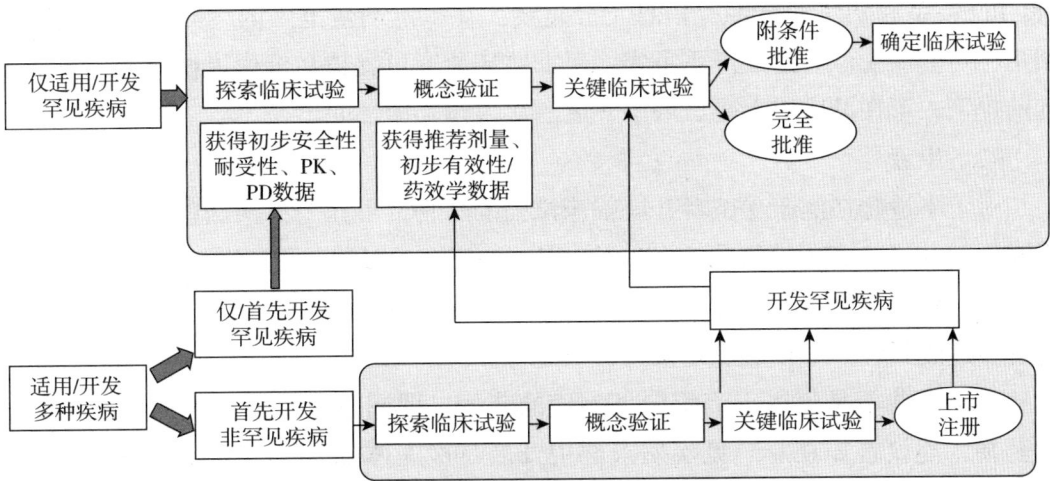

图 1 罕见疾病药物临床研发计划示例

罕见疾病复杂，病种繁多，药物研发难度较大，建议在开展罕见疾病药物研发工作时，对研发计划进行全盘考虑。鼓励申请人在研发过程中积极与监管机构就药物研发计划进行沟通交流。

四、临床试验设计

根据药物的作用机制，罕见疾病治疗药物一般可分为替代治疗及非替代治疗。替代治疗是指针对于人体内源性物质缺乏而导致的疾病，采用外源性物质予以补充的治疗方式；由于替代治疗补充的是人体所缺乏的内源性物质，因此通常替代治疗药物的作用机制明确，药物剂量也往往与内源物质的生理水平相关。非替代治疗是指替代疗法以外的其他干预性治疗，非替代治疗药物是通过干预疾病发生发展的途径中的一个或多个过程，或通过对非直接致病的旁路途径的干预，达到治疗疾病 / 缓解症状的治疗手段。非替代治疗相对于替代治疗而言，作用机制通常更为复杂，药物治疗剂量的探索也相对复杂。

罕见疾病的药物在不同研发阶段，需充分考虑罕见疾病发病率 / 患病率极低的特点，同时结合所研发药物的作用机制，合理设计临床试验。

（一）探索性研究阶段

1. 研究人群的考虑

（1）健康受试者

通常健康受试者更为均一、干扰因素少，是早期探索研究（首次人体临床试验）的理想人群。尤其对于患者人群数量有限的罕见疾病，在健康受试者中获得药代动力学（pharmacokinetics，PK）、药效动力学（pharmacodynamics，PD）、初步

PK–PD 关系和初步安全性等信息十分重要。在拟定剂量范围内，药物作用机制预期不会对健康受试者造成严重危害，且非临床研究可支持在健康人群开展临床试验的前提下，可在健康成人受试者中开展首次人体临床试验。

（2）患者

对于不适合在健康受试者开展临床试验的药物，可在罕见疾病患者中开展，如果需要在儿童患者中开展研究的，原则上也应首先选择成人患者，在获得耐受性 / 安全性，药代动力学，药效动力学（如果可能）后，按照儿童药研发的一般原则[2]，再逐步过渡到青少年和低龄儿童。

对于一些不是仅用于治疗罕见疾病的药物，即同时可作为其他疾病潜在治疗的药物，建议首先在非罕见疾病人群中开展首次人体临床试验。鼓励在早期研究中，采用篮式设计，根据药物作用机制，纳入包含目标罕见疾病人群在内的多种潜在适应症人群，收集在不同疾病中的安全性、药代动力学数据，为后期的研发提供依据。

对于极少数无法选择健康成年受试者，疾病人群仅为儿童，无成人患者可选择的特殊情况，也应在充分评估安全性风险的前提下审慎地考虑在儿童患者开展首次人体试验。

2. 起始剂量的选择

药物起始剂量的确定应遵循药理毒理相关指导原则和技术要求[3]。

对于罕见疾病的替代治疗药物，由于对所缺乏的人体内源性物质的生理水平通常较为清晰，因此鼓励充分利用疾病的非临床研究和临床研究数据，建立替代治疗的药物剂量与所替代物质水平间的关系，在符合药理毒理相关技术指导原则对起始剂量要求，且安全可控的前提下，尽量选择接近于目标治疗剂量的水平作为起始剂量，以尽可能降低罕见疾病受试者的无效暴露，提高剂量探索研究的效率。

3. 推荐剂量的确定

通常，推荐剂量是根据早期研究中药物的 PK、PD、安全性和初步有效性数据综合判断得出。在罕见疾病药物研发中，建议注重科学工具的使用。例如，采用模型引导的药物研发（model-informed drug development，MIDD）[4]，开展群体药代动力学研究，建立药代动力学 – 药效学模型等，实现从健康人到患者，或从成人患者到儿童患者，或从其他疾病患者到目标罕见疾病患者的剂量外推。

对于作用机制明确的替代治疗，也可通过对 PK–PD 关系的充分研究，明确药物剂量 – 暴露量 – 效应关系，从而确定推荐剂量。

4. 特殊人群用药

通常情况下，药物研发是先对成人适应症进行开发，之后再开展在儿童患者中的开发；就罕见疾病而言，按不同年龄段分别进行开发难度较大，且一些罕见疾病主要在儿童期开始发病之后进展至成年，儿童患者是重要的治疗人群，也是临床需求最强烈的人群；另一方面，通常药物会在研发到一定阶段，有的甚至在药物上市后，再开展肝/肾功能不全等特殊人群的研究，由于缺乏特殊人群的研究数据，在关键研究中常常将上述特殊人群排除。然而对于罕见疾病，由于疾病本身常会对患者肝、肾功能产生影响，因此，如果在临床试验中将上述特殊人群排除，入组患者就会更加困难，研究结果也不具有代表性，无法指导科学合理的临床用药来满足患者需求。

因此，在罕见疾病药物研发的早期阶段，建议适时开展特殊人群用药的研究，便于在后续关键临床试验中，可以尽可能的纳入更多、更广泛、更有代表性的罕见疾病患者。当明确不同人群（如老人、儿童、伴有肝/肾功能损害）的用法用量后，即使不同人群的用法用量不同，在关键临床试验中也可考虑一并纳入，从而提高研发效率。

5. 初步有效性考察

获得药物初步有效性数据是开展关键性临床试验的基础，对于罕见疾病，一般需提供初步的有效性数据。

有效性评价指标可采用临床终点，或与临床终点密切相关的替代终点，对于药物作用机制明确的情况（如酶替代治疗），也可采用 PD 指标作为替代指标对有效性进行考察。同时鼓励开发并应用 PD 指标（如靶点占有率、靶细胞清除率等），作为有效性数据的支持。

对于药物可同时用于治疗其他非罕见疾病的情况，如该药物在治疗罕见疾病和非罕见疾病中的作用机制相同，也可考虑通过在其他非罕见疾病中对药物的有效性进行考察，完成对药物的概念验证。

（二）关键研究阶段

1. 试验设计选择

1.1 同期平行对照研究

同期平行对照研究是确证药物疗效的金标准，因此平行对照研究是首选的试验设计。根据对照药的不同，可以分为安慰剂对照和阳性药对照。

（1）安慰剂对照

当使用安慰剂对照时，需采用优效性设计，药物前期探索性研究及疾病自然史数据，可作为统计假设试验组较安慰剂的预估疗效差异依据。

在安慰剂对照研究中，需关注组间受试者比例。采用均衡设计（各比较组例数相同），统计效能最高，也更利于安全性的评价。如果早期临床试验已经显示出试验药物明显优于安慰剂，为使更多患者接受到潜在更优的治疗，可考虑试验药物更高的分配比例（如 2∶1 的分配比例）。

当长期安慰剂治疗不可接受时，也可考虑开展随机撤药试验。在随机撤药试验中，接受试验药物治疗且达到预期疗效的患者被随机分配继续接受试验药物治疗或接受安慰剂治疗。两组之间出现的任何差异将证明试验药物的治疗作用。

（2）阳性药对照

对于目标适应症在国内已有药物获批上市并具有可及性，可选用阳性对照药。阳性对照研究通常可采用优效性设计或非劣效设计。

当采用优效性设计时，药物前期探索性研究及阳性药在目标适应症中的疗效将为统计假设时试验组较对照药的预估疗效差异提供依据。组间受试者比例通常采用 1∶1，如前期数据提示试验药物疗效有明显优于阳性对照药的潜力时，也可采用 2∶1 的比例。

当采用非劣效设计时，需参照相关指导原则[5]。需关注非劣效界值设定问题，在恰当且必要的情况下，可适当放宽非劣效界值。建议在开展临床试验前与监管部门沟通，明确非劣效界值。

1.2　非同期外部对照研究

对于难以开展同期平行对照研究的罕见病，可考虑通过外部对照的研究方法，外部对照可以是平行的或历史的外部对照。这种设计的主要问题是无法消除非同期治疗组间带来的系统差异。当使用历史数据作为对照时，通常采用单臂设计，原则上需同时满足以下条件：

①临床实践中无有效治疗手段；或相较于现有治疗，早期数据显示试验药物具有突出疗效；

②疾病进程清晰、可预测，可被客观地测定和验证（例如，当疾病本身存在自发缓解可能的疾病，不适合采用单臂试验设计）；

③疾病严重程度高，预后差；

④较高质量的外部对照数据。外部对照数据优先选择来自既往 RCT 研究结果，也可以选择真实世界数据，来自真实世界研究的外部对照数据、疾病自然史研究、患者登记研究、文献报道等。需关注历史数据是否可代表当前我国临床实践；关注数据质量。

源自自然病史研究的数据，可能可以用作试验药物治疗组的未经治疗的外部对照组。使用外部对照需要周密的规划和评估，包括以下考虑：

ⅰ）外部对照组需要在各个方面与药物治疗组匹配，包括疾病严重程度、疾病持续时间、既往治疗，以及疾病中可能影响结局和结局发生时间的其他方面，才能便于客观比较和评价治疗效应。

ⅱ）使用良好的设计可以减少选择性偏倚（例如，入/排标准、与研究方案几乎平行的统计分析计划）。数据选择性偏倚是使用外部对照时的主要问题，因为没有随机化，以及无法识别的基线差异可能影响结局。主要的考虑方面可包括：

－可能尚未对患者疾病特征进行评估，或者可能基于历史方法对患者进行了不同的评估，这将导致缺乏可比性（例如，疾病定义、诊断技术和安全性监测方法已经发生变化）。

－标准治疗可能已经改变。

－数据采集间隔和质量可能缺乏一致性，且不具有可比性。

－如果外部对照组中使用的结局评估没有明确定义或不可靠，也会使应用外部对照组具有挑战。

除满足上述①－④项条件外，当目标适应症发病率/患病率极低，可招募的符合入排标准的患者极少，不具备开展对照研究条件时，也可考虑采用单臂试验设计。

单臂试验通常仅支持药物的附条件批准。通常上市后需开展随机对照试验作为确证性研究。对于极罕见疾病无法开展对照研究的情况，也可考虑以另一个独立的单臂研究、真实世界研究作为确证性临床试验。

在一些特殊情况下，例如药物作用机制非常明确，药物作用机制的有效性已在其他适应症中得到确证时，也可能支持完全批准。

单臂试验较随机对照试验的证据级别低，试验结果存在一定的不确定性，因此当计划以单臂研究支持药物上市时，建议申请人就单臂试验的适用性、上市后要求预先与监管机构进行沟通交流。

1.3　自身对照

自身对照是历史对照设计的一种特殊类型，其历史数据来自于参与试验药物干预性临床试验的受试患者自身。需确保患者历史/基线数据的准确性。当采用自身对照设计时，首选建议是先开展前瞻性观察性研究，以观察性研究结果作为患者的基线数据，后续试验药物的干预性研究结果，与患者基线数据进行比较，以证实试验药物的疗效。

1.4　真实世界研究

真实世界研究除了可作为单臂试验的外部对照数据外，还可用于支持已上市药物增加罕见疾病适应症。可参考相关指导原则开展真实世界研究[6-8]。

除上述临床试验设计以外，鼓励申请人在研发中尝试其他更灵活的试验设计，如采用适应性设计、篮式设计、平台试验设计等；鼓励申请人与监管机构开展积极沟通，例如当计划采用适应性无缝试验设计，特别是当研究的患者数量有限时，应在试验启动前与监管机构讨论全面的统计分析计划，包括试验设计和预先计划分析的关键特征。

2. 试验终点的选择

临床终点仍是关键研究中支持药物上市的首选主要疗效指标。

主要疗效指标应根据疾病特点及临床研究的主要目的选择，与临床获益具有高度相关性，还应具有客观性、敏感性、易量化、可重复等特点。充分了解目标适应症人群的发病特点、临床表现、发展过程等，根据药物作用机制确定药物的治疗目标，有助于确定有意义、更敏感的临床终点。

鼓励在研发过程中，探索、开发与临床终点相关，对临床终点有预测价值的替代终点，通过敏感的替代终点，达到简化临床试验，提高研发效率的目的。

患者报告结局（patient reported outcome，PRO）

PRO 是临床结局的形式之一，在药物注册临床研究中得到越来越广泛的使用，并日益受到重视。在罕见疾病药物研发中，鼓励应用 PRO，以反映药物对罕见疾病患者生活质量、体验的改善和其临床价值，并将其 PRO 作为对主要终点的重要支持性数据；鼓励开发 PRO 量表；也可考虑将 PRO 开发为主要终点，并与监管机构沟通将 PRO 作为主要终点支持监管决策的可行性[9]。

3. 研究人群

关键研究的试验人群根据早期研究结果纳入具有代表性的患者，而早期研究中，如能尽早明确不同年龄段、特殊人群等患者的用法用量，则有利于在一个关键研究中纳入更加广泛、更加多样性的患者群体，降低受试者的招募难度。

4. 关键临床试验样本量

原则上，罕见疾病药物的关键研究设计的样本量需要根据统计学相关原则，基于对于主要终点的统计假设而确定。

由于罕见疾病患者本身临床表现及生理状态等方面差异较大，而关键研究中纳入更加广泛的患者可能会使研究人群的变异度进一步增加，因此选择敏感的主要终点指标、采用更灵活的试验设计，会有助于减少样本量。

五、安全性评估要求

对于治疗具备慢性病特征、需长期治疗的罕见疾病，原则上需遵循 ICH E1 的要求。罕见疾病患者人数少，安全性数据可同时包含其他来自非罕见疾病人群的数据。对于预期只能用于罕见疾病治疗、靶点明确、作用机制清晰的药物（如替代疗法），基于患者获益风险的评估，可能会减少对暴露量的要求，建议申请人预先与监管机构进行沟通。

由于罕见疾病在临床试验中所积累的数据一般十分有限，因此上市后的安全性数据收集十分重要，应建立药物警戒系统，在上市前应结合产品和疾病特点，完善

上市后风险分析与管理计划（Risk Management Plan，RMP）[10]，并在上市后严格
执行和不断完善 RMP。

六、沟通交流

罕见疾病种类繁多，涉及的治疗领域广泛，疾病表现和进展差异大，同时又面
临着对疾病自然病史的了解有限、相关临床开发经验及可参考的先例缺乏、患者数
量有限、临床试验受试者常涉及儿童人群等各类复杂情况，难以通过一个指导原则
覆盖罕见疾病药物研发中遇到的各种问题。监管机构鼓励申请人就治疗罕见疾病药
物研发过程中的关键技术问题及时提出沟通交流申请，针对开发中遇到的挑战，讨
论可能的解决方案，以共同提高罕见疾病临床试验研发的效率和成功率。沟通交流
既包括治疗罕见疾病的新分子实体，也包括已上市产品扩展罕见疾病相关的适应
症。沟通交流可涉及的内容包括但不限于：

- 灵活高效的临床试验设计。
- 创新性临床终点 / 替代终点的使用。
- 合理的安全性患者数据集。
- 临床试验数据外推（包括基于境外数据外推到中国患者人群）。
- 利用真实世界数据。
- 上市后数据的收集。
- 上市后风险管理计划。

建议申请人在临床试验的设计和实施过程中，也同样加强与监管机构的沟通
交流。

七、小结

罕见疾病发病率 / 患病率极低，病情复杂，诊断难度大；罕见疾病患者人数有
限，因此开展临床试验难度较大，这些因素导致罕见疾病药物临床研发面临诸多困
难。然而罕见疾病药物研发仍应以科学为基本准则，可以通过精巧科学的方法"精
简"研究设计，但不能以降低科学标准为代价"简化"研发过程。罕见疾病药物研
发除了应遵循一般药物的研发规律以外，更应密切结合罕见疾病自身特点，探求更
科学和精巧的研究方法，以提高研发效率。

罕见疾病的病种繁多，因此本指导原则很难覆盖对所有罕见疾病药物研发的要
求。本指导原则旨在提出在罕见疾病研发中普遍适用的技术指导。对于未能覆盖的
问题，鼓励申请人积极与监管机构进行沟通交流。

八、参考文献

1. 国家药品监督管理局关于发布用于罕见病防治医疗器械注册审查指导原则

的通告（2018 年第 101 号）. http://www.gov.cn/xinwen/2018–10/19/content_5332326.htm.

2. 国家药品监督管理局药品审评中心，儿科人群药物临床试验技术指导原则（2016）. https://www.cde.org.cn/zdyz/domesticinfopage？zdyzIdCODE=e20e9bd309366a800d3b0cda9f2d9359.

3. 张凤琴，孙涛，王海学，等. 新药人体首次剂量设计的技术考虑［J］. 中国新药杂志，2020，29（13）：1456–1463.

4. 国家药监局药审中心关于发布《模型引导的药物研发技术指导原则》的通告（2020 年第 59 号）. https://www.cde.org.cn/main/news/viewInfoCommon/23b634adf79ecd4616bb91bcd66815f0.

5. 国家药监局药审中心关于发布《药物临床试验非劣效设计指导原则》的通告（2020 年第 17 号）. https://www.cde.org.cn/main/news/viewInfoCommon/322593ac8e690e63730fc63acd1ecba4.

6. 国家药监局关于发布真实世界证据支持药物研发与审评的指导原则（试行）的通告（2020 年第 1 号）. https://www.nmpa.gov.cn/xxgk/ggtg/qtggtg/20200107151901190.html.

7. 国家药监局药审中心关于发布《真实世界研究支持儿童药物研发与审评的技术指导原则（试行）》的通告（2020 年第 22 号）. https://www.cde.org.cn/main/news/viewInfoCommon/6906389100848948deb49a484197902b.

8. 国家药监局药审中心关于发布《用于产生真实世界证据的真实世界数据指导原则（试行）》的通告（2021 年第 27 号）. https://www.cde.org.cn/main/news/viewInfoCommon/2a1c437ed54e7b838a7e86f4ac21c539.

9. 国家药品监督管理局药品审评中心，《患者报告结局在药物临床研究中应用的指导原则（征求意见稿）》. https://www.cde.org.cn/main/news/viewInfoCommon/0d57bc91690c53db3d224e546bfda06f.

10. 国家药品监督管理局药品审评中心，风险分析与管理计划撰写指导原则（征求意见稿）. https://www.cde.org.cn/main/news/viewInfoCommon/81793076ad0771061c5637b03159d474.

"临床风险管理计划"撰写指导原则（试行）

一、概述

国际人用药品注册技术协调会（The International Council for Harmonization of Technical Requirements for Pharmaceuticals for Human Use，ICH）《E2E：药物警戒计划》（下文简称E2E指导原则）已在中国转化实施。E2E指导原则的主要着重点是：药品在提出上市许可申请时应提供给药品监管机构的药物安全性概述和药物警戒计划。本指导原则以E2E指导原则的要求和建议为基准，结合中国上市许可申请的审评经验，对临床风险评价的考虑和关注重点进行全面阐述，并提供一份撰写模板便于申请人理解。本指导原则所涉及的"风险"，指药品上市后临床应用过程中确定或可能会给患者带来的治疗风险，不涉及生产过程中质量可控性相关风险。申请人基于药品上市前所开展的非临床研究以及人体临床研究中获得的有效性及安全性数据，同时参考同类产品的安全性信息，结合适应症人群的特点，明确药品的重要的已识别风险、重要的潜在风险和重要的缺失信息，并对每项"风险"和信息的缺失是否影响药品的"获益风险平衡/公共卫生健康"进行评估。

本指导原则对"临床风险管理计划"的撰写提供指导意见，不涉及该文件的递交和更新要求。药审中心2020年7月1日发布的《M4模块一行政文件和药品信息》中要求的"1.8.3风险管理计划"包括药物警戒活动计划和风险控制措施。"临床风险管理计划"中包含了上述内容，可以在需要递交"1.8.3风险管理计划"时代替该文件或作为该文件的一部分。本指导原则不具有强制性的法律约束力，建议申请人参照本指导原则所附模板撰写在中国递交药品上市许可申请时的"临床风险管理计划"。药品获批上市后，上市许可持有人（下文简称"持有人"）应基于"临床风险管理计划"的内容，并按照相关法律法规或指导原则的要求，形成"药物警戒计划"和/或"上市后风险管理计划"。应用本技术指导原则时，申请人应遵守中国药品注册法律法规的要求，同时参考ICH和中国药品监管机构发布的其他相关技术指导原则。随着行业的发展和监管体系的进步，指导原则将不断更新以满足新的药品监管环境的要求。鼓励申请人与药品审评机构保持沟通，随着相关事件工作的深入，持续完善本技术指导原则。

二、一般考虑

应根据药品特征与中国的医疗实践制定"临床风险管理计划"，应充分考虑其中所提出的药物警戒活动计划及风险控制措施在中国的可操作性和合理性。"临床风险管理计划"中包含的数据应与申报资料中其他文件中的非临床及临床研究数据保持一致。

"临床风险管理计划"应基于活性成分（如为中药，建议与审评部门沟通）进行撰写，即：同一申请人生产的所有具有相同活性成分的药品（即使适应症、给药方式、剂型和给药途径等不同）的所有风险信息，可以纳入同一份"临床风险管理计划"。若某药品在首个适应症上市许可申请尚未获批时递交另一适应症的上市许可申请，可按适应症撰写新的"临床风险管理计划"，之后视实际批准的适应症酌情合并管理。若已上市药品再次递交上市许可申请，且需要同期提供"临床风险管理计划"，应该按照本次上市许可申请时获得的最新研究数据对前期提供的"临床风险管理计划"进行更新，或撰写新的"临床风险管理计划"。申请人可在上市许可申请前沟通交流（即 pre NDA 沟通交流）中，与审评部门就该药品"临床风险管理计划"的具体内容进行讨论。

药品获批上市后，持有人有责任将"临床风险管理计划"中的风险信息与医生进行充分的沟通，并严格执行药物警戒活动计划和风险控制措施，以确保药品的获益持续大于风险。持有人在药品上市后形成"药物警戒计划"或"上市后风险管理计划"等风险管理相关文件时，应充分参考上市申请获批时经药品审评中心确认的"临床风险管理计划"，并保持相关内容的一致性和可衔接性。

"临床风险管理计划"主体内容的阅读对象主要包括医学人员、监管机构和企业的专业人员等，措辞应严谨、准确，各章节详略得当互为支持，避免数据和文献的堆砌。"临床风险管理计划"附件的阅读对象可能包括非医学背景人员，申请人应该根据阅读对象选择适宜的措辞风格。

三、撰写原则

制定"临床风险管理计划"的目的是识别和描述药物重要的已识别风险、重要的潜在风险和重要的缺失信息，进而提出与风险相匹配的药物警戒活动和风险控制措施，以确保药品上市后在适用人群的用药过程中保持获益大于风险。"临床风险管理计划"主要包括三大要素，即安全性概述、药物警戒活动以及风险控制措施。

（一）安全性概述

按照 E2E 指导原则，安全性概述（safety specification）应当是"一个关于药物重要的已识别风险，重要的潜在风险，和重要的缺失信息的摘要"。本指导原则不再对 E2E 指导原则中已强调的撰写要素结构进行赘述。

在对药品进行风险识别时，适应症的疾病特征和人群大小会对风险是否影响风险获益平衡的结论产生重要影响，因此建议在"安全性概述"部分首先对目标适应症的流行病学信息加以总结。"安全性概述"部分的主体内容是对重要风险的分析和评价，无论针对的是何种适应症和目标人群，在确定风险是否重要时，应该考虑以下因素：①风险的医学严重性，包括对个体患者的影响；②发生频率、可预测性、可预防性和可逆性；③对公众健康的潜在影响（基于发生频率、治疗人群的大小等综合判断），包括因治疗期间可能需要避免使用某种 / 类预防产品带来的公共风险。实际操作过程中，如果风险具有以下特征之一（但不排除其他可能），应考虑将其列为重要风险：①风险发生时导致死亡、残疾、先天性异常或出生缺陷等严重后果，或者因为后遗症严重影响患者的社会 / 生活功能或生活质量（例如导致患者重度抑郁）；②需要对高比例的患者进行临床干预（例如停药或接受输血等支持治疗）以应对 / 治疗风险发生后产生的临床症状 / 体征异常；③由于缺乏针对风险的预防或治疗手段，或与当前普遍应用的预防 / 诊疗手段发生冲突，而给当前的临床实践带来重大挑战。重要风险可能并不影响所有用药人群，而仅高发于具有某些特征的用药者，申请人应对风险的危险因素、可预防性及其对获益风险平衡的影响进行评估，并作为制定风险控制措施的重要参考。

重要风险被区分为"已识别"和"潜在"两类。理论上，"已识别"风险通常有以下两个特征：①在临床治疗过程中确实观察到风险相关不良事件；②有充足证据表明风险与用药之间存在因果关系。以下情形可作为"充足证据"的参考：①在非临床和临床研究中都观察到的不良反应；②在设计良好的临床试验或流行病学研究中观察到与对照治疗相比存在差异的不良反应，或与对照治疗的"已识别风险"不良反应发生率相似；③一定数量且记录完整的不良反应，其发生与用药存在明确的时间关系和生物学合理性（如严重的过敏反应）。如果某安全性问题被怀疑与药品相关但因果关系未经证实，通常被归为"潜在"风险，例如：风险仅为理论推导（基于作用机制或同类产品用药经验的判断），或在非临床研究中发生但未在临床试验中观察到相关事件，或者在临床试验中观察到信号但因果关系尚不明确。需要指出的是，如果非临床研究观察到与药物机制高度相关的重要安全性风险且被判断与临床相关性极强，或相同机制药品已经明确为"已识别风险"，新产品通过在临床试验中采取合理措施（例如预防用药、排除高风险人群等，而非通过分子结构优化或处方改良）成功避免或降低了相关风险，即使在当前药品的人体用药经验中未观察到风险相关不良事件，基于以患者为中心的原则，应对是否需将该风险列为"已识别风险"进行评估。申请人应该在各项风险下提供相应的机制分析、非临床研究和临床研究的相关数据，支持其分类判断。

重要的缺失信息也是安全性概述的重要组成部分，若对药品某方面的安全性特征或某特定人群使用该药品的风险获益信息存在缺失，且这些缺失的信息是临床所关注的，应考虑将其列为"重要的缺失信息"。申请人应分析药品的人体安全性数据库是否在某一人群中存在局限性，例如：儿童、老年人、妊娠/哺乳期女性、肝/肾功能受损者、临床研究中因特殊安全性原因排除的人群、具有相关遗传多态性的亚组人群等。当数据不充分时，通常在说明书中将上述人群排除在适用人群之外，或强调临床有效性及安全性尚不明确。药品上市后可能因为各种原因被超适应症使用，例如境外已经获批的适应症在境内尚未获批，某非适应症疾病在病因和/或临床表现上与已获批适应症高度相似或相关，等。申请人应该对药品上市后被超适应症使用的可能性进行评估，如果药品将不可避免地被超适应症用于某一人群且该人群的风险特征与已获批人群存在差异，应该在临床风险管理计划中进行陈述并分析是否对药品上市后安全性产生影响。

（二）药物警戒活动计划

药物警戒活动计划（pharmacovigilance plan）包括常规药物警戒和额外的药物警戒活动。所有药品在上市后必须执行常规药物警戒活动。在常规药物警戒活动不能满足需求时需要开展额外的药物警戒活动，包括但不限于当重要的已确认风险中有影响对风险认知的不确定因素（例如高危人群、预防/降低已识别风险的方法）时，或者需要针对某些重要的潜在风险或重要的缺失信息进行系统性研究时。

可能通过同一个药物警戒活动对不同的安全性风险进行监测或分析研究，因此，建议以药物警戒活动类型为中心撰写药物警戒活动计划中的相关内容，而不是以风险为中心进行撰写。应简明扼要地说明计划中或正在进行的各项活动拟解决的问题和计划表，已完成的活动则应叙述已解决的问题和对风险分析以及后续计划产生的影响。所有与中国国家药品监管机构协商后拟定的或申请人承诺的与已获批适应症相关的上市后研究（包括有效性研究），均应被写入"临床风险管理计划"，单纯以扩展适应症为目的的研究不在此列。原则上，应将各项额外的药物警戒活动的详细方案作为"临床风险管理计划"的附件（持有人可在药品获批后进行完善）。

（三）风险控制措施

风险控制措施（risk minimization measures）包括常规措施和特殊措施，目的在于预防/降低重要风险的发生。常规风险控制措施包括修订药品说明书、标签、包装，改变药品包装规格，改变药品管理状态等。通过药品在销售、处方和使用过程中必须配备的材料或环节实现风险控制的措施，应被列为常规措施；国家针对特殊药物（如麻醉药品、血液制品、精神疾病用药等）的处方和销售限制也属于常规措施。药品说明书是最重要的常规风险控制工具；为了预防用药错误，在包装上进行特殊的提醒，或者不同规格产品采用不同颜色或外形的包装设计，也属于常规风险控制措施。

当常规措施不足以将风险降低到可接受水平时，应提出特殊风险控制措施。科学合理的特殊措施可以对药品的"获益风险评估"产生积极的作用。特殊措施通常有医患教育材料、用药指南、处方/流通渠道管理、用药登记、妊娠预防计划等。在撰写特殊措施时应该以具体措施为中心，对各项措施的名称、拟控制风险和目标、实施计划表和有效性评价计划进行摘要。应将风险控制措施所涉及的工具和实施方案作为"临床风险管理计划"的附件（可在产品获批后完善）。

四、药品"临床风险管理计划"模板

本指导原则附有一份药品"临床风险管理计划"模板供行业参考，该模板由签名页、摘要和正文三大部分组成。

参考文献

1. ICH. ICH harmonized tripartite guideline：pharmacovigilance planning E2E［EB/OL］.（2004-11-18）［2021-06-04］. https://www.ich.org/fileadmin/Public_Web_Site/ICH_Products/Guidelines/Efficacy/E2E/Step4/E2E_Guideline.pdf.

2. 全国人民代表大会. 中华人民共和国药品管理法［EB/OL］.（2019-08-26）［2021-06-04］. http://www.npc.gov.cn/npc/c30834/201908/26a6b28dd83546d79d17f90c62e59461.shtml.

3. 国家药品监督管理局. 国家药监局关于适用《E1：人群暴露程度：评估非危及生命性疾病长期治疗药物的临床安全性》等 15 个国际人用药品注册技术协调会指导原则的公告（2019 年第 88 号）［EB/OL］.（2019-11-12）［2021-06-04］. http://www.nmpa.gov.cn/xxgk/ggtg/qtggtg/20191112094101469.html.

4. 国家药品监督管理局. 国家药监局关于发布《药物警戒质量管理规范》的公告（2021 年 第 65 号 ）［EB/OL］.（2021-05-13）［2021-09-28］. https://www.nmpa.gov.cn/xxgk/ggtg/qtggtg/20210513151827179.html.

5. EMA. Guidance on the format of the risk management plan（RMP）in the EU-in integrated form［EB/OL］.（2018-11-30）［2021-06-04］. http://www.ema.europa.eu/en/documents/regulatory-procedural-guideline/guidance-format-risk-management-plan-rmp-eu-integrated-format-rev-201_en.pdf.

附

药品上市申请时递交的临床风险管理计划模板

（*斜体*文字表示申请人可根据实际情况撰写，括号中的内容应删除。申请人可根据内部流程要求调整行政信息的呈现方式。本模板中可能包含在递交上市许可申请时尚无法获得的行政信息，申请人可暂不填写，在药品获批上市后根据实际情况自行添加）

*药品通用名称*临床风险管理计划

签名页

版本	生效时间	
1.0	*××××年××月××日*	· *首次上市时获批版本*
2.0	*××××年××月××日*	· *主要修改内容和理由*
3.0	*××××年××月××日*	· *主要修改内容和理由*

企业名称：*公司名称*

药物警戒负责人：*姓名、职务及签名*

公司代表联系方式：

公司地址：

现行版生效时间：*××××年××月××日*

临床风险管理计划摘要

（若正文部分内容较少，可省略此部分）

药品信息	
通用名称（中 / 英文）	
商品名称（中 / 英文）（如适用）	
活性成分（中 / 英文）（如适用）	
中国首次批准上市时间	
中国获批适应症（是否附条件批准）	
风险概述	
重要的已识别风险	风险 1：
	风险 2：
重要的潜在风险	风险 1：
	风险 2：
重要的缺失信息	人群 1：
	人群 2
额外的药物警戒活动	活动 1：*简述活动内容、所针对的风险及实施目的*
	活动 2：*简述活动内容、所针对的风险及实施目的*
上市后有效性研究	研究 1：*简述研究计划及实施目的*
	研究 2：*简述研究计划及实施目的*
特殊风险控制措施	措施 1：*简述措施内容、所针对的风险及实施目的*
	措施 2：*简述措施内容、所针对的风险及实施目的*

　　（在正文前可根据需要插入最新版本较上一版本的修订说明、总目录、表目录、图目录、英文缩略词列表等内容）

临床风险管理计划正文

1. 药品概述

中国注册申请获批时间	
批准文号	
商品名称 / 品名（中 / 英文）	
活性成分（中 / 英文）（如适用）	
规格与剂型	
适应症	
用量用法	
中国是否附条件批准	
活性成分全球首次获批时间	
本次风险管理计划的数据库锁定时间点	
备注	

（若药品有多个适应症，且各适应症下的药品信息不完全相同，申请人可根据实际情况分别列表。适应症、用量用法等项目，应与说明书内容相同）

2. 安全性概述

（安全性概述构成药物警戒活动计划和风险控制措施的基础。在安全性概述中应该对药物的安全性特征进行说明，包括药物重要的已识别风险、重要的潜在风险和缺失信息的综述。如果申请人认为现有证据表明应该对安全性特征进行重新分类、删减或增补，应在修订时说明理由）

2.1 安全性概述汇总

重要的已识别风险	
重要的潜在风险	
重要的缺失信息	
当前版本新增或新删除的风险 / 缺失信息并简述依据	

2.2　目标适应症流行病学

（提供人群基本流行病学数据和特征、自然病程特征、人群重要的合并疾病及合并用药，以及目前可及的治疗手段等相关信息的摘要。应关注中国人群是否与其他国家/区域人群之间存在差异并作适当陈述和总结）

（递交新增适应症的上市申请时，应在已有内容的基础上增加新适应症的流行病学信息摘要。若拟新增适应症与已获批适应症的特征存在较大的差异，例如淋巴瘤和类风湿关节炎，建议申请人按适应症分述；若拟新增适应症与已获批适应症在疾病特征、诊疗手段等方面高度相似，可以考虑合并撰写）

2.3　重要的已识别风险

（该部分分述各项重要的已识别风险，每项风险单独列表。下表中所列项如果与具体风险不相关可省略）

（风险名称）（应尽量使用国际医学用语辞典［MedDRA］术语，建议使用 MedDRA 首选术语［PT］或标准 MedDRA 分析查询［SMQ］。申请人应该注明该风险名称的定义来源）	
认定为重要的已识别风险的原因	风险机制：*分析造成该风险的药物作用机制和/或病理生理基础。*
	非临床数据：*提供与此风险相关的重要的非临床安全性结果，应为高度概括的摘要。包括毒理学、生殖/发育毒性、遗传毒性、致癌性研究结果；药理学数据（如心血管系统的 QT 间期延长），并应讨论非临床安全性发现与临床的相关性。*
	临床： 1. 目标适应症发生相应风险的背景信息（不使用本药品时）：*提供相应风险发生的流行病、背景数据等相关信息的简单摘要。应关注中国人群是否与其他国家/区域人群之间存在差异并作适当陈述和总结。如有同类已上市品种，应提供同类产品相应风险的已公开发生率信息。* 2. 临床数据：*提供与此风险相关的重要的临床安全性结果，应为高度概括的摘要。包括临床研究的暴露情况和上市后估算的药物暴露数据，说明安全性问题的严重程度、发生频率、可逆性。应重点关注临床研究中或上市后用药经验中中国受试者/患者是否与其他国家/区域受试者/患者之间存在差异。* 3. 识别和分析相关危险因素：*结合目标人群的特点和临床数据进行识别和分析。*
可预防性：*简述风险因素，是否可辨识出高危人群并进行风险预测；风险发生时的早期征象和诊断方法；风险发生时应采取的处理方法。*	
对获益风险平衡/公共卫生健康的影响：（对将本风险列为"重要的已识别风险"的结论性陈述）*综合不良反应的严重性、频率和级别评价该风险对获益风险/公共卫生健康产生的影响。例如：可引起导致死亡、残疾、先天性异常或出生缺陷的严重不良反应；可导致严重影响患者的社会/生活功能或生活质量的后遗症；目前缺乏针对风险的预防或治疗手段；超过某比例的患者因相关不良反应停药，对长期有效性产生影响；等。*	

2.4　重要的潜在风险

（该部分分述各项重要的潜在风险，每项风险单独列表。下表中所列项如果与具体风险不相关可省略）

（风险名称） （应尽量使用国际医学用语辞典［MedDRA］术语，建议使用 MedDRA 首选术语［PT］或标准 MedDRA 分析查询［SMQ］。申请人应该注明该风险名称的定义来源）

认定为重要的潜在风险的原因	风险机制：*分析该潜在风险的药物作用机制和／或病理生理基础*
	非临床数据（可以提供同类药品的非临床数据作为依据）：*提供与此风险相关的重要的非临床安全性结果，应为高度概括的摘要。包括毒理学、生殖／发育毒性、遗传毒性、致癌性研究结果；药理学数据（如心血管系统的 QT 间期延长），并应讨论非临床安全性发现与临床的相关性*
	临床（可以提供同类药品的临床信息作为依据）： 1. 目标适应症发生相应风险的背景信息：*提供相应风险发生的流行病学、背景数据等相关信息的简要摘要。应关注中国人群是否与其他国家／区域人群之间存在差异并作适当陈述和总结。如有同类已上市品种，应提供同类产品相应风险的已公开发生率信息* 2. 临床数据：*提供与此风险相关的重要的临床安全性结果，应为高度概括的摘要。包括临床研究的暴露情况和上市后估算的药物暴露数据，说明安全性问题的严重程度、发生频率、可逆性。应重点关注临床研究中或上市后用药经验中中国受试者／患者是否与其他国家／区域受试者／患者之间存在差异* 3. 识别和分析相关危险因素：*结合目标人群的特点和临床数据进行识别和分析*
可预防性：*简述风险因素，是否可辨识出高危人群并进行风险预测；风险发生时的早期征象和诊断方法；风险发生时应采取的处理方法*	
对获益风险平衡／公共卫生健康的影响：（对将本风险列为"重要的潜在风险"的结论性陈述）*综合非临床、临床研究结果和同类产品安全性信息，陈述本风险被判断为"潜在"而非"已确认"风险的原因。结合潜在风险的严重性评价该风险可能对获益风险平衡／公共卫生健康产生的影响；或预估该风险在上市后被评价为"已确认风险"将对获益风险平衡／公共卫生健康产生的影响*	

2.5 重要的缺失信息

（这一部分重点讨论在批准上市前尚未研究过的人群，或现有临床信息有限的人群。应该明确讨论这些缺失信息对预测药品上市后安全性的影响。要考虑的人群应包括但不限于下述人群）

儿童：*通常定义为＜18 周岁人群，可再细分年龄段。说明未研究原因或现有暴露数据，讨论信息的缺失对上市后安全性的影响。*

老年患者：*通常定义为≥60 周岁人群，可再细分年龄段。说明未研究原因或现有暴露数据，讨论信息的缺失对上市后安全性的影响。*

妊娠或哺乳妇女：*说明未研究原因或现有暴露数据，讨论信息的缺失对上市后安全性的影响。*

存在相关合并症的患者（肝功能损害患者、肾功能损害患者、心功能不全患者、免疫功能低下患者、临床研究中排除的其他患者等）：*说明未研究原因或现有暴露数据，讨论信息的缺失对上市后安全性的影响。*

有已知的和相关的基因多态性的亚组人群：*如适用，讨论信息的缺失对上市后安全性的影响。*

不同民族和／或种族的病人：*如适用，讨论信息的缺失对上市后安全性的影响。*

预测上市后存在超适应症使用的其他人群：*如适用，讨论信息的缺失对上市后安全性的影响。*

3. 药物警戒活动计划

（以安全性概述为基础，制定与药物风险相匹配的药物警戒活动计划。药物警戒活动的目的是进一步描述和量化风险特征、确认或消除潜在风险、识别新的风险、收集缺失信息领域的信息以及评估风险控制措施的有效性。药物警戒活动包括常规药物警戒活动和额外的药物警戒活动）

3.1　常规药物警戒活动

常规药物警戒活动是所有药品必须进行的主要 / 最低限度的药物警戒活动组合。申请人应遵从法规要求计划并实施常规药物警戒活动，包括：建立收集、报告不良反应的系统和程序；向监管部门报告药物不良反应；定期安全性更新报告；持续性监测收集安全信号；更新说明书；以及药品监管机构规定的其他要求。

3.2　额外的药物警戒活动

（额外的药物警戒活动是非常规药物警戒活动，可以是非临床研究或以安全性为目的的临床试验和 / 或非干预性研究等。只有在常规药物警戒活动不能满足需求时才需要开展额外的药物警戒活动，申请人应该对每项额外的药物警戒活动的目的和必要性进行说明。申请人可以在递交药品上市许可申请前与监管机构提前沟通讨论，就是否需要采取额外的药物警戒活动、应该采取哪些额外的药物警戒活动以及后续的评价和报告节点达成初步的一致意见。

如不需要开展额外的药物警戒活动则直接声明；如有额外的药物警戒活动，则以活动类型而非风险为中心撰写以下内容，语言应尽量精简。）

3.2.1 计划中 / 正在进行的额外的药物警戒活动

额外的药物警戒活动名称	实施目的和必要性	实施计划关键节点	完成日期
监管机构要求的强制性额外的药物警戒活动（由监管机构在审评过程中提出）			
申请人承诺 / 计划开展的其他上市后药物警戒活动			

3.2.2 已完成 / 终止的额外的药物警戒活动

（当某项额外的药物警戒活动已经完成或被提前终止，则写入本部分。简要介绍已完成 / 终止活动的内容和结果，以及该活动的结论对临床风险管理计划带来的影响）

额外的药物警戒活动名称	完成／终止时间	已解决问题	对临床风险管理计划的调整
监管机构要求的强制性额外的药物警戒活动（由监管机构在审评过程中提出）			
申请人承诺／计划开展的其他上市后药物警戒活动			

4. 上市后有效性研究计划

（无论是否附条件批准，监管机构都可以对申请人提出上市后有效性研究的要求，申请人也可以主动承诺开展上市后有效性研究。这些计划中或正在进行的上市后有效性研究应该在临床风险管理计划中有所体现，但完成后可以从临床风险管理计划或其他相关文件中移除）

上市后有效性研究名称	实施目的	实施计划	完成日期
附条件批准时作为完全批准条件的有效性研究（申请人根据附条件批准上市前沟通交流内容填写）			
监管机构要求的强制性有效性研究（由监管机构在审评过程中提出）			
申请人承诺／计划开展的其他有效性研究			

5. 风险控制措施

（以安全性概述为基础，制定与药物风险相匹配的风险控制措施。实施风险控制措施的目的是通过降低安全性风险达到治疗获益最大化，不应以牺牲患者对治疗的可获得性为代价，应将给医疗系统带来的负担和压力降低到最小程度。风险控制措施包括常规风险控制措施和特殊风险控制措施）

5.1　常规风险控制措施

常规风险控制措施适用于所有药物，包括科学制定和修订药品说明书、标签、包装，采用适当的药品处方形式和管理状态等。

常规风险控制措施根据所针对的风险列表说明：

风险名称	常规风险控制措施（*如在说明书的用法用量、禁忌、警告、注意事项、不良反应等章节进行强调*）
风险 1	*说明书中对应的内容（简要说明，不要复制粘贴所有的文字）* *包装尺寸与特殊设计* *药品规格* *……*
风险 2	*说明书中对应的内容（简要说明，不要复制粘贴所有的文字）* *包装尺寸与特殊设计* *药品规格* *……*

5.2　特殊风险控制措施

（特殊风险控制措施通常包括风险沟通、教育计划、患者日记、处方限制项目、受控分销、疾病 / 药物登记招募计划、避孕计划等等。只有当常规风险控制措施无法达到预期效果时才实施特殊风险控制措施。申请人可在申请新药注册前与监管机构提前沟通讨论，就是否需要采取特殊风险控制措施、应该采取哪些特殊风险控制措施以及后续的评价节点达成初步的一致意见。

如不需要特殊风险控制措施则直接声明；如有特殊风险控制措施，则以活动类型而非安全性问题为中心撰写以下内容，语言应尽量精简。）

风险控制措施的名称	相关风险及实施目的	实施时限 （最晚启动时间）	措施有效性评估时间节点

6. 参考文献

7. 附录（*申请人可根据实际情况添加*）

7.1　上市后研究方案（如适用）

7.2　风险控制措施具体实施方案（如适用）

7.3　风险控制措施相关工具（如适用）

抗狂犬病病毒单克隆抗体新药临床试验技术指导原则

一、概述

狂犬病是由狂犬病病毒感染所致的一种动物源性传染病，病死率几乎 100%。全球有 100 多个国家和地区有狂犬病流行，主要位于亚洲和非洲，在欧、美、日等发达国家通常罕见。我国是狂犬病的流行国家，狂犬病是我国传染病主要致死病因之一，呈现高度散发状态，是我国重要的公共卫生问题之一。

狂犬病被动免疫是狂犬病暴露后预防（post-exposure prophylaxis，PEP）的重要措施之一，其机制是在第一针狂犬病疫苗注射后至机体产生足量抗体之前的窗口期提供即时的免疫保护，在伤口局部浸润注射狂犬病被动免疫制剂，中和伤口清洗消毒后残留的病毒从而降低发病率。目前市售被动免疫制剂有狂犬病人免疫球蛋白（Human Rabies Immunoglobulin，HRIG）和马源抗狂犬病血清（Equine rabies antiserum，ERA）。但上述制剂供应量有限，价格偏高，并有血清病类过敏反应和血源传播疾病的潜在风险。

抗狂犬病病毒单克隆抗体（anti-Rabies virus monoclonal antibodies，以下简称狂犬病单抗）因批间效价差异小、安全性提高、可大量制备，有替代 HRIG、ERA 的潜力，但临床研发尚缺乏技术指导。

狂犬病单抗与狂犬病免疫球蛋白是两类不同的制剂，多克隆的狂犬病免疫球蛋白含有针对多个表位的抗体，狂犬病单抗仅包含针对一个或两个（鸡尾酒产品）表位的抗体，作为一种全新的制剂，狂犬病单抗需要开展系统的临床试验支持其疗效和安全性。本指导原则旨在为狂犬病单抗新药临床研发提供参考，文中所指狂犬病单抗类产品仅限定位于被动免疫的制剂，不能取代狂犬病疫苗。

本指导原则仅代表药品监管部门当前的观点和认识，不具有强制性的法律约束力。随着科学研究的进展，本指导原则中的相关内容将不断完善与更新。应用本指导原则时，还请同时参考药物临床试验质量管理规范（GCP）、国际人用药品注册技术协调会（ICH）和其他国内外已发布的相关指导原则。

二、临床试验的重点考虑

（一）受试者

1. 早期和探索性试验受试者选择

出于伦理和临床试验的可操作性考虑，早期和探索性试验阶段建议选择无狂犬病暴露、无狂犬病疫苗接种史的健康志愿者。早期试验以血清抗体活性水平为药效学指标，健康志愿者也能满足药效观察的需求。

2. 确证性试验受试者选择

确证性试验阶段受试者应代表临床实际用药人群。世界卫生组织（WHO）建议，对于狂犬病病毒Ⅲ级暴露和免疫功能低下的Ⅱ级暴露者，应在接种疫苗的同时对伤口进行彻底清洗并在周围浸润注射被动免疫制剂。由于细胞培养疫苗免疫后建立的免疫记忆几乎可维持终身，既往接种过狂犬病疫苗、免疫功能正常的再次暴露者无需使用被动免疫制剂。狂犬病单抗出于暴露后免疫的研发目的，应选择狂犬病病毒暴露且需要应用被动免疫制剂者，暴露定义应符合当前国家规范。参考当前狂犬病防控技术指南设定和临床研发实际，建议确证性试验受试者选择首次暴露的免疫功能正常的Ⅲ级暴露者。如有其他考虑，建议应与监管机构充分沟通。

具体制定受试者选择标准时，应对暴露动物和受试者的暴露身体部位进行规定，并在试验中记录具体情况。犬是我国狂犬病的主要传染源，约占95%，其次是猫，狐、狼、豺、鼬獾、貉、臭鼬和蝙蝠等是狂犬病的自然储存宿主，可感染狂犬病病毒成为传染源。应注意，暴露于蝙蝠均属于Ⅲ级暴露，啮齿类和兔形目极少感染和传播狂犬病，禽类、鱼类、昆虫类、爬行类不会传播狂犬病。

狂犬病潜伏期长短与病毒的毒力、侵入部位的神经分布等因素相关，病毒数量越多、毒力越强、侵入部位神经越丰富、越靠近中枢神经系统，潜伏期越短。头面部、手指、手臂、会阴部等神经终板丰富的部位暴露相比于其他部位暴露，以及多处暴露相比于单处暴露更高危，入组受试者应包括一定数量的相对高危暴露者。在募集受试者时，建议尽可能控制创面的大小、深度等，因外伤的复杂程度不同，暴露者可能患严重并发症以及继发的细菌感染，应保证组间研究基线一致。

对全部咬伤暴露人群的动物进行病毒学检测以确定高危人群非常有临床意义，但难度较大，可在临床研究中对一定比例的感染源采集样本进行病毒学检测。狂犬病潜伏期尚无确定的诊断方法，因此无需对受试者进行病毒学检测。

被动免疫制剂应尽早使用，最好在伤口清洗完成后立刻注射。疫苗应用7天后，主动免疫应答反应已经出现，此时再使用被动免疫制剂意义不大。临床试验中应对暴露后被动免疫时机进行统一规定。

（二）对照的选择

在狂犬病预防用药临床试验中使用安慰剂对照是不伦理的，应选择目前现有的标准狂犬病被动免疫药物作为阳性对照。基于综合因素考虑，在无同类确证有效的药物上市的情况下，优先推荐 HRIG 作为阳性对照。如有其他选择，建议与监管机构沟通。

（三）终点指标

1. 临床结局

研究药物为狂犬病预防性用药，一旦发病死亡率接近 100%，疾病的转归和结局是临床试验的理想终点。狂犬病潜伏期一般为 1~3 个月，极少数短至两周以内或长至一年以上。一旦发病，通常在临床症状出现后 7~8 天即到发病晚期，目前没有公认有效的治疗方法。暴露后 3 个月和 1 年是重要的临床结局评价时间点。建议进行至少 1 年的临床结局观察，可选择 PEP 开始之后 1 年的保护率（即未发生狂犬病死亡的受试者百分比）作为主要的临床结局评价指标。同时观察狂犬病发病率、死亡率等。

2. 血清学指标

目前的被动免疫制剂在伤口周围浸润注射，主要在伤口局部起中和作用，由于尚无公认有效的方法检测伤口处局部中和效果，一般选择血清学指标血清狂犬病毒中和抗体（Rabies Virus Neutralizing Abs，RVNA）水平作为药效学指标，间接检测免疫效果。狂犬病单抗最终是与狂犬病疫苗联用，与疫苗联用时测得的 RVNA 是单抗被动免疫与疫苗主动免疫的叠加效果。

WHO 推荐抗狂犬病病毒中和抗体标准检测方法包括快速荧光灶抑制试验（Rapid Fluorescent Focus Inhibition Test，RFFIT）和小鼠脑内中和试验（Mouse Neutralization Test，MNT），RFFIT 方法也是我国现行药典规定的检测狂犬病病毒中和抗体的标准方法之一。对于狂犬病疫苗，WHO 认为 RVNA $\geq$ 0.5 IU/ml 时，接种者具备有效的保护能力。疫苗一般在接种后 7~14 天才能使机体出现足量抗体，在疫苗免疫后第 14 天，无论是否同时注射狂犬病被动免疫制剂，各年龄段人群体内中和抗体一般均可达到 0.5 IU/ml。然而，被动免疫尚无 RVNA 有效阈值水平的推荐，HRIG 是公认有效的被动免疫制剂，但其注射后 7 天内的 RVNA 水平通常不超过 0.5 IU/ml。因此在疫苗产生的 RVNA 占主导地位前，被动免疫主要发挥作用的阶段（一般为注射后 7 天内），要求狂犬病单抗产生的 RVNA 水平应与

HRIG 相当或更高。

另外，被动免疫制剂仅提供窗口期短时的保护作用，疫苗在 PEP 中发挥更主要的作用，狂犬病单抗不能过度干扰疫苗的主动免疫，因此要求单抗与 HRIG 对于疫苗的干扰具有可比性。建议使用 RVNA ≥ 0.5 IU/ml 的受试者比例评估被动免疫对疫苗主动免疫的干扰。对于单独给药时 RVNA 水平低于 0.5 IU/mL 的单抗，一般可在注射后第 14 天及以后的时点检测疫苗干扰，对于单独给药时 RVNA 水平接近或高于 0.5 IU/mL 的单抗，建议在预期单抗对 RVNA 水平的贡献远小于 0.5 IU/mL 的时点（五个半衰期后）检测疫苗干扰。

临床试验期间需多次检测 RVNA，观察 RVNA 检出率、活性水平、≥ 0.5 IU/mL 的受试者比例等，检测时点至少应包括：用药前，用药后第 1、3、5、7、14、42 天等多个时点，确证性临床试验还应包括 3 个月和 1 年的时点。

建议进一步开展研究采集数据，支持血清学指标的科学性与合理性。例如结合临床结局，探索被动免疫保护有效阈值等。

3. 其他

被动免疫主要在伤口局部起病毒中和作用，血液的中和抗体水平不能说明伤口处的抗体浓度，新的检测方法及效果仍有待探索，鼓励在符合伦理的前提下在临床研究中展开探索。

（四）用法用量

被动免疫是在疫苗诱导产生有效抗体前，迅速短暂的提供病毒中和抗体，而疫苗诱导产生的抗体可持续存在数年，因此被动免疫尚不能取代疫苗，应与疫苗联合应用。局部伤口的浸润注射对于使用疫苗后机体主动免疫产生的影响较小，狂犬病单抗与 HRIG 作用机制相同，其用法也应主要为伤口浸润注射，参考相关指南 HRIG 推荐用法设置。新的使用方法应有充分依据并进行相应研究。

狂犬病单抗的用量需经过探索，一方面剂量不能过低，应保证被动免疫的有效性；另一方面应考虑到，使用剂量过高会过度干扰疫苗的主动免疫保护作用。

（五）安全性评价

该类药物的使用属于暴露后预防，同时在实际情况下，临床应用存在部分非狂犬病毒暴露人群也使用被动免疫制剂，故本品安全性评价尤其需要关注。

需要观察的内容主要包括体格检查、生命体征、常规的实验室检查、心电图、全身反应、局部反应等。因品种特点有特殊考虑的，也需要注意到相应的安全性风险，并在临床试验中观察。单克隆抗体应关注局部注射反应、过敏反应、流感样症状、胃肠道症状、低血压等，结合品种临床前研究和同类品种的研发经验，对潜在风险设计风险控制措施。同时，大分子药物需要在临床试验中设计观察免疫原性，是否有抗药抗体（ADA）产生，并分析是否对药效和安全性造成影响。

三、不同开发阶段的试验设计要点

（一）早期临床试验

早期临床研究应该包括人体耐受性、药代动力学（PK）、药效学（PD）研究和狂犬病单抗联合疫苗免疫的相互作用研究。这些研究目的是评价狂犬病单抗的人体耐受剂量范围、PK 特征、暴露/效应关系及其影响因素，为后续临床研究提供支持。

1. 人体耐受性、药代动力学、药效学研究

狂犬病被动免疫为短期用药，药效保持时间应至少为 7 天，狂犬病单抗的消除半衰期往往较长，因此通常只需治疗一次，早期可只进行单次给药试验。建议在无狂犬病暴露、无接种史的健康受试者中进行单次注射给药、剂量递增研究，可采用随机、盲法、安慰剂对照设计，设置临床推荐剂量的 HRIG 组作为阳性对照，以确定未来临床试验的推荐剂量。

应充分研究狂犬病单抗在试验剂量范围内的药代动力学和药效学特性，检测指标分别为血清狂犬病抗体水平和中和抗体水平，建议根据狂犬病抗体水平随时间的变化设置多个采样点，考察血清狂犬病抗体水平和中和抗体水平随剂量变化的特征、个体间变异，以及影响变异的因素，考察狂犬病抗体浓度和中和抗体水平相互关系。

由于被动免疫制剂的应用特点，前期健康人临床试验采用的给药方法（具体给药途径、给药部位、单个注射部位用量等）与确证性试验中临床暴露者的实际用法会有所差异，因此应关注上述不同带来的药物暴露和药效学差异，模拟临床实际情况，开展必要的研究进行说明。

在建立了适当检测方法的前提下，还可在早期试验中检测狂犬病单抗的抗药抗体（ADA），以评估免疫原性以及免疫原性对狂犬病单抗药代、药效和安全性的影响。

2. 药物相互作用研究

狂犬病单抗应与疫苗联合应用，因此应考察两者联用的耐受性、药代动力学、药效学特征，通过 RVNA ≥ 0.5 IU/ml 的受试者比例评估新药对疫苗主动免疫的干扰，条件许可时还可进行免疫原性检测。选择无狂犬病暴露、无接种史的健康受试者，进行平行组对照研究，分组应至少包括新药组、疫苗组、新药 + 疫苗组，可选择盲法。

3. 群体药代药效分析

健康受试者和暴露者体内药代动力学特征可能存在差异，故应在狂犬病暴露者的试验中也同时开展人体药代动力学研究。可汇总早期和后期临床药理学研究的数据，进行必要的群体药代药效分析，以寻找药代药效的影响因素，如性别，体重，给药途径，暴露的伤口大小、深度、位置等。

（二）探索性试验

探索性临床试验阶段的主要目的是初步收集新药有效性和安全性数据，为疗效确证临床试验中给药剂量和方案提供依据。该阶段试验多采用随机、对照试验设计。受试者可选择无狂犬病暴露、无接种史的健康受试者，以 RVNA 为药效和疫苗干扰性观察指标，并同时观察药物安全性。试验药物设置多个剂量组，通过与 HRIG 比较确定新药的剂量。探索性试验应合并使用疫苗探索，即不同剂量新药 + 疫苗与对照药 + 疫苗的对照研究。

早期和探索性研究可灵活设计。如设置的受试者、研究主要终点等一致，在保证研究质量和样本量的前提下，可以选择性与部分早期临床试验进行衔接合并，合理利用临床试验资源，提高研发效率。

（三）疗效确证性试验

1. 总体目标与设计

疗效确证性试验目的是在探索性试验基础上、在目标人群中进一步确证临床获益情况，为新药上市提供充分有效性和安全性数据。

试验应在狂犬病流行的地区开展，采用多中心、随机、双盲、阳性对照设计。

2. 受试者

受试者一般选择首次暴露的免疫功能正常的 WHO Ⅲ 级暴露者，可考虑从相对低危的 Ⅲ 级暴露者（如下肢伤口等）开始入组，如预先设置的中期分析显示无需停止试验，则可将受试人群扩大到相对高危 Ⅲ 级暴露者。对于影响狂犬病发病风险的因素应考虑分层，如暴露与随机化之间的时间间隔（24 小时之内或超过 24 小时）、咬伤位置（颈部以上或以下）、咬伤数量等。其他的受试者选择应有充分依据并与监管机构进行沟通。

3. 对照

目前优先推荐 HRIG 作为阳性对照，进行清创处理 + 疫苗 + 新药与清创处理 + 疫苗 +HRIG 的对比研究。有了其他确证有效的药物（如上市后的抗体鸡尾酒疗法）

也可选择。

4. 终点指标

（1）主要疗效终点

推荐采用以下共同主要疗效终点，并进行适当的统计学假设。

- 临床结局：可选择 PEP 开始之后 1 年的保护率（即未发生狂犬病死亡的受试者百分比），建议结合 PEP 的历史保护率，设置本研究中新药组可接受的目标保护率，推算样本量。从目前标准 PEP 极高的成功率来看，临床试验中不应发生狂犬病死亡，如发生狂犬病死亡将引起重大关注，申办方应详细分析死亡病例 PEP 的各个环节，评估是否因被动免疫疗效缺乏引起。

- 早期时间点 RVNA 几何平均滴度：PEP 后早期时间点（一般为第 3 ~ 7 天，具体由前期试验结果支持，最多至第 7 天）的 RVNA 几何平均滴度，新药应与 HRIG 相当或更高。推荐非劣效或优效假设。

- RVNA $\geq$ 0.5 IU/ml 的受试者比例：PEP 后第 14 天或预计能够敏感检测疫苗干扰的时点［见"二（三）2. 血清学指标"］，试验组 RVNA $\geq$ 0.5 IU/ml 的受试者比例不低于 HRIG 组。推荐非劣效假设。

研究样本量应结合共同主要终点各个组成成分的统计学假设和随机分配比例计算。共同主要终点的具体细节、界值选择以及样本量设置等，建议在试验开始前与监管机构讨论。

（2）次要疗效终点

次要疗效终点建议包括：

- PEP 后第 3 天、5 天、7 天、14 天、42 天、3 个月、1 年等多个不同时点的 RVNA 检出率、几何平均滴度和相对抗体阳性率（RVNA $\geq$ 0.5 IU/mL）；

- PEP 后 3 个月和 1 年的狂犬病发病率、死亡率、生存率等。

5. 群体药代动力学数据

建议在确证性临床试验中同时采集一定数量暴露者的药代动力学数据，分析药代动力学的影响因素。

（四）其他

1. 上市后要求

应制定上市后研究计划，开展扩大样本的以临床结局为终点的研究以及安全性研究。

2. 特殊人群

根据 WHO 的统计数据，40% 狂犬病病例为 15 岁以下的儿童，鼓励在新药研究中纳入儿童受试者，为临床用于儿童提供依据，建议在药代 / 药效研究和成人确证性研究的基础上，考虑尽早制定儿科临床研究计划，开展相应研究。

完成免疫功能正常暴露人群研究后，在有证据可以预测新药在免疫功能抑制者、合并人类免疫缺陷病毒感染者、肝肾功能失代偿者等人群中的安全有效性的情况下，可进行相应人群的临床试验。

四、试验的质量控制

在狂犬病临床试验中需注意临床试验的质量控制，包括但不限于：

（一）机构选择

我国狂犬病多发于农村地区，暴露者被动物咬伤后，一般就近选择医院急诊或疾控中心处理，因此临床试验机构选择需注意。既要便于募集受试者，开展临床试验，又要特别关注研究机构应符合资质、有足够研究能力。

（二）治疗标准化及培训

暴露后预防处置首先要尽早进行伤口局部处理，包括对每处伤口进行彻底的冲洗、消毒及后续的外科处置，这对于预防狂犬病发生，避免继发细菌感染具有重要意义，临床试验方案中应参照国家发布的处置规范规定一套标准作业程序（SOP）。狂犬病单抗的用法为伤口浸润注射，每个受试者情况一般会有区别，研究人员操作主观差异性大，因此也需要详细的治疗 SOP，并对研究者人员进行培训。

五、参考文献

1. 周航，李昱，陈瑞丰，陶晓燕，于鹏程，曹守春，李丽，陈志海，朱武洋，殷文武，李玉华，王传林，余宏杰. 狂犬病预防控制技术指南（2016 版）[J]. 中华流行病学杂志，2016，37（2）：139-163.

2. WHO Expert Consultation on Rabies. Second report [J]. World Health Organization technical report series. 2013. 982.

3. WHO. Rabies vaccines：WHO position paper [J]. WklyEpidemiol Rec，2018，16（93）：201-220.

4. 殷文武，王传林，陈秋兰，董关木，李玉华，朱武洋，刘斯，陈庆军，吕新军，朱政纲，陶晓燕，李昱，牟笛，王显军. 狂犬病暴露预防处置专家共识 [J]. 中华预防医学杂志，2019，53（7）：668-679.

附录：

缩略语表

ADA：anti-drug antibody，抗药抗体

ERA：Equine rabies antiserum，马源抗狂犬病血清

HRIG：human rabies immune globulin，人狂犬病免疫球蛋白

MNT：Mouse Neutralization Test，小鼠脑内中和试验

PD：Pharmacodynamics，药效动力学

PEP：post-exposure prophylaxis，暴露后预防

PK：Pharmacokinetics，药代动力学

RFFIT：Rapid Fluorescent Focus Inhibition Test，快速荧光灶抑制试验

RVNA：Rabies Virus Neutralizing Abs，狂犬病毒中和抗体

SOP：Standard operating procedures，标准作业程序

WHO：World Health Organization，世界卫生组织

治疗儿科动脉性肺动脉高压药物临床试验技术指导原则

一、适用范围

本指导原则旨在为治疗儿科动脉性肺动脉高压（Pulmonary arterial hypertension，PAH）药物的临床试验提供技术建议，适用于化学药品和治疗用生物制品的药物研发。

本指导原则主要讨论临床试验设计的重点关注内容。在应用本指导原则时，还应同时参考国际人用药品注册技术协调会（The International Council for Harmonization of Technical Requirements for Pharmaceuticals for Human Use，ICH）和其他国内外已发布的相关技术指导原则。

儿科 PAH 患者的药物临床试验应遵循儿科人群药物临床试验的相关技术指导原则。本指导原则重点介绍了儿科人群的特殊考虑。

本指导原则仅代表当前建议，将基于科学研究进展进一步更新。

二、概述

儿童动脉性肺动脉高压的最常见的类型是特发性肺动脉高压、遗传性肺动脉高压和疾病相关性肺动脉高压。儿童动脉性肺动脉高压患者的肺血管结构、功能、临床病程、右心室适应性改变以及靶向治疗反应性等方面均与成人患者存在差异，更易受到遗传性与发育性因素的影响。

肺动脉高压在临床上分为 5 大类［参见《中国肺动脉高压诊断与治疗指南（2021版）》］。动脉性肺动脉高压（PAH）是其中的第一大类，是指肺动脉（主要是肺小动脉）病变所引起的肺血管阻力和肺动脉压力升高，而肺小动脉楔压（Pulmonary artery wedge pressure，PAWP）正常。目前临床上采用以下血流动力学标准诊断儿童 PAH：在海平面状态下、静息时，右心导管测量 mPAP $\geqslant$ 25mmHg，同时 PAWP $\leqslant$ 15mmHg 及肺血管阻力指数（Pulmonary vascular resistance index，PVRI）> 3WU·m^2。考虑到儿童的生长发育，血流动力学诊断标准与成人不同，使用 PVRI 代替 PVR。PVRI=PVR × 体表面积（WU·m^2）。

新生儿持续性肺动脉高压（Persistent pulmonary hypertension of the newborn，PPHN）是 PAH 的一种特殊类型，是指出生后肺血管阻力持续性增高，引起心房和 / 或动脉导管水平右向左分流，临床出现严重低氧血症等症状。许多原因可导致

PPHN，通常与先天或获得性肺部缺氧有关。PPHN 重症患者病情恶化率和死亡率高。鉴于 PPHN 的特殊性，对其治疗药品的临床研究应单独讨论。

目前已有多种针对 PAH 的靶向治疗药物，包括：内皮素受体拮抗剂、5 型磷酸二酯酶抑制剂、可溶性鸟苷酸环化酶激动剂、前列环素类似物及前列环素受体激动剂。这些药物的有效性和安全性在成人 PAH 患者中得到了大量临床试验的验证，但在儿科 PAH 人群的临床研究证据尚有限。

三、临床开发的整体考虑

在开始儿科适应症的研发时，一般已有成人 PAH 的数据，可基于成人数据简化对儿科临床试验的要求。对于在成人和儿童中同时进行临床研究的，监管要求有所不同。

（一）用于成人 PAH 的获益大于风险的药物

鉴于儿童 PAH 在病因学、病程以及治疗反应等方面与成人存在着一定的差异，对于在成人 PAH 中已确证获益大于风险的药物，首先应对所有可获得的相关信息，包括成人和 / 或儿童药代动力学数据、不同年龄段人群器官功能的差异及对药理学特征的影响等数据进行全面分析。

在此基础上，参照《儿科人群药物临床试验技术指导原则》建议的方法，判断是否可根据成人的体内暴露 – 效应关系推算儿科人群的剂量。如果可以根据成人的数据推算儿科人群的剂量，可采用拟定的剂量在特定的儿科人群开展随机对照试验，重点考察儿科人群安全性，同时验证拟定剂量的合理性。如果不具备根据成人的数据推算儿科人群剂量的条件，需开展儿科人群的 PK/PD 研究，必要时进一步开展剂量探索研究，然后选择合适的剂量开展儿科人群的确证性临床试验。

（二）无用于成人 PAH 的安全有效性数据的药物

对于无用于成人 PAH 的安全有效性数据的药物，或用于 PPHN 适应症的药物，应开展全面系统的儿科人群药物临床试验，包括儿科人群的 PK/PD 研究、剂量探索研究和确证性临床试验。

对于上述“（一）”和“（二）”两种情形中，如果目标适应症人群仅针对罕见病患者（例如：特发性肺动脉高压），可考虑采用灵活的试验设计，但应提供充分的依据，并与监管机构沟通。

四、药效学和剂量探索研究

可采用血流动力学参数（如 PVRI、mPAP 等）、血清生物标记物等作为药效学评价指标，在患者中进行药效学研究。

剂量探索研究主要疗效指标可以采用 12 周时测量的血流动力学参数，为确证性临床试验提供剂量选择依据。

对于 PPHN 患者，需要进行单独的研究，以探究该适应症的药物作用机制、探索药物剂量。

五、确证性临床试验设计的关键要素

（一）研究人群

研究应明确规定诊断标准和临床类型。应根据临床症状（NYHA/WHO 心功能分级）和血流动力学指标等对患者的基线状态进行评估。纳入儿科患者的年龄组应具有充分的代表性。推荐采取循序渐进的方式（从年龄较大的儿童开始）进行研究。也可以在一项研究中纳入具有充分代表性的所有年龄段患者。如果目标适应症人群是与病因学和功能分类相关的特殊亚组，则相应人群也应具有良好的代表性。

（二）背景治疗

临床试验方案应明确允许的背景治疗，并尽可能标准化。患者在入选临床研究之前的背景治疗应尽可能稳定。儿童 PAH 患者常因急性恶化就诊。在迅速恶化的情况下可考虑给予药物补救治疗，何时选择何种补救药物治疗的标准应在试验方案中予以规定。

（三）对照的选择

根据试验目的和试验设计选择合适的对照（例如：安慰剂、阳性对照等）。阳性对照药应采用具有充分有效性和安全性数据支持的产品。

（四）剂量选择

确证性临床试验的剂量方案须根据在目标人群中进行的剂量探索试验结果来确定。

（五）研究周期

研究持续时间取决于主要疗效指标的选择。采用血流动力学参数的改善作为主要疗效指标时，研究周期可为 12 周；采用运动耐量的改善作为主要疗效指标时，研究周期可为 3~6 个月。采用至临床恶化的时间（Time to clinical worsening，TTCW）作为主要疗效指标时，研究时间通常需要至少 6 个月，但这还取决于事先定义的临床恶化时间的组成以及病情的严重程度。即使没有申报延长生存期的适应症，研究也应报告对死亡率的影响，这可通过一个开放的扩展研究来实现。

（六）有效性评价

1. 用于成人 PAH 的获益大于风险的药物

（1）主要疗效指标

血流动力学参数：

对于已批准用于成人 PAH 中的药品，在儿科人群的确证性临床试验中可作为主要疗效指标。血流动力学参数应通过标准的右心导管检查获得。所有试验中心均应按照规范的要求实现标准化测量。用于儿科人群疗效评价的血流动力学参数包括肺血管阻力指数（PVRI）和肺动脉平均压（mPAP）等。在已确定年龄较大儿童的有效性的情况下，在确定年龄较小儿童的临床研究中也可作为主要疗效指标。

运动耐量：

可作为正常发育大龄儿童（通常大于 8 岁）的主要疗效指标。通常首选六分钟步行试验（6MWT）（参见成人治疗动脉性肺动脉高压药物临床试验技术指导原则）。鼓励申办者开发和验证其他可用于儿科的运动耐量试验（例如：心肺运动试验等）。

全因死亡和至临床恶化的时间：

全因死亡和至临床恶化的时间是真正的临床结局终点，鼓励将其作为确证性临床试验的主要疗效指标。成人指导原则中的定义和标准通常也适用于儿科（参见成人治疗动脉性肺动脉高压药物临床试验技术指导原则），但运动耐量下降除外，因其不适用于未发育充分的儿童。

其他：

基于目前的证据，通过超声心动图、心脏核磁共振、PET 扫描等无创检查获得的结果尚不支持其作为替代终点。如果申请人拟选择无创检查获得的结果作为主要疗效评价指标，应提供充分的证据，并与监管机构沟通。

（2）次要疗效指标

血流动力学参数：

右心房压（Right atrial pressure，RAP）、心指数（Cardiac index，CI）、心输出量（Cardiac output，CO）等血流动力学参数，可作为次要疗效指标。

健康相关生活质量（HRQL）：

PAH 治疗药物可能因其给药方式和 / 或相关不良反应影响患者的生活质量。健康相关生活质量（HRQL）可作为次要疗效指标。通常可通过生活质量调查问卷进行评估，但对于年龄较小儿童，健康相关生活质量的判断依赖于其父母或护理者的间接评估。体重和身高增加也可作为生长发育、治疗反应和健康的相关指标。

其他：

基于目前的证据，血浆 BNP 或 NT-proBNP 可能与 PAH 的严重程度相关，可作为药物有效性评价的辅助指标；超声心动图、心脏核磁共振、PET 扫描等无创检查可作为评估疗效的辅助手段。

2. 无用于成人 PAH 的安全有效性数据的药物

在此类情况下，需要开展全面系统的儿科人群药物临床试验。通常遵循与成人相同的技术要求，确证性临床试验的有效性指标的选择应参照成人 PAH 指南的建议（参见成人治疗动脉性肺动脉高压药物临床试验技术指导原则）。通常应采用运动耐量（在有能力完成的儿童中，通常 8 岁及以上）和 / 或死亡、TTCW 作为主要疗效指标。由于这两个终点在低龄儿科患者中难以应用，可考虑采用变通的办法。建议采取循序渐进的方法，先对年龄较大的儿科患者进行研究。如研究药物已在年龄较大儿童中经运动耐量试验或 TTCW 证实其疗效，则较小年龄组可采用血流动力学参数作为主要疗效指标。如果血流动力学研究在两个年龄组中显示出相似的研究结果，可将较大年龄儿童的疗效数据外推至较小年龄儿童。

（七）安全性评价

应对儿科人群的安全性数据进行分析，并与成人中的安全性特征进行比较。鼓励进行长期的扩展研究，以考察在生长发育、神经和性成熟等方面的长期安全性。

鼓励建立儿科受试者试验数据库，进行长期的追踪随访。PPHN 新生儿应随访至少 24 个月，以记录其中枢神经系统发育的结局。

如果有本指导原则未涵盖的问题，建议与药品监督管理机构进行沟通交流。

主要参考文献

1. European Medicines Agency，Committee for Medicinal Products for Human use（CHMP）. Guideline on the clinical investigations of medicinal products for the treatment of pulmonary arterial hypertension. 22 October 2009.

2. European Medicines Agency，Committee for Medicinal Products for Human use（CHMP）. Paediatric addendum to CHMP guideline on the clinical investigations of medicinal products for the treatment of pulmonary arterial hypertension. 5 December 2011.

3. 国家食品药品监督管理总局 . 儿科人群药物临床试验技术指导原则 .2016.

4. 中华医学会呼吸病学分会肺栓塞与肺血管病学组，中国医师协会呼吸医师分会肺栓塞与肺血管病工作委员会，全国肺栓塞与肺血管病防治协作组，全国肺动脉高压标准化体系建设项目专家组 . 中国肺动脉高压诊断与治疗指南（2021 版）. 中华医学杂志，2021，101（1）：11-51.

5. 中华医学会儿科学分会心血管学组，中华儿科杂志编辑委员会 . 儿童肺高血压诊断与治疗专家共识 . 2015，53（1）：6-16.

6. Simonneau G，Montani D，Celermajer DS，et al. Haemodynamic definitions and updated clinical classification of pulmonary hypertension. The European respiratory journal. 2019，53（1）：1801913.

治疗动脉性肺动脉高压药物临床试验技术指导原则

一、适用范围

本指导原则旨在为治疗动脉性肺动脉高压（Pulmonary arterial hypertension，PAH）药物的临床试验提供技术建议，适用于化学药品和治疗用生物制品的药物研发。本指导原则也适用于慢性血栓栓塞性肺高血压（Chronic thromboembolic pulmonary hypertension，CTEPH）。

本指导原则主要讨论临床试验设计的重点关注内容。在应用本指导原则时，还应同时参考国际人用药品注册技术协调会（The International Council for Harmonization of Technical Requirements for Pharmaceuticals for Human Use，ICH）和其他国内外已发布的相关技术指导原则。

本指导原则仅代表当前建议，将基于科学研究进展进一步更新。

二、概述

正常成年人静息状态下肺动脉平均压（Mean pulmonary artery pressure，mPAP）上限不超过 20 mmHg。

肺动脉高压（Pulmonary hypertension，PH）是指由多种异源性疾病（病因）和不同发病机制所致肺血管结构或功能改变，引起肺血管阻力（Pulmonary vascular resistance，PVR）和肺动脉压力升高的临床和病理生理综合征，继而发展成右心衰竭甚至死亡。其定义为：海平面、静息状态下，经右心导管检查测定的 mPAP ≥ 25 mmHg（1 mmHg=0.133 kPa）。

肺动脉高压在临床上分为 5 大类［参见《中国肺动脉高压诊断与治疗指南（2021版）》］。动脉性肺动脉高压（PAH）是其中的第一大类，是指肺动脉（主要是肺小动脉）病变所引起的肺血管阻力和肺动脉压力升高，而肺小动脉楔压（Pulmonary artery wedge pressure，PAWP）正常，其血流动力学定义为 mPAP ≥ 25 mmHg，PAWP ≤ 15 mmHg 和 PVR > 3 WU（1 WU=80 dyn·s·cm⁻⁵）。

欧洲流行病学研究显示，PAH 发病率和患病率分别为 5～10/ 百万人年和15～60/ 百万。PAH 中以先天性心脏病相关 PAH、遗传性 PAH、药物和毒物相关PAH 常见，疾病相关因素 PAH 中则以结缔组织病相关 PAH 最为常见。特发性肺动脉高压（IPAH）目前病因不明，国外注册登记研究报道 IPAH 最低患病率约为 5.9/ 百万，属于罕见病。我国缺乏 PAH 的流行病学数据。

目前有多种针对 PAH 的靶向治疗药物，包括：内皮素受体拮抗剂、5 型磷酸二酯酶抑制剂、可溶性鸟苷酸环化酶激动剂、前列环素类似物及前列环素受体激动剂。在急性血管反应试验阳性的 PAH 患者可使用钙通道阻滞剂治疗。已知 PAH 的发病机制涉及多个通路，提示可能需要不同作用机制的药物联合治疗。

三、临床开发的整体考虑

（一）临床药理学研究

1. 药效学研究

药效学研究应着重阐明药物作用机制和剂量 - 效应关系。建议采用血流动力学参数（如 PVR、mPAP 等）、血清生物标记物［例如：血浆 B 型利钠肽（BNP）、N 末端 B 型利钠肽原（NT-proBNP）］等作为药效学评价指标，在 PAH 患者中进行药效学研究。新型作用机制的药物应开展相关研究，探索特异性药效学指标。如药物在体内代谢程度较高，还应阐明代谢产物对药物疗效或安全性的可能影响。药效学研究可以与剂量探索研究结合起来进行。

2. 药代动力学研究

应在一定剂量范围内开展人体药代动力学研究，以明确药物在人体内吸收、分布、代谢和排泄特征，用于支持后续临床给药方案。应开展剂型相关的生物利用度研究，为制剂开发过程中处方优化或工艺变更等提供充分依据。对于口服剂型，一般应选择一个合适的剂量进行食物影响研究，考察食物对药物生物利用度的影响。

应根据非临床研究中获得的生殖毒性等研究结果，选择适宜性别和年龄的受试者开展人体药代动力学研究。药代动力学研究一般首先在健康受试者中进行，以减少疾病本身对结果判定的影响。患者与健康受试者的药代动力学特征可能存在差异，应开展适宜研究获得 PAH 患者中药代动力学信息，可采用患者中进行 PK 研究或者设计良好的群体药代动力学研究方法。

一般应通过物质平衡研究获得药物及其代谢产物在人体的消除途径和程度等信息。

3. 药代动力学影响因素研究

开展适宜的人体药代动力学影响因素研究，可阐明年龄、性别、种族等因素对药代动力学特征的影响。如已有研究表明药物主要通过肝脏和 / 或肾脏消除，应开展肝功能损害和 / 或肾功能损害患者药代动力学研究，以支持相应患者的临床给药方案。

4. 药物相互作用研究

应根据药物的作用机制、体内代谢消除过程、用药人群可能的合并用药情况以及同类作用机制的药物已知相互作用的信息，合理设计药物相互作用研究。

建议进行药物与潜在背景治疗药物之间的相互作用研究。如果目标适应症包括联合治疗，应考察试验药物与其他 PAH 治疗药物之间可能的药代动力学和药效学相互作用。

（二）探索性临床试验

探索性临床试验旨在识别可能从研究药物获益的患者人群，探索药物剂量 – 治疗反应之间的关系，并确定适宜的剂量范围，为确证性临床试验提供剂量选择依据。可在背景治疗基础上采用安慰剂对照，探索多个剂量对于运动耐量、临床症状（NYHA /WHO 心功能分级等）、血流动力学指标或临床终点（恶化 / 死亡）等的作用。六分钟步行试验（6–minute walk test，6MWT）是一种客观评价患者运动耐量的方法，6MWT 的改善表现为六分钟步行距离（6–minute walk distance，6MWD）的增加，可使用 6MWD 作为主要疗效评价指标。研究持续时间取决于终点的选择：在以 6MWD 作为疗效评价指标时，建议持续时间不短于 12 周；当使用临床症状作为疗效评价指标时，研究持续时间应足以显示疗效。

（三）确证性临床试验

确证性临床试验的设计应综合考虑拟定适应症、疾病的罕见程度和不良预后等因素。

确证性临床试验应采用随机、双盲、对照设计。如果研究药物是作为标准治疗基础上的"叠加（add-on）药物治疗"，可使用安慰剂对照，并采用优效性设计。如果采用活性药物对照，可采用非劣效试验设计，并应恰当定义非劣效检验的界值。

如果目标适应症人群仅针对罕见病患者（例如：特发性肺动脉高压），可考虑采用灵活的试验设计，但应提供充分的依据，并与监管机构沟通。

四、临床试验设计的关键要素

（一）研究人群

研究应明确规定 PAH 的诊断标准和临床类型。应根据临床症状（NYHA/WHO 心功能分级）、运动耐量和血流动力学指标等对患者的基线状态作出充分评估。如果声明药物针对某种病因、心功能分级的适用人群或特定的联合用药方案，则研究的相应亚组人群应有合理的代表性。鼓励以不同心功能分级患者作为目标人群进行研究。

（二）背景治疗

临床试验方案应明确允许的背景治疗，并尽可能标准化。背景治疗可以包括靶向药物。不允许把钙通道阻滞剂作为常规的背景治疗，仅在急性血管反应试验阳性的 PAH 患者可使用钙通道阻滞剂治疗。接受背景治疗的患者在入选临床研究之前应处于充分稳定的状态。如果试验采用联合治疗方案，接受联合治疗的入选人群应有足够的代表性，以保证研究数据能够支持联合治疗的结论。

（三）对照的选择

根据试验目的选择合适的对照药（安慰剂或阳性对照）。

阳性对照药应采用具有充分有效性和安全性数据支持的产品。

（四）剂量选择

确证性临床试验的剂量方案须根据在目标人群中进行的剂量探索试验结果来确定。

（五）研究周期

研究持续时间取决于主要疗效指标的选择。采用运动耐量的改善作为主要疗效指标时，研究时间可以是 3 ~ 6 个月。采用至临床恶化的时间（Time to clinical worsening，TTCW）作为主要疗效指标时，研究时间通常需要至少 6 个月，但这还取决于事先定义的临床恶化时间的组成以及病情的严重程度。即使没有申报延长生存期的适应症，研究也应报告对死亡率的影响，这可通过一个开放的扩展研究来实现。

（六）有效性评价

目前已批准上市的 PAH 治疗药物，其有效性评价主要基于对运动耐量和 / 或临床终点的改善。建议考察新药对延长生存时间、临床恶化、临床症状以及生活质量的影响。如果临床试验纳入了症状较轻的患者，应选择能反映患者获益的适宜的有效性评价指标。

1. 主要疗效指标

可根据拟定的适应症采用相应的主要疗效指标。

（1）运动耐量

确证性临床试验最常用的主要疗效指标是 6MWD。

当目标适应症仅限于改善运动耐量时，只要对生存时间没有负面影响，可选择 6MWD 作为主要疗效指标。应预先明确定义"最小的具有临床意义的差异"。研究结果的临床意义也应与其它疗效指标的作用一起综合考虑。

由于运动耐量的改善与总体生存时间之间缺乏明确相关性，6MWT 有其局限性。因此，当目标适应症是在长期研究中延缓临床恶化时，可将 6MWT 的恶化（例如定义为 6 分钟步行距离较基线下降 15%）与其它疗效指标结合起来使用。

如果采用其它测试运动耐量的方法（例如：心肺运动试验等），建议提前与监管机构沟通。

（2）全因死亡和至临床恶化的时间

全因死亡：

PAH 是一种致命性疾病。改善症状不一定能延长生存时间，鼓励通过全因死亡考察新药对患者生存时间的影响。任何新药应证明对生存时间至少没有负面影响。只有基于以死亡作为主要疗效指标的长期对照研究结果，才能做出该药对于死亡率影响的结论。所有死亡数据及其潜在原因必须报告。虽然关注全因死亡率，但也应仔细研究死亡的确切原因，尤其是心血管死因。

至临床恶化的时间（TTCW）：

PAH 是一种进展性疾病，病程中会发生临床恶化，例如：PAH 相关的计划外住院，或 WHO 心功能分级恶化，或运动耐量下降等。从治疗开始到发生上述事件的时间间隔可用于药物的有效性评价，临床试验方案应对上述事件预先作出明确的定义。例如：PAH 相关的计划外住院可定义为与 PAH 相关的右心衰竭、心律失常、晕厥、咯血、胸痛、呼吸困难等情况导致的住院。

复合终点：

鼓励采用死亡和 TTCW 的复合终点作为主要疗效指标。复合终点的构成可以根据疾病严重程度和病因而有不同，建议采用以下指标作为构成复合终点的组成成份：

1）全因死亡。

2）由以下至少一个参数确定的 PAH 相关的至临床恶化时间：

①发生 PAH 相关计划外住院。

② WHO 心功能分级的恶化。

③运动耐量下降（如：六分钟步行距离较基线下降 ≥ 15%）。

④出现右心衰竭的体征或症状。

除上述指标外，也可以选择其他指标（例如：BNP 或 NT-proBNP 水平升高等）。所选指标应经过充分验证确认其具有临床相关性，预先作出明确的定义。在确定复合终点时，应考虑每个组成成份预期的贡献。可根据研究人群的临床状况（如：病情严重程度）确定复合终点。上述终点事件应由盲化裁决委员会统一判定。

药物治疗对复合终点中各组成成份的影响也可作为次要疗效指标加以评估。

2. 次要疗效指标

（1）血流动力学参数

通过标准的右心导管检查测得的血液动力学参数包括：肺血管阻力（PVR）、肺动脉平均压（mPAP）、右心房压（Right atrial pressure，RAP）、心指数（Cardiac index，CI）、心输出量（Cardiac output，CO）等，其中肺血管阻力（PVR）和肺动脉平均压（mPAP）较为常用。

影像检查（例如：心脏核磁共振、PET扫描、超声心动图）可作为评估肺血管阻力和右心室功能的辅助手段。

（2）生活质量

PAH治疗药物可能因其给药方式和/或相关不良反应影响患者的生活质量。因此，评估指标应包括患者对于疾病及药物给其日常生活、身体、心理及社会功能和幸福感造成影响的感受。

通常可通过生活质量调查问卷进行评估，例如：生活质量评分（Quality of life，QOL）、SF-36健康调查简表（the MOS item short from health survey，SF-36）等。

（3）生物标记物

基于目前的证据，血浆BNP或NT-proBNP可能与PAH的严重程度相关，可作为药物有效性评价的辅助指标。

（七）安全性评价

PAH一般需要长期给药，故应有足够的暴露时间和人群暴露数量进行安全性观察。应尽可能证明新药对临床恶化和死亡率没有不良影响。

从研究药物的临床前研究或者药理学分类可以推测其可能的不良反应，对此类预期的不良反应须加以警戒监测，例如内皮素受体拮抗剂所致的肝毒性，或血管扩张剂所致的低血压。药物代谢涉及的特殊转运系统其固有的安全性问题同样要予以关注。应关注与其他药物联合使用的不良反应。

如果有本指导原则未涵盖的问题，建议与药品监督管理机构进行沟通交流。

主要参考文献

1. European Medicines Agency，Committee for Medicinal Products for Human use（CHMP）. Guideline on the clinical investigations of medicinal products for the treatment of pulmonary arterial hypertension. 22 October 2009.

2. 中华医学会呼吸病学分会肺栓塞与肺血管病学组，中国医师协会呼吸医师分会肺栓塞与肺血管病工作委员会，全国肺栓塞与肺血管病防治协作组，全国肺动脉高压标准化体系建设项目专家组．中国肺动脉高压诊断与治疗指南（2021 版）．中华医学杂志，2021，101（1）：11–51.

3. Simonneau G，Montani D，Celermajer DS，et al. Haemodynamic definitions and updated clinical classification of pulmonary hypertension. The European respiratory journal. 2019, 53（1）：1801913.

长效重组人粒细胞集落刺激因子预防化疗后中性粒细胞减少性发热临床试验设计指导原则（试行）

一、前言

近年来，随着肿瘤基础、转化和临床研究的发展深入，肿瘤治疗的方式及药物的选择更加个体化，新的靶向药物和免疫治疗药物不断涌现，但是以细胞毒药物为基础的化学治疗（简称化疗）仍然是肿瘤治疗的基石。中性粒细胞（Absolute neutrophil count，ANC）减少症是化疗引起的骨髓抑制相关血液学毒性，其减少程度和持续时间与患者感染风险甚至死亡风险密切相关。

重组人粒细胞集落刺激因子（recombinant human granulocyte–colony stimulating factor，rhG–CSF）作为防治肿瘤放化疗引起的 ANC 减少症的有效药物已经上市多年。rhG–CSF 通过刺激骨髓造血干细胞向粒系细胞分化，促进粒细胞增殖、成熟和释放，恢复外周血中性粒细胞数量，主要用于预防非髓源性肿瘤化疗后的 ANC 减少症，其常见不良反应有骨和关节痛、肌肉酸痛、肝肾功能指标异常等。由于 rhG–CSF 普通制剂的半衰期较短，在一个化疗周期中患者需要多次注射用药，治疗上多有不便，且可能增加感染风险。

如今，已经能够通过改构 G–CSF 蛋白改进其药代动力学（PK）特征，达到延长半衰期、减少给药次数的目的，即为长效 rhG–CSF，可由每日给药减少为每个化疗周期给药一次，大大地提高了患者用药的依从性。药代动力学的变化可引起体内药效学特征的变化，进而对安全性和有效性产生影响，因此，如何合理地选择长效 rhG–CSF 的给药剂量和频次至关重要——既要确保长效 rhG–CSF 能有效地预防放、化疗所致以中性粒细胞减少性发热（febrile neutropenia，FN）为表现的感染，还要避免药物引起过高的中性粒细胞计数所带来的相关不良反应。目前国内已有多个长效 rhG–CSF 产品获批上市，同时，还有多项同类产品正在研发之中。鉴于研发此类长效 rhG–CSF 主要用于成年非髓性恶性肿瘤患者在接受容易引起 FN 的骨髓抑制性化疗时，降低以 FN 为表现的感染发生率适应症，本指导原则旨在提出临床研究指导和建议。

本指导原则仅代表药品监管部门当前的观点和认知。随着医学科学和临床试验的发展，本指导原则中的相关内容将不断完善与更新。应用本指导原则设计和实施研究时，请同时参考药物临床试验质量管理规范（good clinical practice，GCP）、人用药品技术要求国际协调理事会（International Council for Harmonisation of Technical Requirements for Pharmaceuticals for Human Use，ICH）和其他国内已发布的相关指导原则。

二、背景

ANC 减少症是骨髓抑制性化疗最严重的血液学毒性。ANC 减少的程度、持续时间与感染甚至死亡风险直接相关，严重地影响了化疗药物的相对剂量强度、密度与既定周期，临床上往往因此降低化疗药物剂量、延迟治疗时间或更改化疗方案，最终难以达到预期的疗效。因此，预防或治疗 ANC 减少症是足剂量足疗程化疗或剂量密集化疗的根本保证。

1. 中性粒细胞减少性发热

中性粒细胞减少性发热（FN）是 ANC 减少症最主要的临床并发症。FN 的定义为单次口腔温度 $\geq 38.3\,℃$ 或 $\geq 38.0\,℃$ 持续 1 小时以上，同时 $ANC < 0.5 \times 10^9/L$ 或 $ANC < 1.0 \times 10^9/L$ 但预计在随后的 48 小时后将下降至 $< 0.5 \times 10^9/L$。

2. 中性粒细胞减少性发热风险评估

根据发生 FN 的风险，可将化疗方案分为以下三类：

A. 中性粒细胞减少性发热高度风险方案，定义为化疗初治患者的 FN 发生率＞ 20％的化疗方案。

B. 中性粒细胞减少性发热中度风险方案，定义为化疗初治患者的 FN 发生率介于 10％~20％之间的化疗方案。

C. 中性粒细胞减少性发热低度风险方案，定义为化疗初治患者的 FN 发生率＜ 10％的化疗方案。

3. 化疗相关中性粒细胞减少症分层管理

对于接受 FN 高度风险化疗方案治疗的患者，无论其治疗目的是根治肿瘤或者延长生存时间，或是减轻疾病相关症状、改善生存质量，均建议宜预防性使用 rhG-CSF。

对于接受 FN 中度风险化疗方案治疗的患者，除了化疗方案和所治疗的特定的恶性肿瘤以外，还需要考虑患者自身的危险因素，比如年龄＞ 65 岁、既往接受过化疗或放疗、治疗前已经存在 ANC 减少或者存在肿瘤骨髓浸润、存在感染 / 开放的伤口、近期手术史、一般体力状态差、肾功能异常、肝功能异常（特别是胆红素升高）以及艾滋病毒（HIV）感染等。若患者存在任何一项上述高风险因素时，建议预防性使用 rhG-CSF。

对于接受 FN 低度风险化疗方案治疗的患者，不建议预防性使用 rhG-CSF。

三、探索性研究设计的考虑

（一）首次人体临床试验

首次人体临床试验（first in human，FIH）的目的是对长效 rhG-CSF 的安全性耐受性进行探索，同时获得其 PK 和 PD 参数，并对 PK/PD 关系进行分析等。

1. 受试者的选择

通常而言，健康受试者的均一性较高，因此可以选择在健康受试者中开展 FIH 试验。

由于预期新的长效 rhG-CSF 可能带来严重的不良反应，例如可引发白细胞过度增多（$> 70 \times 10^9/L$），进而具有导致脾肿大、脾自发性破裂的风险，通常选择在非髓性恶性肿瘤患者中开展 FIH 试验。一般情况下可以招募符合（一线）姑息性细胞毒化疗条件的患者。

2. 研究设计

通常需要开展多个剂量的爬坡研究，对长效 rhG-CSF 耐受性进行研究，以探索其安全剂量范围。

当选择健康受试者作为研究对象时，可以采用安慰剂对照、盲态研究设计，在某一剂量水平，接受长效 rhG-CSF 的受试者数应大于接受安慰剂的受试者数。通过安慰剂对照，有利于更清晰的反映长效 rhG-CSF 的安全性特征。

当选择肿瘤患者作为研究对象时，也可酌情采用单臂、开放性研究设计。

3. 临床药理学研究

3.1　PK/PD 数据分析

在 FIH 试验时，应注意开展临床药理学研究。应获得足够的数据描绘长效 rhG-CSF 基本的 PK 参数（例如 AUC、C_{max}、T_{max}、C_{min}、$T_{1/2}$ 和 CL）以及给药后的药效学（PD）指标随时间的变化。

通常采用中性粒细胞绝对值变化作为 PD 指标，也可同时对髓系（如 CD34 细胞）和非髓系细胞（如单核细胞、淋巴细胞、血小板和红系细胞）的变化，进行比较研究。

使用 rhG-CSF 后，中性粒细胞绝对值曲线呈双峰形，第 1 峰是 rhG-CSF 促进骨髓已成熟的粒细胞向外周血释放的结果，第 2 峰是 rhG-CSF 刺激骨髓粒系造血祖细胞加速增殖、分化、成熟和释放所致。一般单次给药后，中性粒细胞的第 1 峰达峰时间将决定 rhG-CSF 给药时间与化疗周期的关系（例如，在开始化疗前，或化疗结束后给药）；而中性粒细胞在高水平的维持时间以及第 2 峰出现的时间，决定 rhG-CSF 给药频次。

应对 PK 与 PD 之间的相关性进行评估。强烈建议在同一项研究中全面收集 PK 和 PD 数据，以尽量减少研究间的差异性，并且更好地描述 PK/PD 关系。

需要关注的是，开发长效 rhG-CSF 的主要目的，是通过延长产品的半衰期，实现患者用药频次的降低，提高便利性。目前已有多个长效 rhG-CSF 上市，其给药频次均为每个化疗周期给药 1 次，因此对于每个化疗周期给药频次超过 1 次的长效 rhG-CSF，需要谨慎考虑其立题合理性。

3.2 生物活性测定方法

通常在开展临床药理学研究时，应当有相应的生物活性测定方法进行血药浓度测定。但是对于药代动力学研究，应当建立和使用特异性较高的检测方法（例如 RIA、EIA、ELISA 等）。

（二）概念验证研究

通过概念验证（proof of concept，POC）研究，将进一步对长效 rhG-CSF 的安全性和有效性进行考察，明确其合理的剂量及给药周期，为关键研究设计提供支持。

通过概念验证研究应当回答剂量（剂量强度和密度）和 / 或给药方案对 ANC 减少的发生时间、发生率、程度和持续时间有何影响的问题。此部分的结果应该得出用于确证性研究的给药方案建议，包括开始治疗的时间及疗程，以及是否由于化疗对骨髓抑制的强度不同，量效关系会有差异等。

1. 研究人群及化疗方案

研究应当在同一瘤种（例如疾病分期相同的相同肿瘤）的患者中进行。

建议研究中受试者接受相同的化疗方案治疗。如果研究中要纳入接受不同化疗方案治疗的受试者，则应当在随机分组时按照化疗方案的不同予以分层。应该具体说明化疗方案对应的 FN 风险度；不建议在研究中纳入接受不同 FN 风险度化疗方案治疗的受试者。

2. 研究设计

研究的设计应当为双盲、随机、平行分组的量效关系试验，对照组用药宜选择普通制剂 rhG-CSF 和标准剂量。根据 FIH 试验中对于 PK/PD 分析，确定概念验证研究中拟探索的长效 rhG-CSF 的剂量和给药频次，通常对选定的 2 ~ 3 个剂量的安全有效性进行验证；在此阶段，还可以进一步探索按公斤体重计算剂量和固定剂量的不同给药方式。

如果需要评价 1 个以上的给药途径，应当给出首选的一个给药途径或多个给药途径，并且说明理由。不同的给药途径，都需要对 ANC 减少终点药效学作用进行等效性或不等效数据分析。

3. 评估指标

概念验证研究中，应当测定包括但不限于以下指标：白细胞分类计数、培养证实的感染发生率、FN 的发生率、血常规监测（包括血红蛋白、淋巴细胞、单核细胞和血小板计数）、实际累积化疗用药剂量占计划累积化疗剂量的百分比、累积 rhG-CSF 剂量、输血次数、CD34+ 细胞的动员、PK 数据和免疫原性数据等。

ANC 减少是最重要的评估指标，包括 4 级 ANC 减少的发生率、ANC 减少的持续时间（中性粒细胞 $< 0.5 \times 10^9/L$ 和 $< 0.1 \times 10^9/L$ 的天数）、FN 的发生率、中性粒细胞绝对计数恢复的中位时间、中性粒细胞绝对计数的最低点、从骨髓抑制开始到中性粒细胞最低值出现的时间，以及中性粒细胞绝对计数最低值 $< 0.5 \times 10^9/L$ 和 $< 0.1 \times 10^9/L$ 的发生率。

在此阶段，应进一步确定和验证 PK/PD 关系，特别是要明确血药浓度与中性粒细胞水平间的关系。

四、确证性研究设计的考虑

确证性研究的目的，是证明长效 rhG-CSF 在推荐的用法用量下，可以显著降低 FN 的发生率、持续时间和 / 或严重程度，同时提供充分的安全性数据。

原则上建议在至少两种不同的非髓系恶性肿瘤中（乳腺癌和非小细胞肺癌）分别开展一项确证性临床试验，通过至少两项随机对照研究来确证长效 rhG-CSF 的有效性与安全性。

1. 确证性研究的设计

确证性研究通常应为双盲、随机、对照试验，应采用当前公认的标准治疗作为对照。可以采用优效设计或者非劣效设计。如果采用非劣效设计，应根据所选择的对照药，确定恰当的非劣效界值；并且在方案中应提供非劣效界值的确定依据。

应根据统计假设计算样本量。推荐接受试验药队列与对照药队列的样本量比例为 1∶1，如设置 2∶1 及以上的样本量分配，应当说明其理由。

在确证性研究中，有时可能需要对一个以上的给药治疗方案进行试验，例如，对按体重给药的方案和固定剂量的给药方案进行探索，此时，应分设队列，分别进行统计假设和计算样本量。

2. 研究人群及化疗方案

为了提高试验组间的可比性，减少研究中的干扰因素，原则上应选择同一瘤种、处于相同肿瘤疾病分期和既往未曾接受化疗的非髓性恶性肿瘤患者作为研究人群。

选择敏感人群有助于更好地识别药物疗效。鉴于目前临床中对接受 FN 高度风险化疗方案治疗的患者，国内外临床指南均建议其预防性使用 rhG–CSF，因此研究中受试者接受的化疗方案应为 FN 高度风险化疗方案。

对于采用非劣效设计的临床试验，在同一研究中，强烈建议受试者接受相同的化疗方案。对于采用优效设计的临床试验，也建议受试者接受相同的化疗方案；如果确实无法满足所有受试者接受相同的化疗方案的要求，也应以化疗方案的不同作为受试者入组时的分层因素。

3. 研究终点的选择

3.1 主要终点

主要疗效指标应为临床终点。

当 rhG–CSF 用于接受容易引起 FN 的骨髓抑制性化疗的非髓性恶性肿瘤患者时，其治疗目的主要是降低以 FN 为表现的感染，因此临床终点应为 FN 发生率或感染发生率。4 度 ANC 减少持续时间与 FN 发生率的相关性已经得到业界广泛认同，因此目前可接受的替代终点是化疗第 1 周期 4 度 ANC 减少持续时间。

如果计划采用其他替代终点作为主要研究终点，应提供充分的证据证明该替代终点与 FN 发生率或感染发生率明确相关。

3.2 次要终点

降低感染是重要的次要终点，可考虑使用以下标准，来评估 ANC 减少引起的感染：ANC 减少期间病原微生物培养阳性或临床诊断的感染。

此外，还建议对以下（包括但不限于）指标进行分析：第一周期 4 度及以上 ANC 减少的发生率，3 度及以上 ANC 减少的发生率 / 持续时间；后续化疗周期中 3 度 /4 度及以上 ANC 减少的发生率 / 持续时间；接受抗生素治疗的患者比例；实际化疗剂量占计划用化疗剂量的百分比；发生化疗减量或推迟的患者比例；化疗推迟的天数等。

五、安全性评价

原则上，用于支持新药上市的安全性暴露量应至少满足 300 例受试者。安全性考察在各阶段试验研究中均应进行考察，对不良反应发生的类型、严重程度和频率等进行收集，并与对照组进行比较。骨痛是 rhG–CSF 治疗中常见的不良反应，在临床试验中应特别关注。

免疫原性研究是生物大分子药物特有且重要的研究项目，应贯穿在整个长效 rhG–CSF 的研发过程中。免疫原性主要通过检测抗药抗体（ADA）和中和抗体

（Nab）的发生率来评价。

免疫原性试验结果与检测方法的敏感性、特异性及药物耐受性高度相关，在 FIH 临床试验时，即建议探索和建立良好的免疫原性的检测方法。在后续的概念验证和确证性临床试验中，均应对长效 rhG-CSF 的免疫原性进行研究。建议所有受试者均应进行免疫原性的考察，以了解长效 rhG-CSF 在抗体阳性率、抗体滴度、抗体出现时间、中和抗体发生率以及中和抗体与 PK/PD 的相关性等方面的特点，并与对照药进行比较。建议对出现异常情况的患者根据需要适时增加检测点。

六、小结

重组人粒细胞集落刺激因子（rhG-CSF）普通制剂已经上市多年，而近年来 rhG-CSF 长效制剂应运而生，由于其药代方面的特性和优势，可使给药次数明显减少，方便病人，并能获得不劣于普通制剂的有效性和安全性。本指导原则介绍了 rhG-CSF 长效制剂预防化疗后中性粒细胞减少性发热的临床研究设计的考虑要点，旨在强调研究设计在药物有效性及安全性评价中的重要性，以供临床研发中参考。在成人安全性和有效性临床研究的基础上，鼓励开展儿童研究项目。根据相关技术指导原则，进一步探讨使用成人数据外推至儿科患者的可能性。

以上观点为针对研究设计时的重点内容的一般考虑，仅代表监管部门当前的认识，鼓励研发企业与管理部门进行沟通，探索更加简便、高效的研究设计方法。

参考文献

［1］中国临床肿瘤学会指南工作委员会. 中国临床肿瘤学会（CSCO）肿瘤放化疗相关中性粒细胞减少症规范化管理指南（2021）. 临床肿瘤学杂志，2021，26（7）：638-648.

［2］中国抗癌协会肿瘤临床化疗专业委员会，中国抗癌协会肿瘤支持治疗专业委员会. 肿瘤化疗导致的中性粒细胞减少诊治专家共识（2019 年版）. 中国肿瘤临床，2019，46（17）：876-882.

［3］中国临床肿瘤学会指南工作委员会. 肿瘤放化疗相关中性粒细胞减少症规范化管理指南. 中华肿瘤杂志，2017，39（11）：868-878.

［4］NCCN. Myeloid Growth Factors，Version 4. 2021. https://www.nccn.org/professionals/physician_gls/pdf/growthfactors.pdf.

［5］国家药监局药审中心关于发布《药物临床试验非劣效设计指导原则》的通告（2020 年第 17 号）. http://www.cde.org.cn/news.do? method=largeInfo&id=31c0a47bee b92f8f.

利拉鲁肽用于体重管理的临床试验设计
指导原则

一、概述

近年我国人群中超重肥胖问题不断凸显，导致其相关的慢性病患病 / 发病呈快速上升趋势，但目前批准用于超重或肥胖人群的药物非常有限，临床迫切需要更多治疗药物用以辅助生活方式干预进行体重管理。

利拉鲁肽注射液为丹麦诺和诺德公司开发的一种人胰高血糖素样肽 –1（GLP-1）类似物产品，在国外首先获批用于治疗 2 型糖尿病，商品名：Victoza[1]，最大使用剂量为 1.8 mg 每日一次。基于 GLP-1 可通过大脑中广泛分布的受体调节食欲和热量摄入，诺和诺德又开发了商品名为 Saxenda[2] 的产品，在国外获批用于 BMI 在 30 kg/m^2 及以上（肥胖）或者 BMI 在 27 kg/m^2 及以上（超重）并伴有至少一种肥胖合并症的成人患者、12 岁及以上体重大于 60kg 且根据国际 BMI 界值相当于成人 30 kg/m^2（肥胖）的儿童患者，采用 3mg 每日一次的剂量辅助低热量饮食和增加锻炼进行体重管理。

原研利拉鲁肽注射液于 2011 年在中国获批，目前适应症为成人 2 型糖尿病患者控制血糖和降低伴有心血管疾病的 2 型糖尿病成人患者的主要心血管不良事件风险[3]。国内有多个利拉鲁肽生物类似药研发，同时也申报了体重管理适应症的临床试验。由于原研利拉鲁肽注射液在我国未获批该适应症，且与改善血糖控制的作用机制不同，因此生物类似药无法直接外推体重管理适应症，需要开展临床研究。

2020 年 5 月发布了《利拉鲁肽注射液生物类似药临床试验设计指导原则》[4]，明确了利拉鲁肽生物类似药的临床研究要求。本指导原则在该项指导原则基础上，结合利拉鲁肽特点及国内外相关指导原则，进一步阐述利拉鲁肽注射液在我国进行体重管理临床研究的建议，为研发机构和研究者提供参考。

本指导原则仅代表药品监管部门当前的观点和认识，不具有强制性的法律约束力。随着科学研究的进展，本指导原则中的相关内容将不断完善与更新。应用本指导原则时，还请同时参考药物临床试验质量管理规范（GCP）、国际人用药品注册技术协调会（ICH）和其他国内外已发布的相关指导原则。

二、临床研究要求

利拉鲁肽注射液在我国属于已上市的治疗用生物制品，如果研发与利拉鲁肽氨基酸序列及修饰相同的药品应首先证明是生物类似药，再进行体重管理的有效性和安全性研究。证明生物类似药的临床研究设计可参照《利拉鲁肽注射液生物类似药临床试验设计指导原则》。

根据世界卫生组织（WHO）的规定，肥胖程度可以用体重指数（Body Mass Index，BMI）来表示。由于与欧美相比，中国人群在相对低的 BMI 时即有较高的代谢性、心血管等疾病和死亡的风险，故国内对超重和肥胖的判定标准与国际不同[5]，但体重管理药物的目标人群均为肥胖和超重伴体重相关合并症的患者。因此，利拉鲁肽生物类似药可以按照我国的超重和肥胖标准入选受试者。如果以国外的 BMI 界值为标准，则入选人群属于发生肥胖相关疾病风险更高、更需要药物治疗的人群，同样可以进行有效性和安全性的临床研究。

原研利拉鲁肽在国外已经验证了 3mg 每日一次可以降低以 BMI30 kg/m^2 和 27 kg/m^2 为界值的肥胖和超重伴合并症人群的体重，且利拉鲁肽生物类似药已经通过健康人生物等效和 2 型糖尿病患者临床等效的研究与原研药进行了比对，因此在开发体重管理适应症时可以采用国外已验证的剂量进行临床研究。

由于原研利拉鲁肽注射液在我国未获批体重管理适应症，因此临床研究可以选择安慰剂对照的优效设计。

三、临床试验设计要点

试验设计：建议采用随机、双盲、安慰剂对照、平行分组的优效设计，需明确研究假设。

研究人群：如果采用国内标准，主要入选标准中肥胖和超重人群的 BMI 界值分别为 28 kg/m^2 和 24 kg/m^2；如果采用欧美标准，主要入选标准中肥胖和超重人群的 BMI 界值分别为 30 kg/m^2 和 27 kg/m^2。其中入组的超重人群应伴随如高血压、2 型糖尿病或脂代谢异常等至少一项体重相关疾病。受试者为经过 3~6 个月的调整生活方式仍不能减重 5%，甚至体重仍有上升趋势者[5]。

给药方案：可按原研药国外批准的用法用量，每日一次皮下注射，以 0.6mg 起始，如耐受每周递增 0.6mg 直至采用 3mg 并维持给药。每日最好在相同的时间段内给药。在临床试验过程中，仍需对受试者进行健康生活方式（包括运动和饮食）的指导。有合并症的患者应接受相应的标准化治疗。

主要终点及评价标准：与我国《体重控制药物临床试验技术指导原则》[5]中确证性临床试验的主要疗效终点和疗效衡量标准一致。

研究周期：治疗时间以达到主要终点为目的。根据原研药在国外完成的临床研究，开始治疗阶段体重下降较快，随后降幅逐渐趋缓，因此建议稳定剂量给药后通常不少于 24 周。

样本量：样本量依据主要终点及相关参数进行估算，通常 α 取为单侧 0.025

（或双侧 0.05），检验效能至少为 80%。既往体重管理临床研究的经验提示，可能有较高比例的受试者退出研究，建议充分评估后确定合适的样本量。

四、参考文献

1. U.S. Food and Drug Administration. VICTOZA Label［EB/OL］. https://www.accessdata.fda.gov/drugsatfda_docs/label/2010/022341lbl.pdf. 2010-01-25.

2. U.S. Food and Drug Administration. SAXENDA Label［EB/OL］. https://www.accessdacc.fda.gov/drugsatfda_docs/label/2014/206321Orig1s000lbl.pdf. 2014-12-23.

3. 国家食品药品监督管理总局 . 利拉鲁肽注射液说明书 . 2020-05-12.

4. 国家药品监督管理局 . 利拉鲁肽注射液生物类似药临床试验设计指导原则 . 2020-05-28.

5. 国家药品监督管理局 . 体重控制药物临床试验技术指导原则 . 2021-12-06.

每日一次基础胰岛素生物类似药临床试验设计指导原则

一、概述

胰岛素治疗是控制高血糖的重要手段，其中无论是 1 型、2 型还是其他特殊类型糖尿病患者，基础胰岛素都是临床常用的治疗药物之一。目前应用比较广泛的每日一次基础胰岛素有甘精胰岛素、地特胰岛素和德谷胰岛素，均为在人胰岛素基础上通过改构以延缓释放的方式达到每日给药一次的胰岛素类似物。

原研甘精胰岛素注射液为赛诺菲研发，U100 规格商品名：Lantus，2003 年在中国获批，适应症：需用胰岛素治疗的成人 1 型和 2 型糖尿病，青少年和年龄在 6 岁及以上儿童的 1 型糖尿病。U300 规格商品名：Toujeo，2020 年在中国获批，适应症：需用胰岛素治疗的成人 2 型糖尿病。原研地特胰岛素注射液为诺和诺德研发，商品名：Levemir，2009 年在中国获批，适应症：用于治疗糖尿病。原研德谷胰岛素注射液为诺和诺德研发，商品名：Tresiba，2017 年在中国获批，适应症：用于治疗成人 2 型糖尿病。

随着原研产品专利到期，甘精胰岛素和德谷胰岛素生物类似药的研发成为热点，国内已有多家企业申报并进入临床研究阶段。截至 2021 年 7 月全球只有甘精胰岛素 U100 的生物类似药上市，例如 Eli Lilly 和 Mylan 公司的产品。

原国家食品药品监督管理总局于 2015 年 2 月发布了《生物类似药研发与评价技术指导原则（试行）》（以下简称"生物类似药指导原则"）[1]。本指导原则在生物类似药指导原则基础上，结合每日一次基础胰岛素特点和国外相关指导原则的建议，进一步明确了临床要求及试验设计的关键问题，为研发机构和研究者提供参考。

本指导原则仅代表药品监管部门当前的观点和认识，不具有强制性的法律约束力。随着科学研究的进展，本指导原则中的相关内容将不断完善与更新。应用本指导原则时，还请同时参考药物临床试验质量管理规范（GCP）、国际人用药品注册技术协调会（ICH）和其他国内外已发布的相关指导原则。

二、临床研究要求

与其他生物类似药一样，胰岛素生物类似药的研发也应以逐步递进原则，在药学、非临床阶段等比对试验证明其与参照药相似的情况下再开展临床比对研究。

临床阶段，人体正常血糖葡萄糖钳夹技术是公认最合适评价胰岛素制剂在 PK 和 PD 特征方面相似性的方法，用于有效性比对时较糖化血红蛋白（HbAlc）更加敏感[2]，因此临床比对试验研究应首先开展正常血糖葡萄糖钳夹试验（以下简称"钳夹试验"）比对制剂间 PK 和 PD 的生物等效性。

在钳夹试验结果满足生物等效标准的前提下，进一步开展的临床比对研究可以采用 HbAlc 非劣效设计评价有效性，同时安全性方面重点比对免疫原性，在我国已批准的适用范围内选择人群检测制剂间免疫应答的差异，按参照药已批准的用法用量设计给药方案。

综上，对于每日一次基础胰岛素生物类似药，临床研究至少应包括一项钳夹试验和一项非劣效研究，参照药选择在我国上市的原研药。

三、临床试验设计要点

（一）正常血糖葡萄糖钳夹试验

试验设计：根据每日一次基础胰岛素特点，通常选用两制剂、单次给药、交叉试验的设计进行正常血糖葡萄糖钳夹试验，至少持续 24 小时。

应从多方面对钳夹试验进行质量控制，如采用盲法设计，对受试者在饮食活动方面明确规定，事先定义恰当的目标血糖值及可接受的波动范围，适当调整葡萄糖输注率（GIR），给药前保证稳定控制受试者的血糖和胰岛素水平，试验过程中详细记录血糖值。通过计算血糖变异系数、波动的程度及持续时间及 C 肽值等指标，评估受试者内源性胰岛素水平及钳夹试验平台的稳定性等。

研究人群：在选择研究人群时，应结合试验设计、受试者变异、PK 检测方法综合考虑。

研究人群应是同质的且对胰岛素敏感，以便最好地检测潜在的产品相关差异，同时尽量避免低血糖发生。1 型糖尿病患者内源性胰岛素水平几乎可以忽略，故选用 1 型糖尿病患者研究外源性胰岛素作用最为可靠。如 PK 检测方法可以区分外源性胰岛素和内源性胰岛素，采用健康受试者也可接受，但应采取相应措施降低内源性胰岛素的干扰。

剂量及给药途径：对于基础胰岛素，钳夹试验常用剂量为 0.4 ~ 0.6 U/kg，建议尽量统一皮下注射的部位和方法，以减少变异性。

终点指标及评价标准：每日一次基础胰岛素的特点是血药浓度比较平稳，因此 PK 的主要终点为 24 小时血药浓度曲线下面积即 AUC_{0-24h}，PD 的主要终点为 24 小时 GIR 曲线下面积即 $AUC_{GIR\ 0-24h}$，等效标准推荐采用传统的接受范围即参数的几何均值比值 90% 置信区间在 80% ~ 125% 之间[3]。次要指标建议包括部分 AUC 及

AUC_{GIR}，如可能应测定 $T_{1/2}$。

样本量：试验前需充分估计所需的样本量，通常 α 取双侧 0.1（双单侧 0.05），检验效能至少为 80%[4]。样本量估算时应充分考虑药物的个体内变异，也可根据预试验结果进行相应调整。

（二）临床比对研究

试验设计：通常采用随机、对照、平行的非劣效设计，推荐受试者按 1∶1 比例分组。

研究人群：应在原研药在我国已批准的用药人群中选择合适的研究对象。国外已上市甘精胰岛素生物类似药通常分别开展 1 型和 2 型糖尿病患者的临床研究，从结果看两种类型患者在基线抗体水平和阳性率及用药后抗体阳转率等方面均有所差异[5-7]。基于比较胰岛素制剂间差异的目的，既往以口服降糖药为主的 2 型糖尿病患者可能是主要人群，且给药方案较少涉及胰岛素的剂量调整，便于从胰岛素需求和血糖控制水平等侧面进行评价。

给药方案：按原研药批准的起始剂量和方法给药，明确胰岛素剂量调整标准和方案。治疗期间伴随治疗应尽可能与基线一致且保持稳定。

主要终点及评价：主要终点为稳定治疗后 HbAlc 较基线的变化，非劣效界值可设定为 0.4%[8-9]。

样本量：样本量依据主要终点及相关参数进行估算，通常 α 取为单侧 0.025（或双侧 0.05），检验效能至少为 80%[10]。

免疫原性：临床比对研究须重点关注免疫原性，使用敏感和有效的抗体检测方法。通常应至少检测基线、半程治疗及末次给药后抗体情况，反映抗体出现时间、阳性/阳转发生率、滴度等特征，并分析制剂间的差异是否有临床意义，如对血糖控制、给药剂量和过敏反应等安全性问题的影响。原则上生物类似药与原研药应在免疫原性的重要指标上没有临床意义的差异。

四、适应症外推

胰岛素用于糖尿病治疗的作用机制属于外源性给药弥补内源性分泌不足，无论临床比对研究选用哪个人群，其有效性和安全性特征均可外推至原研药在我国批准的适应症。

五、名词解释

PK 参数：

AUC_{0-24h}：0～24 小时血浆浓度曲线下面积；

$T_{1/2}$：血浆浓度半衰期。

PD 参数：

$AUC_{GIR\ 0-24h}$：0～24 小时葡萄糖输注速率曲线下面积。

六、参考文献

1. 国家食品药品监督管理总局. 生物类似药研发与评价技术指导原则（试行）[EB/OL]. https://www.nmpa.gov.cn/directory/web/nmpa/xxgk/ggtg/qtggtg/20150228155701114.html.

2. European Medicines Agency. Guideline on non-clinical and clinical development of similar biological medicinal products containing recombinant human insulin and insulin analogues [EB/OL]. https://www.ema.europa.eu/en/documents/scientific-guideline/guideline-non-clinical-clinical-development-similar-biological-medicinal-products-containing_en-0.pdf.

3. 国家食品药品监督管理总局. 以药动学参数为终点评价指标的化学药物仿制药人体生物等效性研究技术指导原则 [EB/OL]. https://www.nmpa.gov.cn/zhuanti/ypqxgg/ggzhcfg/20160318210001633.html.

4. 国家药品监督管理局. 生物等效性研究统计学指导原则 [EB/OL]. https://www.nmpa.gov.cn/xxgk/ggtg/qtggtg/20181029173101911.html.

5. U.S. Food and Drug Administration. CLINICAL PHARMACOLOGY AND BIOPHARMACEUTICS REVIEW（S）of BASAGLAR [EB/OL]. https://www.accessdata.fda.gov/drugsatfda_docs/nda/2015/205692Orig1s000ClinPharmR.pdf.

6. European Medicines Agency. Assessment report of Abasria [EB/OL]. https://www.ema.europa.eu/en/documents/assessment-report/abasria-epar-public-assessment-report_en.pdf.

7. European Medicines Agency. Assessment report of Semglee [EB/OL]. https://www.ema.europa.eu/en/documents/assessment-report/semglee-epar-public-assessment-report_en.pdf.

8. U.S. Food and Drug Administration. Diabetes Mellitus：Developing Drugs and Therapeutic Biologics for Treatment and Prevention（Draft Guidance）[EB/OL]. http://www.cde.org.cn/guide.do? method=showGuide&id=f97772e0d0a7c734.

9. 国家食品药品监督管理总局. 治疗糖尿病药物及生物制品临床试验指导原则 [EB/OL]. http://www.cde.org.cn/zdyz.do？ method=largePage&id=c7091c0fc67136ca.

10. 国家药品监督管理局. 药物临床试验非劣效设计指导原则 [EB/OL]. http://www.cnpharm.com/upload/resources/file/2020/07/24/58065.pdf.

嵌合抗原受体 T 细胞（CAR-T）治疗产品申报上市临床风险管理计划技术指导原则

一、概述

嵌合抗原受体（Chimeric antigen receptor，CAR）-T 细胞（CAR-T）是指通过基因修饰技术，将病毒等载体导入自体或异体 T 细胞，从而表达由抗原识别结构域、铰链区、跨膜区、共刺激信号激活区等组成的嵌合抗原受体（CAR）而形成的一种可以识别某种特定抗原的 T 细胞。CAR-T 输注到患者体内后，可与肿瘤细胞表面特异性抗原相结合而激活，通过释放穿孔素、颗粒酶等直接杀伤肿瘤细胞达到治疗肿瘤的目的。CAR-T 对多种血液淋巴系统肿瘤显示了较好的临床效果，对实体瘤治疗也表现出了较大的治疗潜力。目前已有多个产品经美国、欧盟、中国批准上市，适应症涉及复发 / 难治的急性 B 淋巴细胞白血病和 B 细胞淋巴瘤及多发性骨髓瘤等。由于 CAR-T 细胞治疗产品的特点和作用机制，在开展临床试验过程中也暴露出了细胞因子释放综合征（Cytokine release syndrome，CRS）、免疫效应细胞相关神经毒性综合征（Immune Effector Cell-associated Neurotoxicity Syndrome，ICANS）等不良反应，还有淋巴细胞清除术预处理等治疗相关的其它操作引起的血细胞减少、感染等，如不及时采取妥当的救治措施可能导致严重后果。除自体来源的 CAR-T 细胞外，移植供体来源 CAR-T 细胞以及通用型 CAR-T 细胞也已进入临床试验阶段。由于它们的新颖性、复杂性和技术特异性，可能会给患者带来远期的、潜在的安全性风险。

为促进及早发现此类风险并提供有效的风险控制措施，本指导原则在借鉴 ICH E2E 药物警戒计划、《药物警戒质量管理规范》和国内外风险管理计划相关指导原则的基础上，列举了 CAR-T 细胞治疗产品可能存在的安全性风险，以及常规和本类产品特异的额外药物警戒活动和风险最小化措施。CAR-T 细胞治疗产品的风险识别应尽早开始，并在整个研发过程中持续进行，以在可能的情况下预防风险的发生或将风险最小化。随着对风险认知的变化，应及时更新风险管理计划。本指导原则包括 CAR-T 细胞治疗产品申报上市临床风险管理计划的结构和内容，重点就撰写 CAR-T 细胞治疗产品风险管理计划时的特殊考虑进行描述，CAR-T 细胞治疗产品申报上市临床风险管理计划还应参考 ICH E2E、《药物警戒质量管理规范》以及我国药品监管机构发布的有关技术指导原则。随着技术的发展和相关研究数据的积累，本指导原则也将适时进行更新。

二、主要内容

CAR-T 细胞治疗产品申报上市风险管理计划的主要内容应包括安全性说明、药物警戒活动、上市后有效性研究计划、风险最小化措施。

安全性说明是一个关于药物重要的已确认风险，重要的潜在风险，和重要的缺失信息的摘要。主要包括适应症流行病学、重要的已确认风险、重要的潜在风险、重要的缺失信息等。

药物警戒活动的目的是控制风险，包括常规药物警戒活动、特殊药物警戒活动等。与其他药品相同，CAR-T 细胞治疗产品上市后必须执行常规药物警戒活动，如不良反应的收集、分析和报告。因 CAR-T 细胞治疗产品重要的已确认 / 潜在风险中可能有不确定因素影响对风险的认知，或需要对重要缺失信息作进一步研究，因此应当考虑特殊的药物警戒活动，如长期安全性随访。

上市后有效性研究计划包括附条件批准要求的强制性有效性研究、监管机构要求的强制性有效性研究、申办方承诺 / 计划开展的其他有效性研究等。

风险最小化措施的目的是预防或降低风险的发生，包括常规风险最小化措施、额外风险最小化措施等。药品说明书是最重要的常规风险最小化措施的工具。对于 CAR-T 细胞治疗产品来说，还应采取额外的风险最小化措施如上市许可持有人对医疗机构的评估和认证、开展医务人员和患者的教育培训、发放患者提示卡等。

三、安全性说明

（一）一般考虑

安全性说明包括药物重要的已确认风险，重要的潜在风险和重要的缺失信息。CAR-T 细胞治疗产品安全性风险较高，应在产品整个研发过程中持续进行风险识别，以预防和降低风险。根据 CAR-T 细胞治疗产品特点、作用靶点和作用机制，其安全性风险可能包括：CRS、ICANS、治疗后感染尤其是相应的迟发性感染、肿瘤溶解综合征、针对正常组织细胞的在靶脱瘤效应（on-target/off-tumor）、遗传物质整合到宿主基因组中和 / 或基因编辑等原因有可能导致的染色体异常及基因突变、诱导自身免疫或免疫原性反应、出现移植物抗宿主病或原有移植物抗宿主病加重、由于 CAR-T 细胞用药错误 / 用药不当而造成伤害等。此外，接受 CAR-T 细胞治疗产品前使用化疗药物、单克隆抗体等进行淋巴细胞清除治疗（清淋预处理）引起不良反应也应给予特别关注。

（二）CAR-T 细胞治疗产品可能存在的安全性风险

根据产品从生产、运输、处理、给药、随访等流程的时间顺序，将关于

CAR-T 细胞治疗产品可能存在的安全性风险列举如下。以下所列举的风险并非全部，应结合产品特性、作用靶点、作用机制、非临床研究和临床试验中暴露的安全性信息等来制定 CAR-T 细胞治疗产品的风险管理计划。

1. 与产品的质量特征、储存和分配相关的对患者造成的风险

1.1 疾病传播的风险：应考虑 T 细胞的来源（自体或异体），可能存在与传染病有关的风险（如病毒）。

1.2 致瘤性的风险：应考虑产品特征，所使用整合性载体（如逆转录病毒或转座子等）将外源基因插入到基因组中可能会插入到原癌基因附近激活该基因、或所使用基因编辑技术可能会对基因组产生非目的的靶向，导致患者肿瘤风险增加。

1.3 与产品的制备、储存、运输和分配有关的风险（如保存、冷冻和解冻过程）、冷链或其他类型受控温度条件被突破的风险、与产品稳定性有关的风险，这可能会影响 CAR-T 细胞的生物学活性进而导致治疗失败，各种可能会影响 CAR-T 细胞的生物学活性进而导致不能如期治疗的风险。

2. 与产品作用相关的风险

2.1 T 细胞激活引起的 CRS、ICANS、其它神经毒性等。

2.2 CAR-T 细胞攻击表达靶抗原的正常组织细胞，从而引起的正常组织损伤或免疫缺陷等。

2.3 长期安全性风险，如持续低丙种球蛋白血症或无丙种球蛋白血症导致的感染风险、恶性肿瘤和自身免疫性疾病。

2.4 因免疫原性反应引起的过敏反应、产生中和抗体等。

3. 与患者基础疾病（或潜在疾病）或与合并使用其他药物的相互作用相关的风险

3.1 与患者自身情况如肿瘤负荷、合并移植物抗宿主病等相关的风险。

3.2 对患者或供者细胞进行预期和非预期基因修饰有关的风险，如细胞凋亡、功能改变、恶性肿瘤。

3.3 与预处理相关的风险，如淋巴细胞清除术用化疗药物或处理并发症时使用免疫抑制剂等。

3.4 诊断或治疗之前、目前伴随或未来可能出现的各种疾病对 CAR-T 细胞治疗产品的潜在影响。

4. 与给药程序和给药方式有关的对患者造成的风险

4.1 与操作或产品注射相关的风险。

4.2 与产品剂量错误和 / 或用药错误等有关的风险。

5. 与患者不良事件处理相关的风险

出现不良事件时，急救措施或药物的可及性及其风险。

6.其他尚未排除的风险，如与患者生殖和遗传相关的风险等。

四、药物警戒活动

（一）常规药物警戒活动

CAR-T 细胞治疗产品的常规药物警戒活动应包括不良事件的收集、处理、随访、分析评估；不良反应和定期安全性更新报告的提交；附条件批准产品按要求开展的临床试验中对可疑且非预期严重不良反应（SUSAR）和研发期间安全性更新报告（DSUR）的提交；对产品安全性特征的持续监测。必要时与监管机构及时沟通。

（二）特殊药物警戒活动

为识别、定性或定量描述 CAR-T 细胞治疗产品的安全风险，补充缺失信息，应采取特殊药物警戒活动。包括但不限于：持续开展针对接受产品治疗患者的长期安全性随访，并通过研究收集和评估 CAR-T 细胞治疗产品在获批适应症人群中的安全性和疗效。

建立产品从生产、运输、使用到后续随访的全链条管理体系，在出现不良反应时可对应到特定产品，实现可追溯。

五、风险最小化措施

风险最小化措施包括常规风险最小化措施和额外风险最小化措施，上市许可持有人应该对风险最小化措施是否有效进行评估。

（一）常规风险最小化措施

CAR-T 细胞治疗产品的常规风险最小化措施包括：通过说明书和标签等载体中相关项目如【不良反应】【注意事项】【用法用量】等部分传递药品存在的风险，并提供管理该风险的常规风险最小化措施的临床建议。在风险信息发生变化时，应及时更新说明书和标签。

（二）额外风险最小化措施

为进一步降低 CAR-T 细胞治疗产品的安全风险，保护患者，应采取额外风险最小化措施。主要包括上市许可持有人对医疗机构的评估和认证、开展医务人员和患者的教育培训并保证培训效果、发放患者提示卡等。在出现教育材料中某环节相关的大量不良反应或出现新的安全性信息时，需考虑对教育材料进行评估和适时更新。

1. 上市许可持有人对医疗机构的评估和认证

为了最大限度地降低与 CAR-T 细胞用药相关的安全风险，上市许可持有人应对医疗机构进行评估和认证。应至少包括单采（如需）、输注前处理（如复融、稀释等）、输注、不良反应处理（如急救人员、设备、药品等）等过程的硬件、软件、人员资质等方面。

2. 开展医务人员和患者的教育培训和发放患者提示卡

上市许可持有人应开展医务人员和患者的教育培训，医务人员的教育培训材料应至少包括以下方面：

- CAR-T 产品简介
- 适应症
- 细胞采集（如需）
- 淋巴细胞清除术
- 产品储存和使用过程说明（如产品的储存条件、产品配制、给药、剩余产品和包装的处理的标准操作程序）
- 产品已知的不良反应（如 CRS、ICANS 等）
- 给药后对不良反应的监测包括出院后与患者的定期联系和评估
- 对不良反应的管理及相关急救药品的配备要求（如输注后出现 CRS，根据分级给予相应的治疗）
- 长期安全性随访方案
- 可追溯性（如将批号信息记录在患者的病历和患者的提示卡中，在报告不良反应时提供产品标识信息）
- 不良反应的报告程序
- 告知患者产品相关风险信息和提醒患者如出现相关症状或体征及时携带患者提示卡就医

患者的教育培训材料应采用通俗易懂的语言，内容包括产品相关信息，如产品简介、给药过程、产品安全风险、风险监测计划、报告不良反应的重要性和程序等。

患者提示卡包括致医务人员信息和患者提示信息，致医务人员信息中告知患者已接受 CAR-T 产品治疗，可能出现的不良反应，患者提示信息中告知风险的严重性和及时就医的必要性，如出现某些症状时即刻就医。

药品注册申请人应切实提高主体意识，在 CAR-T 细胞治疗产品研发过程中和产品上市后持续识别风险、控制风险，以最大限度地保障患者的用药安全。

六、参考文献

1. ICH. E2E Pharmacovigilance Planning. 2004.

2. NMPA.《药物警戒质量管理规范》. 2021.

3. EMA. Guideline on safety and efficacy follow-up and risk management of Advanced Therapy Medicinal Products. 2018.

4. NMPA. 细胞治疗产品研究与评价技术指导原则（试行）. 2017.

5. CDE. 免疫细胞治疗产品临床试验技术指导原则（试行）. 2021.

6. 中国研究型医院协会 . CAR-T 细胞治疗 NHL 毒副作用临床管理路径指导原则 . 2021.

新型冠状病毒肺炎抗病毒新药临床试验
技术指导原则（试行）

一、概述

（一）目的和适用范围

2019 年底以来的新型冠状病毒肺炎（COVID-19）疫情波及全球，目前，有效的治疗和预防手段有限，新药的研发也成为临床急需。目前已有众多防治药物进入临床试验阶段。而新型冠状病毒肺炎是新出现的病种，与以往病毒性感染既有相似之处，又有不同之处，临床表现、疾病过程、对治疗的反应，以及疾病预后均有其特点。因而，药物临床试验如何结合疾病特点和临床实践进行针对性的设计，以期在有限的临床资源中，高效地获得科学、规范、可比的试验结果，成为重要的问题。

为促进新型冠状病毒肺炎抗病毒药物研发，规范临床试验设计，制定本指导原则。本指导原则适用于抗病毒治疗及预防新型冠状病毒肺炎的化学药物和治疗用生物制品（非特异性免疫球蛋白除外）等。

本指导原则对临床试验方案的设计及需要重点关注的问题进行了讨论，旨在为新型冠状病毒肺炎抗病毒药物的临床试验设计、实施和评价提供一般性的技术指导和参考。由于此类药物的临床实践和临床试验仍处于探索和发展阶段，本指导原则也会随着这些研究的进展而不断修订和完善，现阶段仅为基于目前认识及疫情控制需要下的考虑。申请人和研究者创新性的设计也可与审评机构进行沟通交流。

本指导原则的使用应遵守我国的相关法律、法规和规章，并与其他相关技术指导原则相互参考使用。本指导原则适用于注册用临床试验。

（二）疾病特征

新型冠状病毒属于 β 属冠状病毒，有包膜，颗粒呈圆形或椭圆形，直径在 $60 \sim 140nm$。具有较强的传染性，人群普遍易感，主要引起急性呼吸道感染性疾病，最常见的症状为发热和咳嗽，严重者可引起呼吸窘迫综合征甚至多器官功能衰竭。其主要传播途径为呼吸道飞沫和密切接触传播，也存在接触病毒污染的物品和经气溶胶传播的可能。传染源主要是新型冠状病毒感染的患者和无症状感染者。此外，目前全球已报道有多种新型冠状病毒变异株的出现，给治疗和预防带来了更多困难和挑战。

基于目前流行病学调查，潜伏期一般 1 ~ 14 天，多为 3 ~ 7 天。以发热、干咳、乏力为主要表现，部分患者以嗅觉、味觉减退或丧失等为首发症状，少数患者伴有鼻塞、流涕、咽痛、结膜炎、肌痛和腹泻等症状。重症患者多在发病一周后出现呼吸困难和（或）低氧血症，严重者可快速进展为急性呼吸窘迫综合征、脓毒症休克、难以纠正的代谢性酸中毒和出凝血功能障碍及多器官功能衰竭等。部分重型、危重型患者病程中可为中低热、甚至无明显发热。多数患者预后良好，少数患者病情危重，多见于老年人、有慢性基础疾病者、晚期妊娠和围产期女性、肥胖人群。

新型冠状病毒感染包含新型冠状病毒肺炎及无症状感染（没有临床症状，但病毒学核酸检测结果阳性）。新型冠状病毒肺炎的临床分型分为：轻型：临床症状轻微，影像学未见肺炎表现。普通型：具有发热、呼吸道等症状，影像学可见肺炎表现。重型：符合下列任何一条：①出现气促，呼气频率 ≥ 30 次 / 分；②静息状态下，吸空气时指氧饱和度 ≤ 93%；③动脉血氧分压（PaO_2）/ 吸氧浓度（FiO_2）≤ 300mmHg；④临床症状进行性加重，肺部影像学显示 24 ~ 48 小时内病灶明显进展 > 50%。危重型：符合下列任何一条：①出现呼吸衰竭，且需要机械通气；②出现休克；③合并其他器官功能衰竭需 ICU 监护治疗。

目前临床上主要为一般支持对症治疗、抗病毒治疗、免疫治疗等。对于重型和危重型病例，在上述治疗的基础上，应用糖皮质激素治疗，积极防治并发症，治疗基础疾病，预防继发感染，及时进行器官功能支持。

二、临床药理学研究

临床药理学研究的目标是为未来研究推荐剂量探索范围，包括早期安全性、耐受性、药代动力学和药效学研究等。进入临床药理学研究前，应进行非临床一般药理学、药效学、药代动力学和安全性研究，获得的研究数据经评估能够支持进入临床研究。

已获批用于其他病毒感染的药物可结合该药对其他病毒的临床前药代药效结果，结合对新冠病毒的临床前药理学、药效学研究数据和在人体中的药代数据，估算其对新冠病毒的适用剂量。

新化合物的早期临床药理学试验一般以健康志愿者为对象，应首先进行人体安全性、耐受性和药代动力学研究。为尽早在人体内获得药效验证抗病毒机制数据，多剂量给药试验也可以在新型冠状病毒感染患者中进行，收集药效学数据。

为了对抗新型冠状病毒的变异，可考虑开发联合应用的抗病毒药物，例如针对病毒不同作用靶点（或结合位点）的多重抗体组合、不同作用机制的抗病毒药物联合等。原则上应在分别对单个成分治疗进行概念验证后再进行联合治疗的探索，并对联合用药方案间进行药物相互作用的分析，对于特殊品种的特殊情况，鼓励申请人与审评机构进行沟通交流。

考虑到老年人、儿童、肝肾功能损害人群和免疫受损人群对病毒感染的反应可能不同于健康成人，将药代药效结果外推至这些特殊人群时应慎重，必要时可开展特殊人群的临床药理学研究；或者在大样本临床试验中进行稀疏药代采样，通过群体药代药效模型分析人群特征、伴随治疗等协变量对药物暴露和治疗结局的影响，确定是否需要调整剂量。

三、探索性临床试验

探索性临床试验阶段的主要目的是初步收集新药有效性和安全性数据，为选择Ⅲ期临床试验的研究人群、给药方案（剂量和周期），以及确定终点指标提供支持。

根据新药目标人群定位，选择合适的患者。目前还不清楚什么暴露参数或药效学应答参数能够更好地预测抗新冠病毒感染的疗效结果。可以将病毒学指标作为主要终点，临床转归、影像学变化等为次要终点，这些结果可为确证性试验给药方案的选择提供依据。同时，在临床剂量 – 效应研究中可以获得暴露 – 效应研究数据，为不同剂量、剂量方案或剂型的选择提供支持。

鉴于病毒感染后的动力学特征，应考虑尽早给药，并对给药疗程进行探索，药效学指标可包括：由呼吸道采集的病毒载量、氧合指标、胸部 CT、血和呼吸道样本中的免疫学指标等，可将临床结局作为探索性指标。试验中监测药效指标随药物暴露的变化，结合新冠病毒感染患者的一般临床进展特征，确定上述指标的测量时间和次数。

为合理利用临床试验资源、提高研发效率，探索性研究可灵活设计，具体应与审评机构沟通。

四、确证性临床试验

（一）新型冠状病毒肺炎治疗性研究

1. 研究目的

针对轻型和 / 或普通型患者，主要评价新药用于治疗轻型和 / 或普通型新型冠状病毒肺炎，降低重型 / 危重型和死亡发生率、促进临床恢复的有效性和安全性。

针对重型和 / 或危重型患者，主要评价新药用于重型及危重型新冠肺炎，降低死亡和急性呼吸窘迫综合征、呼吸衰竭、多脏器衰竭等发生的有效性和安全性。

2. 总体设计

在无法获得阳性对照药物的情况下，建议采用随机、双盲、安慰剂平行对照、以公认的背景治疗为基础的优效性比较加载设计。

随着随机对照试验等其他信息的出现，预期标准治疗可能会发生变化。如出现确证有效的药物上市可作为标准治疗，且拟开发试验药物与标准治疗作用机制相似（如标准治疗与试验药物均为直接抗病毒药物），可以考虑阳性对照的优效或非劣效设计。

疾病大流行期间，结合疫情实际情况，可以采用灵活的试验设计，例如剂量比较研究、主方案（master protocols）设计、适应性设计等，应在早期与审评机构进行充分沟通。

建议设立独立数据安全委员会（iDMC）或数据安全监查委员会（DSMB）。对定期安全性数据和关键疗效终点情况进行评估，以及是否继续试验、修改方案或终止试验。

随着对疾病认识的加深或其他相关信息的出现（如标准治疗的改变），可能导致方案进行修订，鼓励申办方与审评机构及时讨论。

由于疫情流行的特点，一些新药采取境外临床试验或国际多中心临床试验的方式开展Ⅲ期临床研究，应关注不同国家和地区临床试验的差异对试验设计的影响，例如受试者选择标准、背景治疗、有效性指标等。应关注种族差异的问题，并注意临床试验质量管理措施的制定和实施。该类试验的设计应与审评机构达成共识。

3. 试验人群

试验人群的诊断和分型标准应参照国内外最新临床治疗指南或共识确定。试验人群选择确诊为新型冠状病毒感染且有临床症状，临床分型为轻型和 / 或普通型、重型和 / 或危重型的患者。除轻型患者外，其余患者影像学均有肺炎表现。

新型冠状病毒肺炎全人群易感，但不同人群对不同作用机制的药物可能的治疗反应会有所不同，因而轻型及普通型患者中获取的安全有效性特征不能简单外推到重型及危重型患者。确证性临床试验可以同时考虑在轻型 / 普通型患者和重型 / 危重型患者中开展，以验证试验药物对不同严重程度疾病的安全有效性。对于新型冠状病毒感染，基本是自限性病程，建议不宜在较晚的时间点开始观察药物的治疗作用。对于发病时间较长或病情较危重（主要病理生理为全身炎症反应引起的脏器损伤）的患者，研究者需慎重评估抗病毒药物给药的时机及获益预期，并制定相应的入排标准。

建议适当纳入具有并发症高风险的人群。例如老年人；伴有心血管疾病、呼吸系统疾病、糖尿病、慢性肾脏病等基础疾病的人群；免疫功能低下者（如 HIV 感染患者、器官移植受者或接受肿瘤化疗的患者）。

试验人群随机入组，临床试验中应对试验人群按照性别、年龄、发病窗口期、合并疾病情况、地域等因素进行规定或分层登记 / 随机。应规定明确的受试者入选排除标准。

鼓励申办方在临床开发过程中早期与审评机构讨论儿童药物研发，包括成人疗效数据外推的可能性、支持剂量选择的合适的儿童受试者药代研究、儿童安全性评估推荐样本量。获得肝肾功能损害患者的药代动力学研究数据，并确定适当的给药方案的情况下，这些患者可以参加Ⅲ期临床试验。

4. 给药方案及研究周期

方案中列明试验药物和对照药物信息，试验药物给药剂量与给药方法根据疾病特征及药代、药效等前期研究数据决定。

试验组为基础治疗加载试验药物，对照组为基础治疗加载安慰剂，如采用阳性对照设计，对照组为基础治疗加载阳性对照药，研究者可根据规范诊疗方案决定具体的基础治疗及持续时间。根据研究人群和治疗目标，背景治疗可以为当地医疗实践中的标准治疗或个体最优的综合治疗，在多中心研究中申办方需注意到各地背景治疗方案可能存在差异，应提前调研，尽量保证这种差异不对研究药物评价造成影响，或基于不同背景治疗进行分层分析。注意药物相互作用，不建议同时使用同机制抗病毒药物。对合并用药和既往用药进行登记。对于重型和 / 或危重型研究，允许挽救治疗，并应在方案中进行明确定义。

可以针对不同类型患者考虑不同的给药途径，如口服、静脉、吸入等。但应注意同一药物给药途径不同，可能会出现不同的剂量、安全性和疗效问题。对于吸入制剂，应在已患有肺部疾病的患者中评价经吸入途径释放的药物的安全性，并进行适当的安全措施和监查，因为肺部疾病个体患者患重症和吸入性药物不良反应的风险可能更高。

伴随使用症状缓解药物（如非甾体解热镇痛药）可能增加终点评价的难度，如果使用，需在方案中明确规定，给药需标准化，且应进行用药的监测，以使合并用药所引起的偏倚最小化。

建议制定明确的延长治疗的标准，对于已完成原定疗程但病情仍存在病毒持续复制证据的，或研究者预计延长治疗可使受试者临床获益等情况，可酌情考虑延长治疗。

5. 有效性终点

目前新型冠状病毒肺炎治疗药物临床研究尚无公认的主要终点，申办方在研发过程中可与审评机构密切沟通。药物研发应能评价试验药物相对于安慰剂或阳性对照药物对疾病临床意义的影响。

（1）轻型和 / 或普通型受试者研究

在轻型和 / 或普通型新型冠状病毒肺炎治疗研究中，首先推荐在适当时间点

（例如，至少 28 天）发展为重型 / 危重型的发生率或全因死亡率作为主要疗效终点。在重型 / 危重型转化率整体较低的情况下选择该主要终点，可能很难在临床试验中有足够的检验效能进行统计比较。故可在历史数据显示高转化率的地区或者在存在疾病进展高危因素的特定人群中开展研究。

此外，以此为主要终点，需注意在选定时间点之前脱落率的影响。特别是在预期脱落率与转化率相近甚至高于转化率时，所得的结果缺乏稳健性，无法得出可信的结论。

由于不同地区医疗措施等不同，也可以选择在适当时间点（例如，至少 28 天）住院或死亡患者的比例为主要终点。

在轻型和 / 或普通型新型冠状病毒感染治疗研究中，主要疗效终点也可选择在适当的时间内评估至持续临床恢复的时间。方案中应事先明确临床恢复的定义，一般参考当前临床治疗指南，可考虑包括临床症状、影像学、病原学的联合评价，其中症状、影像学改善的评价应标准化，并有确定依据。

需要设定多个次要终点以支持疗效。病毒学终点是重要的次要终点，包括病毒转阴的持续时间、耐药性检测、是否反弹等。其他次要疗效终点建议包括：恢复正常活动的时间；体温；临床各个症状消退的时间；住院率和住院时间；ICU 住院率和住院时间；对补充供氧或辅助通气的要求；全因死亡率；病毒导致的肺部损伤；并发症情况；病毒抗体产生等。申办方可与审评机构就疗效终点的选择进行沟通。

（2）重型和 / 或危重型受试者研究

对于重型和 / 或危重型新冠肺炎的临床研究，主要终点首选适当时间点（如 4~8 周）的全因死亡率。文献显示，重型及危重型新冠肺炎病死率相对较高，特别是疫区患者，临床实践中临床医师尤为关注该部分患者最终临床结局。但全因死亡率在实际操作层面存在一定困难，往往只能在危重人群中使用。如果不选择死亡率作为主要疗效终点的话，也应将其列为关键的次要疗效终点。

至临床改善 / 恢复时间或在预先指定时间点临床改善 / 恢复情况等作为终点评估该类药物的临床获益也被认为是可以接受的。临床改善 / 恢复需在方案中事先定义且改善程度应有明确临床意义，其评估工具应经过验证，推荐使用临床状态顺序等级量表，也可在方案中自行定义，但应与审评机构事先进行沟通。评估工具需包括能够反映呼吸氧合的指标（如脱离氧疗并持续维持 24 小时或室内未吸氧的条件下能够达到 $SpO_2 \geq 93\%$ 并持续维持 24 小时等）和 / 或临床转归的指标等。指标应客观，不建议单独使用主观程度高的指标（如出院）进行评估。

若选择在预先指定时间点临床改善 / 恢复情况作为主要疗效终点，评估时间点的确定应有充分依据，应充分考虑药物代谢特征、入选患者的病情严重程度及病程等因素的影响，评估时间点过长或过短均可能导致试验结果不能反映药物实际安全有效性特征。

鼓励在临床研发早期就主要疗效终点与审评机构进行充分沟通。

次要终点建议考虑以下指标：治疗至临床应答的时间（基于体温、症状、氧饱和度、呼吸状态、心率和住院状态等指标）；机械通气发生率；机械通气持续时间；治疗至脱离氧疗的时间；入住重症监护病房（ICU）的发生率；入住 ICU 的持续时间；全因死亡率；胸部影像学改变；对于休克受试者，休克纠正时间；基于 RT-PCR 结果判定病毒转阴时间；并发症的发生率；不良事件 / 严重不良事件累积发生率；药物相关安全性风险发生情况等安全性指标（如肝功能变化、肾功能变化、血细胞计数变化等）。

对于选择全因死亡率作为主要终点的研究，应在次要终点中纳入临床评分顺序等级量表。若主要终点选择其他指标，全因死亡率应作为关键次要终点。

6. 评估及随访时间

随访时间应足够长，如 4 ~ 8 周，以可靠的评估安全性和有效性。足够长的随访时间可获得最重要的临床结局（如死亡率）。同时，能够在初始缓解后监测症状复发、晚发不良事件、或耐药病毒和病毒反弹的出现。

临床评估包括一系列指标如体温、咳嗽、呼吸频率、氧饱和度等，病毒学方面应定期进行 RT-PCR 监测，另外，建议进行肺部影像学检查，明确肺部病变转归。监测时间点应根据病情严重程度、疾病特征、监测项目等确定。

7. 安全性指标及风险控制

除常规安全性监测指标外，需针对药物特点制定相应观察项目。治疗用生物制品需要检测免疫原性。安全性评估（如生命体征、实验室检查、心电图等）应按照与疾病严重程度和试验药物已知的潜在风险相匹配的时间表进行。

申办方应关注可能增加毒性风险的药物 – 药物相互作用的可能性，并提出控制策略。

应制定风险控制措施，包括已识别风险、潜在风险、未知风险以及系统性风险制定相应措施，特别是当药物应急临床试验研发时，可能存在很多未知风险，包括药物相互作用等。应考虑全面的处置措施。

申请人应按照相关要求在上市后进行持续安全性监测，补充安全性信息。

8. 统计学考量

应在估算样本量时阐述有效性研究假设，提供样本量估算参数及其依据，以确保估算的样本量在评价有效性时能够提供足够的检验效能。如有必要，在估算样本量时也可以考虑相关的安全性研究假设。

应在研究方案中预先规定主要疗效分析，在所有接受随机分组且接受治疗的目标人群中基于意向性治疗原则进行主要疗效分析。

为了提高治疗效果估计和推断的精确度，应考虑在主要疗效分析中调整预先指定的预后基线协变量（例如，年龄、基线严重程度、并发症），并提出评估率差的精确方法。如果含有不同基线严重程度的患者，应按基线严重程度进行亚组分析或交互作用分析，以评估不同的治疗效果。

研究过程中应尽量减少数据缺失。应在研究方案中对"停止使用研究药物"和"退出研究评估"进行区分，鼓励把停止治疗的受试者继续保留在研究中，并继续随访观察关键结果。

对于主要疗效分析，死亡不应被视为数据缺失或删失，应作为一个非常不利的可能结局纳入终点。无论全因死亡率是否作为主要疗效终点，都必须作为重要的疗效终点进行分析。

如果计划开展期中分析，则应在临床试验方案中阐述期中分析的时点（包括日历时点或信息时点）、决策策略和总 I 类错误率控制方法等。

如果采用主方案设计或适应性设计等新颖复杂设计，申请人应主动与审评机构就统计学相关内容进行沟通交流，如随机化方案、设计元素调整的原因及方法、总 I 类错误率的控制以及试验完整性的保护措施等。

（二）新型冠状病毒肺炎预防性研究

1. 研究目的

评价试验药物阻断新型冠状病毒传播的有效性和安全性。

2. 总体设计

随机、双盲、安慰剂平行对照研究，优效性试验设计。以目前的标准隔离观察措施为基础。

样本量建议综合考虑流行病学情况，包括疾病发生和流行情况，应符合统计学原则和安全性评价的要求。

3. 试验人群

暴露后预防试验：新冠肺炎确诊患者和 / 或无症状感染者的密切接触者（密切接触者的定义可参考最新版《新型冠状病毒肺炎防控方案》等权威疫情防控文件）。

暴露前预防试验：无症状的新型冠状病毒暴露高风险人群（例如医护人员）。

感染新型冠状病毒患者的确诊标准应参照国内外最新临床治疗指南或共识确定。

应规定明确的受试者入选、排除标准。对于预防性研究，由于用药涉及的人群范围可能较广，其入选标准不宜过严，排除标准不宜过多，否则可能会影响临床试验的代表性和适用性。建议包括具有高风险并发症的人群，具体参见治疗性研究试验人群中具有高风险并发症的人群范围。

应对试验人群按照性别、年龄、合并疾病情况、地域等因素进行分层。

4. 给药方案及研究周期

试验组为试验药物联合标准隔离观察措施，对照组为安慰剂联合标准隔离观察措施。

试验药物给药周期、给药剂量应根据前期研究数据（药代动力学、药效学数据），并参考必要的治疗用药情况确定。

5. 有效性终点

主要终点：观测期内确诊新型冠状病毒肺炎或新型冠状病毒感染的发病率。

整个临床试验期间和各个试验中心应统一检查和确诊方法。应事先明确观测期，其确定需结合新药半衰期等影响因素综合考量。

有效性是指受试人群在使用药物预防后，相对于未使用药物预防的受试人群所减少疾病发病的程度，即发病率下降的百分率。同时发病率下降的百分率应具有预防学意义。

次要终点建议探索受试人群确诊后：

重型、危重型患者的比例；

无症状感染者的比例；

新冠病毒感染的比例；

机械通气发生率；

机械通气持续时间；

至脱离氧疗的时间；

入住重症监护病房（ICU）的发生率；

入住 ICU 的持续时间；

病毒感染相关并发症的发生率；

病毒导致的肺部损伤；

全因死亡率；

基于 RT-PCR、病毒培养法判定的病毒转阴时间及各时间点的病毒载量等。

建议在基线和之后的时间点进行 SARS-CoV-2 抗体检测，以便取得血清学证据，进一步确定无症状感染者，或发现病毒学检测漏诊的感染病例。

分析接受药物预防的患者的疾病程度是否轻于未接受药物预防的患者也具有一定价值。但需注意的是，由于使用试验药物的新发病例数可能相对较低，该结果可能难以评估。

6. 随访时间

为评估试验药物的有效性，根据新型冠状病毒感染的潜伏期特点，随访时间一般不少于一个平均潜伏期（如 14 天）。

为评估试验药物的安全性，应随访足够长的时间，观察不良事件的情况，包括不良事件的类型、不良事件的发生率、严重程度和时间以及严重不良事件等。

7. 安全性指标及风险控制

由于药物用于预防的特点在于其用药人群涉及面广（包括儿童、老年人）、人数众多，因此，应首先确保其用于人体的安全性。

应随访足够长的时间，观察不良事件的情况，包括不良事件的类型、不良事件的发生率、严重程度和时间以及严重不良事件等。

除常规安全性监测指标外，需针对药物特点制定相应观察项目。同时针对品种的已确定风险、潜在风险等制定相应的风险控制措施。

建议设立数据监测委员会，确保受试者安全和试验的完整性。

在伦理学方面，应更注意对受试者权益的维护。

人纤维蛋白原临床试验技术指导原则（试行）

一、前言

纤维蛋白原（Fibrinogen，Fg）即凝血因子Ⅰ，是一种分子量约为 340kDa 的可溶性血浆糖蛋白。通常情况下，健康人血浆中含量约为 150～450 mg/dL，消除半衰期约为 4 天。在凝血酶的作用下纤维蛋白原先形成蛋白单体再聚合为纤维蛋白，直接参与凝血过程。此外，纤维蛋白原还可介导血小板聚集反应，促进凝血。

纤维蛋白原缺乏症，分为先天性纤维蛋白原缺乏症（congenital fibrinogen deficiency，CFD）和获得性纤维蛋白原缺乏症（acquired fibrinogen deficiency，AFD）。先天性纤维蛋白原缺乏症是常染色体遗传性疾病，包括血浆纤维蛋白原完全缺失或低于检测下限的无纤维蛋白原血症（afibrinogenemia）、血浆纤维蛋白原水平 < 150 mg/dL 的低纤维蛋白原血症（hypofibrinogenemia）、血浆纤维蛋白原功能异常的异常纤维蛋白原血症（dysfibrinogenemia）。获得性纤维蛋白原缺乏症可能由肝实质病变引起纤维蛋白原合成不足导致，也可能由疾病或药物引起纤维蛋白原消耗过度、纤维蛋白原溶解所致。

纤维蛋白原缺乏时的临床表现从无症状到危及生命的出血、血栓栓塞事件不等。对于纤维蛋白原缺乏症的急性出血治疗和围手术期出血管理，通常选用纤维蛋白原替代疗法。现阶段，临床上使用的含纤维蛋白原的产品主要是新鲜冰冻血浆、冷沉淀制剂和人纤维蛋白原制剂，均来源于人类供体血浆。

与新鲜冰冻血浆、冷沉淀制剂相比，人纤维蛋白原制剂是经过分离、纯化的浓缩制剂，临床输液所需体积更小，并可避免输注不必要的其他凝血因子。人纤维蛋白原制剂生产过程中包括经验证的病毒灭活工艺，其病毒灭活过程更加严格。新鲜冰冻血浆和冷沉淀制剂是按照临床输血相关规定进行管理，人纤维蛋白原制剂是按照药品相关法律法规进行监管，其上市前应按照药品研发要求完成相应适应症的临床试验。

本指导原则主要适用于人纤维蛋白原制剂申请上市许可，或已上市产品发生药学变更需开展临床试验时提供建议。本指导原则主要对纤维蛋白原用于治疗先天性/获得性纤维蛋白原缺乏症患者的临床试验的关键内容进行了阐述，可能无法涵盖临床试验的所有内容，对于实际应用中的特定问题，应视具体情况具体研究决定。

本指导原则仅代表药品监管部门当前的观点和认识，不具有强制性的法律约束力，随着科学研究的进展，本指导原则中的相关内容将不断完善与更新。

应用本指导原则时，还请同时参考药物临床试验质量管理规范（GCP）、国际人用药品注册技术协调会（ICH）和其他国内外已发布的相关指导原则。

二、临床试验的程序

人纤维蛋白原的临床适应症包括先天性纤维蛋白原缺乏症和获得性纤维蛋白原缺乏症，因此临床试验可根据拟申请适应症范围考虑相应的试验内容。

上市前应至少完成针对先天性纤维蛋白原缺乏症受试者的临床试验。

1. 针对先天性纤维蛋白原缺乏症受试者的临床试验

建议首先开展单次给药的药代动力学研究和初步安全性评价，然后开展有效性和安全性评价。

临床试验中，若纳入儿童受试者，建议在成人受试者中获得初步的安全性数据后再入组儿童受试者，并根据儿童受试者的特点，设计合理的给药剂量和采血时间点。

2. 针对获得性纤维蛋白原缺乏症受试者的临床试验

若产品上市拟申请用于获得性纤维蛋白原缺乏症患者的急性出血治疗和围手术期出血管理，应在完成针对先天性纤维蛋白原缺乏症受试者的有效性和安全性评价之后，再考虑在获得性纤维蛋白原缺乏症受试者中开展人纤维蛋白原的有效性和安全性评价。

三、上市前临床试验

（一）药代动力学研究

药代动力学研究是在先天性纤维蛋白原缺乏症受试者中评价外源性人纤维蛋白原单剂量输注后在人体内的代谢过程，以指导临床用药。

入组受试者为临床确诊的先天性无纤维蛋白原血症或先天性低纤维蛋白原血症患者（功能性纤维蛋白原基线水平 < 50 mg/dL）。受试者应为非出血状态。

为获得稳定可靠的数据，同时考虑到先天性纤维蛋白原缺乏症的发病率，药代动力学研究若仅纳入成人受试者，样本量至少 10 例；若试验中同时纳入儿童受试者，样本量至少 16 例，其中儿童受试者至少 6 例。

建议根据试验药的纤维蛋白原活性水平，并基于受试者纤维蛋白原基线水平，设计单次给药剂量。一般情况下，成人受试者的推荐给药剂量为 60 ~ 70 mg/kg。

药代动力学参数应包括最大血药浓度（c_{max}）、药峰时间（t_{max}）、表观分布容积（V_d）、消除半衰期（$t_{1/2}$）、血药浓度 – 时间曲线下面积（AUC）、清除率（Clearance）、体内回收率（IVR）、增量回收率（incremental IVR）等。

最大血药浓度，指血浆中纤维蛋白原的峰值水平。纤维蛋白原水平即血浆中的纤维蛋白原检测值，其测定方法有多种，目前国内常用的方法是功能测定法，即采用基于凝固时间的 Clauss 法检测功能性的纤维蛋白原水平，也可以增加其他纤维蛋白原检测方法检测同一份血浆样本（如免疫测定法），从不同方面评估纤维蛋白原含量。

增量回收率，由输注结束后纤维蛋白原的峰值水平（c_{max}）计算得出，单位为［mg/dL］/［mg/kg］，其计算方法如下：

$$增量回收率（mg/dL）/（mg/kg）= \frac{纤维蛋白原峰值（mg/dL）- 纤维蛋白基线值（mg/dL）}{给药剂量（mg/kg）}$$

药代动力学研究的血浆样本检测建议在中心实验室进行，且应提供充分的方法学验证资料。

参与药代动力学研究的受试者可继续参加后续有效性和安全性评价。

（二）有效性和安全性评价

1. 先天性纤维蛋白原缺乏症

针对先天性纤维蛋白原缺乏症受试者的临床试验，可采用单臂试验设计。

受试者至少 20 例，其中若包含儿童受试者，儿童受试者不低于 6 例。入组的受试者为临床确诊的先天性无纤维蛋白原血症或先天性低纤维蛋白原血症患者，排除异常纤维蛋白原血症患者。进行按需治疗（自发性或创伤性）的急性出血受试者，其功能性纤维蛋白原水平应 < 50 mg/dL；计划择期手术（包括有创操作）的受试者，其功能性纤维蛋白原水平应 < 100 mg/dL。

给药剂量和持续时间取决于疾病的严重程度、出血的部位和程度以及患者的临床状况。所需剂量应根据试验药药代动力学特征和拟提升的人纤维蛋白原水平确定给药剂量。

$$所需剂量\left(\frac{mg}{kg}\right) = \frac{纤维蛋白目标值（mg/dL）- 纤维蛋白基线值（mg/dL）}{增量回收率的中位数（mg/dL）（mg/kg）}$$

在治疗期间，应监测受试者的纤维蛋白原水平，对于轻微出血，推荐的血浆纤维蛋白原目标值为 100 mg/dL；对于严重出血，推荐的血浆纤维蛋白原目标值为 150 mg/dL。

1.1　有效性评价

可根据试验药的特征和试验目的设计合理的疗效评价指标和随访时间。

（1）主要疗效指标

一般情况下，主要疗效指标需同时考虑输注后纤维蛋白原提升水平和止血疗效。其中，针对先天性纤维蛋白原缺乏症受试者自发性或创伤性急性出血的按需治疗或计划择期手术（包括有创操作）的围手术期出血管理，应完成至少 10 例次出血事件的止血疗效评价。若试验中包含儿童受试者，其止血疗效评价不低于 3 例次。

①活性回收率（又称输注效率值）

通过计算所有受试者首次输注试验药后纤维蛋白原的活性回收率，评价纤维蛋白原提升水平。纤维蛋白原水平的检测时间点可考虑：首次给药前、给药后药峰时间（t_{max}）和给药后 24 小时。

活性回收率计算方法如下：

$$活性回收率（\%）=\frac{输注后纤维蛋白原实测值（mg/dL）-纤维蛋白原基线值（mg/dL）}{预期纤维蛋白原增加值（mg/dL）}\times100\%$$

②急性出血和围手术期出血管理的止血疗效评价

急性出血（自发性或创伤后）和围手术期出血管理的止血疗效评价可按照既定的"四级止血疗效评分量表"进行临床评估，止血成功被定义为止血疗效评分分级为"极好"和"良好"的出血治疗或出血管理，评分标准可参考下表。

急性出血和围手术期出血管理的四级止血疗效评分量表

分级	急性出血	围手术期出血管理
极好	由施治医生进行临床评估，在无其他止血药物干预的情况下，立即并完全停止出血；和／或血红蛋白较该试验药输注前下降＜10%。	手术中，失血情况低于或等于相同性别、年龄和身高且止血功能正常的患者在进行同类手术过程中的平均预期失血量。 手术后（24h），未出现非手术并发的出血或渗血，且所有手术并发的出血事件，使用该手术类型所预期的既定试验药物用量即可控制。
良好	由施治医生进行临床评估，在无其他止血药物干预的情况下，在预期时间内（24h）出血完全停止；和／或血红蛋白较试验药输注前下降＜20%。	手术中，失血量高于止血功能正常的患者在进行同类手术过程中的平均预期失血量，但低于或等于最大预期失血量。 手术后（24h），未出现非手术并发的出血或渗血，同时，所有手术并发的出血事件均使用试验药物，但需增加（非该手术类型预期的）剂量或输注次数方可控制。
中等	由施治医生进行临床评估，24h内不能完全控制出血，需附加其他止血干预措施；和／或血红蛋白较试验药输注前下降达20%～25%。	手术中，失血量高于止血功能正常患者进行同类手术时的最大预期失血量，但出血可以控制。 手术后（24h），出现非手术并发的出血或渗血，同时，所有手术并发的出血事件均使用试验药物，但需增加（非该手术类型预期的）剂量或输注次数方可控制。
无效	由施治医生进行临床评估，24h内不能控制出血，或需改用其他的止血干预措施；和／或血红蛋白较输注试验药前下降超过25%。	手术中，不能控制的出血，需要改用其他凝血因子替代方案。 手术后（24h），不可控制的大面积／大量出血和渗血，需要使用其他药物进行替代治疗。

（2）次要疗效指标

包括凝血功能指标、对于每次新发出血治疗的给药剂量（包括平均注射剂量和总用量）、给药次数、输注试验药后纤维蛋白原水平达到预计值的受试者比例、输注试验药后不同纤维蛋白原水平的受试者比例等。

对于围手术期出血管理的临床疗效评价，还可以包括术中和术后 24 小时失血和输血需求等情况。

1.2　安全性评价

临床试验期间，应对所有接受纤维蛋白原的受试者进行包括生命体征在内的安全性评估，对出现的所有不良事件进行记录，并就其与受试药物的因果关系、严重性和预期结果进行分析判断。

除了血液制品常规的安全性指标，纤维蛋白原的安全性应重点关注包括血栓栓塞、过敏或超敏反应、免疫原性在内的不良事件。

病毒安全性方面，研究者应按照临床试验的标准规范监测受试者的病毒安全性。临床试验中发现相关病毒学标志物转阳时，需及时复查，并进行病毒核酸检测，必要时延长随访时间。对其他传染性病原体进行安全监测的基本原则与病毒一致。

血栓栓塞：

特别是大剂量或反复给予纤维蛋白原治疗有血栓形成的风险，临床试验期间应密切观察受试者血栓形成的症状和体征，重点监测动、静脉血栓形成相关的生物标志物（如 D- 二聚体、FDP 等），必要时可以辅助超声等影像学检查。

监测时间点的选择，应结合临床实际，重点选择易发血栓的监测时间点。

过敏或超敏反应：

受试者使用人纤维蛋白原制品后可能发生过敏或超敏反应，也可能与制品生产过程中使用的辅料等有关。

试验过程中应密切关注和监测过敏或超敏反应，如果发生过敏或超敏反应，应立即停止输注。如果发生过敏性休克，应实施标准的休克医学治疗。

免疫原性（抑制物）：

建议在中心实验室进行纤维蛋白原抑制物的检测，采样时间为首次输注前、输注后 14 天、1 个月和出组前。样本检测前，须对检测方法进行充分的方法学验证。若抑制物检测结果呈阳性，则需要重新采集受试者的血样进行复检，并按严重不良事件报告。

对于产生抑制物的受试者，应根据受试者情况及临床治疗经验及时给予恰当的治疗。临床试验中应对疑似产生抑制物或已经产生抑制物的受试者的血浆样本进行妥善储存，以便在监管部门需要时再次实施抑制物分析。

2. 获得性纤维蛋白原缺乏症

针对获得性纤维蛋白原缺乏症受试者的临床试验，建议采用随机、双盲、阳性对照的非劣效试验设计。

获得性纤维蛋白原缺乏症的病因较多，疾病临床表现也呈多样性且严重程度各异。临床试验可以选择单一病因或非单一病因引起的获得性纤维蛋白原缺乏症患者，可包括（自发性或创伤性）急性出血患者或计划择期手术（包括有创操作）患者。

建议根据受试者病情及临床检验结果（包括凝血试验指标和纤维蛋白原水平等）综合考虑，确定给药方案。

有效性和安全性评价

可参考针对先天性纤维蛋白原缺乏症受试者的有效性和安全性评价。

对于获得性纤维蛋白原缺乏症受试者，还需充分考虑治疗原发病的合并用药对试验药疗效评价的影响。

此类受试者除了纤维蛋白原水平降低，往往同时伴有其他凝血因子水平的异常，因此应考虑在临床试验过程中重点监测凝血、抗凝血、纤溶系统的变化，密切关注血栓形成及其风险评估。

四、上市后临床试验

若上市前临床试验中未纳入儿童受试者，可在上市后开展针对先天性纤维蛋白原缺乏症儿童受试者的临床试验。

应首先在至少6例受试者中开展药代动力学研究，然后开展有效性和安全性评价，应完成 ≥ 10 例受试者的 ≥ 5 例次出血事件（包括急性出血治疗和围手术期出血管理）的止血疗效评价。

在充分考虑儿童受试者临床实际的基础上，其他内容可参照上市前临床试验。

五、药学变更时的临床试验

药学变更可能对人纤维蛋白原的分子结构和生物学特性产生影响，进而可能影响临床疗效和安全性。如果不能排除上述影响，应考虑开展证明生产工艺变更后制品在质量、安全性和疗效方面与变更前制品具有可比性的研究，具体要求可参考相关的药学变更研究技术指导原则。

递交变更申请时，需要说明药学变更对产品疗效和安全性可能造成的潜在影响，并对临床试验计划的合理性进行阐述和论证。

经评估如需开展临床试验，至少应在先天性纤维蛋白原缺乏症受试者中开展试验，临床试验的具体要求可参考上市前该人群临床试验。

六、风险管理计划

风险管理计划应结合产品特点，并基于风险管理计划的一般指导原则进行制定。

制定的风险管理计划应包括但不限于本部分论述的内容，可从以下几点进行考虑：在上市前临床试验中，应根据受试者人群特征、产品特点等内容设置合理的风险管理计划；上市后风险管理计划中，需要对未纳入临床试验的人群制定风险管理计划和药物警戒计划。未纳入临床试验的人群主要是基于前期临床试验相关的患者排除标准而得出，该部分人群可能成为纤维蛋白原的使用人群，但限于临床试验设计而无法从临床试验中获得其使用人纤维蛋白原的信息；在风险管理计划中应包含对重要的已识别风险、重要的潜在风险及非预期风险的监控及处理措施。

人纤维蛋白原已识别和可能的安全风险包括：血栓栓塞、过敏或超敏反应、免疫原性、输液反应和血液制品病原体传播感染等。

参考文献

1. FDA. Summary Basis for Regulatory Action – RiaSTAP. [2009–1] . http://wayback.archive-it.org/7993/201707723024922/https://www.fda.gov/downloads/BiologicsBloodVaccines/BloodBloodProducts/ApprovedProducts/LicensedProductsBLAs/FractionatedPlasmaProducts/UCM244507.pdf.

2. FDA. Summary Basis for Regulatory Action – FIBRYNA. [2017–6] . https://www.fda.gov/media/106381/download.

3. EMA. Guideline on core SmPC for human fibrinogen products. [2015–7] . https://www.ema.europa.eu/en/documents/scientific–guideline/guideline–core–summary–product–characteristics–smpcfor–human–fibrinogen–products_en.pdf.

4. EMA. Guideline on the Clinical Investigation of the Pharmacokinetics of Therapeutic Proteins. [2007–1] . https://www.ema.europa.eu/en/documents/scientific–guideline/guideline–clinical–investigation–pharmacokinetics–therapeutic–proteins_en.pdf.

5. Ashok Roy，Sophia Stanford，Sean Nunn，et al.. Efficacy of fibrinogen concentrate in major abdominal surgery – A prospective，randomized，controlled study in cytoreductive surgery for pseudomyxomaperitonei. J ThrombHaemost, 2020，18（2）：352–363.

6. Keyvan Karkouti，Jeannie Callum，Vivek Rao，et al. Protocol for a phase Ⅲ，non–inferiority，randomised comparison of a new fibrinogen concentrate versus cryoprecipitate for treating acquired hypofibrinogenaemia in bleeding cardiac surgical patients：the FIBRES trial. BMJ Open，2018，8（4）：e020741.

7. Claudia Djambas Khayat，Mohamed El Khorassani，Thierry Lambert，et al. Clinical pharmacology，efficacy and safety study of a triple-secured fibrinogen concentrate in adults and adolescent patients with congenital fibrinogen deficiency. J Thromb Haemost，2019，17（4）：635-644.

8. Claudia Djambas Khayat，Mohamed El Khorassani，Selin Aytaç，et al. Pharmacology，Efficacy and Safety of a Triple-Secured Fibrinogen Concentrate in Children Less than or Equal to 12 Years with Afibrinogenaemia. Thromb Haemost，2020，120（6）：957-967.

抗肿瘤药物说明书不良反应数据汇总
指导原则

一、前言

基于肿瘤发生发展的复杂性，不同作用机制的药物联合使用一直是抗肿瘤治疗的重要方式。随着药物研发的进展，特别是以免疫检查点抑制剂为代表的药物研发的不断深入，越来越多的研究表明，一种药物可以应用于不同瘤种、同一瘤种的不同阶段或人群，还可以与不同作用机制的药物联合。随着研究人群不断扩大，积累的安全性信息也越来越多。

药品说明书是药品安全性信息最主要的载体，是指导安全、合理使用药品的重要法定文件。按照我国现行药品监管要求，药品说明书仅有一个版本，同时向临床医师、药师、护师、患者等提供必要的药品信息，因此在一种药物单药以及联合用药积累了大量的安全性数据的情况下，面对不同的使用者，如何科学、全面、清晰、简洁、易读的在说明书中呈现药物在不同使用场景下的安全性特征，切实保障患者用药安全，是目前监管方及业界亟需解决的问题。

目前我国抗肿瘤药品说明书中【不良反应】项下的安全性数据可采用每个临床试验单独列出或多个临床试验数据汇总呈现的形式。本项指导原则重点讨论不良反应数据采用汇总呈现的一般考虑，尚不能涵盖所有情形。如有未能阐明的个性化问题，可根据药物研发的具体情况采用沟通交流的方式解决。本指导原则适用于抗肿瘤化合物及抗体药物，不涵盖细胞治疗和基因治疗药物。

本指导原则仅代表药品监管部门当前的观点和认知。随着科学试验的进展，本指导原则中的相关内容将不断完善与更新。应用本技术指导原则时，还请同时参考国际人用药品注册技术协调会（The International Conference for Harmonisation of Technical Requirements for Registration of Pharmaceuticals for Human Use，ICH）等相关技术指导原则[1-2]。

二、整体考虑

药品说明书中【不良反应】项下主要包括不良反应（Adverse Drug Reaction，ADR）的发生类型、频率、严重程度和重要不良反应的特征及转归，是临床医师、药师、护师、患者等了解药物安全性特征的主要信息来源。本着保障患者用药安全的监管理念，兼顾说明书不同使用者的阅读需求，说明书该部分内容应遵循科学、全面、清晰、简洁和易读的基本原则，保证不同的使用者能够直观的获取到重要且必要的药品安全性信息，避免冗长、不必要的数据堆砌，干扰了使用者对药品风险的认知和把控，从而更有利于指导安全、合理的使用药品。

1. 确保全面准确的采集安全性数据

基于不同的作用机制，抗肿瘤药物可以在多个适应症人群开展单药和 / 或联合用药的临床研究。采用科学的合并策略，汇总不同临床试验的安全性数据可以更准确的评估药物已知的不良反应，并且有助于发现罕见的不良反应。借助更多的安全性数据集有利于进一步分析剂量依赖性、时间依赖性的不良反应，以及各种内在和外在影响安全性的因素，以期全面反映药物的安全性特征。

申办方开展临床研究过程中应当全面收集药物的安全性数据，并采用标准的 MedDRA 术语。对于具有医学意义等同的 ADR 以不同医学术语报告的，建议合并术语进行分析。

说明书中应当客观、详细列出与药物相关的不良反应。不良事件（Adverse Event，AE）需经充分全面评估，确定与治疗药物相关性后再列入说明书中[1-4]。

2. 保持呈现形式的相对稳定

抗肿瘤药物说明书中【不良反应】项下的安全性数据可按每项临床试验单独总结，也可根据多项临床试验数据汇总进行估算。由于不同药品累积的安全性数据量差异较大，申办方可基于药品研发的整体情况选择合理的呈现形式，例如当药物首个适应症或者一些罕见疾病，不良反应数据来源于少数几项甚至一项临床试验，不良反应部分可以按照单个临床研究分别呈现，或者采用活性药物对照时为体现药物间安全性特征的差异可选择单独列出。

为了保证药物说明书使用者系统、连贯的了解药物的安全性特征，不良反应数据的呈现形式应保持相对稳定，因此申办方在药品首次上市撰写说明书的时候应尽可能前瞻性的考虑到后续增加适应症及更新安全性信息的可能性，选择合理的呈现形式。随着临床研发的进展，当药品积累更多的安全信息，原来的呈现形式逐渐不适用于新增的安全性数据时，可考虑进行相应的调整。

药物的安全性信息包括不良反应发生率、严重程度、预防、发现和管理等，应在说明书中固定位置呈现，避免不必要的重复，如药物不良反应应首先在【不良反应】的列表中呈现，重要的 ADR 的预防、监测和管理通常在【注意事项】或其他相应章节中呈现[3]。如果需要可在同一说明书的其他章节或者联合用药中其他药物的说明书中进行引用。

3. 应用科学的合并策略

临床研究药物不良反应数据的汇总策略应综合考虑研究设计是否相似，包括患者的疾病特征、事件定义、数据收集（回顾性 vs 前瞻性）、用法用量、处方/剂型、持续时间、研究方法等，结合在不同情形下药物不良反应发生的特点，包括类型、频率、严重程度等，评估能否合并。

不同临床研究中药物不良反应特征整体一致，建议合并，并汇总在 ADR 表中呈现。如果部分特定的不良反应的发生率、严重程度、特征（如用药至事件发生时间、持续时间、结局等）有差异且具有临床意义，则建议对其单独列出或者描述，以提供不同情形下使用该药物更为详尽的安全性信息（详见章节三撰写要求 2 合并的情形）。

不同的临床研究中药物的安全性特征整体不同且具有临床意义，如果合并分析可能导致 ADR 发生率、严重程度出现偏倚，此时不宜合并，建议单独列出并分别进行描述（详见章节三撰写要求 3 不合并的情形）。

4. 累积安全性数据的适时更新

在药物的生命周期中随着治疗环境的变化、暴露量的增加、暴露时间的延长、获得新的临床研究数据等，可能会识别新的 ADR，或已知的 ADR 的特征可能会发生改变。申办方应对相关 ADR 信息进行全面评估，对重要的新增安全性风险纳入药品安全性特征中，并相应地在说明书中进行更新。

当已上市药物增加新适应症时，如果说明书中现有的安全性数据库代表了足够大的患者人群，并且已较为充分体现药物的不良反应特征，新增临床研究的安全性数据经评估后未见新的风险信号，可与监管部门沟通是否需要进行说明书安全性信息的更新。

三、撰写要求

1. 数据汇总时 ADR 发生频率评价的考量

在整体分析中，ADR 发生频率计算应选择最具代表性的数值，例如合并后的平均数值或者各个临床试验中最高的数值。治疗持续时间不同的情况下也可考虑采用累积的发生比例。

2. 汇总的情形

参照上文的药物不良反应的汇总策略的基本原则，应综合各适应症或剂型，为说明书使用者提供有意义的药物的总体安全性特征。总体信息可在 ADR 列表中呈现，在 ADR 表格下的"特定药物不良反应"下可以呈现特定 ADR 的其他相关详细信息，例如结局、发生时间、与剂量之间的相关性、暴露持续时间、患者风险因素、可逆性、特殊人群的发生情况等（如适用），这些信息对医护专业人员非常有意义[1]。以下列出了可以合并的部分情形。

（1）不同适应症：如果药物应用于同一瘤种的不同阶段或人群，以及不同的瘤种，如果药物的 ADR 符合上述合并原则，则可以合并呈现。不同肿瘤背景下由于人群特征等不同导致 ADR 的差异可以单独说明。

（2）不同用法用量或给药周期：如果药物存在多种用法用量，不同情形下药物的 ADR 符合上述合并的原则，则可以合并呈现。例如免疫检查点抑制剂在不同给药周期、固定剂量及按照公斤体重给药等给药情况下药物相关的安全性特征差异无临床意义，可以考虑合并。

（3）不同处方 / 给药途径：当药品不同的处方用于不同的给药途径，如静脉输注改为皮下给药，对于药物全身暴露导致的系统不良反应差异无临床意义，可以考虑进行合并，如果有临床意义的差异则应分别列出。改变给药途径后注射部位局部的不良反应差异可单独列出。

（4）不同联合方案：当联合的药物不同但整体的药物 ADR 类型及严重程度等差异无临床意义，如免疫检查点抑制剂联合不同的化疗方案时，如果免疫相关的不良反应在不同的联合方案中差异无临床意义，可以考虑合并。

（5）单药及联合用药：某些情况下如果单药的安全性特征和联合用药差别无临床意义，可以考虑合并。

（6）生物类似药研发新适应症：当生物类似药增加既往原研药物未批准的新适应症时，说明书中整体安全性信息可按照生物类似药一般原则引用原研药物信息。针对新适应症下出现的新的安全性信息，经评估后和整体安全性信息差异有临床意义的情形下予以单独描述。

3. 不合并的情形

当药物的不良反应在不同情形下总体安全性特征差异具有临床意义，合并会影响对不良反应发生率及严重程度的判定，建议单独列出。不建议合并的情形举例如下：

（1）不同适应症：对于不同适应症或者受试者的人群疾病特征差异比较大如肿瘤和非肿瘤适应症，建议单独陈述或罗列。有些情形下可使用单独的说明书。

（2）不同用法用量或给药周期：在不同疾病背景下使用的药物的剂量和 / 或周期不同，导致的药物安全性特征不同，比如给药剂量越高 ADR 的发生率更高，或者出现新的 ADR，则不建议合并。

（3）不同的联合方案：联合方案的作用机制不同导致整体的药物 ADR 类型及严重程度存在有临床意义的差异，则不建议合并。例如免疫检查点抑制剂联合化疗对比联合其他的免疫调节剂。

（4）其他不宜合并的情形：药物安全性数据汇总时会存在某些特殊情况导致无法合并，例如不同研发阶段或者来源的数据，因数据质量、时间或分析方法等存在差异。

4. 如何呈现联合用药的不良反应数据

对于联合治疗，药品说明书须包含指导如何安全、有效地使用联合用药的相关信息，明确注明联合用药中的各单药说明书应互相参考。如果联合用药中每个药品的 ADR 和单药相比特征未发生改变，说明书中可注明参见单药的说明书。如果联合用药临床试验出现新的 ADR 或已知 ADR 特征发生改变且具有临床意义，需判断 ADR 与联合用药中各单药的相关性，并结合该药物是否获批相应适应症撰写说明书。

情形一：A 药及 B 药均获批该适应症

如果 ADR 明确仅与联合用药的一种药物相关且单药获批该适应症，建议 ADR 信息仅纳入此药物的说明书中。如果新安全性信息可能与联合用药中的两种或多种药物相关，或无法明确和各单药的相关性，则 ADR 信息应纳入获批该适应症的每个药物的说明书中。

情形二：A 药获批该适应症，B 药未获批该适应症

当 A 药获批该适应症而 B 药未申报时，通常只对 A 药说明书进行修订，而不强制对 B 药说明书进行修订。因此当 ADR 与 A 药相关，或者无法判断与单药相关性，分析认为与联合方案相关时，则将该 ADR 列入 A 药说明书。

需关注的是，如果联合用药出现某些重要的不良反应（例如需要采用额外的风险管理措施等特殊情况），即使 B 药未申报该适应症，也将酌情讨论是否将该 ADR 在 B 药及相关产品说明书中予以警示。

单药治疗和联合治疗的安全性特征相似，请参阅上文的合并策略。原则上仅在【不良反应】项下一处呈现，可注明单药治疗和联合治疗的安全性特征相似，无需在不同章节重复出现。但单药与联合治疗存在任何有临床意义的差异时，则需要针对该不良反应分别描述。多种联合治疗存在不同的安全性特征且具有临床意义，可增加专门的表格列出或者描述该差异。

5. 特殊人群

就总体安全性特征而言，参照上文一般原则相同的合并策略，即合并新的安全性数据，但安全性特征有不同的情况除外。如在特殊人群中发现任何特有的重要已识别或潜在的风险，建议在不良反应、注意事项或禁忌等章节单独描述，必要时可交叉引用说明书其他章节。例如儿童患者，经充分评估后安全性特征和成人患者的相似，可以酌情考虑是否与成人患者的信息合并，或者在说明书中注明儿童患者和成人患者的安全性特征无临床意义的差异。若药物在儿童患者中存在独特的安全性特征，则应特别描述或单独列出[2]。

四、其他需要关注的要点

1. 在全球安全性数据下中国患者数据的呈现方式

随着中国临床研发数量的增多及质量的提高，无论是中国独立开展的桥接或扩展研究，还是中国加入的国际多中心研究持续增加。对于撰写中国说明书的【不良反应】章节中的安全性数据，主要考虑因素是中国患者的安全性数据是否和全球的安全性数据一致，以及将中国患者数据纳入到全球数据库后是否导致某些不良反应的发生率出现有临床意义的差异。

如果全球的数据库充分反映药物的安全性特征，中国患者数据（桥接、扩展、加入随机对照研究）和全球的安全性数据一致，将中国患者数据纳入到全球数据库后未导致某些不良反应的发生率出现有临床意义的差异，可以与监管部门沟通后，考虑无需单独列出中国数据或不与已有的全球安全性数据合并。

如果中国患者数据和全球的安全性数据整体相似，但存在与关注的特定不良反应发生率或严重程度增加相关的问题，例如中国患者中肝毒性，血液毒性增加的情况下，经分析认为差异具有临床意义，建议针对与全球不一致的中国特异的安全性数据单独说明。

2. 对照组数据的呈现方式

当药物不良反应数据采用汇总的形式时，通常 ADR 汇总表里主要呈现该药物相关的 ADR，不纳入对照组的数据。如果需要提供必要的数据以体现药物的安全性和对照组（例如阳性对照、安慰剂对照）存在差异，可以根据具体情况列出相应数据。

3. 加强沟通交流

考虑目前抗肿瘤药物单药及联合用药具有较高的复杂性和多样性，本文提供的建议可能无法涵盖全部情形。建议申办方可在临床研发过程中的合适的时间点，通过沟通交流等途径，针对申报药物的安全性数据库及合并策略与监管机构进行讨论。

总之，随着抗肿瘤药物研发的持续推进，新型作用机制的药物、新型抗肿瘤药物联合以及新的适应症人群的不断探索，对于药物的安全性特征有更加深入和充分的了解，说明书中药物安全性信息的呈现应切合当前的各方需求。积极鼓励业界和监管方在此过程中加强沟通和合作，不断完善说明书中的安全性信息，切实保证患者的用药安全。

参考文献

1. 国家药品监督管理局. 抗肿瘤创新药上市申请安全性总结资料准备技术指导原则.

2. 国家药品监督管理局. 化学药品和治疗用生物制品说明书中儿童用药相关信息撰写的技术指导原则（试行）.

3. 萧惠来. 药品说明书撰写指南. 化学工业出版社. 2020 年 9 月.

4. EMA. A guideline on summary of product characteristics（SmPC）（2009–09）.

基于人用经验的中药复方制剂新药
临床研发指导原则（试行）

一、概述

中药复方制剂一般来源于中医临床实践，具有传统中医药理论的支持和指导，在总结个体用药经验的基础上，在临床实践当中逐步明确适用人群、用药剂量、疗效特点和临床获益，形成固定处方，研发制成适合群体用药的中药新药。

为了促进中药传承精华、守正创新，加快构建"中医药理论、人用经验和临床试验相结合的中药注册审评证据体系"（以下简称"三结合"审评证据体系），引导中药复方制剂基于中药的研发规律和特点开展新药研发，特制定本指导原则。

中医药理论是中药复方制剂在临床遣方用药的重要依据，主要体现组方对拟定功能主治的中医药理论的合理性解释，即"理法方药"的合理性，拟研发的中药复方制剂应当有中医药理论的支持。

人用经验包含了中药处方 / 制剂在临床用药过程中积累的对其适用人群、用药剂量、疗效特点和临床获益的认识和总结。获取人用经验的过程即为逐步探索明确中药复方制剂有效性、安全性以及临床获益的过程，也是中药复方制剂研发过程中的重要阶段，其研究可贯穿研发全过程。

临床试验应当结合上述中医药理论依据和人用经验的总结，对尚未明确的有效性、安全性问题开展研究，可根据需要采用不同的研发策略和灵活多样的试验设计。

中医药理论、人用经验和临床试验相结合形成支持中药复方制剂上市注册申请的证据体系。

中药复方制剂新药研发应当以患者为中心、以临床价值为导向、体现中医药的作用特点、发挥中医药的临床优势，以病证结合、专病专药或证候类中药等多种方式开展，明确患者的临床获益。

中药复方制剂来源不仅包括中医临床经验方、医疗机构制剂、古代经典名方化裁，还包括基于现代研究的科研方等，其研发具有多路径的特点。本指导原则侧重阐述人用经验的收集以及如何基于人用经验产生支持监管决策的证据，适用于基于人用经验的中药复方制剂新药临床研发。随着相关法规的更新和实践经验的积累，本指导原则也将随之更新与完善。

二、一般原则

1. 本指导原则所讨论的人用经验的信息是在具有中医药理论支持的固定的中药处方或中药复方制剂在临床实践过程中，处方药味（包括基原、药用部位、炮制等）及其用量、临床定位基本明确后，经较长时间和 / 或较大人群范围临床使用而积累形成的，包括处方来源（和演变）、关键药学资料、临床使用情况、临床实践数据，以及与其相关的其他临床研究数据等，用于支持中药复方制剂新药的研发决策或注册申请。

2. 除已获批准的制剂（如医疗机构中药制剂）外，其制备工艺应当为能够反映中医临床实践实际情况的传统工艺。

3. 人用经验研究可贯穿中药复方制剂新药研发的全过程，尤其是基于古代经典名方、名老中医经验方、医疗机构制剂等具有人用经验的中药新药，可通过预先的研究设计，将中医临床诊疗实践过程中产生的信息进行合理利用，进一步说明其临床应用人群、疗效特点等，为研究者制定药物研发策略提供支撑，为制定非临床研究及临床研究方案提供参考。

4. 如人用经验满足数据治理与评估的相关要求，并具备对人用经验数据的合理与充分的分析以及正确的结果解释，可作为支持注册申请的证据。基于人用经验的中药复方制剂的新药研发，可通过人用经验初步确定临床获益、适用人群、用药剂量、疗效特点等，通常不需要开展非临床药效学研究。如需开展临床试验，应当根据处方特点及人用经验的支持情况合理设计后续临床试验，可采用随机对照的临床试验设计，也可采用实用临床试验（PCT）等真实世界研究设计方法。

5. 根据中药复方制剂不同的申报类别和人用经验情况，可选择不同的中药新药研发路径。在实际应用过程中，申请人可根据具体品种情况，与药审中心进行沟通交流。

三、适用范围

本指导原则适用于基于人用经验的中药复方制剂的新药临床研发，如 1.1 类中药复方制剂、3.2 类其他来源于古代经典名方的中药复方制剂等。

四、人用经验信息

（一）处方来源与演变

中药复方制剂的处方来源与演变包括处方的来源、所依据的中医药理论基础、处方药味药量、剂型、功能主治范围、适用人群、用法用量、疗程、是否含有毒性药味或含有中药配伍禁忌等信息。如果处方是基于古代经典名方加减化裁的，还应当提供相应的变化及其依据。更具体的内容和要求参见《中药新药复方制剂中医药理论申报资料撰写指导原则（试行）》。

（二）关键药学资料

包括但不限于：处方药味（包括基原、药用部位、炮制等）、剂型和制备工艺及其变更演变（如果有）情况，具体要求参见相关指导原则。

（三）临床使用情况

中药复方制剂从原始方剂到申报制剂的整个临床使用及其演变（如果有）情况，包括临床使用的医疗机构（名称、等级、地域）、起始年月、科室、主要人群、人数剂次、不良反应情况等。如果存在临床使用中断情况，应当说明其原因。

（四）临床实践数据

临床实践的原始数据主要来源于医院信息系统及病案库等原始记录数据，包括结构化和非结构化数据，数字化或非数字化的病历记录。临床实践的数据还可以来源于既往开展的临床研究。

1. 病历记录数据

病历记录数据是最主要的临床实践数据来源。目前的病历记录绝大多数使用的是电子病历，但也有可能是纸质病历记录形式。无论何种形式，都需要经过数据治理才能达到后续分析的要求，并符合注册申报的递交标准。

一般而言，门诊和急诊病历记录的信息量较少，院外数据缺失较多，特别是临床结局变量，直接影响到个体病例纵向数据的完整性，此类数据用于临床研究应当非常慎重。因此，应当通过信息化手段加强门诊和急诊病历记录的完整性，提升数据质量，从而支持中药的临床研发。

2. 临床研究数据

对于既往针对中药复方制剂开展的临床研究，无论是前瞻性或回顾性观察性研究，还是随机对照临床试验，其数据质量通常优于医疗实践中的病历记录。针对同一中药复方制剂开展的临床研究可能有多项，而且研究类型也可能有多种，例如有回顾性研究也有前瞻性研究，有观察性研究也有干预性研究等。如果这些研究没有执行统一的数据标准，或所采用的标准不符合注册研究的要求，需要先对来源于这些研究的数据进行统一和规范的治理，才可能适用于后续的以注册上市为目的的数据分析。此外，这些研究数据应当可溯源到原始的病历记录，或可溯源到所开展项目独立收集并录入的源数据库。

对来源于同一固定的中药处方或中药复方制剂开展的多项临床研究的数据，如需合并分析（如 meta 分析），鼓励该分析基于各项临床研究的个体层面数据，而非从研究报告摘录的汇总统计量。

五、基于人用经验的中药复方制剂新药临床研发策略

遵循"三结合"审评证据体系，在有充分的中医药理论的前提下，人用经验可用于支持中药复方制剂新药的研发决策或注册申请。基于人用经验的临床研发策略如图 1 所示。

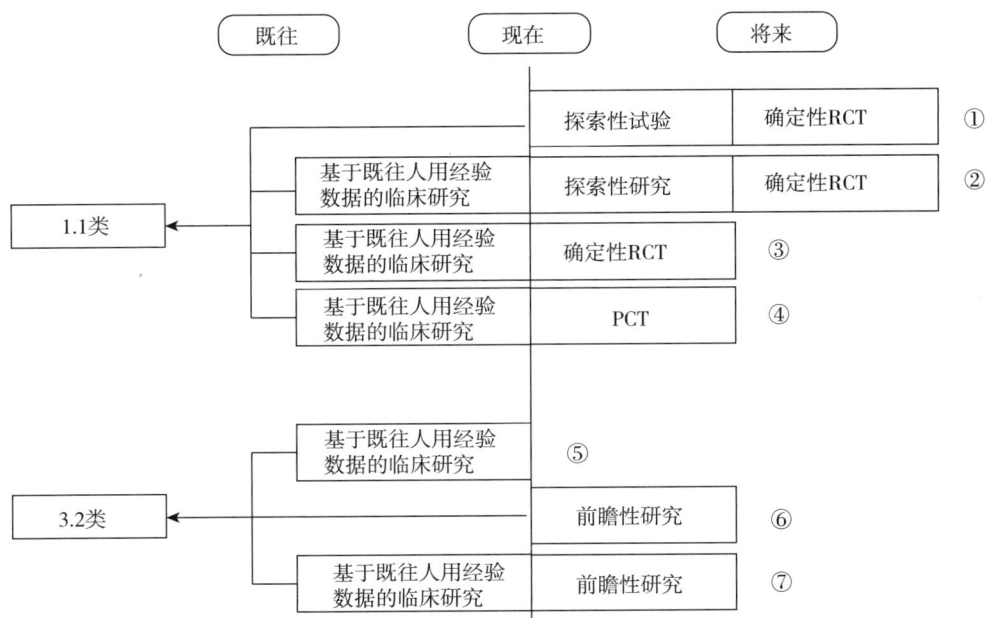

图 1 基于人用经验的中药复方制剂临床研发策略示意图[*]

*"现在"的分界点：路径①和③为获得临床试验许可的时间；路径②和④为获得临床研究许可的时间，或与监管机构沟通交流达成共识后的时间；路径⑤为提出上市申请的时间；路径⑥和⑦为与监管机构沟通交流达成共识后的时间。

根据研究数据获取的时间，本指导原则将研究分为基于既往人用经验数据的临床研究和前瞻性研究两类。既往的人用经验数据，可以是来自病历记录的原始数据，也可以是来自以前开展的临床研究数据，这些研究可能是回顾性或前瞻性观察性研究，或回顾前瞻性观察性研究，还可能是随机对照临床试验（RCT）或实用临床试验（PCT）。对于既往数据，无论是病历记录的原始数据，还是开展不同临床研究所获得的数据，都应当经过统一的数据治理使其满足分析的要求。前瞻收集的数据均来自前瞻性研究，包括随机对照临床试验、实用临床试验和前瞻性观察性临床研究。

既往获得的数据和前瞻收集的数据以"现在"为分界点区分，根据申报的类别不同，"现在"可能是提出上市申请的时间，或临床研究（包括临床试验和真实世

界研究）许可的时间，或与监管机构沟通交流达成共识后的时间（见图 1 注释）。

基于人用经验获得的证据支持新药上市大致分为直接支持上市和为后续临床研究奠定基础两种情况。

1. 基于人用经验获得的证据支持注册

对于既往获得的人用经验数据，通过良好的研究设计、规范的数据治理和充分合理的统计分析，如果在拟定的功能主治范围及用法用量内，分析结果能够提供充分的有效性和安全性证据，可与药品监管机构沟通后，直接作为支持产品上市注册的关键性证据，如图 1 中 3.2 类其他来源于古代经典名方的中药复方制剂的研发路径⑤。

2. 基于人用经验进一步开展临床研究

如果上述基于人用经验的研究结果对药物的有效性和安全性支持证据尚不充分，不能完整准确地回答支持上市的科学问题，则需要进一步开展临床研究，以获取更充分的临床证据支持新药上市。

如果将人用经验用于支持后续的临床研究设计，可以通过对人用经验数据的分析，为研究设计确定一些关键要素提供依据，如适用人群和功能主治范围、药物的用法用量、主要终点、观察期和随访节点、样本量估计所需的具体参数或效应量参数等。不仅如此，如果人用经验数据质量较好，并有一定的数量，其分析结果可与后续的临床研究结果同时作为监管决策的证据。

后续开展的临床研究采用的研究类型，应当根据项目的具体情况而定。如具有高质量人用经验数据，且研究结果积极或显示较明确的积极趋势，则后续可以直接开展确证性随机对照临床试验，或实用临床试验；否则，后续仍需先开展探索性临床研究，这种探索性研究可以是干预性的，也可以是观察性的，再在此基础上评估是否进一步开展确证性临床试验。

需要指出，如果没有前期基于人用经验的研究基础，中药复方制剂的临床研发仍然要遵循常规路径。

以下根据申报类别分别阐述不同的研发路径。需要强调，图 1 所示的研发路径并不代表所有可能的研发路径，申请人可以根据品种情况选择适宜的路径，也可以就研发策略与监管机构充分沟通交流。

（一）1.1 类中药复方制剂

路径①~④主要针对 1.1 类中药复方制剂。

路径①：无任何人用经验基础，遵循常规临床试验路径，即按照探索性试验和确证性随机对照试验的顺序开展临床研究。

路径②：基于既往人用经验数据的临床研究所获得的证据较弱，但可以为后续临床研究设计提供依据，后续临床研究需先行探索性研究（可以是干预性的，也可以是观察性的），再行确证性 RCT。

路径③：具有高质量人用经验数据，且研究结果积极或显示较明确的积极趋势，后续可以直接开展确证性 RCT。

路径④：具有高质量人用经验数据，且研究结果积极或显示较明确的积极趋势，后续可以直接开展确证性 PCT。

（二）3.2 类其他来源于古代经典名方的中药复方制剂

路径⑤~⑦主要针对 3.2 类其他来源于古代经典名方的中药复方制剂。

路径⑤：基于既往人用经验数据的临床研究所获得的证据支持注册。

路径⑥：根据前瞻性研究所获得的证据支持注册。前瞻性研究可以是干预性的，也可以是观察性的。

路径⑦：基于既往人用经验数据的临床研究所获得的证据尚不充分，需要通过前瞻性研究增加证据强度支持注册。

六、人用经验临床实践数据的治理与评估

基于人用经验的中药临床研发，其临床数据通常是既往获得的，无论其源于病历记录，还是源于之前开展的相关临床研究。由于这类数据往往存在不完整、数据的标准/模型和描述方法不统一等问题，难以直接成为满足研究目的的分析数据，必须经过规范的治理过程，使其满足产生临床证据所需的要求，并符合数据的递交标准。

（一）数据治理

既往临床数据的治理主要包括但不限于：数据安全性（脱敏）处理、数据提取（含多个数据源）、数据清洗（逻辑核查及异常数据和缺失数据的处理等）、数据转化（数据标准、通用数据模型、归一化、自然语言处理、医学编码、衍生变量计算等）、数据传输和存储、数据质量控制等环节。

（二）数据质量评估

既往临床数据的质量评估一般分为两个步骤。首先初步评价源数据是否满足基本分析要求，主要评估数据的使用是否符合伦理审查法规要求和数据安全与隐私保护要求、数据是否可及、关键变量（如结局变量、暴露/干预变量、人口学变量和重要的协变量等）的完整性，以及能否保证经治理后有足够的样本量。其次评估经治理数据的适用性，主要从相关性和可靠性两方面进行评价。相关性重点关注关键

变量的覆盖度、暴露 / 干预和临床结局定义的准确性、目标人群的代表性和多源异构数据的融合性；可靠性主要包括数据的完整性、准确性、透明性、质量控制和质量保证等几个方面。

数据治理和质量评估的详细要求可参阅《用于产生真实世界证据的真实世界数据指导原则（试行）》等，有关数据递交标准可参阅《药物临床试验数据递交指导原则（试行）》等。

七、基于人用经验的临床研究设计

如第五部分"基于人用经验的中药复方制剂新药临床研发策略"所述，分为基于既往人用经验数据的临床研究设计和基于前瞻收集临床数据的前瞻性研究设计。

（一）基于既往人用经验数据的临床研究设计

1. 研究目的

应当明确研究目的，围绕目标人群、治疗或暴露以及效应指标，阐述临床研究所要回答的科学问题。除了主要目的外，也可以设定次要目的和探索性目的。

2. 目标人群和临床定位

临床研究的目标人群和临床定位应当符合中医药理论和中医药诊疗实际，并与研究目的相一致。入排标准的设定视研究目的而定，如果希望药物有更广的适应人群，可适当放宽入排标准；如果更关注的是研究结论的确证性，入排标准可相对严格。研究人群所依据的诊断标准（如果有）应当给予详细描述，或明确出处。应当充分考虑中药的疗效特点和优势进行临床定位，明确其功能主治范围。

3. 对照的选择

基于人用经验的临床研究通常选择阳性对照或标准治疗对照，应当关注研究中药与对照药物功能主治的可比性，如果选择阳性对照，应当是目前临床实践中公认的、疗效明确的治疗方法或治疗策略。如果既往开展了严格规范的以安慰剂为对照的随机临床试验，也可用于支持监管决策的证据。

4. 结局变量及其他研究变量的确定

结局变量（指标）通常分主要终点和次要终点，主要终点的确定是研究设计的核心问题，应当与其临床定位相对应，采用公认的结局指标或其替代指标，包括对疾病痊愈或进展延缓、病情或症状改善等。同时，应当重视患者关注的临床结局评估（Clinical Outcome Assessment，COA）指标的使用，如患者报告结局（Patient-Reported Outcome，PRO）等，具体内容可参考《患者报告结局在药物临床研究中应用的指导原则》等。

应当尽可能地收集与研究直接或间接相关的变量（指标），除研究变量（指标）外，至少还应当包括：治疗/暴露组别、人口学资料、病史、治疗方案（剂型、用法用量、疗程等）、合并治疗、各类检查、各个变量采集的时间点等，并在上述变量基础上定义对临床结局可能产生影响的重要基线变量。

5. 数据来源与治理计划

应当初步拟定数据来源，详细制定数据治理计划，如果数据治理计划内容较多，也可以方案的附件形式呈现。

6. 统计分析计划

应当详细制定统计分析计划，如果统计分析计划内容较多，也可以方案的附件形式呈现，但必须与方案同步确定。分析计划应当重点阐述主要分析的统计假设和分析模型。

样本量估计由于涉及因果推断，需要考虑主要分析模型中协变量的个数及其与治疗/暴露因素的关联性，同时还要考虑经数据治理后的可用数据的比例。原则上，鼓励在满足研究所需的最低样本量的基础上，按照入排标准，尽可能地纳入所有满足条件的病例。如果不是纳入全部病例，则应当明确纳入病例的规则，并说明理由，如对全部病例进行随机抽样，或选取最近一段时期的病例，以避免选择性偏倚。

7. 偏倚控制

应当充分考虑各种偏倚对研究结果可能造成的影响，并提出应对措施。对此，需要重点考虑数据选择偏倚、混杂偏倚和结果驱动偏倚等，其应对措施可体现于数据治理计划和统计分析计划，以及实施过程中相应的方案重大调整计划。

如果基于人用经验的研究只是为后续的临床研究设计提供依据，其研究设计只要能够达到探索的目的即可。

（二）前瞻性临床研究设计

如果基于既往人用经验的研究结果不足以支持中药新药上市，则需要进一步开展前瞻性临床研究，以形成充分的临床证据支持申请上市。对此，前期的研究结果可以为后续的研究设计提供依据（见前述第五部分"基于人用经验的中药复方制剂新药临床研发策略"）。

后续开展的临床研究原则上应当为干预性前瞻性研究，如随机对照临床试验、实用临床试验，或特殊情形的单臂试验。

关于随机对照临床试验，可参照国际和国内相关指导原则。

关于实用临床试验，其与随机对照临床试验主要不同之处在于接近真实医疗实践的程度。在设计上，实用临床试验应当尽可能地接近真实医疗实践，采用较宽泛的入排标准以使研究人群更具代表性；其干预可以是标准的，也可以是根据诊疗常规实施的；一般应当选择阳性对照或标准治疗对照，不鼓励采用安慰剂对照；尽可能采用随机设计，若实施困难也可以采用非随机设计；尽可能采用盲法，但也接受基于实操因素考虑采用的开放设计。另外，实用临床试验的效应评价通常不局限于临床有效性（efficacy），而更注重能够体现中药治疗特色的整体效果（effectiveness），例如生存质量的改善等；其主分析应当尽可能地控制潜在混杂因素的影响，特别是非随机设计；还需充分考虑各种偏倚的影响和控制等。

关于单臂试验，多用于罕见病和危重疾病，应当重点考虑试验组与外部对照的可比性，以及偏倚（如选择偏倚、幸存者偏倚等）的控制。外部对照可以是历史对照，也可以是平行对照，鼓励采用平行外部对照。如果采用目标值对照，目标值的确定应当有充分依据。

八、基于人用经验的临床研究评价

（一）有效性评价

中药的有效性评价应当能反映其临床应用的特点，体现中药疗效的特色。鼓励针对中药治疗的优势病种和临床定位，研发和制定可以反映中药临床疗效的、具有临床价值的疗效评价指标、评价工具和评价方法。若采用新工具、新方法评价疗效，应当提供其合理性、科学性依据，并说明其所反映的临床意义和临床获益。

1. 人用经验信息的充分性与临床数据的适用性

人用经验信息应当至少包含处方的来源和演变（如果有）、所依据的中医药理论、临床定位、剂型和制备工艺及其变更（如果有），以及临床数据。如果有与其相关的其他临床和 / 或非临床数据，也尽可能提供，如外部对照数据，基础研究数据等。

临床数据的适用性评估应当满足相关性和可靠性要求，确保数据可追溯［参见《用于产生真实世界证据的真实世界数据指导原则（试行）》］。

2. 临床研究方案合理性、完整性与执行的一致性

临床研究方案应当科学合理，内容完整，具有可操作性，且需要在研究开始前拟定。临床研究方案除了要考虑一般设计原则，还应当详尽阐述偏倚的控制方法和措施、数据治理计划及统计分析计划。如果数据治理计划和统计分析计划不便在方案中详细展开，可作为方案的附件呈现，但必须与方案同步。为保证研究的透明

性，研究方案应当事先在临床研究注册平台进行登记，如方案出现重大调整，也应当在注册系统上及时更新。

在研究的实施过程中，应当与方案保持一致。如果执行过程需要调整数据治理计划而使目标分析人群的性质或数量有较大变动，或需要调整主要分析计划，均属于方案重大调整，需要重新经过伦理审查，并与监管部门沟通达成一致。这些也是保证研究透明性的必要措施。

3. 研究报告的整体性、正确性与充分性

研究报告应当具有整体性、正确性与充分性。除主报告之外，鼓励提供其他相关的独立研究报告。研究报告应当体现评价研究设计、研究的质量控制是否严格、研究过程（包括数据获取和数据治理过程、数据治理计划和统计分析计划的变更）是否透明、不同假设下的分析结果是否稳健，数据分析方法以及分析结果的解释是否恰当等。

（二）安全性评价

安全性评价所涉及的人用经验信息的充分性和数据适用性，以及研究方案的合理性与执行的一致性，与有效性评价类似。应当详尽报告中药复方制剂临床使用中出现的不良反应和严重不良事件，并进行相关分析。

对风险信号的识别，应当关注处方中是否含毒性或已知毒性成份的药味，或根据中医药理论提示可能存在协同增加毒性的配伍。若非临床研究中出现了相关的毒性反应，应当根据毒性反应的特点（包括靶器官、出现时间、剂量相关性、是否可逆、是否存在种属差异等），以及人体是否存在敏感的监测指标等，结合人用经验中的安全性情况，对适用人群承受该风险的能力进行评估，为制订相关风险控制措施提供依据，以充分保障受试者/患者的安全。

（三）获益 – 风险评估

综合评估临床研究的结果是否能够回答该产品作为药品上市的科学问题，包括但不限于：①明确的功能主治范围及符合功能主治特点的适用人群特征，如年龄、疾病严重程度、证候特点、存在使用风险的亚组人群等；②明确的、符合临床实际的用药方法，包括剂量、疗程等；③明确的临床应用优势；④能够为患者带来明确的临床获益，且获益大于风险。

九、与监管机构的沟通

为保证研究结论的可靠性，周密严谨的研究设计、项目实施过程中良好的质量控制（特别是数据质量控制）、正确的统计分析和合理的结果解释是非常必要的。

鼓励申请人在研发的关键时点与监管机构沟通交流，详细内容可参照《基于"三结合"注册审评证据体系下的沟通交流指导原则》。

参考文献

1. 中共中央国务院 . 中共中央国务院关于促进中医药传承创新发展的意见 . 2019.10.20.

2. 国家药品监督管理局 . 国家药监局关于促进中药传承创新发展的实施意见 . 2020.12.21.

3. 国务院办公厅 . 关于加快中医药特色发展的若干政策措施 . 2021.02.09.

4. 国务院办公厅 . 国务院办公厅关于全面加强药品监管能力建设的实施意见 . 2021.04.27.

5. 国家药品监督管理局 . 真实世界证据支持药物研发与审评的指导原则（试行）. 2020.01.03.

6. 国家药品监督管理局 . 用于产生真实世界证据的真实世界数据指导原则（试行）. 2021.04.13.

7. 国家药品监督管理局 . 中药注册分类及申报资料要求 . 2020.09.27.

8. 国家药品监督管理局 . 中药新药复方制剂中医药理论申报资料撰写指导原则（试行）. 2021.10.15.

9. 国家药品监督管理局 . 药物临床试验数据递交指导原则（试行）. 2020.07.20.

10. 国家药品监督管理局 . 患者报告结局在药物临床研究中应用的指导原则（征求意见稿）. 2021.09.

11. ICH. ICH E1：人群暴露程度：评估非危及生命性疾病长期治疗药物的临床安全性 .1994.10.

词汇表

观察性研究（Observational Study）：根据特定研究问题，不施加主动干预的、以自然人群或临床人群为对象的、探索暴露 / 治疗与结局因果关系的研究。

回顾性观察性研究（Retrospective Observational Study）：在研究开始时确定目标人群，并根据历史数据（研究开始前生成的数据）开展的观察性研究。

回顾前瞻性观察性研究（Retrospective and Prospective Observational Study）：在研究开始时确定目标人群，在研究开始前确定将要收集的暴露 / 治疗和结果数据，并据此根据历史数据（研究开始前生成的数据）和前瞻性收集的数据开展的观察性研究。

临床试验（Clinical Trial）：属于干预性临床研究，是将一种或多种干预（可能包括安慰剂或其他对照）前瞻性地分配给人类受试者，以评估这些干预对健康相关的生物医学或行为结局的影响。

前瞻性观察性研究（Prospective Observational Study）：在研究开始时确定目标人群，并在研究开始前确定将要收集的暴露 / 治疗和结果数据的观察性研究。

实用临床试验（Pragmatic Clinical Trial，PCT）：又称实操 / 实效临床试验，指尽可能接近临床真实世界环境的临床试验，是介于 RCT 和观察性研究之间的一种研究类型。

数据治理（Data Curation）：指针对特定临床研究问题，为适用于统计分析而对原始数据所进行的治理，其内容至少包括数据采集（可包含多个数据源）、数据安全性处理、数据清洗（逻辑判断及异常数据处理、数据完整性处理等）、数据导入和结构化（通用数据模型、归一化、自然语言处理、医学编码、衍生点位等）、数据传输等若干环节。

真实世界数据（Real-World Data，RWD）：来源于日常所收集的各种与患者健康状况和 / 或诊疗及保健有关的数据。并非所有的真实世界数据经分析后都能成为真实世界证据，只有满足适用性的真实世界数据才有可能产生真实世界证据。

基于"三结合"注册审评证据体系下的沟通交流指导原则（试行）

一、概述

中药复方制剂一般来源于中医临床实践，具有传统中医药理论的支持和指导，在总结个体用药经验的基础上，在临床实践当中逐步明确适用人群、用药剂量、疗效特点和临床获益，形成固定处方，研发制成适合群体用药的中药新药。

2019 年 10 月印发的《中共中央　国务院关于促进中医药传承创新发展的意见》提出了"构建中医药理论、人用经验、临床试验相结合的中药注册审评证据体系"（以下简称"三结合"审评证据体系）的要求。基于中药研发规律，2020 年 9 月发布的《中药注册分类及申报资料要求》已对中药注册分类进行调整，重点优化了体现中药特点的中药复方制剂的注册申报路径，丰富了古代经典名方中药复方制剂范围，以切实促进传承精华、守正创新。

本指导原则在《药品注册管理办法》《药物研发与技术审评沟通交流管理办法》（以下简称《沟通交流管理办法》）基础上，明确了在"三结合"审评证据体系下研发的中药新药，不同注册分类临床方面沟通交流的关键节点、会议资料要求以及关注点，不涉及具体的审评技术要求。本指导原则适用于在"三结合"审评证据体系研发的中药复方制剂提出临床专业沟通交流申请。如同时涉及药学及药理毒理方面内容，可按照《中药新药研究过程中沟通交流会的药学资料要求（试行）》及其他指导原则要求一并提出沟通交流申请。

本指导原则中所涉及的沟通交流情形，除《沟通交流管理办法》明确规定的新药临床试验申请前会议（Pre-IND）、药物 II 期临床试验结束 /III 期临床试验启动前会议（End of Phase II）、新药上市许可申请前会议（Pre-NDA）按照《沟通交流管理办法》中的 II 类会议提出沟通交流申请外，其他情形可按照《沟通交流管理办法》中的 III 类会议提出。对于涉及药品加快上市注册程序、重大公卫事件以及审评过程中沟通交流（专业审评问询函、发补通知、异议解决）等情形的品种，以及按照其他审评证据体系研发的中药新药，应按照相应的程序提出沟通交流。

目前，"三结合"审评证据体系仍在构建和探索中，通过沟通交流，监管机构将与申请人共同推进按照"三结合"审评证据体系研发的中药复方制剂的上市进程。随着审评实践经验的积累和相关法规的更新，本指导原则也将随之更新与完善。

二、"三结合"审评证据体系下中药新药沟通交流的关注点

（一）"1.1 中药复方制剂"沟通交流关注点

1.1 类中药的注册申请，依据研发不同阶段，临床方面需要提供中医药理论、人用经验、临床试验等方面的申报资料。

在 1.1 类中药研发各关键阶段，申请人应基于所研发品种的中医药治疗优势和特点，紧扣临床定位，持续动态评估已有研究资料对拟定功能主治、有效性和安全性的支持情况，能够回答哪些药物上市必须回答的临床问题，对注册申请事项的支持程度，并根据品种特点合理规划研发路径。

1. 中医药理论

申请人应按照《中药新药复方制剂中医药理论申报资料撰写指导原则（试行）》提交会议资料。

如拟定的中医证型、治则治法与传统中医药理论认识以及当前诊疗实际存在差异，在会议资料中，建议重点就理法方药一致性、与传统认识存在的差异及其合理性作出说明。

民族药品种的研制应符合民族医药理论，鼓励申请人在正式申报前提出沟通交流，建议结合民族地区的使用情况，针对民族医药理论支持情况、临床定位合理性等问题进行讨论。为充分发挥民族医药专家在审评中的作用，建议邀请民族医药专家共同参加沟通交流会议；或在提出会议申请前，就拟沟通交流问题征求民族医学专家意见。

有关中医药理论的沟通交流，建议在关键研发阶段（Ⅱ类会议），与其他拟沟通交流问题一并提出申请。

2. 人用经验

获取人用经验的过程即为逐步探索明确中药复方制剂有效性、安全性特点以及临床价值的过程，其研究可以贯穿药物研发的始终。申请人可按照以下两个阶段提出沟通交流申请：

（1）人用经验研究方案的沟通

如处方组成符合中医药理论，鼓励在早期研发阶段获取人用经验数据。申请人可针对人用经验研究方案的设计与药审中心进行沟通交流。鼓励采用真实世界研究（RWS），或应用以患者为中心的药物研发（PFDD）、患者报告结局（PRO）等能够体现中医药特点的新工具、新方法。

会议资料方面，应提供拟获取人用经验的研究方案，明确研究类型，并针对目

标人群基本特征、样本量、对照的选择、主要有效性指标确定的依据、采集数据的范围、采集方法及标准、数据来源、数据治理或数据管理计划、质量控制措施和统计分析方法等方案设计关键环节的确定依据进行说明。同时，建议对拟申报品种处方、工艺演变情况进行梳理，并评估与拟申报品种处方、工艺之间的相关性。

（2）人用经验数据的沟通

已获得人用经验的，申请人应针对已有中医药理论和人用经验数据对注册申请事项的支持程度进行评估，包括样本量、适用人群特征（年龄、性别、中医证候、疾病种类及严重程度、病程、需排除的禁忌等风险人群）、功能主治和临床定位、用法用量（单独使用 / 联合用药、疗程、用药剂量、用药频次）、有效性结果（主要疗效指标或主要结局终点、观察期和随访节点、临床获益情况）、安全性结果（暴露时间，安全性事件发生的性质、情况和频次）等方面。

如申请人评估认为已有研究资料可以回答上述所有临床问题，会议资料方面应提供获取人用经验的研究方案、数据治理或数据管理计划书、数据统计分析方案、总结报告、支持注册申请事项的评估等资料。

如现有数据尚不能回答上述所有临床问题，则可提交人用经验研究资料，并针对后续获取人用经验的研究方案或临床试验设计关键问题进行沟通交流，会议资料应一并提供后续研发计划、研究方案等。

对于人用经验数据的沟通交流，建议在关键研发阶段（Ⅱ类会议），与其他拟沟通交流问题一并提出申请。

3. 临床试验

Pre-IND 会议：申请人应结合中医药理论、人用经验，初步评估现有研究结果已经回答了哪些临床问题，后续还需要针对哪些问题开展临床试验，并提供临床试验方案。

应重点关注临床定位的合理性和科学性。临床定位应能够体现中医药治疗优势和特点，清晰明确，需要考虑目前临床需求和拟解决的临床问题。

EOPⅡ会议：申请人应综合评估中医药理论、人用经验以及已完成临床试验结果，评估现有研究结果已经回答了哪些临床问题，后续还需要针对哪些问题继续进行人用经验研究或开展临床试验。

Pre-NDA 会议：申请人应综合评估中医药理论、人用经验以及临床试验结果，评估现有数据是否满足药品上市有效性和安全性的要求，说明能够充分回答哪些临床问题，评估所选适用人群的风险 / 获益情况以及临床应用后可能存在的主要安全性风险等。

以上"1.1 中药复方制剂"的沟通交流申请，应针对拟沟通的技术问题提交充分的研究资料，对于 Pre-IND 和 Pre-NDA 会议，原则上资料应包括拟用于正式申报的全套资料，并按照《中药注册分类及申报资料要求》整理。

（二）"3.1 按古代经典名方目录管理的中药复方制剂"沟通交流关注点

3.1 类中药的上市许可申请，临床方面需要提供药品说明书、起草说明及依据。

国家中医药管理局、国家药品监督管理局已发布的《古代经典名方关键信息表》中，明确了部分古代经典名方出处、处方、制法及用法、功能主治、用法用量、折算剂量等关键信息，但未包括说明书【方解】【历代医评】内容以及【不良反应】【禁忌】【注意事项】等安全性信息，且提出了折算剂量可能与日服用量不一致等情况。

因此，在以上内容尚未形成共识，或申请人拟定说明书内容与已上市同品种说明书内容（如有）存在差异的情况下，鼓励围绕说明书起草的关键信息及其依据进行沟通交流。

按照相关规定，3 类中药由古代经典名方中药复方制剂专家审评委员会进行技术审评并出具技术审评意见。对于 3.1 类中药的沟通交流，申请人应按照《古代经典名方中药复方制剂说明书撰写指导原则（试行）》要求，提交《3.1 类中药沟通交流会议资料》（附件 1），包括说明书样稿、起草说明及依据，为正式递交上市许可申请的申报资料能够满足专家审评需要作准备。

建议重点关注确定用法用量（用药方法、剂量、用药频次等）的具体依据，拟定说明书项目与已上市同品种说明书（如有）或已发布《古代经典名方关键信息表》不一致的具体考虑，安全性信息的起草是否具有中医药理论、既往临床实践或文献报道、非临床安全性评价等方面依据。

（三）"3.2 其他来源于古代经典名方的中药复方制剂"沟通交流关注点

对于递交上市许可申请前的沟通交流，申请人应按照《中药注册分类及申报资料要求》以及相关指导原则要求，提交全套申报资料，为申报资料能够满足专家审评需要作准备。

如拟在早期研发阶段，针对人用经验方案进行沟通，可参照 "1.1 中药复方制剂"有关人用经验的会议资料要求、关注点，提出沟通交流申请。

（四）其他分类和注册情形

改良型新药（如增加功能主治）、已上市中药变更（如变更适用人群范围、变更用法用量等）、临床试验期间变更等情形的中药新药，可根据拟申报品种情况，参照本指导原则有关 "1.1 中药复方制剂"沟通交流的会议资料要求、关注点，提出沟通交流申请。

三、需要关注的其他问题

对于在"三结合"审评证据体系下研发的中药新药复方制剂，沟通交流旨在讨论研发过程中的关键技术问题，确定符合拟申报品种特点的研发路径，而非替代申请人对品种研发策略作出评估，或针对品种的有效性和安全性进行全面技术审评。

拟沟通问题应具体、明确、有针对性。会议资料应以拟沟通交流的技术问题为导向，简要阐述提出问题的背景、目的、提出倾向性意见及相应的支持性依据等。一般情况下，申请人提供的沟通交流用幻灯片（PPT）内容应全面体现拟沟通问题和相应依据，以提高沟通交流工作效率。

视沟通交流目的和专业需求，申请人可邀请中医药理论、方剂学、临床医学、统计学以及中药学、非临床研究等领域专家参加沟通交流会议。

沟通交流形式的确定取决于如何更好地解决拟沟通交流问题，如申请人的问题可以通过书面反馈意见的形式解决，则不再召开面对面/视频/电话等形式的沟通交流会议。

四、参考文献

1. 中共中央国务院.中共中央国务院关于促进中医药传承创新发展的意见.2019.10.20

2. 国家药品监督管理局.中药注册分类及申报资料要求.2020.09.27

3. 国家药品监督管理局.药品注册管理办法.2020.03.30

4. 国家药品监督管理局药品审评中心.药物研发与技术审评沟通交流管理办法.2020.12.10

5. 国家药品监督管理局药品审评中心.中药新药研究过程中沟通交流会的药学资料要求（试行）.2020.11.10

6. 国家药品监督管理局药品审评中心.中药新药复方制剂中医药理论申报资料撰写指导原则（试行）.2021.10.15

7. 国家药品监督管理局药品审评中心.古代经典名方中药复方制剂说明书撰写指导原则（试行）.2021.10.15

8. 国家中医药管理局.古代经典名方关键信息表（7首方剂）.2020.10.15.

9. 国家药品监督管理局.真实世界证据支持药物研发与审评的指导原则（试行）.2020.01.03

10. 国家药品监督管理局药品审评中心.用于产生真实世界证据的真实世界数据指导原则（试行）.2021.04.13

附件 1

3.1 类中药沟通交流会议资料

一、药品说明书

二、药品说明书起草说明及依据

1.《古代经典名方关键信息表》中的考证信息

2. 每味药日服饮片量、用法用量的撰写依据

应与《古代经典名方关键信息表》一致，如已发布《古代经典名方关键信息表》中日服饮片量、用法用量未明确，应提交以下资料：

（1）古代度量衡与现代对应关系，估量单位折算方法等的说明。

（2）古籍或文献资料中处方药味日服饮片量的演变情况，应当依据原文中相关内容，通过文字或表格（见下表）简述处方变化情况、使用情况及出处，并附证明性材料，包括古籍（封面、所涉及的目录、正文内容）、国家规划教材中每味药日服饮片量以及相关文献等资料。

处方变化情况表

处方	变化情况				变化出处
	药味、炮制及药量	功能主治和／或适用人群	用法用量	疗程	
处方 1					
处方 2					
...					

此外，应说明处方药味基原和炮制情况。

3. 方解的撰写依据

可参考已上市 3.1 类中药产品说明书【方解】制定。尚无已上市 3.1 类中药的，应说明参考制定的出处，如古籍或国家规划教材，鼓励提供相关原文资料。

4. 历代医评的撰写依据

系统梳理该处方在历代医家记载的对方剂的认识和临床使用情况，如历代医籍中记录的有关临床用药心得、医案等，整理总结现代学者对处方的研究应用情况，提供对历代医评考证的总结资料，应当依据原文中相关内容，通过文字或表格简述

各朝代医家述评，并附证明性材料，包括古籍（封面、所涉及的目录、正文资料）、国家规划教材中功能主治表述以及相关文献等资料。

5.古籍、既往临床实践和文献报道中发现的不良反应、禁忌和注意事项相关的安全性信息的总结和相关原文信息等资料。如涉及现代药理毒理研究或临床应用发现有安全性风险的药味，应当一并列出。

附件 2

中药临床方面沟通交流会议类型

注册分类	拟沟通交流的技术问题	会议类型
1.1 中药复方制剂	拟开展 / 已开展临床试验，可在研发关键节点，针对中医药理论、人用经验数据及其他技术问题进行沟通交流。	Ⅱ类： · Pre-IND 会议 · EOP Ⅱ 会议 · Pre-NDA 会议
	尚未计划开展临床试验，拟针对人用经验研究方案进行沟通交流。	Ⅲ类
3.1 按古代经典名方目录管理的中药复方制剂	说明书起草的关键信息及其依据。	Ⅱ类： Pre-NDA 会议
3.2 其他来源于古代经典名方的中药复方制剂	拟针对人用经验研究方案进行沟通交流。	Ⅲ类
	递交上市许可申请前进行沟通交流。	Ⅱ类： Pre-NDA 会议
其他分类和注册情形： · 改良型新药（如增加功能主治） · 已上市中药变更（如变更适用人群范围变更用法用量等） · 临床试验期间变更 · 其他分类的中药新药	参照 "1.1 中药复方制剂"	

　　注：上表仅列出了中药临床方面沟通交流的一般常见情形，申请人应视品种研发实际情况，参照确定沟通交流申请的会议类型。

抗肿瘤治疗的免疫相关不良事件评价技术指导原则

一、背景

肿瘤免疫治疗（immuno-oncology，IO）是当前抗肿瘤新药的重要研发领域，随着多个靶向程序性死亡受体 1（programmed death-1，PD-1）或其配体等免疫检查点抑制剂（immune checkpoint inhibitors，ICIs）[1-3]、双特异性 T 细胞连接抗体（Bispecific T cell Engager，BiTE）、激动剂抗体以及细胞治疗产品等在全球批准上市[4, 5]，免疫治疗已逐渐成为多种恶性肿瘤的标准治疗手段，目前尚有大量新的免疫靶点药物正处在临床研发的不同阶段[6]。制药企业和学术界在不断探索新靶点、更精准的治疗人群和更有效联合治疗方案的同时，也越来越清楚地认识到免疫治疗药物与传统的细胞毒药物和小分子靶向药物在安全性上具有显著的差异，也发现少数非免疫治疗与免疫治疗具有相似的安全性特征。

免疫相关不良事件（immune-related adverse event，irAE）的识别和判定领域目前尚无相关技术指导原则，使得在不同的药物临床试验中，存在不同的 irAE 定义和判定流程，在对安全性数据进行汇总时，难以全面系统地识别和分析 irAE，这将不利于说明书安全性信息的充分呈现，并可能影响患者的用药安全。为此，我们根据免疫治疗药物的作用机制和 irAE 特点，对 irAE 的定义和判定流程提出科学性建议，明确在不同研究设计的临床试验中 irAE 的数据呈现形式，并阐明说明书中相关不良反应信息撰写考虑。

本指导原则适用于肿瘤免疫治疗。本指导原则旨在提升肿瘤免疫治疗临床试验 irAE 识别和判定的科学性和稳健性，提高研究者手册、临床研究报告（clinical study report，CSR）、临床安全性总结（summary of clinical safety，SCS）和说明书药物不良反应（adverse drug reaction，ADR）的撰写质量，加强对参加试验的受试者和上市后用药患者人群的保护。

本指导原则仅代表药品监管部门当前的观点和认知，随着医学科学和临床试验的发展，本指导原则中的相关内容将不断完善与更新。应用本指导原则设计和实施研究时，请同时参考药物临床试验质量管理规范（good clinical practice，GCP）、国际人用药品注册技术协调会（International Council for Harmonisation of Technical Requirements for Pharmaceuticals for Human Use，ICH）和其他国内已发布的相关指导原则。

二、定义及判定考虑

（一）免疫相关不良事件的定义

当前，建议 irAE 定义为：抗肿瘤药物 / 治疗临床试验中，经判定与免疫机制有因果关系的所有级别的药物不良反应。虽然称为免疫相关"不良事件"，但 irAE 实际是因抗肿瘤药物作用机制导致的免疫机制介导引起的"不良反应"。irAE 应基于药物警戒标准和 MedDRA 术语编码进行识别和表征，是 AE、治疗中出现的不良事件（treatment emergent adverse event，TEAE）和 ADR 的子集（图 1）。

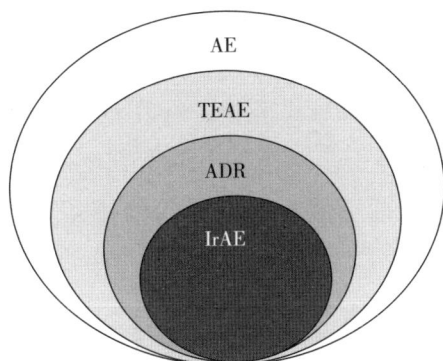

图 1　免疫相关不良事件的定义及关系

当前肿瘤免疫治疗临床试验方案中免疫相关事件存在多种定义——免疫相关不良事件（immune-related adverse event，irAE）、免疫介导不良事件（immune-mediated adverse event，imAE）和免疫相关不良反应（immune-related adverse drug reaction，irADR）等，上述术语定义存在交集和差异。为提高 irAE 判定的科学性、一致性和可操作性，结合当前临床实践，并便于国际之间、学术界与行业间的交流，建议采用免疫相关不良事件（irAE）统一描述肿瘤免疫治疗临床试验中的免疫相关安全性事件。如需在临床试验中应用其它免疫相关术语，如 imAE 或 irADR 等，建议申办者明确不同术语的定义及使用场景，明确其与 irAE 的异同。

（二）判定医学考虑

IrAE 是由免疫机制介导发生的，临床表现主要与免疫细胞的活化相关，具有如下特征：

* 通常为脱靶免疫反应，可累及单个或多个器官系统；
* 部分产品的剂量 – 暴露量 – 安全性特征不明确，低剂量也可能导致严重 irAE；
* 发生时间多样，部分在用药后较快发生（如细胞因子释放综合征通常在 48

小时内发生），并迅速加重；部分具有迟滞效应，在用药数月后发生；部分在停药后发生并持续加重；

- 部分 irAE 的发生率极低，需大样本和长时间观察才能暴露；
- 不同作用机制的产品可具有相似的 irAE[7]。

如前所述，irAE 为 ADR。常规 ADR 的判定通常考虑如下因素：事件与治疗的时间相关性，生物学合理性，去激发或再激发试验结果（如有），试验组与对照组之间 AE 发生率的比较，药理学和 / 或毒理学研究数据支持，剂量 – 暴露量 – 事件相关性（如有），以及同靶点药物不良反应等。对于存在时间相关性且不存在其他重要混杂因素的罕见严重事件，也常被判定为 ADR，如史蒂文斯 – 约翰逊综合征（Stevens–Johnson syndrome, SJS）和中毒性表皮坏死松解症（toxic epidermal necrosis, TEN）。

基于前述 irAE 的特点，在临床试验中，往往难以完全参照 ADR 判定的一般性原则判定 irAE。因此，建议进一步考虑如下因素判定 irAE：

（1）针对目标 irAE（包括疑似 irAE）是否使用了全身类固醇治疗、其他免疫抑制治疗或内分泌替代治疗，以及治疗后转归；

（2）病理检测结果（如有）；

（3）靶点免疫学机制；

（4）事件与治疗的时间相关性，包括长期用药后发生，重新用药后事件是否再次出现或加重，以及停药后发生并加重的情形；

（5）该事件同靶点药物已报告并明确为 irAE；

（6）目标 irAE 严重程度，单器官还是多器官 / 系统累及；

（7）患者自身免疫疾病病史和基线疾病状态；

（8）安全性相关生物标记物的支持（如有）；

（9）排除其他病因，与临床表现相似的非免疫事件的重要临床鉴别诊断（如免疫相关性肺炎和感染性肺炎）；

（10）排除其他可导致目标不良事件的合理解释（例如感染、合并用药和基础疾病等）。

（三）判定流程

在产品总体医学判定上，申办者可结合研究方案的定义、数据收集等各方面考量，制定科学的流程进行判定。当前针对 irAE 总体判定流程，包括但不限于以下方式：

（1）基于试验总体 AE 通过预设流程进行综合评价。该判定流程是先对所有 AE 进行汇总，在汇总 AE 的基础上，通过预设流程，从 AE 中筛选并判定 irAE。

（2）在研究者判定结果基础上，申办者按照预先设定的流程进一步评价汇总。研究者通常基于医疗经验进行 irAE 判定；申办者在研究者判定的基础上，基于在既往临床试验中获得的经验，再次进行 irAE 判定。

（3）采用预设医学逻辑进行计算机程序判定。需要考虑程序预设医学逻辑的科学性、严谨性和全面性，并经过充分验证。

无论采用上述哪一种流程，或探索新的判定流程，均建议申办者参考本指导原则提供的 irAE 定义和医学判定考虑，设计科学合理的流程综合判定。申办者的判定人员应具备相应医学资质和判定经验，推荐采用多学科参与的判定模式提高判定结果的科学性和稳健性。对于通用不良事件评价（common terminology criteria for adverse events，CTCAE）严重等级 4~5 级 irAE 以及后续造成了严重危害的非预期 3 级 irAE，建议申办者采用多学科机制逐例判定相关性，发挥研究者的作用。

三、说明书免疫相关不良事件的呈现

（一）一般原则

研究者是临床试验中 AE 药物相关性的首个判定主体，直接与受试者接触掌握其全面临床信息，因此，研究者的评价结果有重要的价值。建议在 SCS 等研究资料中，合理呈现研究者和申办者的判定结果，提供申办者的详细评价流程，CTCAE 严重等级 4 ~ 5 级判定不一致的病例宜有合理的分析解释。

说明书通常呈现经申办者判断、技术审评部门核定后确认与药物相关的不良反应。建议采用本指导原则所推荐的 irAE 定义，并参照已发布的《抗肿瘤药物说明书不良反应数据汇总指导原则》[8]和《抗肿瘤创新药上市申请安全性总结资料准备技术指导原则》[9]，以汇总形式在说明书【不良反应】项下呈现 irAE。原则上，说明书【不良反应】信息的撰写基于申办者汇总判定后的数据。

说明书中应呈现重要器官 / 系统（如免疫相关性心肌炎、免疫相关性肺炎和免疫相关性内分泌疾病）的 irAE 信息，包括临床试验中发生率较高的 irAE，以及发生率低但可导致严重后果的 irAE。可合并情况下，建议以术语簇形式呈现 irAE（例如免疫相关性内分泌疾病），减少呈现单个 PT 术语所导致的发生率分散和临床关注度的下降，汇总同时建议准确呈现单个免疫相关事件的发生率，如垂体炎、甲状腺功能减退症、肾上腺功能不全和糖尿病等。在系统性呈现 irAE 时，建议涵盖如下因素：目标 irAE 在临床试验中的汇总累积发生率、严重级别 3 级及以上事件发生率、导致死亡结局的 irAE 发生率、典型临床表现、至事件发生时间、持续时间、是否导致治疗暂停或终止、剂量 – 暴露量 – 效应特点（如有）、高危人群特征（如有）、预后和临床转归等。建议明确目标 irAE 需要使用系统性皮质醇激素、其他免疫抑制剂治疗或内分泌替代治疗的比例以及转归，为医患提供更有价值信息。对于不同适应症，如果特定 irAE 在某个特定肿瘤类型下具有显著的性质、频率或严重程度差异，呈现时应加以强调。

同靶点产品可能具备的相似的 irAE 特征，靶点机制相关的严重、罕见和需要特别关注的 irAE 可能因产品当前暴露量和访视时间有限而尚未报告，因此，建议在说明书中提示本品尚未报告但同类上市产品已报告的 irAE，以充分提醒医患用药风险。

（二）特殊情形的考虑

（1）对照设计的临床试验，在 CSR 和 SCS 中可考虑呈现试验组和对照组的 irAE，但当对照组为安慰剂或非免疫治疗药物 / 疗法时，不建议在说明书中呈现安慰剂 / 阳性对照药的 irAE。

（2）对照临床试验中采用交叉设计时，由于试验组和对照组交叉人群所接受的免疫治疗方案和暴露时间可能不同，建议在 CSR 和 SCS 中单独呈现交叉人群的 irAE。在说明书【不良反应】撰写中，可参照《抗肿瘤药物说明书不良反应数据汇总指导原则》[8]，将相对同质人群的 irAE 数据汇总呈现。

（3）免疫联合治疗设计的试验，判定 irAE 与其中特定药物的相关性存在一定挑战，当前有如下建议：

①如免疫联合治疗与单药治疗具有相似的 irAE 特征，建议明确 irAE 与联合治疗的相关性，不过度强调与某一目标药物的相关性。与单药相比，免疫联合治疗在 irAE 性质、频率或严重程度方面观察到提高时，呈现时应加以强调。

②如免疫联合治疗与单药治疗具有显著不同的 irAE 特征，建议尽可能明确 irAE 与方案中的单药的相关性。

（4）免疫联合非免疫治疗中，如果免疫与非免疫治疗具有相似的 AE 特征（例如，免疫治疗和靶向治疗均已知与甲状腺疾病有关），经充分医学评价仍无法确定所观察到的 AE 是 irAE 还是非 irAE 时，须用保守方法，将 AE 视为 irAE，不应仅依据两者特征相似，而排除 irAE。

（三）安全信息的更新

足够的暴露量和相对充分的暴露时间对发现相对罕见、严重的 irAE 具有重要意义，应关注肿瘤免疫治疗药物 / 疗法的全生命周期药物安全性数据的收集，特别是上市后收集到的罕见、严重和致死性不良事件，应全面收集数据，评估事件与治疗的相关性。参照 ICH 相关指南建议制定合理的核心数据表（core data sheet，CDS）更新计划[10]，并依据更新数据及时修订说明书。当明确了新的免疫相关的已识别重要风险时，应及时补充至说明书中。

四、总结

本技术指导原则旨在阐述药品监管机构当前对抗肿瘤治疗临床试验 irAE 的评价和说明书撰写考虑，目标是提高安全性报告和说明书等资料质量，加强对参与临床试验的受试者和上市后用药的患者人群的保护。本技术指导原则尚不能涵盖抗肿瘤治疗中 irAE 识别、判定和说明书撰写的所有情形，鼓励研发从业者与药品监管机构及时沟通，持续完善本指导原则。

参考文献

1. Paz-Ares L，Luft A，Vicente D，et al. Pembrolizumab plus Chemotherapy for Squamous Non-Small-Cell Lung Cancer. N Engl J Med. 2018. 379（21）：2040-2051.

2. Schmid P，Adams S，Rugo HS，et al. Atezolizumab and Nab-Paclitaxel in Advanced Triple-Negative Breast Cancer. N Engl J Med. 2018. 379（22）：2108-2121.

3. Baas P，Scherpereel A，Nowak AK，et al. First-line nivolumab plus ipilimumab in unresectable malignant pleural mesothelioma（CheckMate 743）：a multicentre，randomised，open-label，phase 3 trial. Lancet. 2021. 397（10272）：375-386.

4. Foà R，Bassan R，Vitale A，et al. Dasatinib-Blinatumomab for Ph-Positive Acute Lymphoblastic Leukemia in Adults. N Engl J Med. 2020. 383（17）：1613-1623.

5. Wang M，Munoz J，Goy A，et al. KTE-X19 CAR T-Cell Therapy in Relapsed or Refractory Mantle-Cell Lymphoma. N Engl J Med. 2020. 382（14）：1331-1342.

6. Kraehenbuehl L，Weng CH，Eghbali S，Wolchok JD，Merghoub T. Enhancing immunotherapy in cancer by targeting emerging immunomodulatory pathways. Nat Rev Clin Oncol. 2021.

7. Zhou X，Yao Z，Bai H，et al. Treatment-related adverse events of PD-1 and PD-L1 inhibitor-based combination therapies in clinical trials: a systematic review and meta-analysis. Lancet Oncol. 2021. 22（9）：1265-1274.

8. 国家药监局药审中心关于公开征求《抗肿瘤药物说明书不良反应数据汇总指导原则》意见的通知，https://www.cde.org.cn/main/news/viewInfoCommon/9d3092a2592 e5097bb60b34d54224336.

9. 国家药监局药审中心关于发布《抗肿瘤创新药上市申请安全性总结资料准备技术指导原则》的通告（2020 年第 56 号）. https://www.cde.org.cn/main/news/viewInfo Common/6539f28b92b2d7b57579b760062ed75a.

10. E2F：研发期间安全性更新报告. https://www.cde.org.cn/ichWeb/guideIch/downl oadAtt/2/6defa80786ae8fac5524f9152a495c84.

静脉全身麻醉药的临床评价技术指导原则

一、概述

静脉全身麻醉药（以下简称"静脉全麻药"）是指通过静脉注射给药，用于外科手术或手术室外有创诊疗操作（如胃镜、支气管镜等各类腔镜的检查和治疗，各种介入治疗、电休克治疗和重症监护室内的治疗）等全身麻醉（以下简称"全麻"）的诱导及维持或镇静的药物。

静脉全麻药的使用目的是使患者或被检查者在接受外科手术或各项诊疗操作前和过程中抗焦虑、镇静、麻醉、顺行性遗忘等，因此，理想的静脉全麻药应具有起效快、可控性好、维持平稳、个体差异小、对生命体征和全身各系统器官影响小、恢复迅速、术后不良反应少、局部刺激性小等优点。目前，临床已有多个在有效性和安全性方面各具特点的静脉全麻药被广泛应用，但尚未达到理想的标准，因此，仍然有不断研发更加接近理想标准的创新静脉全麻药的临床需求[1]。

本指导原则仅讨论通过静脉途径给药，以抑制中枢神经系统、影响患者意识状态和生理反射为主要效应的全麻与镇静药，不涵盖临床麻醉中可能用到的以镇痛或肌松为主要效应的其他类型的药物。

本指导原则主要适用于在我国研发的静脉全麻与镇静创新药，供药品研发单位和临床研究单位参考，对于需要开展验证性临床试验的仿制药，也可以参考本指导原则中的技术标准进行试验方案优化。

应用本指导原则时，应同时参考人用药品技术要求国际协调理事会（International Council for Harmonisation of Technical Requirements for Pharmaceuticals for Human Use，ICH）和其他境内外已发布的相关技术指导原则[2-6]。

本指导原则仅代表药品监管部门当前对于此类药物临床评价的观点和认识，不具有强制性的法律约束力。用于临床麻醉与镇静的药物仍在不断创新与改进中，随着神经基础科学和临床麻醉技术的进展，不排除未来出现改变现有临床麻醉与镇静方法格局的创新药物，例如在相同的剂量范围内同时满足多种临床需求的药物，其临床评价方法和要求也可能相应调整。本指导原则中的相关内容将被不断完善与更新。

二、一般考虑

（一）受试者安全

由于静脉全麻药具有抑制中枢神经系统、影响患者意识状态和生理反射的药理作用，因此，在开展首个健康人作为受试者的临床试验时，即可能出现受试者意识消失，伤害性刺激下的逃避反射消失和保护性反射消失（如吞咽反射和呛咳反射等），以及不同程度的循环和呼吸系统抑制。上述作用严重时，可危及受试者的生命安全。因此，对于此类药物，从首个人体临床试验开始就应有专业麻醉医师参与，并且仅在医疗场所内进行[3, 7]。

（二）临床药理学研究

现代静脉全麻药在临床的广泛使用得益于此类药物药代动力学和药效动力学理论对临床用药的指导。根据暴露/效应特征，静脉全麻药可在不同剂量水平下获得不同的效应水平，因此，为满足不同类型手术或操作对镇静水平的要求，需要对不同临床情形下的最优剂量进行充分探索。同时，由于此类药物具有明显的个体间暴露/效应差异，即使在同一临床情形下，也难以采用固定剂量确保不同个体达到符合各自手术或操作要求的镇静水平，往往需要根据个体所需的目标意识水平进行剂量调整。在对刺激强度变化大、持续时间长的手术进行全身麻醉时，涉及更为精准的个体剂量调整要求[8, 9]。

通常，进入符合手术或操作要求的临床镇静或麻醉状态时，需要使用多种不同效应的药物，协同配合，达到镇静、镇痛、肌松、控制血压等目的。例如，全麻与镇静药一般无镇痛作用，但可以增强麻醉性镇痛药的镇痛效应，反之，麻醉性镇痛药也可以增强全麻与镇静药的镇静效应。因此，在静脉全麻和镇静药的临床研究阶段，应系统全面地评价可能联合使用的不同作用机制药物的科学合理组合，提供支持联合用药安全性和有效性的研究证据。建议在早期临床试验阶段开展药物相互作用研究，评价联合使用时的药代动力学和药效动力学特征，为联合使用时的剂量合理性提供依据。此外，静脉全麻药的效应可能被一些已上市的药物逆转，也建议在早期临床试验中进行评价。

以诊疗为目的使用的抗生素、造影剂等也是常见的联合用药。与这些药物联合使用是否需要开展独立的药物相互作用研究，建议根据非临床研究和Ⅰ期临床研究结果评估是否存在协同或拮抗作用的倾向，在Ⅱ期临床试验前作出判断。

（三）关于适应症的考虑

1. 全身麻醉的诱导与维持

静脉全麻药在全身麻醉的诱导和维持中的作用是使患者丧失对伤害性刺激的有意识反应，以保证患者不知晓手术刺激，且无自主反应。理想的静脉全麻药应能够满足不同刺激强度和时长的完整手术操作要求。

除非作用机制表明拟开发药物仅可作用于临床麻醉的某个特定阶段，否则，建议获得完整的全身麻醉诱导和维持的研究数据，以充分评估其获益与风险。如确属仅能用于全身麻醉诱导或全身麻醉维持特定阶段的药物，应提供在临床应用中与其他麻醉镇静药序贯使用的有效性和安全性数据，以及在特定阶段替代另一种药物或被另一种药物替代的科学合理依据。

临床实践中存在各种复杂的手术情况，除一般的中等时长手术以及对麻醉药物分布无明显影响的常规手术外，还应当对拟开发药物在长时程麻醉（例如时长超过3 小时）、影响效应器官（例如颅脑）手术、影响分布容积的手术（例如需要体外循环的心脏手术）等特殊情况下的剂量调整以及有效性和安全性进行考察。

2. 非气管插管的手术 / 操作中的镇静和麻醉

全身麻醉和重症监护病房（ICU）镇静以外的各种诊断或手术操作中的镇静（或麻醉）所涉及的范围非常广泛，例如支气管镜、结肠镜、胃镜、膀胱镜、宫腔镜等腔镜的检查和治疗，不需要全麻的门诊表浅手术，如眼科、口腔科、耳鼻喉科、皮肤科手术等，以及各种介入检查与治疗、电休克治疗、放疗和影像检查时的镇静等。在这些诊断或手术操作中使用全麻与镇静药的主要目的是消除患者的焦虑和不适，提供满足临床需求的镇静水平，为麻醉和手术创造适宜的诊疗条件。由于诊断或手术操作的刺激强度、时间长短、医患双方对于镇静程度的要求，以及诊疗环境等方面均存在广泛的差异，镇静类型从轻度镇静到深度镇静均可包含在内，因此，这些应用场景下的全麻与镇静药的用法用量、联合用药等可能存在差异[7]。在开发此类药物时，需要在两种（含）以上不同镇静程度要求的诊疗操作中开展剂量探索及确证研究，例如深度镇静可选择支气管镜，轻中度镇静选择结肠镜、胃镜等。

3. 重症加强治疗（ICU）患者的镇静

在为 ICU 患者进行气管插管和 / 或机械通气时，使用静脉全麻药的目的是减轻或消除患者的焦虑、躁动或谵妄，改善睡眠障碍，诱导遗忘。

静脉全麻药长时间输注时，药物的时 – 量相关半衰期与短时给药可能有明显的不同，从而影响其预期苏醒时间等重要临床指标的判断。ICU 患者的镇静镇痛治疗一般为较长时程，对于深度镇静患者，还需每日唤醒。随着在 ICU 时间的延长，唤醒后的负荷剂量、调整范围等均可能需要调整。开发 ICU 镇静的适应症，需要提供相对较短（如预期需要 ICU 镇静 72 小时内）和较长（72 小时以上）时间给药的剂量及有效性和安全性数据[10]。

三、早期临床试验

（一）研究人群

Ⅰ 期临床试验可选择健康受试者。

Ⅱ期临床试验根据拟开发的适应症选择具有相应的镇静或麻醉需求的受试者。

静脉全麻药的早期临床试验筛选受试者时，在符合一般要求的基础上，需注意排除有家族性麻醉意外史者，诸如恶性高热、麻醉药物过敏等；排除预计有通气和／或插管困难者。

试验前，受试者必须按照全身麻醉的常规要求进行准备。

（二）试验设计

Ⅰ期临床试验应包括安慰剂对照，推荐设计阳性药对照。如拟开发药物与现有药物的化学结构和／或作用靶点相似，可以现有药物作为阳性对照，观察拟开发药物相对作用特点。剂量爬坡终止标准可包括达到一定比例受试者满足预设的镇静评分。

Ⅱ期临床试验应充分考虑麻醉失败的判断标准和补救方案。结合临床使用实际情况，首次给药后一般可以允许追加试验药物，但追加剂量一般不超过其首次剂量的50%，一般建议固定每次的追加剂量。相邻两次追加药物之间的时间间隔应充分考虑药物的代谢特点和临床实际需求。试验药物追加次数应该设置上限，若超过此上限仍不能达到气管插管、手术或诊疗操作所需的麻醉深度时，应判定为镇静／麻醉失败。为保证患者权益和安全，镇静／麻醉失败的受试者应该立即退出试验，改用本医疗机构常用的麻醉方法作为补救方案，继续完成手术或诊疗操作。

（三）试验药物

临床中对于静脉全麻药的剂量准确性要求高，因此，在早期临床试验中应对完整的临床给药方案进行探索，包括试验药物的注射总量、体积、输注速度、配制方法等，在评估给药量时，还应考虑静脉通路的无效腔体积对给药总量的影响。

（四）药代动力学

针对不同使用目的，常用的静脉全麻药的临床给药方式包括单次静脉注射（包括追加注射）和持续输注等。在早期临床试验中，可以考虑根据不同使用目的分阶段开展多个研究以获得相应的药代动力学和药效动力学数据。

静脉全麻药的Ⅰ期临床药代动力学研究一般采用血和尿液样本进行浓度测定，考察药物的暴露量和代谢消除情况。如果存在特殊的排泄途径（如经呼吸排除），还应当对相应的生物样本进行取材测定。

静脉血样本采集部位应与注射部位在不同侧的肢体。

通常，以血浆药物浓度为基础建立静脉全麻药的药代动力学模型。由于药物在体内的分布过程（如血液与效应器官、脂肪、肌肉等组织之间的分配）及消除过程

（如在血浆或外周组织中广泛代谢）中受到各种因素的影响，同一受试者动脉血和静脉血的血药浓度及其达峰时间、暴露量等药代参数也可能存在明显的不同。血浆并非麻醉药物的效应部位，药物效应常常滞后于血浆浓度变化，在动静脉血药浓度存在明显差异的情况下，应提供动静脉血的药代动力学比较数据。

静脉全麻药持续输注的时 – 量半衰期可能随输注时间延长而增加，如拟开发需长时程输注的适应症，药代动力学研究中注意对时 – 量半衰期随时间变化情况进行研究。

（五）暴露 – 效应关系

静脉全麻药的临床研究中会观察到其引起的不同程度的镇静或麻醉效应，对保护性反射和生命体征的影响作用，以及其他药理作用，如镇痛或肌松作用等。

在Ⅰ期临床试验中，应充分地考察静脉全麻药的效应特征、效能、EC_{50}、EC_{95}、起效剂量、起效时间、作用持续时间和意识完全恢复时间等表征其有效性的参数，以及这些参数在个体之间的变异程度。

尽可能在"剂量爬坡试验"阶段，获得较完整的试验药物在健康受试者中的量 – 效关系曲线。同时，建议从安全性和有效性两个方面分析并建立暴露 – 效应关系。在满足药代动力学研究要求的基础上，可考虑在关键安全性和药效学意义的时点采集血样本。例如，有效性可关注镇静麻醉深度评分和/或 BIS 值与血药浓度的关系，安全性可关注 Q–T 间期显著延长的时点。在Ⅱ期临床试验中，也可在患者中进行关键安全性和药效学意义的时点的暴露 – 效应关系研究。

（六）安全性评价

静脉全麻药作用于中枢神经系统，其有效剂量与引起中枢神经系统、呼吸系统、循环系统不良反应的剂量常常高度重合，但在起效时间和持续时间等方面可能存在差异，例如，中枢神经系统的不良反应可在意识恢复后发生，呼吸抑制也可能在意识恢复后再次发生。在早期临床试验的安全性评价中，应充分考虑此类情况，并做相应监测与评估。

受试者的苏醒速度和苏醒质量对观察试验药物的中枢神经系统损伤作用，以及评估其主要药效作用的消除非常重要。建议在早期临床试验中设计与记忆功能、认知功能、运动协调功能、肌张力等相关的评价指标，例如记忆恢复时间、指鼻试验等。

当观察到肌张力异常、惊厥、全身抽搐等较为严重的中枢神经系统不良反应或肾上腺皮质功能抑制等内分泌功能异常时，如果严重程度明显高于对照药，应谨慎考虑是否继续开发。

四、确证性临床试验

（一）受试者

全身麻醉诱导与维持和非气管插管患者中的镇静/麻醉的Ⅲ期临床试验中，一般选择接受常规手术/诊疗操作的受试者，18~65岁，ASA分级≤Ⅱ级，吸空气时指脉搏氧饱和度(SpO₂)≥95%。如果在早期临床试验中，已获得了更广泛人群较为充分的安全性数据，可适当放宽入选标准，开展针对更大年龄跨度或特殊手术患者（例如ASA分级Ⅲ-Ⅳ级）中的临床试验。

ICU镇静一般不作为首个适应症开发。

（二）试验设计

建议采用多中心、随机、盲法、阳性药平行对照设计。

应尽可能采用双盲设计。若双盲实施困难，可通过非盲研究者和盲态研究者分开操作的方式进行处理。试验方案应对盲法设计的依据、盲态保持的方法及措施等进行规定。

（三）有效性评估指标

评价静脉全麻药有效性常用的量表或客观检查指标包括反映意识水平的镇静深度评分（MOAA/S评分）、反映患者躁动-镇静状态的RASS、反映麻醉深度的脑电双频指数（BIS）、睫毛反射消失和对伤害性刺激的保护性反射等。如采用伤害性刺激（伦理上可接受的）的方法，应尽量使伤害性刺激的性质和强度相同，且刺激程度可量化。随着临床评价方法的研究进展，也可根据适应症选择信效度好、公认的其他评价量表或客观指标，建议提前与药监机构进行沟通，以达成共识。试验方案应明确有效性评价的评估时间/频率。

1. 主要疗效评估指标

目前常用的主要疗效评估指标举例如下：

类别	应用场景	主要疗效评估指标	指标含义（同时满足各项所列的全部条件）
（1）	全身麻醉的诱导	诱导成功率	麻醉诱导成功：给药后5分钟内可达到MOAA/S≤1，未使用补救药物，完成气管插管和/或切皮等刺激
	全身麻醉的维持	维持成功率	麻醉维持成功：无苏醒和术中知晓，无非预期的肢体活动，未使用补救药物
	全身麻醉的诱导和维持	麻醉成功率	麻醉成功：麻醉诱导成功，麻醉维持成功

续表

类别	应用场景	主要疗效评估指标	指标含义（同时满足各项所列的全部条件）
（2）	非气管插管的手术 / 操作中的镇静和麻醉	镇静成功率	镇静成功：达到目标镇静评分值；根据操作要求确定达到目标镇静评分的时间要求，如胃、结肠镜 5min；完成诊疗过程，无替代补救药物
（3）	ICU 患者的镇静	镇静成功率	（1）研究期间未使用补救镇静药；（2）研究给药期间，受试者处于目标镇静水平的时间不低于整个研究给药时间的 70%。

2. 次要疗效评估指标

根据静脉全麻药的临床作用特点或预期优势特征选择次要疗效评估指标。

常用的次要疗效评估指标包括起效时间、维持时间、麻醉镇静深度维持能力、操作期间受试者的体动反应、心率和血压（收缩压、舒张压、平均动脉压等）波动、苏醒时间、苏醒质量（恢复期定向力、记忆力、运动协调能力等）、达到离开麻醉恢复室标准的时间、常见的麻醉后效应、手术医师满意度、麻醉医生满意度和患者满意度等。ICU 镇静的试验中，还包括对受试者焦虑、躁动以及谵妄等的评价。

起效时间、维持时间、苏醒时间的评估应充分，试验方案应明确其判断标准，例如，"苏醒"被事先定义为全麻时采用连续三次 MOOA/S 评分为 5 分。

（四）安全性评估

全身麻醉诱导与维持的Ⅲ期临床试验应对受试者血压、呼吸等重要生理功能指标的平稳性进行评价，例如，在气管插管、切皮（或其他操作）、缝皮、拔管等关键时点的变化程度，并应与对照药进行比较。评价麻醉维持效果的确证性临床试验，应在麻醉复苏室中不同时点进行 Aldrete 评分。

用于非气管插管患者中的镇静 / 麻醉适应症特别是可能用于门诊检查、日间手术时，应对受试者脱离医疗环境后的监护要求、麻醉后可操作机械设备等的时间进行评价。

ICU 镇静的Ⅲ期临床试验中应关注肌张力、血流动力学平稳性、静脉炎等发生情况，并与对照药进行比较。关注对于影响预后的精神症状发生情况。

五、特殊人群的考虑

静脉全麻药是为配合个体诊断或治疗等操作或手术目的主动施予，全年龄段、各种生理状态、身体健康水平的人群均存在临床需求。由于年龄、性别、身体质量指数、肝肾功能等可能影响药物的分布、代谢和排泄，建议在研发此类药物过程中，针对药代、药效可能存在差异的人群进行必要的研究，如儿童、老年人群和肥胖人群等。

参考文献

［1］王斌，刘进.近10年全球新型静脉麻醉药物临床研发动态.药学进展，2017，41（5）：569-573.

［2］《药物临床试验质量管理规范（2020年）》国家药监局，国家卫生健康委2020年第57号公告.

［3］《药物Ⅰ期临床试验管理指导原则（试行）》，国家食品药品监督管理局，国食药监注［2011］483号.

［4］《药物临床试验的一般考虑指导原则》总局关于发布药物临床试验的一半考虑指导原则的通告（2017年第11号）.

［5］《麻醉药品和精神药品管理条例》（国务院令第442号，2019-11-01）.

［6］《创新药临床药理学研究技术指导原则（征求意见稿）》，关于公开征求《创新药临床药理学研究技术指导原则（征求意见稿）》意见的通知.

［7］中华医学会麻醉学分会区域麻醉镇静管理专家共识工作小组.区域麻醉镇静管理专家共识.中华麻醉学杂志，2017，37（1）：12-20.

［8］中华医学会麻醉学分会全凭静脉麻醉专家共识工作小组.全凭静脉麻醉专家共识.中华麻醉学杂志，2016，36（6）：641-649.

［9］许文妍，董希玮，张马忠.麻醉药的药代/药效学模型及其临床应用.药学进展，2017，41（5）：355-360.

［10］中华医学会重症医学分会.中国成人ICU镇痛和镇静治疗指南.中华重症医学电子杂志，2018，4（2）：90-111.

局部给药局部起效药物临床试验技术指导原则

一、背景和目的

局部给药局部起效药物（locally applied，locally acting products，LALAP），是指应用于局部并在应用部位发挥作用的药物。此类药物如出现全身作用，则被认为是非预期的药物作用。

局部给药局部起效药物涉及多种剂型，主要用于皮肤、五官、呼吸、消化、外科、妇科等适应症领域，包括：皮肤外用制剂（如乳膏、软膏、凝胶等），眼用制剂（如滴眼液、眼内注射液、眼用植入剂等），滴耳剂，鼻用制剂（如喷雾剂等），呼吸系统用吸入制剂（如粉雾剂、气雾剂等），妇科制剂（如阴道栓剂、阴道片剂等），经口或直肠给药而在消化道局部发挥作用的制剂等。

与系统给药药物相比，局部给药局部起效药物在处方组成、剂型特点、给药途径等方面具有特殊性，因此，应针对性进行临床试验设计和评价，包括局部给药后局部和全身的耐受性、安全性、局部和系统药代动力学、局部药效动力学、剂量探索等。

局部给药局部起效药物的临床开发应遵循药物临床试验的一般原则，包括国内药物临床试验相关技术指导原则和国际人用药品注册技术协调会（ICH）相关技术指导原则。

本指导原则旨在基于局部给药局部起效药物的特点，为此类药物的科学研究和评价提供针对性指导建议。对于随着医学科学技术的发展出现的更加科学合理和公认的工具和方法，也可考虑采用，但需提供支持性和验证性证据，并与监管机构沟通。

二、适用范围

本技术指导原则适用于局部给药局部起效药物的研发和评价，包含创新药、已知活性成分开发成为局部给药局部起效的改良型新药以及化学仿制药。

三、局部给药局部起效药物的特点

局部给药局部起效药物通常需要特殊的剂型使其存留于应用局部（如乳膏、凝胶），或以特定的剂型和装置（如粉雾剂及相应装置）使其到达特定部位并留存于应用局部进而发挥局部治疗作用。

该类药物除主要活性成份外，往往需要较多辅料以形成相应剂型，其处方和剂型的选择和变化可直接影响药物的有效性和／或安全性，例如，通过改变药物理化性质或通过改变药物中非活性成分使活性物质的渗透程度发生改变就可能影响药物的安全性和／或有效性；此外，药物中新辅料自身的安全性以及辅料与活性成分之间潜在的相互作用对于评估药物的安全性特征具有重要意义。对于治疗哮喘的经口吸入制剂，需要关注给药的吸入器装置，特别是药物流量依赖性粒度分布等，这将直接影响药物到达的部位，进而影响有效性和／或安全性。

由于存在上述特点，局部给药局部起效药物的临床研发应针对性开展临床试验，试验设计需结合药物的处方组成、剂型、给药装置、给药部位、非临床药代动力学、非临床药效动力学及毒性等特征进行综合考虑。

四、临床试验设计的总体原则

1. 创新药

对于局部给药局部起效的创新药，除按照创新药研发的一般思路外，应考虑局部给药制剂的药物剂量与药物浓度和给药面积的大小密切相关，故应基于目标疾病、治疗靶部位及药物作用特点，在临床研发早期针对性探索研究以下内容：（1）局部给药后药物在局部的吸收和分布情况，关注不同药物浓度、不同给药面积下的局部和全身暴露情况，以评估其局部给药能否到达靶部位、靶部位的药物剂量或浓度是否足以发挥其药理作用，以及系统吸收可能带来的潜在安全性风险；（2）依据目标疾病病损面积大小，考虑设计足够给药面积下的耐受性和安全性研究。这些探索性研究可为后续临床研究给药剂量、规格浓度、给药面积、给药间隔等设计提供充分支持性证据。

尽管应用该类药物的目的是在应用局部发挥药物效应，但仍有可能存在由于药物吸收入血导致的安全性风险。申请人应结合研究药物的非临床药代动力学特征、系统暴露相关毒性等数据，初步评估局部给药后是否存在系统吸收以及潜在的系统吸收带来的安全性风险。如非临床研究数据提示研究药物可能存在系统吸收引起的全身或某些组织器官的不良反应，应在早期探索性临床试验和确证性临床试验设计中特别关注局部给药后系统吸收对安全性的影响，并设定相应的观察指标或终点。

创新药的确证性临床试验，通常应通过良好设计的临床试验证明药物对拟定适应症和目标人群安全有效，能为药物的上市许可提供充分的证据，并为拟定的药品说明书提供完整而全面的信息。

2. 改良型新药

在已批准上市的具有同一已知活性成分药品基础上开发的境内外均未上市的局部给药局部起效的新剂型、新给药途径药物均属于改良型新药。这类改良型新药与具有相同活性成分的经系统给药系统吸收制剂相比，在药物组成成分和剂型方面通常存在可直接影响药物的有效性和 / 或安全性的较大差异。根据现行《化学药品注册分类及申报资料要求》，此类改良型新药应具有明显临床优势。与系统给药系统发挥作用的制剂相比，局部给药局部起效药物通常应能显著提高局部疗效；或在不降低局部疗效的同时，显著降低当前用药患者的不良反应或用药的相关风险，或显著提高患者用药的依从性。当药学和非临床研究结果提示将系统给药制剂的相同活性成分改良为局部制剂可为患者带来更好的潜在临床获益时，可考虑开发为局部给药局部起效制剂。

如拟用于与原剂型相同适应症时，因已有同活性成分经系统给药系统吸收制剂的 PK、PD、剂量 – 暴露 – 效应关系、安全性和有效性等研究数据可借鉴参考，故通常不一定需要进行完整的非临床和临床试验，申请人可基于已有研究数据，针对性进行相关临床试验和 / 或桥接试验以用于支持其上市。

如改良型新药拟用于全新的适应症，应参照创新药的研发要求，开展全面、系统的临床试验，原制剂的安全性数据可为改良型新药研发中的风险管理措施提供参考信息。

2.1 已有系统给药药品上市，开发同一活性成分的局部药物

已知活性成分的药物，以往未用于局部，但有系统给药制剂上市，新研发的局部给药局部起效制剂应针对给药途径、给药部位和局部制剂特点，对局部用药的剂量 – 暴露 – 效应关系、安全性和有效性特征进行全面的研究，应开展包括局部和全身的耐受性试验、药代动力学试验、剂量探索和确证性临床试验等一系列试验，确保试验设计的系统性和全面性，并为最终确定的适应症、用法用量、规格等提供试验数据支持。药代动力学研究中应尽可能探讨局部药代动力学特征。

此类药物应重点评估改变给药途径后，局部给药的安全性和耐受性，以及给药后的局部吸收和暴露量是否能产生预期治疗效应。同时，由于其经系统给药系统作用的临床试验数据可一定程度提示局部给药的安全有效性，申请人可据此开展相应的桥接研究、探索性研究和 / 或确证性研究等，以进一步明确将其开发为局部给药局部起效制剂用于拟定适应症的疗效和安全性。

2.2 已有局部给药局部起效药品上市，开发同一活性成分的局部药物

如拟开发的制剂已有已知活性成分的局部给药局部起效制剂上市，申请人应结合拟开发制剂较已上市局部给药局部起效制剂的差异和研发目的，开展制剂变化相关的临床试验，并明确其是否具有明显的临床优势。

3. 仿制药

局部给药局部起效的仿制药，申请人应全面了解已上市拟仿制药品的研发背景、药代动力学、药效动力学数据、有效性和安全性数据、上市后不良反应监测数据等，评估并明确拟仿制药品的临床需求和价值，并按照国家药监局发布的《化学仿制药参比制剂遴选与确定程序》选择参比制剂。

申请人应基于药物特征，采取逐步递进的对比研究，依次开展药学、非临床和 / 或必要的临床对比研究，以支持仿制药与参比制剂的等效性评价。对于乳膏剂、乳剂等特殊制剂，如因制剂学等原因，难以通过药学和非临床对比研究评估仿制药与参比制剂的一致性，则应在药学对比具有基本一致性（高度相似性）的基础上，进一步开展必要的非临床和临床对比研究。临床对比研究可包含以 PK、PD 参数为终点的生物等效性研究，以及以临床指标为终点的等效性研究。对于药学研究提示仿制药与参比制剂不一致的情形，申请人应进一步完善药学研究后，方可考虑开展后续研究。

在满足特定条件的情况下，申请人可提出豁免临床试验的申请，并提供相应的理由和支持性研究证据。申请人可参考国内发布的相关仿制药研究技术指导原则和 / 或国外先进监管机构对某具体品种的生物等效性指南等。

五、临床试验的特殊考虑

1. 进入临床试验的前提

申请人应对局部给药局部起效的创新药物进行全面的质量研究，包括性状、融变时限、溶出度（释放度）、有关物质、含量、微生物限度、抑菌剂及抗氧剂含量等相关关键质量指标。

由于局部用药制剂的特殊性，人体药代动力学研究或存在困难，因此，在非临床研究中，除常规毒理、药理和药代动力学研究外，申请人还需结合制剂学特点，对药物作用机制、局部药代动力学和药效学特点等进行充分的探索，以期为后续人体临床试验中确定给药浓度和剂量、给药间隔等提供充分的支持性数据。

此外，经皮肤、粘膜、腔道等局部途径给药的创新药物，在开展临床试验前应研究其制剂在给药部位使用后引起的局部（如刺激性和局部过敏性等）和 / 或全身的毒性（如全身过敏性），以提示临床应用时可能出现的毒性反应、毒性靶器官和安全范围。

2. 临床药理学研究

2.1　整体考虑

局部给药局部起效的创新药和改良型新药的早期探索临床研究总体思路与其他

药物相同，但应特别关注局部耐受性和安全性、局部药代动力学、局部药效动力学等研究的设计和评价。

创新药或改良型新药，如系统暴露尚不明确，需开展系统药代动力学研究。对于某些特殊适应症或特殊制剂，如其在健康受试者和患者中的药代特征和耐受性可能存在差异时，应在获得健康受试者相关数据基础上，考虑在临床研发早期即开展患者药代动力学、耐受性和安全性研究，以支持后续探索和确证性临床试验。

2.2 局部药代动力学研究

局部药代动力学研究，对局部给药局部起效药物的研发和评价有重要意义，旨在研究局部作用药物及其代谢物在药物作用部位的吸收、分布、代谢和排泄的动态变化规律，可用于评估药物是否可到达靶部位、药物到达靶部位的浓度或剂量、药物在靶部位的代谢特征、建立药物剂量 – 暴露量 – 效应关系，为后续临床探索和确证性试验中给药方案设计提供重要支持性依据。

然而，受限于此类药物药代动力学研究生物样品采样、试验技术方法、药物临床试验伦理学等问题，局部药代动力学的研究和评价均面临诸多困难和挑战，较难获得药物是否到达靶部位、靶部位的药物浓度及代谢过程等的数据。

本指导原则鼓励并支持药物研发企业或机构开发并在临床试验中应用先进技术、方法、工具等开展局部药代动力学及局部药效学研究，所采用的先进技术、工具、方法学等应经过充分验证。

目前，对于皮肤外用药物，我国常用的药代动力学检测方法主要有体外皮肤透皮吸收检测和全身药代动力学检测。但体外皮肤与在体皮肤存在主动转运过程和生理状态等差异，全身药代动力学参数无法反映药物在靶部位的实际过程。当前，有多种直接获取皮肤组织的采样方法，如穿刺活检、刮取活检和皮肤表面活检可用于研究皮肤药代动力学，但这些方法均为有创方法，在健康者和部分皮肤病受试者中开展有一定难度，因此，鼓励申请人积极探索先进的无创采样和 / 或检测技术和方法进行局部药代动力学研究。

2.3 局部药效学研究

局部给药局部起效药物的药效学研究应根据开发药物的特征设计。药效学研究、局部及血药浓度 – 效应研究可以在健康志愿者或患者中进行。如果有适宜的测定方法，在受试者中依据药效学数据可以对药物活性与潜在有效性进行早期评估，而且还可为随后开展的在目标适应症人群中进行的给药剂量和给药方案的确定提供依据。

3. 探索性临床试验和确证性临床试验

在开展探索性临床研究时，申请人应结合适应症特点、药品的剂型、规格、给药途径，基于研究目的，对不同的亚组人群、给药途径、给药剂量、给药间隔、疗程、评价指标等方面进行充分探索，获得关于药物有效性和安全性的初步信息，以确定是否可开展后续确证性试验。例如，拟开发用于特应性皮炎的外用乳膏剂，申请人应尽可能明确药物在表皮、真皮层等靶部位的分布和代谢情况，早期探索性研究应考虑对不同涂抹面积、不同药物浓度、不同给药间隔等进行充分研究，以为后续确证性研究的给药方案选择提供依据；如拟开发滴眼液，应明确药物的在眼部的吸收路径、作用靶部位，并应在早期探索中考虑对给药浓度和给药频次进行充分研究。

在局部给药局部起效的确证性临床试验中，应基于数据对研究药物的局部及系统安全性，以及药物的有效性进行全面的获益－风险评估。确证性临床试验关键要素的确定通常需通过多项探索性试验的结果支持。申请人应考虑随机、盲法、对照设计。确证性临床试验应对试验药物的疗效进行准确的估计。药物疗效的说明既要证明主要假设的统计学意义，还要评估疗效具有临床意义，统计学比较可以是优效性、等效性或非劣效性。

如为已知活性成分开发为局部给药局部作用药物且用于原活性成分经系统给药已获批的适应症，局部给药药物应具有提高疗效，和／或改善安全性，和／或提高依从性，和／或其他临床方面的明显优势。申请人通常应选择将已批准的含有相同活性成份的药品作为阳性对照。同时，由于安慰剂组能够确保试验对治疗组间的差异足够敏感，且考虑到预期的安慰剂效应和阴性对照的需要，申请人可考虑在符合伦理学要求的前提下选择改良型新药物、已批准阳性药物和安慰剂组进行三组比较的临床试验。

在确证性临床试验中，主要疗效指标应选择已有公认的准则和标准、能高效且可信地反映患者真正获益的疗效指标，应尽量客观且可量化。安全性指标的设计应基于对研究药物作用机制特点、给药途径（如经口腔吸入、局部患处皮肤涂抹、滴眼、玻璃体内注射、缓释制剂植入物、经阴道给药等）、局部和系统吸收情况、非临床安全性信息、同类药物已知安全性信息和潜在风险等综合评估后确定。例如针对皮肤局部用药可能引起某些特定的局部不良反应接触性皮炎，建议采用静态量表来评估皮肤体征，如红斑、水肿、糜烂；采用患者报告结局等指标评估瘙痒或烧灼感等症状；设定安全性评估的时间和频率以确定预期的不良反应；通过诊断性贴片试验或光贴片试验对药物（活性成分和赋形剂）引起的过敏性和光过敏性接触性皮炎进行描述和分析。

4. 桥接研究

对于改良型新药，通常需开展相关临床试验和／或桥接研究。其中，桥接研究设计和评价要求视具体情况而定，申请人可就桥接研究设计相关问题与药审中心进行沟通交流。

4.1　已有系统给药药品上市，开发同一活性成分的局部药物

根据拟开发适应症分为两种情形：一种是用于已知活性成分尚未获批的新适应症，另一种是用于已知活性成分已获批的适应症。

如拟用于全新的适应症，则应结合拟定适应症的特点进行全面、系统的临床研究，以确证该局部给药局部起效药物用于新拟定的适应症的有效性和安全性。已知活性成分经系统给药的安全性、耐受性、药代动力学、药效动力学数据可考虑作为支持性数据。

如新开发用于局部给药的治疗药物拟用于同活性成分药物经系统给药已获批的适应症，申请人应开展必要的临床试验证明与经系统给药制剂相比，局部给药局部起效药物能显著提高局部疗效；或在不降低局部疗效的同时显著降低当前用药患者的不良反应或用药的相关风险，或显著提高用药依从性等。如改良型新药旨在提高临床疗效，申请人应在已获批的目标适应症中，开展随机、阳性对照（选择境内已上市相同活性成分药品）、优效设计的确证性试验，以证实疗效的提高，除非有充分的理由，一般不接受等效或非劣效设计。如改良型新药旨在改善安全性，申请人应考虑通过随机、双盲、等效 / 非劣、与已上市被改良药品对照设计的确证性试验证实在有效性等效 / 非劣效结论成立的前提下，改良型新药在安全性上取得有临床意义的改善。如旨在提供依从性，申请人应在前期研究的基础上，考虑开展随机对照临床试验验证改良型新药在保持有效性和安全性不劣于被改良药品的前提下，可显著提高患者的用药依从性。

4.2 已有局部给药局部起效药品上市，开发同一活性成分的局部药物

对于申请不同适应症或申请不同给药方案的情形，应基于拟定适应症或拟定的不同给药方案进行相关临床试验，以证实其用于该适应症或采用新给药方案的安全性和有效性。该已上市局部给药制剂既往已获得的耐受性和药代动力学试验数据可作为支持性证据。

对于申请的制剂为已上市制剂的不同剂型时，申请人应提供充分的依据明确新剂型的明显临床优势。申请人应开展安全有效性研究和 / 或药代动力学研究（申请人应尽可能开展局部药代动力学研究）。如有必要，还应进行考察药物吸收、渗透特点和局部耐受性的研究。

5. 等效性研究

局部给药局部起效的仿制药的等效性评价，应基于仿制品与参比制剂在药学、非临床、临床方面的全面对比研究数据进行综合评价。临床对比研究的程度应基于局部药物制剂的复杂程度、质量和非临床对比研究数据等具体情况，开展相应的临床对比试验，以支持其等效性评价。

以临床指标为终点的生物等效性研究（临床疗效和安全性对比研究），应以考察研究药物与参比制剂的临床差异为研究目的。此类对比研究的试验设计，应基于参比制剂的临床特征，综合评估后确定研究人群、给药途径和剂量、有效性终点、有效性评价时间点、研究周期、安全性指标、等效性界值等临床试验关键要素。

值得注意的是，局部给药局部起效药物的仿制药，如难以从药学和非临床对比研究中明确仿制药与参比制剂的一致性，对于多数局部给药局部起效药物而言，通常局部 PK 参数为敏感的评价生物等效性的方法。但局部药代动力学的研究难度大，研究方法有待完善。由于血浆药物水平与局部有效性的相关性较低，故以血浆 PK 参数为终点的生物等效性试验不是显示等效的适宜方法，但此情形下生物等效性试验可在安全性方面有一定提示作用。本技术指导原则鼓励申办发开发和应用科学合理的经过验证的局部药代动力学研究方法开展以 PK 和 / 或 PD 参数为终点的生物等效性研究。对于含皮质类固醇激素的外用制剂，可在药学对比研究达到高度相似性的基础上，后续采取皮肤变白试验（skin blanching study）这一体内药效学方法，以 PD 参数为终点来评估仿制药与参比制剂的等效性。

六、结语

对于局部给药局部起效药物的开发，应基于临床治疗学需求和价值，结合已有研究数据、药物制剂学（组成成分、剂型、规格、给药装置、给药部位等）特点等，开展全面而系统的临床试验或桥接研究，证实其与已上市药品用于拟定适应症的治疗等效性。局部给药局部起效药物的临床试验中应特别关注对局部药代、局部药效、局部安全性、耐受性等的充分探讨。由于局部给药局部起效药物研发情形复杂，应具体情况具体分析，本指导原则鼓励申请人针对拟研发的局部给药局部起效药物进行研发和技术评价沟通交流。

七、参考文献

1. 国家药品监督管理局药品审评中心，皮肤外用化学仿制药研究技术指导原则（试行），2021.

2. 国家药品监督管理局药品审评中心，化学药物制剂人体生物利用度和生物等效性研究技术指导原则，2005.

3. 国家药品监督管理局药品审评中心，化学药品改良型药品临床试验技术指导原则，2020.

4. ICH，E8 General Considerations for Clinical Trials，1997.

5. EMA，Note for guidance on the clinical requirements for locally applied，locally acting products containing known constituents（CPMP/EWP/239/95），1995.

6. EMA，Requirements for clinical documentation for orally inhaled products（OIP）including the requirements for demonstration of therapeutic equivalence between two inhaled products for use in the treatment of Asthma and Chronic Obstructive Pulmonary Disease（COPD）in adults and for use in the treatment of asthma in children and adolescents，2009.

7. FDA，Guidance on Topical Dermatologic Corticosteroids: in vivo bioequivalence，1995.

药物临床试验期间方案变更技术指导原则
（试行）

一、概述

药物临床试验期间方案变更是指药物临床试验期间，因各种原因，需要对药品审评机构已批准或经沟通交流认可的临床试验方案内容进行修改或完善。

申办者应承担临床试验方案变更的主体责任，全面、深入评估临床试验期间方案变更的必要性和科学合理性，评估方案变更对受试者安全的影响。

为指导申办者更好地开展临床试验期间方案变更的安全性评估及相关工作，控制临床试验风险，保护受试者安全，制定本指导原则。

本指导原则适用于与注册相关的中药、化药、生物制品（含疫苗）相关的临床试验方案变更。本指导原则不适用于临床试验期间改变剂型、给药途径、新增适应症以及增加与其他药物联合用药等情形，上述情形不属于方案变更管理范畴，应按相关要求提出新的临床试验申请。

二、方案变更的常见情形与评估要点

（一）常见情形

药物临床试验期间，因各种原因，可能出现需要变更临床试验方案中相关内容的情形。主要包括以下几方面：

1. 临床试验期间，发现药物新的安全性问题或潜在安全风险，如临床或非临床研究中新的安全性数据与信息等，需要及时对临床试验安全性研究相关内容进行修改或完善；

2. 临床试验期间，需要对临床试验有效性研究相关内容进行修改或完善；

3. 临床试验期间，为了提高临床试验实施效率，需要修改试验方案中相关内容；

4. 其他，如变更联系人、联系方式等，一般不涉及试验方案设计的变化。

（二）评估要点

药物临床试验期间，在方案变更前，还应全面、深入评估方案变更的必要性和科学合理性。应结合非临床安全性和有效性研究、药学工艺、质量标准、稳定性研究等，以及临床试验的不同阶段和性质，如首次人体试验、探索性试验、确证性试验等，对方案变更后临床试验的整体设计、实施、预期有效性结果、统计分析、风险控制、风险 – 获益权衡等重新进行评估，判断是否可能产生显著性影响，评估要点包括：

1. 临床试验受试者的安全风险（包括风险 – 获益权衡）；

2. 临床试验科学性；

3. 临床试验数据产生的可靠性。

三、变更分类

根据临床试验方案变更对受试者安全风险、试验科学性以及数据可靠性的影响程度，尤其是可能产生的不利影响，如增加受试者安全风险、降低临床试验科学性、降低临床试验数据可靠性等，可将临床试验期间方案变更分为实质性变更和非实质性变更。

（一）实质性变更

实质性变更是指对临床试验受试者的安全性、试验的科学性、试验数据的可靠性可能产生显著性影响的变更。

1. 对于确证性临床试验，需要特别关注和重点评估的、可能的实质性变更举例如下：

（1）变更主要目的；

（2）变更主要终点或对试验安全性、科学性有重要影响的次要终点；

（3）变更主要终点、重要次要终点的测定方法或评价标准；

（4）变更可能对试验科学性、安全性有显著性影响的入选标准或排除标准，如明显改变受试人群特征或范围等；

（5）变更给药剂量；

（6）变更给药方法，如给药时间、给药间隔时间、给药周期等；

（7）变更、增加或删除对照组 / 对照药物（包括安慰剂）；

（8）变更可能对试验安全性、科学性有重要影响的诊断、医疗监测方法或程序；

（9）变更可能对试验安全性、科学性有重要影响的基础治疗；

（10）减少安全性指标或访视次数或随访时间；

（11）变更试验结束的定义、暂停试验标准、终止试验标准（包括受试者个体试验终止和整个临床试验终止）；

（12）变更偏倚控制方法，如随机化方法、盲法设置等；

（13）变更主要终点或重要次要终点的统计分析方法、分析计划；

（14）撤销数据安全监查委员会 / 数据监查委员会 / 独立数据监查委员会；

（15）其他。

在具体临床试验方案变更中，申办者应根据具体的试验方案设计，结合非临床及药学等相关研究结果，针对变更的具体项目、变更程度和范围进行深入分析，评估在此试验中，该变更是否确实对试验安全性、科学性或数据可靠性带来显著的不利影响，如是，则应判断为实质性变更。例如：增加给药剂量，未超出非临床安全性研究和已有临床研究结果提示的安全窗的，属于非实质性变更；已超出非临床安全性研究或已有临床研究结果提示的安全窗的，属于实质性变更。

2. 对于临床药理学研究及探索性临床试验，试验性质、目的、设计与确证性试验存在较大不同，剂量、给药方案等处于探索研究过程中，因此，此阶段临床试验，实质性变更的评估重点更侧重于显著影响受试者安全风险的变更。

（二）非实质性变更

非实质性变更是指对临床试验受试者的安全性、试验的科学性、试验数据的可靠性不会产生显著性影响的变更。

在需要特别关注和重点评估的、可能的实质性变更举例中，如根据具体的临床试验方案，经综合评估后认为，变更对临床试验受试者的安全性、试验的科学性、试验数据的可靠性不会产生显著性影响，则属于非实质性变更。

其他常见非实质性变更举例如下：

1. 文字打印错误；

2. 文字表述的微小调整，以澄清方案中表述不明确的内容；

3. 记录试验数据的文件格式或内容（非实质性内容）的适当调整；

4. 变更探索性终点或其检测方法；

5. 基于预防目的而不是紧急风险控制情况下增加安全性指标或访视次数（侵入性检查除外）；

6. 变更各相关方联系人、联系方式等；

7. 其他。

四、安全风险评估

临床试验方案变更实施前，申办者应先对受试者的安全风险，以及变更试验方案的科学性等进行全面、深入的研究与评估，科学合理地判断方案变更的性质，区分实质性变更或非实质性变更。

对于实质性变更，还需进一步明确是否会显著增加临床试验受试者的安全风险。

对变更后受试者安全风险的评估，应重点围绕受试人群特征及范围、试验药物给药方案、药物暴露程度、安全剂量范围、非临床安全性研究及已知的临床安全性研究结果对目前安全性研究设计的支持程度等进行深入分析，评估方案变更后临床试验受试者安全风险是否显著增加或出现新的风险。在此基础上，结合非临床有效性研究及已知的临床有效性研究结果，进一步评估受试者预期的风险 – 获益。

举例如下：

删除排除标准中"肝、肾功能异常者"，但非临床安全性研究结果提示本品具有明显的肝毒性或肾毒性，综合评估认为，变更方案后的临床试验安全风险显著增加。

修订入组标准，将病情程度由"重度"修改为"轻度"，但非临床安全性研究结果和 / 或已知临床安全性研究结果提示本品有较大毒性反应，变更后受试者预期风险大于获益。

本指导原则中无法列举试验方案变更中安全风险评估的所有情形。申办者应结合具体情况，开展全面深入地分析和研究，科学合理地评估临床试验期间方案变更对于受试者安全风险的影响。

五、伦理审查

药物临床试验期间方案变更，在申办者充分进行风险评估的基础上，还应严格遵守伦理审查的相关规定和要求，必要时还应更新研究者手册、知情同意书等相关文件并报伦理委员会审查。

六、变更管理与资料要求

（一）方案变更实施前，除提交伦理审查外，申办者还应根据变更的不同性质及对受试者安全风险的影响，按照以下要求开展工作：

1. 对可能显著增加受试者安全风险的实质性变更，应按照《药品注册管理办法》等相关法规要求，提出补充申请。

2. 对其他的实质性变更（不会显著增加受试者安全风险，但可能显著影响试验科学性以及数据可靠性），若为确证性临床试验方案的变更，申办者应向药审中心提出沟通交流申请；若为其他阶段临床试验方案的变更，申办者认为必要的，可向药审中心提出沟通交流申请。

3. 非实质性变更，经伦理审查同意或备案后，即可实施。

（二）方案变更后，申办者还需要按照相关要求在药物临床试验登记与信息公示平台更新信息。

（三）方案变更后，申办者还应按照相关要求在《研发期间安全性更新报告》（DSUR）中汇总报告。

（四）申办者向药品审评机构提出补充申请或沟通交流申请时，至少应提供以下技术资料：

1. 详细说明变更的具体内容。提供变更前、后的临床试验方案及变更事项列表对比。

2. 详细说明变更的必要性、科学合理性以及受试者安全风险控制等相关的依据并提供相关研究资料。

3. 必要时，还应提供非临床、药学等相关研究资料。

4. 必要时 / 如有修订，提供知情同意书、研究者手册。

5. 必要时 / 如有修订，提供临床试验综述资料、药理毒理综述资料、药学综述资料。

七、沟通交流

对于本指导原则中未涵盖的复杂的或疑难方案变更情形，申办者在开展风险评估的基础上，可按照《药物研发与技术审评沟通交流管理办法》相关规定，向药品审评中心提出相应类别的沟通交流申请。

八、变更路线示意图

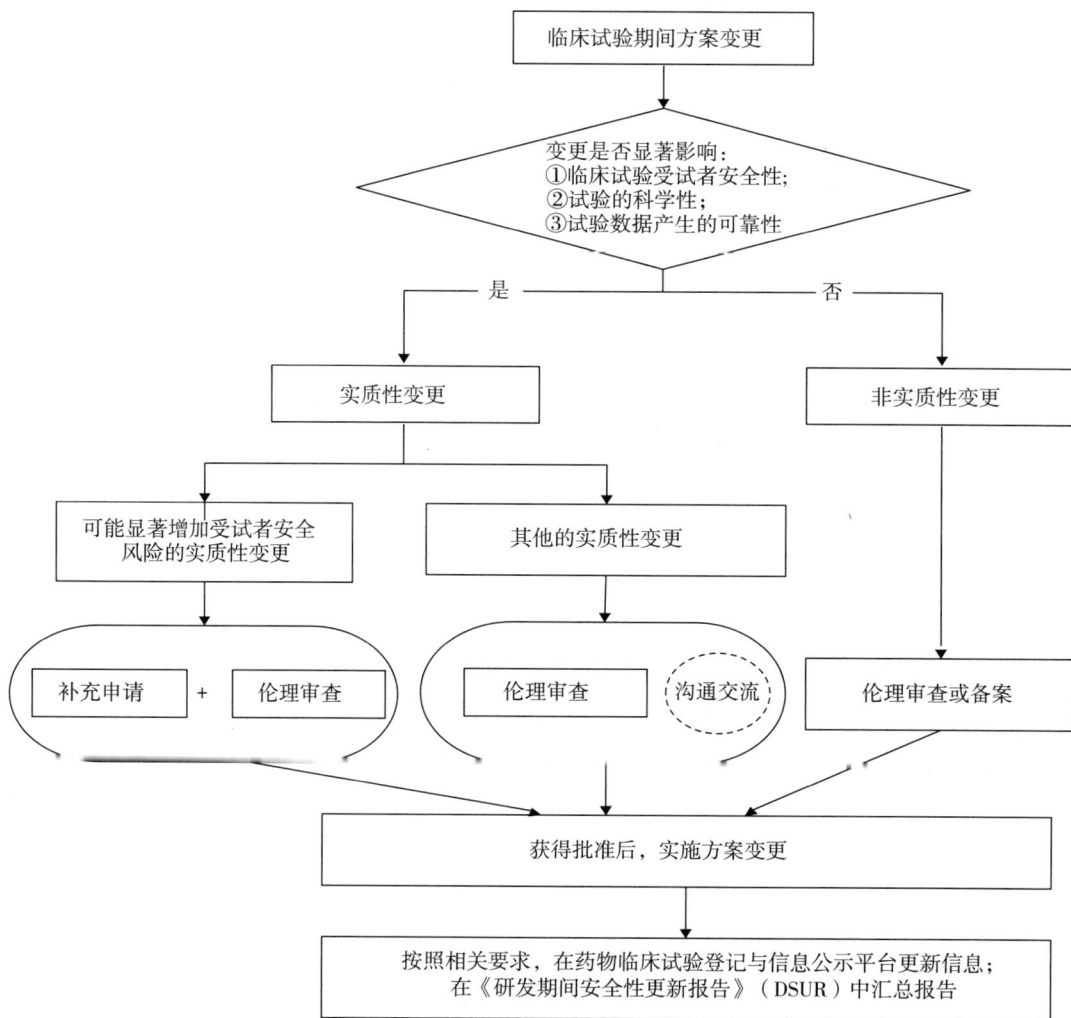

九、参考文献

1. 国家市场监督管理总局. 药品注册管理办法（国家市场监督管理总局令第 27 号）.（2020-3-30）

2. CDE. 关于发布《药物临床试验期间安全信息评估与管理规范（试行）》的通告（2020 年第 5 号）.（2020-7-1）

3. CDE. 关于发布《药物临床试验登记与信息公示管理规范（试行）》的通告（2020 年第 9 号）.（2020-7-1）

4. CDE. 关于发布《研发期间安全性更新报告管理规范（试行）》的通告（2020 年第 7 号）.（2020-7-1）

5. 国家药品监督管理局. 药物研发与技术审评沟通交流管理办法.（2020-12-10）

6. EMA. Detailed guidance for the request for authorization of a clinical trial on a medicinal product for human use to the competent authorities, notification of substantial amendments and declaration of the end of the trial.（2010）

7. EMA. Regulation（EU）No 536/2014 of the European Parliament and of the Council of 16 April 2014 on clinical trials on medicinal products for human use.（2014）

8. FDA. 21CFR Part 312 Investigational new drug application.（2017）

药物临床依赖性研究技术指导原则（试行）

一、背景

药物依赖性（Dependence）是指由于药物对躯体（生理）或精神（心理）的药理作用而使机体产生反复用药的需求，以使其感觉良好或避免感觉不适。药物依赖性评估可用于判断药物依赖性程度和使用风险，指导说明书撰写，决策药品上市后风险监测要求及管理标准（如列入麻醉药品目录或精神药品目录）等。

评价药物依赖性依靠对药学、非临床和临床证据的综合评估，以判断药物滥用潜力。临床依赖性评估是滥用潜力药物安全性评价的重要内容，由于具有特殊研究目的和评价要求，其研究过程及数据来源贯穿于临床研究全程，通过对临床研究全程产生的相关数据的综合分析，得到关于药物临床依赖性情况的证据，与药学和非临床证据一起纳入药物依赖性的综合评估。

药物非临床依赖性评估的要求已在 2022 年 1 月发布的《药物非临床依赖性研究技术指导原则》中予以阐述，本指导原则将介绍药物临床依赖性评估的相关要求。

本指导原则主要适用于在我国研发的具有滥用潜力的创新药和改良型新药。

应用本指导原则时，应同时参考药物临床试验质量管理规范（Good Clinical Practice，GCP）、人用药品技术要求国际协调理事会（International Council for Harmonisation of Technical Requirements for Pharmaceuticals for Human Use，ICH）和其他境内外已发布的相关技术指导原则。

本指导原则仅代表药品监管机构当前的观点和认识，不具有强制性的法律约束力。随着科学研究的进展，本指导原则中的相关内容将不断完善与更新。

二、研究对象

滥用潜力药物是临床依赖性评估的研究对象。滥用潜力药物通常具有中枢神经系统活性（如作用于中枢神经系统靶点）且可以产生期望的精神效应。期望的精神效应通常包括欣快感、幻觉或其它感知异常、认知和情绪变化等。

目前已知的可能与滥用潜力相关的中枢神经系统靶点包括（但不限于）：阿片、多巴胺、5- 羟色胺、大麻素、γ- 氨基丁酸（GABA）、N- 甲基 -D- 天门冬氨酸（NMDA）受体，转运体（如多巴胺、5- 羟色胺、GABA），离子通道复合物（如钙、钾、氯）等。

目前认为，以下三种情形需要进行临床依赖性评估：第一，现有研究证据明确显示药物（和／或人体主要代谢产物）作用于以上中枢神经系统靶点或非临床依赖性潜力评价提示有致躯体或者精神依赖潜力时。第二，现有研究证据未明确显示药物（和／或人体主要代谢产物）作用于以上中枢神经系统靶点，但无法排除药物对以上中枢神经系统靶点有影响或非临床依赖性潜力评价提示有致躯体或者精神依赖潜力时。第三，现有研究证据显示药物（和／或人体主要代谢产物）作用于除以上靶点以外的新的中枢神经系统靶点（尚未获得滥用潜力评估证据的靶点），且无法排除药物具有滥用潜力时。

三、研究时机

对于滥用潜力药物，临床依赖性评估贯穿于整个临床研究过程。现阶段，药物临床依赖性评估通常包括滥用相关不良事件收集、认知和行为测试、躯体依赖性（戒断反应）评估和人类滥用潜力研究（Human Abuse Potential，HAP）。

在最初进行人体临床研究时，即应开始有意识的进行依赖性风险指标的收集与记录。在早期临床研究阶段（Ⅰ期和Ⅱ期），应注意收集与滥用潜力相关的不良事件，也可以考虑设计认知与行为测试及戒断反应观察，以尽早获得人体滥用潜力风险信号。通常，在临床用药剂量范围基本确定后，将进入非临床特异性的依赖性试验阶段（如条件性位置偏好试验、药物辨别试验、自身给药试验、戒断试验等），同时，临床依赖性评估仍在持续进行，包括滥用潜力相关不良事件的收集及在试验中纳入滥用潜力相关测试等。在非临床特异性的依赖性试验完成后，结合非临床依赖性评估结果及早期临床研究中获得的滥用风险信号，综合决策开展HAP研究的必要性。

相同机制靶点药物的滥用潜力特征可能具有相似性，因此，当已有相同机制靶点药物上市，并且已开展了系统的临床依赖性评估，滥用潜力特征数据充分可靠时，如果试验药的非临床依赖性评估证据及常规临床研究中收集的滥用相关不良事件数据未提示额外新增的依赖性风险，可以考虑不再开展认知和行为测试、躯体依赖性（戒断反应）评估和HAP研究。需考虑到由于不同化合物在作用于相同机制靶点时，在滥用潜力特征或强度方面可能存在差异，如果该机制或靶点已知明确具有高滥用风险，或非临床依赖性评估证据及常规临床研究中收集的滥用相关不良事件数据提示可能具有额外新增的依赖性风险时，试验药仍需考虑进行完整的支持滥用潜力特征评价的临床依赖性研究。

如果相同机制靶点药物的临床依赖性评估结果充分可靠，但在试验药的常规临床研究中获得的滥用相关不良事件数据存在明显不确定性或不可靠，则应考虑开展认知和行为测试和躯体依赖性（戒断反应）评估，以及考虑开展HAP研究的必要性。

如果药效学研究数据不能充分支持机制靶点的相似性，则需考虑进行系统的临床依赖性评估。

四、研究方法

（一）滥用相关不良事件收集

通常，在药物临床研究中常规纳入中枢神经系统反应相关指标的观察与评估，部分指标可能提示药物具有滥用潜力，例如：失眠、镇静、幻觉、欣快、震颤、解离状态等。在各种可以用于反映滥用潜力的症状或体征中，与欣快相关的反应是提示滥用潜力的敏感指标。如果发现与已知具有滥用风险的药物（如兴奋剂、镇静剂等）具有相似欣快表现时，需特别引起注意。

建议将可能提示药物具有滥用潜力的症状或体征详细记录在病例报告表（Case Report Form，CRF）中，同时，需要注意报告不良事件时的术语选择，注意症状或体征表现与术语选择的匹配性。根据 ICH 国际医学用语词典（Medical Dictionary for Regulatory Activities，MedDRA），滥用相关的首选术语（Preferred Terms，PTs）常见于但不限于归类在系统器官分类（System Organ Class，SOC）的各类神经系统疾病、精神疾病类、全身性疾病及给药部位各种反应。

应针对单项试验对可能提示药物具有滥用潜力的不良事件数据进行独立分析。在独立分析中，应结合 CRF 中记录的症状或体征的详细描述，对可能提示药物具有滥用潜力的不良事件的发生时间、持续时间、严重程度、转归情况等进行报告，同时，注意相关症状间在发生时间与持续时间上的重叠。除了对不良事件的发生率和严重程度等进行报告与比较之外，还应结合给药剂量和不同剂量下的药代动力学（PK）及药效动力学（PD）数据进行剂量 – 暴露 – 效应（滥用潜力）关系的分析。

在健康人临床试验中收集到的可能提示药物具有滥用潜力的不良事件发生率可能高于患者参加的临床试验，该情况可能与健康人参加的早期耐受性或 PK 试验中使用的剂量范围更宽有关，在暴露于高剂量药物时上述不良事件发生率可能更高，或者，由于患者疾病状态影响了对不良事件的敏感识别。因此，除了针对单项试验进行独立分析之外，还应汇总所有临床试验中可能提示药物具有滥用潜力的不良事件数据进行分析。

可能揭示药物具有滥用潜力的症状或体征往往缺乏特异性，因此，应结合药物治疗背景及受试者特征对收集到的不良事件进行评估与判断，避免将药物的目标效应与提示具有滥用潜力的症状或体征相混淆。例如，抗抑郁药产生"情绪高涨"，或者镇静安眠类药物产生"嗜睡"，这些反应会被记录为可能提示药物具有滥用潜力的不良事件，但不应被单独解释为其出现提示该药物具有滥用潜力。

滥用潜力通常表现为一症状群，因此，当发现某一种可能提示药物具有滥用潜力的症状或体征的不良事件发生率高时，应避免简单的归于滥用潜力风险信号，而需结合整体不良事件发生情况（包括是否存在强相关性的依赖性症状群）综合评估与判断。

　　需要注意，受试者药物使用史、躯体病史、入组试验前和试验过程中的合并用药情况等可能影响对于不良事件与滥用潜力关系的判断。滥用相关不良事件收集还可以提供间接可能与滥用潜力相关的事件发生率信息，如药物使用障碍、药物过量、药物转移或药物丢失等。

（二）认知和行为测试

　　认知和行为测试不是新药临床研究中必须进行的研究内容。但是，对于滥用潜力药物来说，认知和行为测试可能有助于对药物滥用潜力进行评估，提供药物中枢神经系统活性相关的额外安全性信息。

　　认知和行为测试可以在常规的药物临床研究中进行，也可以在 HAP 研究中进行。

　　认知测试通常评估药物对记忆、知觉、注意力、语言能力或意识等的影响。行为测试通常评估药物对运动能力的影响，如站立时的反应时间或摇摆量。建议选择标准化的公认的测试工具进行评估，如认知功能筛查［简易智能精神状态检查量表（MMSE）或蒙特利尔认知评估量表（MoCA）］、认知功能的总体评估（ADAS-Cog），以及专门针对某个特定认知维度的评估，如记忆力评估［霍普金斯词语学习测验修订版（HVLT-R）］、注意力 / 工作记忆评估［数字广度测验（DST）］等。如果使用自制的量表工具，需提供选择合理性的依据。

（三）躯体依赖性（戒断反应）评估

　　停用中枢神经系统活性药物时，可能会产生药物戒断反应，提示出现了身体依赖。因此，躯体依赖性（戒断反应）评估是滥用潜力评估的重要内容。

　　通常，躯体依赖性（戒断反应）评估在药物临床研究中的停药期间进行，可以设计直接停药组（有别于逐渐减量停药组）进行观察，观察期通常持续至药物的至少 5 个半衰期，以获得在药物完全消除过程中的完整戒断反应信息。如果以上停药期间研究中出现了明确的严重的戒断反应，则应考虑开展一项独立的以评估躯体依赖性（戒断反应）为主要研究目的的临床试验。此类试验可以纳入目标治疗人群作为受试者，或者在不违背伦理且风险可控情况下纳入健康人，使用最高治疗剂量，并采用安慰剂对照，以排除潜在影响因素，明确药物的躯体依赖性（戒断反应）性质与程度。

　　常见戒断反应包括头痛、焦虑、恶心、呕吐、震颤、注意力下降、烦躁、易怒、睡眠障碍等。不同药物戒断反应不同，往往与给药期间产生的效应相反。例如，阿片类药物在给药期间可能引起镇静和便秘，而停药过程中可能出现失眠和腹泻；安非他明在给药期间可能引起精神过度敏感（mental acuity），而在停药过程中可能出现认知障碍。

对于已有相同中枢神经系统靶点药物上市，且戒断反应特征已明确的药物，可以采用收集停药期间受试者生理学指标变化和戒断症状相关不良事件的方式，并将结果与相同靶点药物的戒断反应特征进行对比分析，从而获得躯体依赖性（戒断反应）评估数据。对于新机制靶点药物，建议选择标准化的公认的戒断评估量表进行研究，如阿片戒断症状评价量表（OWS）、苯二氮䓬类药物撤药症状问卷（BWSQ）量表以及专门针对某个特定躯体依赖特征的评估量表等。应采集 PK 数据，对体内药物浓度变化与戒断反应变化的关系进行描述。

躯体依赖性是滥用潜力药物的特征之一，但具有躯体依赖性并非意味着必然具有滥用潜力。一些已知会产生躯体依赖性的药物（如单胺再摄取抑制剂类抗抑郁药）具有戒断反应，提示躯体依赖性，但并未被滥用。

（四）人类滥用潜力（Human Abuse Potential，HAP）研究

针对没有相同机制靶点药物上市的新靶点药物，在非临床依赖性评估中或者常规临床研究（已纳入滥用潜力指标评估）中出现与滥用潜力相关的明显信号时，需考虑开展 HAP 研究。在非临床依赖性评估尚未完成或者常规临床研究（已纳入滥用潜力指标评估）中未发现滥用潜力信号时，不建议直接开展 HAP 研究。通常，HAP 研究安排在 II 期临床研究阶段或 II 期临床研究阶段结束后进行。

1. 实施条件

HAP 研究必须在住院环境中进行。应由具备识别与处理中枢神经系统高危风险经验的医护人员，在配备有实施紧急抢救设备与条件的医疗机构中开展。应确保受试者在试验期间及洗脱期完成前，处于研究机构的监护环境下，不得离开研究机构。

在开展 HAP 研究之前，应已获得了安全终止试验药的干预方法，或者制定风险可控的安全终止试验药的干预方法，以确保受试者安全。

2. 受试者

HAP 研究应在有药物滥用史的人群中进行，且既往滥用药物应具备与试验药相同或相似的药理学基础，以确保受试者对于可能出现的滥用体验非常熟悉，既能识别，也能耐受。不应纳入目前正处于药物滥用阶段或正在接受药物戒断治疗的人群。建议纳入年龄在 18 岁至 55 岁的成人。

3. 研究设计

HAP 研究通常包括筛选期、导入期、给药期和随访期（包括洗脱期）。
筛选期：
在受试者筛选时，应详细记录药物滥用史，包括药物使用的详细情况、使用频

率、使用量、最后一次使用至今的时间等。

导入期：

在导入期，采用单次给药、双盲、交叉设计，受试者接受阳性对照药（将被用于治疗期的阳性对照药）和安慰剂。采用双侧 VAS 评估（0 ~ 100 分，50 分表示"无反应"，0 分和 100 分分别代表对向反应的极点）进行评估。服用安慰剂后评分分值通常在 40 ~ 60 分范围。服用阳性对照药后评分分值与安慰剂组相差至少 15 分被定义为"有意义的差异反应"。达到"有意义的差异反应"的受试者进入治疗期。

最好选择曾在 HAP 研究中使用过的药物作为阳性对照药。如果计划在治疗期使用一种以上的阳性对照药，则在导入期间应对受试者进行所有阳性对照药相比于安慰剂的反应差异的评估。

如果阳性对照药为阿片类药物，建议在导入期开始前，对受试者进行"纳洛酮激发试验"，以证明受试者在生理上无阿片类药物依赖。

给药期：

治疗期通常采用随机、双盲、双模拟、安慰剂和阳性药对照、多剂量组、交叉设计。

阳性对照药应选择我国已批准上市的药品或者国际公认的全球已批准上市的药品，且与试验药具有相同或相似的药理学基础。如果没有相同或相似的药理学基础的对照药可选，可以选择与试验药具有类似的期望的精神效应的药品作为阳性对照药。基于试验药的药理学特征和 HAP 研究目的的需要，可以选择一种以上的阳性对照药。

应选择可以产生期望的精神效应（能够代表滥用潜力）的剂量作为阳性对照药剂量。如有同一阳性对照药曾用于既往其他试验药的 HAP 研究中，且被证明具有良好的对照作用，可以考虑选择采用同样剂量。如果从未在 HAP 研究中被使用过，可首先开展一项针对阳性对照药的试验，以确定其产生期望的精神效应（能够代表滥用潜力）的剂量，以确保其在 HAP 研究中可以作为对照显示出相对于安慰剂的效应灵敏度。基于 HAP 研究目的中不同对照标准的需要，可以设计多于一个的阳性对照药剂量组。

试验药剂量的选择需考虑前期 PK 研究结果和相同或相似药理学基础药物的滥用潜力情况。通常应选择至少两个试验药剂量开展 HAP 研究，并至少包括预期临床最大治疗剂量（通常为 II 期剂量探索研究确定的 III 期研究最高给药剂量），另外可以选择预期临床最大治疗剂量 2 倍或 3 倍剂量（需确定不存在无法预期或不可控制的安全性风险），或者选择其他认为有研究价值的剂量，例如，根据前期 PK 研究结果提示，试验药在不同亚组人群中（如性别、种族、年龄等）的 PK 特征有差异，可以针对亚组人群选择试验药的研究剂量。

4. 评估指标

HAP 研究的评估应包括主观效应量表评估、PK 数据采集、生理指标测量，以及收集与滥用相关的不良事件。

主观效应量表评估：

滥用潜力的主观效应评估是通过对目标测量内容（如幻觉）的 VAS 评分来进行。根据目标测量内容的不同，可以采用单侧 VAS 评分或双侧 VAS 评分。单侧 VAS 评分范围为 0～100 分，0 分代表"无反应"，100 分代表"反应最强"。双侧 VAS 评分范围为 0～100 分，50 分代表"无反应"，0 分和 100 分分别代表对向反应的极点，例如，"镇静"的双侧 VAS 评分，50 分代表"无反应"，0 分代表"极度困倦"，100 分代表"非常清醒"。

通常选择"药物喜好（Drug Liking）"VAS 评分作为主要评估指标，也可以选择其他评估指标与"药物喜好（Drug Liking）"VAS 评分一起作为联合主要评估指标，例如"高潮（High）"VAS 评分。

次要评估指标可根据试验药的药理学特性来制定 VAS 评分，例如，对试验药致幻作用的主观效应评估可以选择"幻觉"VAS 评分，对试验药中枢抑制作用的主观效应评估可以选择"镇静"VAS 评分。

主观效应量表评估的时间点应结合试验药（原型和具有中枢神经活性的代谢产物）的 PK 特征进行设计，T_{max}（可能出现效应高峰）附近必须设计评估时间点，除此之外，应在给药后最初的几个小时内进行相对密集的评估，在给药后首日末及后续几日期间定期进行评估。

生理指标测量：

根据试验药的药理学特性，结合试验药前期临床研究中获得的安全性数据，设计生理指标测量指标，常规指标包括临床实验室检查、生命体征、心电图等。

HAP 研究中，对受试者心率、血压、瞳孔大小、呼吸节律、氧饱和度等生理指标变化的观察非常重要，因为，它们与中枢神经效应的关系更为密切，例如，阿片类药物给药后出现瞳孔缩小。

应对试验药不同剂量下生理指标的变化情况，以及变化情况与 PK 特征的相关性进行分析。

PK 数据采集：

HAP 研究中对受试者进行 PK 数据采集，用于评估主观效应、生理指标、滥用相关不良事件与试验药品体内代谢特征的相关性。

收集与滥用相关的不良事件：

在 HAP 研究中，除了常规收集试验中报告的不良事件之外，应针对试验药前期临床研究中收集到的可能提示药物具有滥用潜力的不良事件给予重点监测。

在不良事件收集时，可能出现与主观效应的重叠，例如，患者报告"幻觉"，记录入不良事件，同时也进行了"幻觉"VAS评分。在研究过程中二者独立收集互不干扰，待数据分析时，再进行全面评估。但是，需要注意某些不良事件的发生可能影响主观效应的评估，例如，由于受试者出现了嗜睡而延误了数据收集，或者由于受试者出现了尿频而导致日常活动增多，造成受试者出现兴奋的假象。因此，应事先考虑减少因不良事件而中断或影响主观效应评估的情况，设计适当的补充评估措施。

应对试验药不同剂量下与滥用相关的不良事件的变化情况，以及变化情况与PK特征的相关性进行分析。

5. 统计分析

5.1　研究假设

从统计学角度，HAP研究是安全性研究，其目的是为了验证以下问题：（1）与安慰剂相比，阳性对照药（已知的滥用潜力药物）有稳定的滥用相关的反应；（2）试验药的滥用相关的反应小于阳性对照药；（3）试验药的滥用相关的反应与安慰剂相似。因此，需要建立相应的假设检验：

	H_0	H_1	
假设检验1	$\mu_C - \mu_P \leqslant \delta_1$	$\mu_C - \mu_P > \delta_1$	$\delta_1 > 0$
假设检验2	$\mu_C - \mu_T \leqslant \delta_2$	$\mu_C - \mu_T > \delta_2$	$\delta_2 \geqslant 0$
假设检验3	$\mu_T - \mu_P \geqslant \delta_3$	$\mu_T - \mu_P < \delta_3$	$\delta_3 > 0$

注：μ_P为安慰剂的平均反应，μ_C为阳性对照药的平均反应，μ_T为试验药的平均反应

当采用的主观效应量以及药物类别和给药途径等因素不同时，δ_1、δ_2和δ_3的实际值可随之变化。应在试验方案中预先设定这些界值，并说明其合理性。

所有的假设检验均应获得统计学显著性（即拒绝H_0，接受H_1）。当有多个剂量时，所有剂量的阳性对照药与安慰剂比较，所有剂量的试验药与每个剂量的阳性对照药比较，以及所有剂量的试验药与安慰剂比较，也均应获得统计学显著性。因此，不建议进行多重性调整。

5.2　统计分析

所有的统计分析，包括主要分析、次要分析、替代分析和支持性分析，都应在试验方案中预先设定。

首先应对各个主观效应量、各个处理、各处理间两两比较的差异进行描述性统计，提供均值、标准误，以及其他汇总统计量，如最小值、第一个四分位数（Q1）、中位数、第三个四分位数（Q3）、最大值等。可采用表和图呈现这些数据。

主要分析应采用线性混合效应模型，纳入周期、交叉序列和处理作为固定效应，受试者作为随机效应。对于滥用潜力的主要分析，应使用适当的检验和统计方

法，在单侧显著性水平（α）为 0.05 的情况下，对试验药、阳性对照药和安慰剂产生药物反应效应峰值（E_{max}）时主要测量值的均值之间的差异进行检验。

次要分析应包括次要主观效应量和客观效应量（如瞳孔大小）以及峰值效应时间。其分析应遵循与主要分析相同的程序。

对于观察到的与滥用相关的不良事件的分析，虽然没有经过统计学评价，但仍然是评估产生滥用信号的重要组成部分。

五、说明书撰写要求

应在药品说明书的相应章节中写入药物依赖性评估结论及相应的研究证据，例如【警示语】【用法用量】【不良反应】【注意事项】【药物过量】等，提供该药品相关的滥用、误用、成瘾、身体和精神依赖和耐受性信息，保障药物的临床合理使用。

通常，药品说明书中的药物依赖性信息来自人类研究数据，如果非临床依赖性研究数据对评估药物依赖性有重要价值，也应写入药品说明书中。

应根据上市应用后收集到的依赖性评估数据，及时更新说明书相应章节内容。

六、小结

药物依赖性评估结论的意义在于为药品注册提供更充分的风险监测信息，以加强临床用药安全，优化药品管理，而非阻碍具有依赖性的新药上市。例如获得临床治疗剂量范围内或超剂量范围内的依赖性特征的数据和有效处理方案，作为说明书信息指导临床合理用药，以及为药事管理提供依据（如列入麻醉药品目录或精神药品目录），以保护人群用药安全，避免滥用误用风险。

因此，药物依赖性评估应作为滥用潜力药物上市前的必要且重要的研究工作，予以重视。建议根据药物机制特征，在进入常规临床研究阶段之前即开始统筹考虑药物依赖性评估的整体安排，包括如何在常规临床研究中设计相应依赖性监测指标，以及在剂量探索研究进展到何阶段时启动非临床特异性的依赖性试验等。对于滥用潜力可能较高的药物，鼓励在 IND 沟通中对药物依赖性评估的初步计划进行讨论。对于滥用潜力可能较低的药物，建议在进入Ⅲ期确证性临床研究前进行药物依赖性评估计划的沟通讨论。在滥用潜力新药递交上市申请时，需提供药物依赖性的综合评估资料与结论。

七、名词解释

药物依赖性（Dependence）：是指由于药物对生理或精神的药理作用而使机体产生反复用药的需求，以使其感觉良好或避免感觉不适。

药物滥用（Drug abuse）：是指对药物有意的、非医疗目的的使用，以达到期望的生理或精神效应。

药物滥用潜力（Abuse potential）：是指某一特定药物具有中枢神经系统活性时发生滥用的可能性。

精神依赖（Psychological dependence）：又称心理依赖性（Psychic dependence），是指基于药物的奖赏特性（产生增加药物使用可能性的正性感觉的能力）或在没有药物时产生的精神痛苦，机体对药物使用的控制力下降的一种状态。

躯体依赖（Physical dependence）：是指反复用药后机体产生生理适应的一种状态，表现为突然停药或剂量明显减少后产生戒断症状。

耐受性（Tolerance）：是指反复使用某种药物后机体产生生理适应的一种状态，表现为机体对药物的敏感性降低，需增大剂量才能产生原有的效应。

参考文献

1. FDA.Assessment of Abuse Potential of Drugs–Guidance for Industry. 2017 年 1 月 .

2. EMA.Guideline on the non–clinical investigation of the dependence potential of medicinal products. 2006 年 3 月 .

3. Carter LP，Griffiths RR. Principles of laboratory assessment of drug abuse liability and implications for clinical development［J］. Drug&Alcohol Dependence，2009，105（supp–S1）:S14–S25.

4. 李香豫，陈捷，王丹，王优美，徐鹏，沈昊伟 . 药物滥用潜力评估方法及其研究进展［J］. 中国药物滥用防治杂志，2018，24（06）:368–372. DOI:10.15900/j.cnki.zylf1995.2018.06.019.

5. 萧惠来 . FDA 对药品说明书的药物滥用和依赖项目的撰写要求［J］. 药物评价研究，2019，42（11）:2136–2140.

6. FDA. Drug Abuse and Dependence Section of Labeling for Human Prescription Drug and Biological Products — Content and Format Guidance for Industry. 2019 年 7 月 .

7. CDE. 国家药监局药审中心关于发布《药物非临床依赖性研究技术指导原则》的通告（2022 年第 2 号）. 2022 年 1 月 .

双特异性抗体抗肿瘤药物临床研发技术
指导原则

一、背景

恶性肿瘤的发生、发展具有复杂的病理组织学和分子生物学机制，因此针对单一靶点的单克隆抗体（monospecific antibody，以下称为"单抗"）往往不足以充分发挥足够的治疗效果。双特异性抗体 (bispecific antibody，BsAb，以下称为"双抗"）是通过细胞融合、重组 DNA、蛋白质工程等技术制备的人工抗体，可以同时或先后特异性结合两种抗原或同一抗原的两个不同表位。

BsAb 能够分别识别和结合两种不同的抗原或抗原表位，所以它可以把免疫细胞等效应细胞或细胞因子连接到肿瘤细胞上，进而增强对靶细胞的杀伤作用；可以结合同一肿瘤细胞上的不同抗原表位以增强其结合特异性，同时减少脱靶毒性带来的不良反应；或者结合同一免疫细胞上不同的免疫调节抗原，同时阻断 / 激活下游免疫信号通路，抑制或激活免疫细胞。

具有双功能的重组抗体在结构和生产工艺方面较单抗药物都更为复杂；开发双特异性抗体的目标是期望较单抗拥有更大的临床优势，并可能较单抗类药物联合其他治疗或复方制剂具有优势。

近年来，随着多个 BsAb 类药物的成功上市，引发了医药界对 BsAb 类药物的研发热情；生物制药技术的发展，进一步推动 BsAb 类药物进入高速发展阶段，尤其是在肿瘤治疗领域，BsAb 药物研发呈现持续增长。此外抗体类型也已经不限于 BsAb 类，已有"三特异性抗体（tri-specific antibody）""四特异性抗体（tetra-specific antibody）"等同时靶向多种抗原表位的"多特异性抗体类（multi-specific antibody）"药物进入临床研发阶段。

BsAb 作为一类具有双功能的"单药"，既不同于有关的单抗，也不同于单抗的联合用药。单抗类抗肿瘤药物的临床研发思路与技术要求已经较为成熟，但是对于针对多种抗原表位的 BsAb，由于结构与功能存在特殊性，因此在临床研发中，有其特殊考虑要点。

本指导原则主要适用于 BsAb 类抗肿瘤药物，旨在为 BsAb 类抗肿瘤药物的临床研发中需要特殊关注的问题提出建议，但是并不针对某一特定类型的 BsAb。靶向于两种抗原表位以上的多特异性抗体类药物研发，也可参考本指导原则。

本指导原则仅代表药品监管部门当前的观点和认知。随着医学科学和临床试验的发展，本指导原则中的相关内容将不断完善与更新。应用本指导原则设计和实施临床试验时，请同时参考药物临床试验质量管理规范（Good Clinical Practice，GCP）、国际人用药品注册技术协调会（International Council for Harmonisation of Technical Requirements for Pharmaceuticals for Human Use，ICH）和其他国内已发布的相关指导原则。

二、双特异性抗体的特点

1. 双特异性抗体的结构设计类型

根据不同结构可将 BsAb 结构分为两类：不含 Fc 片段的 BsAb（非 IgG 样 BsAb）与含 Fc 片段的 BsAb（IgG 样 BsAb）[1]。

1.1 非 IgG 样双特异性抗体

非 IgG 样 BsAb 通过片段化的分子设计，将多个抗原结合单元结合在没有 Fc 区域的分子上，这样的结构可能避免了链交联问题，但是同时导致其缺乏 Fc 介导的相关效应功能。非 IgG 样 BsAb 主要通过抗原结合的特性发挥相应的效应机制，具有清除速度更快、半衰期较短的特点。

1.2 IgG 样双特异性抗体

IgG 样双特异性抗体是将两个不同靶点的抗原结合单元组合而成的 IgG 形态的 BsAb。IgG 样 BsAb 具有 Fc 片段，因此可以发挥 Fc 介导的效应功能，如抗体依赖性细胞介导的细胞毒作用（antibody-dependent cell-mediated cytotoxicity，ADCC）、补体依赖的细胞毒作用（complement dependent cytotoxicity，CDC）和抗体依赖的细胞介导的细胞吞噬作用（antibody-dependent cellular phagocytosis，ADCP）。有时，IgG 样 BsAb 也可能根据功能需求，将 Fc 段静默处理。IgG 样 BsAb 通过 Fc 片段与受体 FcRn 结合，半衰期相对更长，可能在给药频次方面更加具有优势。

除上述结构类型以外，还可能有其他的结构或结构分类（例如对称样双特异抗体和非对称样双特异抗体等）。不同的 BsAb 结构上各有特点和优劣，应该根据靶点机制、预期发挥的生物学效应，合理设计 BsAb。

2. 双特异性抗体的机制类型及作用特点

BsAb 靶向两种抗原或抗原表位，可以同时阻断或激活其介导的生物学功能，或使表达两种抗原的细胞相互接近，从而增强两者间的相互作用，并以不同的作用机制介导多种特定的生物学效应。

目前，普遍认为 BsAb 的药效学或生物学作用机制主要包括以下类型：

2.1 桥联细胞

BsAb 可以实现细胞毒活性效应细胞的重定向功能。BsAb 的一个抗原结合部位与肿瘤细胞上表达的特异性抗原结合，而另一个抗原结合部位桥联并激活效应细胞，如巨噬细胞、中性粒细胞、自然杀伤细胞、细胞毒性 T 淋巴细胞等。

2.2 桥联受体

肿瘤等疾病的发生、发展往往涉及多条信号通路；复杂的生物功能也是不同信号通路共同作用的结果，因此阻断单一信号通路可能不足以完全抑制疾病的进程，反而还容易导致其他补偿通路的激活。BsAb 可以同时特异性阻断多条信号通路、蛋白或新生血管的生成，或通过桥联受体加强信号通路从而增强抗肿瘤效果，也可通过靶向介导增加抗肿瘤的特异性和安全性。

此外，BsAb 还可能通过将受体 A 和受体 B 桥联在一起，激活受体下游信号通路，将两个本不会形成二聚体的受体桥联在一起，从而产生全新的生物学信号和功能。

2.3 桥联因子

BsAb 可以用于促进蛋白复合物和膜受体蛋白复合物的形成，提高抗体药物偶联物或激动性抗体的活性。例如，靶向凝血因子 IXa 和 X 的双特异性抗体可以通过同时桥联结合凝血因子 IXa 和凝血因子 X，从而仿真 FVⅢ的生理功能，促进凝血酶的产生。

3. 双特异性抗体的潜在优势

在治疗方面 BsAb 与单抗相比，可能存在（包括但不限于）以下潜在优势：

介导免疫细胞对肿瘤的杀伤：介导免疫细胞杀伤是 BsAb 的一个重要作用机制。BsAb 的两条抗原结合臂，其中一条与肿瘤表面靶抗原结合，另一条与免疫效应细胞上的抗原结合，通过后者激活效应细胞，使其靶向杀伤肿瘤细胞。

增强对免疫细胞的激活：BsAb 的两条抗原结合臂可以同时结合两种免疫抑制受体或两种免疫激活受体，或分别与免疫抑制受体和免疫激活受体结合，从而获得比单抗更强的免疫细胞激活作用。

双靶点信号阻断防止耐药：例如，HER 家族属于受体酪氨酸激酶（receptor tyrosine kinase，RTKs）的一类，是肿瘤诊疗的重要靶点。肿瘤细胞可以通过转换信号通路，或通过 HER 家族成员自身或不同成员之间的同源或异源二聚体激活细胞内信号进行旁通路激活。因此采用 BsAb 药物同时阻断两个或多个 RTKs 或其配体，可以阻断肿瘤细胞的旁通路激活，提高治疗效果。

具备更强肿瘤特异性、靶向性和降低毒性：利用 BsAb 两种抗原结合臂可以结合不同抗原的特点，从而增强抗体与肿瘤细胞的结合特异性和靶向性，降低与非肿瘤组织靶向结合后导致的不良反应。

介导更强的内吞作用：BsAb 与细胞表面两种抗原或抗原表位的同时结合，可通过刺激受体的胞内信号，或者造成细胞膜局部流动性降低，从而激发细胞更强的内吞作用，进一步解决由于内吞不足而导致的肿瘤细胞逃逸。

三、确定合理的研发立题

通常情况下,BsAb 的开发是在对有关单靶点 / 单抗的研究基础上开展的。例如,在开发单抗产品后或开发过程中,发现单抗产品的某些不足或缺陷,继而通过开发 BsAb 对原有的单抗产品进行"优化";或者是已经成功地开发了两个单抗产品的联合用药,证明了相关的两个靶点具备协同作用后,希望能够进一步利用 BsAb 的结构优势,通过一个药物发挥多靶点的协同作用。

BsAb 既不同于有关单抗,也与两个单抗的联合用药有着明显的区别。例如,A 单抗与 B 单抗联合用药的成功,并不代表 AB 双抗一定能发挥预期的协同作用;在已上市的 A 单抗基础上开发的 AB 双抗,也可能未能实现较 A 单抗更有临床优势的预期。BsAb 的靶点选择、结构设计和工艺质量等都是影响其最终发挥功能的重要因素。

BsAb 的开发,应该体现以解决单抗不能解决的问题为主要目标,以临床需求为导向的设计思路。

1. 以临床需求指导抗体设计

BsAb 的结构复杂,不同的结构特点可能导致作用机制及其特点各异,而这些作用机制的特点和差别,与该 BsAb 的有效性、安全性和耐受性息息相关。另一方面,随着基础研究、制药技术和工艺平台的不断更新提升,BsAb 的机制作用可能获得进一步挖掘,结构也可能不断优化,从而不断超越现有的认知。

BsAb 的研发遵循着药物结构决定作用机制,从而决定临床获益风险特征的规律。当 BsAb 两个靶点发生抗体 – 受体特异性物理结合后,其空间结构、抗体 – 受体结合的发生顺序(同时结合或依特定顺序结合),或二个靶点结合强度的不同,对其生物学效应都可能产生明显影响。因此,BsAb 的开发应该遵循以下的思路。

(1)选择靶点:在计划开发 BsAb 之初,首先根据需解决的、未被满足的临床需求,在获得充分的基础研究信息,并明晰临床问题的病理机制基础上,在科学理论基础上,精心寻找和选择拟"组合"的目标靶点;还需要关注两种靶点较单靶点的作用优势、两种靶点作用的贡献及其比例关系。

(2)优选结构:明确该 BsAb 合理"组合"方式所期望发挥的功能,例如,通过同步抑制靶点 A 和靶点 B,实现对肿瘤细胞多条信号传导通路的抑制,从而提高抗肿瘤疗效,降低发生耐药的几率。同时根据所选择的靶点、所期望发挥的功能,确定 BsAb 的发挥功能的方式,例如,两个靶点是否需要同步结合,还是先后结合。

(3)以上述研究内容为依据,进一步对 BsAb 的结构进行设计,并且筛选出的确具备相应优势和功能的 BsAb,需要避免没有充分依据的随意组合。

总之,BsAb 在研发之初,应该本着以临床价值为导向[2]的原则,以解决临床亟待解决的问题为目标，确定合理的研发立题，例如改善安全性，提高有效性，克服耐药性等。在明确拟解决的临床问题之后，开展以问题为导向的机制研究，并以此为基础有针对性地精心设计 BsAb，从而达到研发目的。

体外和 / 或体内的非临床药效学研究结果是支持 BsAb 开发的重要科学依据，应该高度重视开展相关的非临床研究，以表明 BsAb 可以实现其在设计和开发之初，所提出的理论机制和目标，进一步支持 BsAb 的立题合理性。例如，通过非临床研究证明，筛选出的 BsAb 对各靶点的亲和力特点与其预期的靶点结合顺序匹配；或者确定 BsAb 结合两种靶点时，可以产生预期的协同作用，提供更好的抑瘤效果；或者提示 BsAb 较单抗的肿瘤靶向性更高，从而可能改善非肿瘤组织靶向结合所导致的安全性问题，等等。

2. 以科学设计实现机制创新

BsAb 的结构更复杂，工艺难度大，因此 BsAb 的研发目的，一般是为了通过新的作用机制，实现单抗单药，或两个单抗联合用药，或单抗的复方制剂难以实现的临床获益。BsAb 作用机制创新的方式包括但不限于：

（1）通过空间重排产生新的药效。通过 BsAb 同时结合两个靶点，将其拉近，进而启动下一步生物学效应。

（2）实现搭载运输功能。利用 BsAb 其中一种靶点特异性转运另一特异性靶点的运输方式，被称为"背负式运输"（Piggyback approaches）方法。BsAb 分子先通过一个结合臂结合一个靶点，再因此被置换到新的空间（比如通过组织屏障，或被内吞入细胞），最后通过另一个结合臂结合第二个靶点，触发下游反应。如果第一个结合事件不发生，该 BsAb 接触不到第二个靶点，也不会启动下游反应。

四、临床研发中需要关注的问题

BsAb 在遵循一般药物研发原则及规律的基础上，当前建议关注以下问题：

1. 首次人体临床试验的风险控制

创新药首次人体（first in human，FIH）临床试验的安全性风险较高。BsAb 的安全性风险，不完全等同于单靶点相关的安全性风险叠加，或单抗类药物联合用药的安全性风险特点，因此在 BsAb 的 FIH 临床试验中，应该充分结合其结构特征、作用机制、靶点相关的安全性特征和非临床研究结果，以及同靶点产品（如果有的话）的安全性信息等，综合对拟开发的 BsAb 安全性风险进行分析预判，制定临床试验期间风险管理计划，并且在临床试验中严格执行；同时科学和稳妥地拟定首次人体临床试验的起始剂量、剂量爬坡的幅度与速度，合理地定义剂量限制毒性（Dose limited toxicity，DLT）。

2. 最佳给药策略

临床药理学研究是支持确定 BsAb 合理给药方案的重要依据。BsAb 的临床药理学研究应与单克隆抗体和其他治疗性蛋白产品的研究类似，但是药效学评估通常需考虑到对每个靶点的结合与影响[3]。

BsAb 可能以具有生物活性（例如，非结合形式）和非活性形式（例如，结合形式）的混合状态存在[3]。此外，BsAb 具有多个结构域，以不同方式介导临床疗效，因此，选择 BsAb 的最佳给药策略需要考虑与两个靶点相关的靶标结合，以及复杂结合动力学对疗效安全性的影响。例如，当 BsAb 的功能是桥接两个靶细胞，需要同时结合两个靶细胞才能发挥疗效时，形成的三分子复合体可能使剂量 / 暴露 – 反应关系进一步复杂化。

一方面，BsAb 的结构特征和作用特点具有多样性和复杂性，往往难以通过有限的剂量爬坡研究数据，仅以安全性耐受性作为单一的考量维度，来确定其最佳给药策略。在设计 BsAb 最佳给药方案以实现获益 / 风险最大化时，动态表征暴露 / 靶点相互作用与有效性及安全性之间的关系至关重要。BsAb 最佳给药策略的选择，应该是基于对药理学、毒理学、药代动力学和同靶点分子的药理学、毒理学、临床安全性、有效性数据以及暴露 – 效应关系（如果有）的综合评估。

另一方面，通过早期剂量爬坡研究可以获得药物的安全剂量范围，通常后续目标给药方案会在其安全剂量范围内进行研究和选择。建议必要时，在安全剂量范围内可以选用不少于 2 个候选给药方案进行扩展的剂量探索研究，为确定后续研究的最佳推荐剂量和给药方案提供重要依据。

鼓励申请人在临床研发期间与监管机构就剂量选择问题进行讨论。鼓励申请人开拓思维，将最佳给药策略的探索，与药物的临床研究更好地融合。例如，通过早期研究筛选出 X 方案和 Y 方案作为候选给药方案，拟开发的适应症 I 是一种无标准治疗、难治、罕见的肿瘤，此前已有研究数据表明有关的单抗治疗未取得显著疗效，此时可以考虑在适应症 I 中开展 X 方案对比 Y 方案的小规模对照研究。如果结果表明 X 方案在风险获益比方面更有优势，且 X 方案组的疗效明显优于历史数据时，此时可以停止 Y 方案组，进一步扩展 X 方案组，并且与监管机构探讨以前期小规模对照研究中 X 方案组数据，和后续扩展 X 方案组的数据共同组成支持上市的研究数据的可行性。

3. 临床试验印证研发立题

BsAb 的开发目的，通常是解决有关单抗无法解决的临床问题，例如，通过 BsAb 解决患者对单抗药物的原发 / 继发耐药；再如，通过 BsAb 获得比单抗更优的有效性和 / 或安全性。因此建议研发期间注意充分发掘 BsAb 较单抗产品、单抗联合用药的临床优势。BsAb 的临床试验应该注意体现对其立题依据和初衷的印证。

BsAb 的关键研究设计可参考对肿瘤药物研发的一般原则。在采用对照研究设计时，原则上应选择最优（即反映临床实践中目标患者的最佳治疗选择）的标准治疗（standard of care，SOC）为对照[2]。

如果拟定的研发立题为提高现有治疗的有效性：

情形一，相同适应症的当前最优 SOC 中已经包含 BsAb 中任一相同靶点单抗单药或者联合用药，则在随机对照研究中应选择含该单抗的标准治疗方案（单药或者联合用药）作为对照药。

情形二，拟开发的适应症标准治疗方案中不包含 BsAb 的任一靶点已经成药的单抗，或已有数据表明其中任一同靶点单抗单药，或者两个靶点的单抗联合治疗均无显著有效性，则无需开展与有关单抗单药或单抗联合治疗的对照"析因"研究以提供 BsAb 设计的合理性；在采用对照研究设计的关键临床试验中可以采用当前的最优标准治疗为对照。

情形三，如果拟开发的适应症，是对 BsAb 中某一相同靶点的单抗治疗耐药 / 难治人群，则可以选择在该单抗治疗失败人群中开展与后一线的标准治疗（或在无标准治疗的情况下，选择最佳支持治疗 / 安慰剂）对照的研究。

由于 BsAb 的结构复杂性，使其具有更加独特的作用机制，工艺也更为复杂，也可能导致更多潜在的单药或者联合用药的安全性问题。因此，在开发 BsAb 时，除非通过 BsAb 的结构产生新的机制（例如，通过 BsAb 实现"背负式运输"）；否则，如果其中任一靶点具备单抗成药性时，可能需要谨慎考虑开发 BsAb 的必要性及合理性；必要时需开展与单抗的对照研究。

总之，BsAb 的临床研究过程中，既要根据抗肿瘤药物临床研发的一般要求，合理选择对照药，同时还要印证其研发立题，即 BsAb 实现了有关单抗或单抗联合用药未能实现的功能，且该功能可以为患者带来有价值的临床获益。

4. 免疫原性

BsAb 药物作为一种外源性蛋白，进入机体后可能引起机体免疫反应，产生抗药抗体（anti-drug antibody，ADA）。与其他治疗性蛋白类似，抗体药物的免疫原性与药物（如结构中存在 T 细胞和 / 或 B 细胞表位、与内源性蛋白的同源性等）、患者机体（如基因组、疾病状态、免疫状态等）和治疗方式（如给药途径、剂量强度或给药频率以及合并用药）等因素相关[4, 5]。此外，BsAb 药物的免疫原性也可能受到其在体内形成的免疫复合物或者发生表位扩张的影响。

免疫原性对于 BsAb 的安全性与有效性的影响作用不容忽视。BsAb 具有多个结构域，可以不同的方式介导临床疗效。对某一个结构域的免疫反应可能会影响另外一个结构域的功能，进而可能影响药物的安全性与 / 或有效性。建议：在开展临床研究前就进行产品的免疫原性风险评估，并且准备相应的管理计划；在研发过程中，整合临床 PK、PD、安全有效性及临床免疫原性数据，全面评估免疫原性的影响。

当检测机体对 BsAb 的免疫原性时，可能需要采用或者开发多种检测方法来测定对 BsAb 不同结构域的免疫反应。根据免疫原性风险评估的结果，为了揭示某一个特异性结构域的免疫原性的临床影响，还可以考虑额外开展域特异性试验。可以基于免疫原性风险、药物的研发阶段以及药物的作用机理，评估开展免疫原性域特异性试验的必要性。

对于 BsAb 或其他多功能结构域蛋白药物免疫原性检测和评估，可参考《药物免疫原性研究技术指导原则》[6]；并基于免疫原性风险制定免疫原性研究策略。

5. 生物标志物的开发

生物标志物的开发和应用策略应该根据双靶点或者多靶点蛋白药物的作用机制、靶点之间的生物学关系和临床意义（预测和预后价值等）进行具体设计。对于 BsAb，如果只有一个靶点具有患者选择或分层意义，那么可以参考单靶点药物研发过程中生物标志物的开发和应用策略。如果两个靶点都具有患者选择或者分层意义，那么应该根据靶点之间是协同或互补的生物学关系，考虑是否需要设计组合入组条件和组合生物标志物开发策略，并且依据临床前及早期临床数据判断组合策略的必要性。

由于 BsAb 具有独特的作用机制，且考虑到靶点之间的生物学相互作用，生物标志物的选择和使用，以及具有预测 / 分层意义的阳性判断值的确定，可能都会与单靶点药物有所不同，因此需要依据新的临床前及早期临床研究数据重新进行确定。

五、总结

BsAb 不同于有关单抗的单一靶向性，可以通过结合不同表位，起到激发导向性的免疫反应等特殊的生物学功能，解决单抗不能解决的治疗问题，为患者带来单抗治疗所不具备的临床获益。因此，在其临床研发过程中，除了遵循抗肿瘤药物一般研发规律以外，还应该注重以临床价值为导向，以结构和机制特征为基础，合理地确定研发立题，并且在研发过程中，深入探索、分析和明确 BsAb 的临床优势。

参考文献

1. Labrijn AF，Janmaat ML，Reichert JM，et al. Bispecific antibodies: a mechanistic review of the pipeline. Nat Rev Drug Discov，2019，18（8）：585-608.

2. 国家药监局药审中心关于发布《以临床价值为导向的抗肿瘤药物临床研发指导原则》的通告（2021 年第 46 号）. https://www.cde.org.cn/main/news/viewInfoCommon/ef7bfde96c769308ad080bb7ab2f538e.

3. FDA. Bispecific Antibody Development Programs Guidance for Industry. 2021.

4. Oude munnink TH，Henstra MJ，Segerink LI，et al. Therapeutic drug monitoring of monoclonal antibod–ies in inflammatory and malignant disease: Transla– ting TNF–alpha experience to oncology［J］. Clin Pharmacol Ther，2016，99（4）：419–431.

5. Fleisher B，Ait–oudhia S. A retrospective examina– tion of the us food and drug administration's clinical pharmacology reviews of oncology biologics for po tential use of therapeutic drug monitoring . OncoTarg Ther，2018，11: 113–121.

6. 国家药监局药审中心关于发布《药物免疫原性研究技术指导原则》的通告（2021 年第 25 号）. https://www.cde.org.cn/main/news/viewInfoCommon/a0908879d6c54c7318f0881611b51122.

组织患者参与药物研发的一般考虑指导原则
（试行）

一、概述

在药物研发过程中，倾听患者感受，关注患者视角，有助于确保获取来自患者的体验、需求和区分优先级，这些信息可作为临床试验关键质量要素之一，纳入整体药物研发计划。患者的意见在药物研发的所有阶段都能体现其重要意义和价值。申请人通过良好的组织患者参与药物研发工作，可提高整体药物研发的质量和成功率，惠及患者、改善临床用药现状，增加临床用药的选择。

良好的组织是有效地与患者互动、获得有意义信息的基础，本指导原则主要阐述在组织患者参与药物研发工作中的重点内容及其框架，旨在为申请人如何组织患者参与到药物研发中提供参考。

申请人可以依据研发目的、药物特点及自身实际情况等决定是否以及何时开展组织患者参与研发工作，鼓励申请人在药物研发整体计划中纳入患者体验信息和数据，具体可参考以患者为中心的临床试验设计、实施和获益－风险评估系列技术指导原则。

本指导原则中术语"患者"，不仅包括患者个体，还包括患者的家属、监护者、看护者以及患者组织等。同时，本指导原则中的"患者个体"不要与药物临床试验的受试者混淆，"患者个体"可以不参加任何药物临床试验。

本指导原则主要包括第一节概述，第二节基本原则，第三节组织工作、第四节注意事项和第五节示例等内容。

本指导原则适用于以注册为目的药物研发，其他临床研究也可参考。

申请人开展组织患者参与药物研发的工作，应遵守国家相关法律法规等。

本指导原则仅代表药品监管部门当前的观点和认识，不具有强制性的法律约束力。随着科学研究的进展，本指导原则中的相关内容将不断完善与更新。

二、基本原则

（一）尊重患者意愿

应本着患者自愿参与的原则。申请人不能因患者参与了药物研发等的讨论，而要求患者必须参加药物临床试验；患者也不能因为参加了申请人组织的"患者参与药物研发"的项目而要求申请人必须采纳其相关意见。

在申请人组织患者参与药物研发的过程中，注意保持患者之间、申请人与患者之间的平等。

申请人对于参与药物研发的患者所提供的体验信息和数据等，应进行客观记录，保持理解并予以尊重。

（二）获得知情同意

在开展组织工作前，申请人应给予患者充分时间了解参与工作的详情，在参与的患者完成知情同意书签署后，方可开展组织工作。"组织患者参与某药物研发项目的知情同意书"的内容可包含：参与内容简介、参与形式、预计时间、可获得的补偿、涉及录音录像材料和组织工作产出的所属权、个人信息收集和处理流程、参与的获益和风险等。

（三）保护患者隐私

应保护患者隐私和来自患者的信息，签署保密协议。

申请人应建立相关保密程序、管理规范等，避免患者信息的泄露和被不正当的使用等情况，例如：规定其内部何种岗位可以知晓何种范围的信息等。

对于不愿意以集体形式参与的患者，可以采取一对一会面、电话或者视频、互联网链接或者电子邮件等方式，应尊重患者个人意愿和选择方式，并且不强制患者视频时打开摄像头。

（四）保证参与过程透明

申请人应明确收集到的信息将如何使用、信息公开的范畴、患者参与过程中可能产生的费用等内容。应向参与的患者公开申请人联系方式、联系人员、网址等内容。目前一些申请人已经设立了专项部门和 / 或项目负责人。

鉴于临床试验是药物研发的关键内容之一，如果是征求临床试验方案设计或实施等有关的内容，那么对于没有药物临床试验经验的患者，应保证患者了解什么是临床试验、在哪里可以获得临床试验相关信息等。鼓励申请人建立合理可行的渠道，供参与的患者了解药物研发相关信息，增加透明性。例如：通过监管当局平台或者申请人网页共享药物研发的整体背景、临床试验的目的、临床试验进展、临床试验招募什么样的受试者等基本内容。建议尽可能告知详细的查询步骤等。

（五）保守商业秘密

参与药物研发的患者不得披露申请人的商业秘密、未披露信息或者保密商务信息等，以保护知识产权和投资等，应签署保密协议。

（六）明确主体责任

无论申请人直接组织患者参与药物研发工作，还是申请人委托其他独立主体开展组织工作，申请人均承担主体责任，并应明确合规性要求，确保获得数据的客观性，避免已知或潜在的利益冲突导致的偏倚等。

三、组织工作

（一）不同阶段的组织目的

鼓励患者参与到药物研发的全生命周期中。从研发立题到整体研发计划，从临床试验开始前、临床试验实施中以及完成临床试验后等各个阶段，都能够纳入患者来全程参与。

在药物研发的不同阶段，组织患者参与到药物研发的目的会有所不同。

在研发立题阶段，主要是获取患者对疾病和治疗的经验（如适用）、患者实际需求和偏好、对获益 – 风险权衡的信息等，从而有助于申请人明确研发计划的可行性，特别是罕见病用药、创新药的研发。

在临床试验开始之前启动患者对研究设计的讨论，患者可以提供其对所患疾病或状况的自身认知和体验，及其预期经药物治疗之后获益程度和愿意接受的风险水平等信息，也可以参与评估临床试验的执行困难等情况，以及对于临床试验的担忧和期望。这可能有助于确定对患者有意义的研究终点、选择合适的研究人群和研究持续时间、采用合适的对照，规避临床试验入组困难等情况，以及提升患者对临床试验的依从性。申请人基于药物特点和研发目的，选择性地将所获得的患者体验数据和信息纳入临床试验方案、临床试验知情同意书、研究者手册等文件中［具体可参考以患者为中心的临床试验设计、实施和获益－风险评估系列技术指导原则、《患者报告结局在药物临床研发中应用的指导原则（试行）》］。

在临床试验实施过程中，申请人不会与受试者接触，因此，必要时可组织收集未参加临床试验的患者意见，主要目的是完善、优化临床试验方案，也包括分析关于招募困难或者临床试验开展前未预料的问题等。

临床试验结束后，可以通过适当方式、选择适当时机，与患者分享临床试验结果，鼓励获得患者的反馈，为进一步的研发提供支持。申请人如果计划提出药物上市申请，在制定说明书阶段，考虑药物临床实际使用情况，也可征求患者意见。

药物获批准上市之后的获益风险评估中，患者的意见也可作为参考。

（二）基本要素考虑

1. 患者方面

申请人应考虑患者的人口学背景、文化及教育背景、生活环境、地域差异、临床特征（如适用）、心理特征等。在一个环境下或者在一个项目中，尽量保持上述因素的均衡。同时应兼顾参与到其中的患者的多样性，如患者的经验、观点、需求等。

人口学背景包括年龄、性别、种族等。文化及教育背景主要指受教育程度，具体体现在各级阅读、写作、计算、理解问题能力、语言表达能力以及获取和理解健康信息的能力等。

临床特征包括疾病或状况的严重程度范围、发病年龄和患病时长等。例如：出现的症状和 / 或功能影响范围、合并症范围、身体和认知能力范围等。

2. 申请人方面

在组织患者参与药物研发工作之前，应从组织形式、文件形成、人员培训等方面考虑。

2.1 组织形式

组织形式可以多样化。例如：面对面会议、线上会议（视频或者语音）、电话、互联网链接、电子邮件等。

采取何种形式，取决于申请人的整体研发计划，包括适用性、可行性以及时间、地点、经费等的事先评估，并且考虑到患者对参与形式的偏好，应尽可能保证在不增加参与患者负担的前提下，综合考虑患者的状况，按照方案完成，获得有意义的信息。

每种组织形式都存在潜在的优势和局限性。

例如：

（1）面对面会议，可以通过语言、表情等充分交流，增进相互的理解和信赖，直观地获取患者行为上的表现或者体征，信息的收集更准确、更全面。但是，可能存在增加参与患者的负担或者存在经费等限制。

（2）视频和电话会议，可以大幅度提高参会的便捷性和灵活度，对于因疾病造成行动不便的患者更有益，但是，这就要求申请人具有很强的把控能力，否则会对信息质量产生影响。通过电话方式，可能无法确认患者身份，对真实、可靠性的把握会有挑战。视频或者电话会议方式，都有可能因通信或者外部干扰等，中断或者反复重复相同内容，造成时间的拖延或者其他参与患者的反感等。另外，还要考虑参与患者对这种方式的熟练程度等。线上会议（视频或者语音），由于影响因素较多，很难在短时间内让更多的参与患者明确目的。

针对上述局限性，申请人需要建立应对策略。例如：可以通过选择经验丰富的、经过培训的主持人带领面对面会议和讨论；可以分层开会，如区分不同地区、不同文化教育背景、不同年龄、不同性别、不同疾病或状况严重程度等；任何形式的会议，如果在同时间参与的患者人数较多时，可以在同一会议期间分成不同的小组，最后进行总结和统筹。

通过应对策略的实施，保证能够获得每位参与患者的深度回复，又能兼顾在不同严重程度水平的目标疾病或状况的代表人群中获得多样性的观点。同时还要考虑到该讨论组中患者之间彼此影响。

然而，不是所有的参与都是面对面（包括一对一）、集体的方式更适合，例如：在立题敏感疾病或者状况（如可能涉及个人生理隐私）、传染病等的药物研发时，电话、互联网链接或者电子邮件方式可能更适合。

2.2　文件形成

经立题、策划、调研等，形成初步组织方案。可基于组织工作的目的不同，形成不同的组织方案，方案中可包含相关文件，例如：患者参与药物研发的知情同意书、组织患者访谈的计划书、拟计划研发药物的基本情况说明、初步的临床试验方案草案等。

考虑到药物研发的科学性和专业性，针对组织方案的形成，有两点建议。其一，建议针对组织方案征求临床专家意见。可通过直接征求意见、通过学会或者协会征求意见等多种方式。应顾及不同层面的专家、不同城市或者地区的临床实际等情况。也可按发病分布等的不同，实施专家意见的征求工作。另外，部分研究机构或者专家建立了相关疾病的患者数据库，通过组织这部分患者参与到药物研发设计中，可以提高质量和效率。其二，建议首先在少部分有药物临床试验经验或者了解临床试验并且无利益冲突的患者中，开展小范围的征求意见。先行测试访谈指南（即在少数参与患者中进行访谈），以便在正式开展组织工作之前识别和纠正方法学或逻辑问题、时长的适当性等问题。通过以上程序，从不同角度完善方案，为方案的科学性、全面性、客观性等提供支持。

关于征求相关文件的意见，可参考以下内容：

（1）整体研发计划。包括从立题到实施的可行性等。

（2）组织患者访谈的计划书。组织目的、组织形式、会议（或访谈）时间、地点、会议（或访谈）日程等。

（3）临床试验方案概要或草案。主要针对给药方式、给药疗程、随访方案、入组标准、排除标准、有效性和安全性评价指标等。如果计划在临床试验中使用电子记录、穿戴设备等，还可了解患者对这类新兴方式的认知程度和接受程度，也可以寻求患者对教育材料的反馈，从而完善说明性文件等。

访谈问题设计注意事项：

（1）设计适当的访谈问题和访谈指南时，应重点关注使用背景和研究目的等重要概念。

例如：

在某药物的临床研发前，为了解疾病诊疗和看护现状、患者的疾病负担、对获益风险的认知和尚未满足的临床需求，评估研究的可行性，优化临床研究方案设计，开展了组织患者参与工作，设计了如下问题：

①在您的经历中，该疾病的确诊过程如何？一般需要多久时间？进行了哪些检查？

②该疾病的治疗现状如何？您是否有用药困难？是否接受过非药物治疗？

③您曾经接受过哪些治疗？您是否有不愿意接受的药物和/或非药物治疗？如果有，不愿意的原因是什么？

④您最想改善的问题是什么？

⑤您是否了解专注于此疾病的医院？

⑥您一般间隔多长时间去医院进行随访？是否需要陪同者？会进行哪些检查？

⑦您对某种有创性检查或者治疗是否有顾虑？

⑧您了解临床试验吗？会考虑参加临床试验吗？顾虑是什么？

（2）问题可大致分为几种类型：结构化问题，指申请人提出一组预先定义的问题；半结构化问题，指申请人提出一组预先定义的问题和探索性问题；非结构化问题，指申请人提出计划外或自发问题。

（3）无论采用何种方法，问题的组织方式对于收集无偏倚的患者信息都是至关重要的。尽管自发回复是理想的，但在某些情况下，可能需要提示患者。

例如在讨论开放式问题时，特别是在患者最开始没有提供详细回答的情况下，申请人组织人员的提示有利于鼓励和激发患者回答，有利于帮助访谈者或者主持人获得更多信息。但是，也应注意，申请人的提示应避免引导患者，需要患者回答的问题措辞中不应包含或暗示期望答案的内容。记录患者的回答时，不可只记录或采用对公司有益的部分。

（4）申请人应保持中立的态度。请勿假设您知道患者的想法或感觉。请勿询问对患者的信念、选择或观点做出刻板判断的问题。

（5）提出的问题应采用可以理解的标准、完整、简单的语言。

（6）不要在一个问题中出现双重或者多重问题。

（7）如果问题中包含专业术语和概念，需通过判断患者想了解多少术语的细节及其对自身病情的熟悉程度，根据需求量身定制。

例如：

方案①：使用简明易懂的语言，避免使用含糊或过于专业的术语。如患者更容易理解"渐冻症",而不是"肌萎缩侧索硬化"。

方案②:当文字无法完全传达信息时,可使用辅助工具。如骨折的 X 光片或血糖水平等视觉辅助工具等。

方案③:为患者提供解释专业术语的查询资源及名词解释列表等。

2.3　人员培训

申请人应根据不同的组织工作目的,提供背景信息和相应培训。

如果是基于临床试验方案的设计或者可行性等为目的的组织工作,对于参与的患者,可分为几种情况。第一种,曾经参加过药物临床试验,熟识基本概念;第二种,没有参加过药物临床试验,但是有初步的了解;第三种,以上两种情况之外。因此,在组织患者参与之前,应针对不同患者的情况,采用不同的基础培训,可以采用申请人制成的通用培训资料,从什么是药物临床试验等基本理念到具体项目的详细内容分别阐述。但是,要考虑不同情况的患者所需要的培训时间和培训方式会有差异,还应关注患者的心理负担,如潜在的强烈情绪,包括焦虑和不适等,可能会影响回答。申请人可制定有关药物研发、临床试验、如何获取临床试验信息、伦理学基本常识,如包括隐私权在内的患者权益保障等相关基本概念和内容的标准化文件,用于患者参与之前的培训。

如果是基于收集患者未满足的医疗需求等目的,培训的内容或者说明材料会有针对性的变化。

对于申请人组织团队人员,应建立标准化程序,以保持申请人内部对于如何与患者合作以及保证获取信息的一致性。应明确团队人员的分工和职责,可考虑优先选择具有医学或药学教育背景、有临床试验工作经验且经过培训的主持人,能够准确把握会议(访谈)目的,充分评估复杂性,在预定的时间内完成,并获得目标信息。申请人主持人应对研究说明、预热问题、核心主题以及干预预案等相关问题全面熟练掌握,并且具备总结问题、处理临场问题、明确讨论结论的能力。申请人要有足够的人数并明确不同类别工作人员的角色和职责,来保证会议的秩序、应对突发情况等。

(三)组织后工作

在组织患者参与药物研发工作结束后,形成文字记录或者会议纪要,并且尽可能将通过组织工作获得的具有代表性的患者个人观点与来自多个患者群体的广泛建议相结合,通过定性、定量等分析方法,采纳有价值数据和信息,并采取适用的方法进行管理,为整体药物研发计划提供支持。申请人应按既定的保密程序妥善完成相关工作,并建立患者体验数据和信息原始文件存档机制。

例如:

1. 根据患者对当前治疗现状的反馈,可以了解在该地区患者的用药情况,为后续临床试验方案中对照组用药、伴随用药和紧急用药等设计，提供重要的参考意见。

2. 根据患者对诊断、检查方式的了解，可以优化后续临床试验方案中相关检查项目的设计，判断这些检查项目的可行性，决定是否需要提前进行准备以及教育。此外这些信息还可以帮助优化后续研究的随访时间等信息。

3. 根据患者对该地区治疗医院的反馈信息，可以为后续临床试验选择合适的临床试验机构及相关科室提供参考信息。

四、注意事项

在组织患者参与药物研发过程中，需要不断积累经验，建议关注以下内容（但不限于）：

（一）重点注意事项

1. 不应以任何方式诱导患者，例如：支付高于市场公允价值的报酬。

2. 申请人不得向患者提供任何个人、医疗或产品建议，包括不应为申请人的其他产品或者在研产品做广告。

3. 应确保患者在充分理解的基础上签署知情同意书和保密协议等文件。

4. 应在提前明确范围的人群中开展相关活动。

5. 无论是何种形式的参与，都要建立确定患者身份的方式、流程等，患者的身份确认应在组织工作的早期阶段进行。

6. 鼓励建立定期机制、长效机制、反馈机制，不断积累经验，完善组织工作。

（二）其他注意事项

1. 使用语言应在不偏离专业内容的前提下，通俗易懂，不会引起歧义，全面准确表达。

2. 针对特殊人群，如老年人、儿童、残障人士（精神疾病患者）等，在前期制定方案、设计访谈问题、组织工作以及文件形成中要充分考虑其身体、认知和精神状态的特殊性，保护其人身权益，用图片、提示卡、视频、动画等更精准和灵活的方式进行沟通，收集他们能够理解和回答的问题，并恰当准确解读。

3. 申请人应统筹时间，既保证获取信息时间充分，又给患者留有询问的时间，不会给患者带来身体或者精神上的压力。

4. 可以考虑允许患者个体和患者家属同时参会，增加对内容理解的补充，也为将来可能参加药物临床试验获得家庭支持奠定基础。但是，鉴于可能会顾及彼此感受而干扰回答，因此，针对患者个体问题，应建议家属保持中立和客观，不要干扰患者个体的表达。并且基于患者个体观点优先的原则，对于反映目标患者群体的意见应优先考虑。

5. 申请人对会议使用的文书、音像制品等内容应充分讨论，同时建议与项目具有相关性的专家参加审核。

6. 跨国、跨地区或者资料中包含外文时，应翻译为中文，并且符合国人中文阅读习惯，同时还要考虑当地的文化因素。

7. 参与患者的描述或者阐述的内容与专业化内容会有一定的差距，申请人在转化过程中应关注不能脱离本意。

8. 应关注参与患者的教育程度差异，在资料的制作、会议目的说明等各个环节中，考虑更贴近目标人群。

9. 鉴于患者在研发的不同阶段均可参与，因此，需要预先设定患者参与解决的重要问题，明确会议目的，防止无效沟通。

10. 应区分患者状态，考虑患者参与的合理方式。例如：对于疾病严重的患者，要斟酌参与形式的可行性。

11. 鉴于特殊情况，如疫情等，虽然提倡线上会议，但是，需要考虑是否所有参与的患者都具备参会的技能，建议考虑如何能保证一定数量和目标患者参与。

12. 区分患者的自身背景因素和疾病状态等，从而使数据客观、准确，并且具备代表性。

以上内容并不详尽，可能不适用于所有的组织工作。在不同组织工作中，可能需要考虑其他方面。

五、示例

以研发某哮喘用药时开展的组织患者参与立题工作为例。

1. 组织工作目的：确定不同地区患者在哮喘严重程度自我评估方面的差异，并探索中国哮喘患者的疾病进程。

2. 具体组织工作：

（1）患者人群：诊断为中度或重度哮喘；N 名来自城市的受访者和 M 名来自农村的受访者。

（2）问题设计：①您是如何定义您的哮喘严重程度的？从 1 到 10，1 是最轻微的，10 是最严重的，您会用哪个数字定义您哮喘的严重程度？（视觉模拟评分法）②是什么原因让您有这样的评价？比如可能是哮喘发作次数或限制您的活动？

（3）组织方式：单独线上访谈。

（4）分析方法：定性、定量并行的分析方法。

3. 组织后工作：

（1）进行患者反馈数据分析，城市和农村患者在对自身哮喘严重程度判断时，主要参考了三个因素：发作次数、症状是否得到控制以及是否需要长期用药。关于影响自我评估的因素，意见分为两组：一组是更关注疾病发作次数，另一组更关注对生活质量的影响。

（2）汇总组织工作的结论并与内部和外部利益相关者分享。

六、参考文献

［1］ICH：ICH E8（R1）：GENERAL CONSIDERATIONS FOR CLINICAL STUDIES.

［2］FDA: Development: Collecting Comprehensive and Representative Input.

［3］FDA: Patient-Focused Drug Development: Methods to Identify What Is Important to Patients.

［4］FDA: Patient Engagement in the Design and Conduct of Medical Device Clinical Studies.

［5］CTTI: CTTI Recommendations: Patient Group Engagement.

［6］EMA.Qualification Opinion of IMI PREFER.

［7］IMI-PREFER.PREFER Recommendations.htpps://imi- prefer.eu/recommendation.

［8］JPMA: 患者の声を活かした医藥药品開発 .

［9］JPMA: 製薬企業が Patient Centricity に基づく活動を実施するためのガイドブック‐患者の声を活かした医薬品開発 .

中药新药用于胃食管反流病的临床疗效评价技术指导原则（试行）

一、概述

胃食管反流病（Gastroesophageal flux disease，GERD）是以反流、烧心为典型症状的一类常见消化系统慢性疾病，常伴随胸痛、上腹烧灼感、上腹痛、上腹胀、嗳气等不典型症状，及食管外症状，如咽炎、咳嗽、哮喘和牙蚀症等。食管防御机制平衡遭到破坏及其反流物对食管黏膜的损伤是胃食管反流病的主要发病机制，此外还包括食管下括约肌松弛、胃内容物暴露于食管、食管廓清能力障碍以及胃排空能力下降等因素；而烟酒嗜好、偏嗜甜食、情绪不佳、体重指数升高，都是引起胃食管反流病的风险因素。该病分为非糜烂性反流病、反流性食管炎及 Barrett 食管三个临床类型。

非糜烂反流病是指存在与反流相关的不适症状，但内镜下未见食管黏膜糜烂和（或）破损现象，在具有胃食管反流病相关症状的人群中，非糜烂反流病的患病率约为 50%～70%。而一般人群中非糜烂反流病的患病率约为 11%～12%；经内镜检查具有相关症状的患者中非糜烂反流病约占 37%～87%。反流高敏感和功能性烧心临床上也表现为反酸、烧心，同时内镜下无食管黏膜糜烂和（或）破损，与非糜烂反流病临床表现相同。若存在异常酸暴露，则诊断为非糜烂反流病；若并未存在异常酸暴露，则要根据症状是否与反流相关进行分类，若相关则为反流高敏感，若不相关则为功能性烧心。难治性胃食管反流病，是指对于双倍标准剂量质子泵抑制剂治疗 8 周后烧心和（或）反流等症状无明显改善者。其病因较为复杂，有食管及胃肠动力障碍因素、有酸、弱酸、胆汁等反流，及液体反流和气液混合反流等因素，还有精神心理的问题，肠道菌群失调及脑肠互动紊乱的因素等。

我国古代中医书籍中就有与胃食管反流病症状类似的记载，如在隋代《诸病源候论·呕哕病诸候·噫醋候》书中将"吞酸"称为"噫醋"，其云"噫醋者，由上焦有停痰，脾胃有宿冷，故不能消谷，谷不消则胀满而气逆，所以好噫而吞酸，气息醋臭"。明代《医林绳墨》记载"吞酸者，胃口酸水攻激于上，以致咽溢之间不及吐出而咽下，酸味刺心，自若吞酸之状也。吐酸者，吐出酸苦之水"。

中医药以病证结合、标本兼治、心身同治为特点，以整体观念和辨证论治为指导，在改善症状、提高患者生活质量等方面具有突出优势。临床上，对于以症状表现为主的非糜烂反流病、反流高敏感、功能性烧心和难治性胃食管反流病，中医药治疗将整体观念与个体化治疗相结合，针对其证候特点选用相应治法的同时，兼顾患者整体状态。在实际治疗中，对于患者的典型症状可视为"主症"，对于不典型症状和食管外症状则视为"次症、兼症"，中医药对其主症以及兼次症进行干预，达到综合治疗的目的，从而发挥中药的优势和特点；单独使用或在标准治疗基础上加用中医药对于提高反流性食管炎的黏膜愈合率也具有积极作用。本技术指导原则重点针对非糜烂反流病、反流性食管炎的临床试验设计，对 Barrett 食管亚型的研究仅做原则性提示，同时鼓励进行针对难治性胃食管反流病的中药新药的研发。

本技术指导原则旨在"中医药理论、人用经验和临床试验相结合的中药注册审评证据体系"（以下简称"三结合"审评证据体系）下，为胃食管反流病的中药新药研发思路、方案设计和实施等方面提供指导。本技术指导原则所提出的技术要求，是目前行业领域内较为一致的看法与认识，但不能代替研究者的临床实践与思考。随着学科进展，以及对"三结合"注册审评证据体系认识的不断完善，本技术指导原则的相关内容将会随之调整与更新。

本技术指导原则所指的临床研究，包括人用经验研究和经监管机构批准后开展的临床试验。

二、中药新药治疗胃食管反流病临床研究目的

胃食管反流病的治疗目标包括缓解临床症状，修复受损的食管黏膜组织，并最终提高患者的生存质量。临床研究目的（临床定位）主要如下。

（一）改善临床症状

1. 内镜阴性的胃食管反流病样症状的改善

对于内镜下无食管黏膜损伤的征象但出现烧心和反流症状的患者（含非糜烂反流病、反流高敏感、功能性烧心），症状改善是其治疗的主要目的，也是中医药的优势和特点。

2. 难治性胃食管反流病的症状改善

该类患者较顽固的症状是需首要解决的问题，也是提高其生存质量的核心环节，中医药治疗难治性胃食管反流病的特点和优势主要体现在临床症状的改善（如：反流、反酸、烧心、上腹部胀满、嗳气等）。

（二）受损食管黏膜组织的修复

反流性食管炎患者病损黏膜的修复为其主要治疗目标，促进受损食管黏膜的修复

同时有助于缓解临床症状，可减少食管狭窄、上消化道出血等并发症的发生，改善预后。内镜下食管黏膜糜烂及修复情况是反流性食管炎诊断和疗效判断的客观指标。

以上列出的为现阶段胃食管反流病较为公认的、有临床价值的临床定位，体现中医特色且具有上市价值的中药研发应当不限于上述临床定位，研究者可根据中药新药的特点，提出新的临床定位并提供合理性依据，说明其临床价值和治疗需求。

三、胃食管反流病中医药理论阐述

（一）病因病机

本病以脾胃气机升降失调为基本病机，胃失和降，气机上逆为病机关键，热郁、湿阻、痰浊等相因为患。胃主降，以通为用，以降为顺，因滞而病，只有保持胃气的通降，才能使饮食物受纳有权，腐化有力；食管亦属胃，为胃受纳之通道，以下行为顺；饮食不节，宿食不化，久而作酸，随胃气上逆；或烟酒无度，湿热郁积，浊气不降，反逆向上；湿热胶着难解，致病情缠绵难愈，反复发作。情志不舒，肝郁化火，或肝胆火盛，横逆犯胃，胃失和降。脾胃虚弱，运化失职，痰湿水饮内停，或从阳化热，困阻脾胃，浊气不降，逆而向上。水湿不化，聚为痰浊，亦可上渍于肺，肺失肃降，出现咳嗽、哮喘、咽痛等症。久病可见脏腑合病、虚实夹杂、气血同病、寒热错杂之复杂病机变化。

（二）不同临床定位的中医学认识

对于有明确症状者，包括典型症状反流、烧心、不典型症状（上腹痛和消化不良等），及食管外症状（咽炎、咳嗽、哮喘等），辨证论治是首要遵循的原则，该原则同样适用于"修复食管黏膜糜烂"的临床定位。对于临床症状不明显者，则需结合其他手段如 24 小时 pH- 阻抗监测，或借助于中医药对此类临床定位的主要病机认识进行遣方用药。

中医药对胃食管反流病的治疗以调畅气机、恢复胃腑通降之性为基本原则，根据证型辨证施治，分别施以疏肝和胃 / 疏肝泄热、健脾化湿、清胆和胃、理气化痰等治法。

1. 内镜阴性的胃食管反流病样症状的改善

内镜阴性的胃食管反流病常见的症状有烧心、反流、胸痛、上腹痛、嗳气、消化不良等，对症状进行治疗是中医的核心和特色，以审证求因、辨证论治为代表的治疗方法在胃食管反流病治疗中起着重要的作用。不同症状的组合、症状各自不同的特征、兼夹症状、舌象及脉象提示了不同的证候特征，进而决定了处方药味的组成、剂量等。

2. 难治性胃食管反流病的症状改善

对于难治性胃食管反流病，病情相对复杂，该类患者多伴有消化不良、排便异常及失眠等症，同时伴有焦虑抑郁等情绪问题，应当综合其体质、精神心理因素及睡眠等全身状况进行辨证论治，不仅要考虑症状重叠的问题，还要考虑证候重叠的问题，可根据实际情况，全面综合处方用药。

3. 受损食管黏膜组织的修复

反流性食管炎患者病损黏膜的修复为其临床主要治疗目标，促进受损食管黏膜的修复同时有助于临床症状的缓解。治疗上除了采用疏肝、清热、化湿、健脾等治法外，亦可加用经现代研究证明具有黏膜保护作用、抑酸作用的中药药味。

（三）常见中医证候

根据《胃食管反流病中医诊疗共识意见（2017）》，本病主要分为 7 个证型（详见附件）。考虑到临床上常常出现多种证候相兼的现象，可依据下列证候拟定复合证型的诊断标准；也可根据处方组成的特点、中医药理论和人用经验情况，选择适宜的证候诊断标准，但应当提供其科学性、合理性依据，并具有临床实际可操作性。

四、胃食管反流病人用经验研究的关注问题

用于胃食管反流病的中药复方制剂，通常是在中医药理论的支持和指导下，在临床实践当中逐步明确适用人群、用药剂量、疗效特点和临床获益，形成固定处方，研发制成的适合群体用药的中药新药。一般可通过临床经验整理总结出有效处方及其应用的核心病机、证候，初步确定临床定位、疗程等；在此基础上，在临床实践过程中经较长时间和 / 或较大人群范围临床使用信息的积累，逐步探索明确中药复方制剂有效性、安全性以及临床获益。在人用经验形成过程中可参照《基于人用经验的中药复方制剂新药临床研发指导原则（试行）》《真实世界证据支持药物研发与审评的指导原则（试行）》等开展临床研究，如拟按本技术指导原则推荐的临床定位进行研发的，人用经验研究的人群选择、有效性指标设计上可参考本技术指导原则第六部分"临床试验的关键问题"的相关要求。

在"改善临床症状"定位中，患者的症状、经验性临床诊断、疾病的用药方案、临床疗效评价等数据在回顾性研究中相对容易获得，基于食管 24 小时 pH– 阻抗监测的精确临床诊断数据获得有一定的困难。

在"修复受损的食管黏膜组织"定位中，患者的症状、临床诊断、疾病的用药方案等数据相对容易获得，但对受损食管黏膜修复程度的有效性评价提出了更高的要求，需要在临床实践中采用规范的、能被认可的疗效评价方法和更为严格的质量

控制措施。此外，对于中药的长期使用、中药与化药联合使用的安全性问题也是人用经验研究中需要特别关注的问题。

五、胃食管反流病临床试验的一般考虑

用于胃食管反流病的中药新药临床试验设计一般采用病证结合的研究模式，需关注中医药理论和人用经验对方案设计的支持作用。由于胃食管反流病的临床情况相对复杂，临床表现多样，应当结合中医药理论和人用经验的总结，根据中药新药预期的有效性、安全性特点明确适宜的临床定位和目标人群，合理制定临床试验方案，以充分验证中药新药的有效性与安全性。对于无中医药理论和人用经验支持的中药新药，其临床试验方案也可参照本技术指导原则进行设计。

六、临床试验的关键问题

胃食管反流病应当针对不同的临床定位，独立设计临床试验，以观察药物的有效性与安全性等内容。

（一）受试者选择

1. 诊断标准

（1）西医诊断

目前国内最新标准为中华医学会消化病学分会制定的《中国胃食管反流病专家共识（2020）》。随着时间的推移，上述标准可能在细节上发生变化，临床试验中应当根据情况，采用最新标准。

在诊断胃食管反流病时，关注受试者临床症状的同时，还需合理应用以下检查：

①内镜表现

一般要求所有的受试者均行胃镜检查，必要时结合病理活检以排除食管及胃的器质性疾病可能，对于非糜烂性反流病胃镜及病理检查的时间考虑在 6 个月之内。镜下食管黏膜损伤改善情况参照 1994 年美国洛杉矶世界胃肠病大会制订的《洛杉矶分类（LA 分类）法》。

洛杉矶分类（LA 分类）法参考

	A 级	B 级	C 级	D 级
食管黏膜镜下表现	一个或几个食管黏膜破损，长径小于 5mm	一个或几个黏膜破损，长径大于 5mm，但破损间无融合现象	超过 2 个皱襞以上的黏膜融合性损伤但小于 75% 的食管周径	黏膜破损相互融合范围累积至少 75% 的食管周径

②食管 24 小时 pH- 阻抗监测

食管 24 小时 pH- 阻抗监测有助于区分反流物性质（是液体、气体、混合反流），有利于甄别非糜烂反流病、功能性烧心和反流高敏感，建议有条件者可进行该检查。

对于疑似胃食管反流病但诊断不明确、且内镜检查未显示客观证据的受试者，应当进行食管 24 小时 pH- 阻抗监测以确定诊断。

③幽门螺杆菌

幽门螺杆菌感染对胃食管反流病的影响目前仍存在争议，在临床试验中，建议对入组受试者进行幽门螺杆菌感染检测，对于幽门螺杆菌感染阳性人群不建议进入临床试验。

（2）中医证候诊断

中医证候的选择应当符合方证相应的原则。可参考本技术指导原则第三部分"胃食管反流病中医药理论阐述"中有关证候的诊断标准。

2. 纳入标准

应当根据试验目的、处方特点及临床定位等制定合适的纳入标准，合理限定病情严重程度、中医证候及是否对标准剂量和疗程的质子泵抑制剂治疗部分无效或完全无效等。考虑到治疗后改善的程度需要具有临床价值，作为主要疗效评价指标的目标症状在基线时应当达到一定强度。一般要求所有的受试者均应当行胃镜检查，胃镜检查必要时需要结合病理活检以排除食管及胃的器质性疾病可能。

根据临床定位不同，纳入标准还应当注意以下方面：

（1）对于非糜烂反流病和难治性胃食管反流病受试者，建议有条件者行食管 24 小时 pH- 阻抗监测，以甄别反流物是酸、弱酸、非酸或混合反流，亦或是功能性烧心、反流高敏感等。

考虑到临床诊疗中，非糜烂反流病往往重叠了功能性烧心、反流高敏感，三者临床均表现为内镜下无食管黏膜损伤的征象但可出现烧心和反流症状，其治疗目的也均为症状改善。按照中医药"异病同治"的方法，从临床诊疗的实际出发，对于定位于内镜阴性的胃食管反流病样症状改善的中药新药，可不要求排除功能性烧心、反流高敏感。

（2）反流性食管炎的受试者应当参照 1994 年美国洛杉矶胃肠病大会制定的 LA 分级。不论受试者在入选前是否诊断过反流性食管炎，胃镜和病理均应当重新进行检查（2 周之内的除外）。

考虑到针对反流性食管炎进行药物研发，其目标是受损食管黏膜组织的愈合，而 LA-A 级黏膜损伤较轻，其诊断受内镜医师观察异质性的影响较大，应当充分考虑纳入 LA-A 级受试者对试验药物有效性评价的影响，建议根据中医药理论和人用经验及预期的药物疗效，对受试者 LA-A 级入组受试者进行合理限定。

3. 排除标准

应当注意排除：出现吞咽困难、呕血或便血、体重下降等"报警症状"或已确诊的肿瘤患者；消化道结构异常或其他可能导致反流相关症状的器质性疾病者（如食管裂孔疝、贲门失弛缓、糖尿病胃轻瘫、嗜酸粒细胞性食管炎等）；正在或需要持续使用可能影响食管和胃肠道功能的药物，合并心血管、脑血管、肝、肾、造血系统等原发性疾病，精神疾病患者等。

（二）对照选择

定位于内镜阴性的胃食管反流病样症状的改善，建议采用安慰剂对照的优效性设计。考虑到症状改善为主观评价，仅以已上市药物对照进行非劣性设计作为评价有效性的关键证据不能被接受，因此若选择已上市药物作为对照药，也应当采用优效性设计。

定位于难治性胃食管反流病的症状改善，建议采用安慰剂对照，也可采用加载试验设计。

定位于受损食管黏膜组织的修复，鉴于目前已有安全有效的治疗药物上市，出于伦理学角度的考虑，建议以阳性药物（质子泵抑制剂或钾离子竞争性酸阻滞剂）对照或采用阳性药物作为基础治疗的安慰剂对照加载试验设计，一般不宜采用安慰剂对照。

（三）疗程与观察时点设计

应当根据临床定位、药物处方特点和给药途径、主要疗效指标的变化特点等，设定合理的疗程和观察时点。建议充分考虑用于胃食管反流病中药的作用规律和特点，从安全性和有效性综合考虑，予以较充分地暴露时间，试验前期 7 天 ~ 14 天的导入期应当作为临床试验设计的一部分，此外，难治性胃食管反流病的洗脱期最好不少于 2 周。

1. 定位于改善临床症状

（1）内镜阴性的胃食管反流病样症状的改善

对反流、烧心主要症状的改善，疗程建议为 4 周 ~ 6 周。随访疗程可根据研究目的来确定，原则上不低于治疗疗程的 1/2。

（2）难治性胃食管反流病症状的改善

《2020 年中国胃食管反流病专家共识意见》中将难治性胃食管反流病定义为采

用双倍剂量的质子泵抑制剂治疗 8 周后，烧心和（或）反流等症状无明显改善。据此，针对难治性胃食管反流病，疗程不应当少于 8 周，随访不少于治疗疗程的 1/2。

2. 定位于受损食管黏膜组织的修复

建议修复反流性食管炎受损食管黏膜的疗程至少 8 周，随访疗程原则上不少于治疗疗程的 1/2。

（四）有效性评价

有效性评价应当依据中医药理论、人用经验及辨证论治的特点，兼顾胃食管反流病临床试验研究领域公认的标准，鼓励采用具有中医药特色的疗效指标。

1. 主要疗效指标

应当依据其不同的临床试验目的选择能够准确反映试验药物临床疗效的评价指标，并具有可行性和公认性。

（1）改善临床症状

1）定位于内镜阴性的胃食管反流病样症状的改善

可选择受试者视觉模拟评分量表（Visual Analogue Score，VAS）或 Likert 总体评价量表进行评价。由于不同测试工具对应的量表范围中，按不同等级（Likert 量表内）差异较大，建议这些等级至少应当有 5 个。Likert 量表以过去 24 小时中最严重的症状进行分级。症状评估的内容应当包括症状的严重程度和发生频率。其中，主要症状烧心和反流，应当纳入评价量表中，其他不典型症状或食管外症状采用程度和频度积分作为重要的辅助参考依据。

① VAS 评分

受试者每日通过日记卡对反流和烧心等症状的严重程度和频率进行 VAS 评分，根据日记卡内容评价近一周主要症状的平均积分，将治疗后症状积分下降率 ≥ 50% 定义为应答，应答周数大于整个观察期周数的 50% 定义为有效。

VAS 评分：使用一条长为 10cm 的直尺，一面标有 10 个刻度，两端分别为 0 和 10，0 为"无症状"和 10 为"极度严重或极度不适"，中间部分表示不同程度的症状，受试者可在直尺上标出自己的不适程度，每天记录 1 次，一周记录 7 天。

② 7 点 Likert 量表

每周临床试验者询问受试者以下问题："在过去的一周内，您的胃食管反流病症状与治疗前相比缓解程度如何？"受试者在①症状明显改善，②症状改善，③症状轻微改善，④没有变化，⑤症状轻微加重，⑥症状加重，⑦症状明显加重。选择①～②的受试者定义为治疗有应答，选择③～⑦的受试者定义为无应答，应答周数大于整个观察期周数的 50% 定义为有效。

2）定位于难治性胃食管反流病的症状改善

建议其疗效评价参考"定位于内镜阴性的胃食管反流病样症状"的疗效评价标准。同时考虑到该定位的治疗难度较大，建议根据日记卡内容评价近一周主要症状的平均积分，将治疗后症状积分下降率 ≥ 30% 定义为应答，应答周数大于整个观察期周数的 30% 定义为有效。

（2）定位于受损食管黏膜组织的修复

镜下食管黏膜炎症改善情况参照 1994 年美国洛杉矶世界胃肠病大会制订的《洛杉矶分类（LA 分类）法》，以黏膜的愈合率作为主要疗效指标。

2. 次要疗效指标

可根据中药新药的有效性特点和人用经验总结，选择适宜的次要疗效指标。可供选择的次要疗效评价指标包括：症状改善情况（如不典型症状或食管外症状）、中医证候改善情况、生存质量改善、焦虑抑郁状态改善、基于患者报告的结局指标（PRO）量表，有条件者建议对内镜阴性的受试者辅以食管 24 小时 pH– 阻抗监测。

常用的评价生存质量的疾病专用量表包括胃食管反流病健康相关生存质量量表（胃食管反流病 –HRQL）、胃食管反流病生存质量量表（胃食管反流病 –QOL）。

患者报告结局量表（Patient ported outcomes，PRO）是近些年来在健康相关的生存质量之上发展起来的评价指标。国内现有可用于胃食管反流病评价的为"基于慢性胃肠疾病患者报告临床结局评价量表"，该量表以患者为中心，从全身症状、消化不良、反流、心理、排便、社会功能六个维度评价慢性胃肠疾病的干预效果，该量表具有良好的信度和效度。

（五）合并用药

研究期间应当根据临床试验定位不同，确定限制使用的合并用药种类，以免影响疗效评价。如针对定位于反流、烧心等症状的缓解，应当避免使用降低食管下端括约肌张力等对本病有影响的相关药物，限制使用非规定范围内的促动力药、粘膜保护剂等或具有类似作用的中药；针对反流高敏感、功能性烧心或难治性胃食管反流病，应当注意相关疼痛调节剂如三环类抗抑郁药、5– 羟色胺再摄取抑制剂和氨基丁酸衍生物（加巴喷丁）等药物的合并使用情况；针对定位于受损食管黏膜的修复，应当限制使用非规定范围内的黏膜保护剂、抑酸或抗酸剂、促胃动力药等或具有类似作用中药。

如有与本病相关的应急情况，可在研究者的指导下使用某些指定的药物缓解病情，并应当详细记录，并提前设定统计学处理方法。

（六）安全性评价

中药新药研究应当根据其药物处方、人用经验、非临床安全性研究结果及适应症受试人群的特点选择具体的安全性评价指标，应当符合相关法律法规和技术指导原则的要求。

（七）质量控制

胃食管反流病临床试验过程中以主观症状指标或量表的评价为主，也涉及胃镜的操作等，故良好的质量控制非常重要。

设计临床试验方案时，应当采用信度、效度和反应度良好的量表或公认的症状量化标准，试验前应当对所有评价者统一进行培训并通过一致性检测。涉及需要受试者主观评价和填写的内容时，应当加强对受试者的教育和指导。

胃镜操作需重点关注以下问题：（1）内镜检查应当参照标准摄片流程。（2）对涉及食管黏膜糜烂的评价，应当以胃镜标准摄片为基础。

饮食、吸烟、饮酒及情绪等因素均可诱发反流相关症状，可能对试验药物的疗效判断造成影响。因此，进入临床试验前应当对受试者进行健康宣教，使其保持稳定的生活和饮食习惯，尽量保持情绪平稳。

七、与监管机构的沟通交流

可按照《药品研发与技术审评沟通交流办法》《基于"三结合"注册审评证据体系下的沟通交流指导原则（试行）》，在中药新药研发的关键时点及时与监管机构沟通交流。

附件

胃食管反流病常见中医证候

根据《胃食管反流病中医诊疗共识意见（2017）》，本病主要分为 7 个证型。具体如下：

1. 肝胃不和证

主症：①反酸；②烧心；③胸骨后疼痛，牵及两肋；④嗳气。

次症：①纳差；②嗳气；③恶心；④情绪不畅则加重。

舌脉：舌质淡红，苔白或薄白，脉弦。

2. 肝胃郁热证

主症：①烧心；②反酸。

次症：①胸骨后灼痛；②胃脘灼痛；③脘腹胀满；④嗳气或反食；⑤易怒；⑥易饥。

舌脉：舌红，苔黄；脉弦。

3. 脾虚湿热证

主症：①餐后反酸；②饱胀。

次症：①胃脘灼痛；②胸闷不舒；③不欲饮食；④身倦乏力；⑤大便溏滞。

舌脉：舌淡或红，苔黄腻或薄黄腻；脉细滑数。

4. 胆热犯胃证

主症：①口苦咽干；②烧心。

次症：①胁肋胀痛；②胸背痛；③反酸；④嗳气或反食；⑤心烦失眠；⑥易饥。

舌脉：舌红，苔黄腻；脉弦滑。

5. 气郁痰阻证

主症：①咽喉不适如有痰梗；②胸部满闷或胀闷不适。

次症：①嗳气或反流；②吞咽困难；③声音嘶哑；④半夜呛咳。

舌脉：舌淡红，苔白腻；脉弦滑。

6. 中虚气逆证

主症：①反酸或泛吐清水；②嗳气或反流。

次症：①胃脘隐痛；②胃痞胀满；③食欲不振；④神疲乏力；⑤大便溏薄。

舌脉：舌淡，苔薄；脉细弱。

7. 寒热错杂证

主症：①胸骨后或胃脘部烧灼不适；②反酸或泛吐清水；③胃脘隐痛，喜温喜按；④空腹胃痛，得食则减。

次症：①食欲不振；②神疲乏力；③大便溏薄；④手足不温。

舌脉：舌红，苔白；脉虚弱。

以上主症 2 项，加次症 2 项，参考舌脉，即可诊断证候。

中药新药用于慢性胃炎的临床疗效评价
技术指导原则（试行）

一、概述

慢性胃炎（Chronic gastritis，CG）是由多种原因引起的胃黏膜的慢性炎症，是消化系统常见病之一。该病症状易反复发作，严重影响患者的生存质量，慢性萎缩性胃炎伴肠化生、上皮内瘤变（异型增生）者胃癌发生的风险增加，已逐渐引起临床重视。该病可由 *H. pylori* 感染、胆汁反流、药物损伤、吸烟、饮酒、食物刺激、遗传、免疫、放射等因素引起。慢性胃炎的诊断需结合病因、内镜及病理结果综合判断。

我国古代医书中有与慢性胃炎症状类似的记载，如《素问·六元正纪大论篇》云"木郁之发，民病胃脘当心而痛"，《伤寒论》记载："但满而不痛者，此为痞"、"小结胸病，正在心下，按之则痛"。慢性胃炎可无明显临床症状，有症状者主要为消化不良的相关表现，如上腹部疼痛、上腹部胀满、早饱、嗳气等，类似症状分布于中医胃痛、痞满、纳呆等病证中。

目前中医药对慢性胃炎的治疗主要涉及临床症状的改善，胃黏膜糜烂、出血、胆汁反流的改善，胃黏膜萎缩、肠化生、上皮内瘤变（异型增生）的改善及 *H. pylori* 感染治疗疗效的提高等。在临床症状的改善方面，单独使用中药可以有效缓解胃痛、胃胀等症状，同时还能改善中医证候相关的其他症状，具有中医治疗特色；在胃黏膜糜烂、出血、胆汁反流及 *H. pylori* 感染的治疗方面，在常规治疗的基础上加用中药，可以提高疗效；在胃黏膜萎缩、肠化生、上皮内瘤变（异型增生）的改善方面，中医药治疗具有一定疗效，中西医结合具有优势。

本技术指导原则旨在"中医药理论、人用经验和临床试验相结合的中药注册审评证据体系"（以下简称"三结合注册审评证据体系"）下，为慢性胃炎的中药新药研发思路、方案设计和实施等方面提供指导。本技术指导原则所提出的技术要求，是目前行业领域内较为一致的看法与认识，但不能代替研究者的临床实践与思考。随着学科进展，以及对三结合注册审评证据体系认识的不断完善，本技术指导原则中的相关内容也将随之调整与更新。

本技术指导原则所指的临床研究，包括人用经验和经监管机构批准后开展的临床试验。

二、中药新药用于慢性胃炎临床研究目的

慢性胃炎临床治疗的目的包括祛除病因、缓解症状、改善胃黏膜组织学，并最终提高患者的生存质量。临床研究目的（临床定位）主要如下：

（一）改善临床症状

慢性胃炎伴随的消化不良症状是临床上需首要解决的问题，也是提高患者生存质量的核心环节，中医药治疗慢性胃炎的特点和优势主要体现在临床症状的改善（如：上腹部疼痛、上腹部胀满、早饱、嗳气等）。临床研究可针对单一症状或多个症状的改善。

（二）改善胃黏膜糜烂、出血、胆汁反流

胃黏膜糜烂、黏膜出血及胆汁反流等是临床关注点之一，反映了胃黏膜损伤与胃肠动力障碍等病理机制。由于三者发生机制、预后转归、中医药治法治则均有不同，改善胃黏膜糜烂、出血、胆汁反流一般需分开单独研究，以其中一个为主要研究对象。

（三）改善胃黏膜萎缩、肠化生、上皮内瘤变（异型增生）

胃黏膜萎缩、肠化生、上皮内瘤变（异型增生）是常见的胃癌前疾病和胃癌前病变，与胃癌的发生有一定的关联，是造成患者对疾病产生恐惧的主要原因，将此作为临床定位符合现阶段的临床需求。由于胃黏膜萎缩、肠化生、上皮内瘤变（异型增生）与胃癌的关联性不同，预后转归存在较大差异，一般应当分开单独研究，确定其中一个为主要研究对象，不宜将其作为一个整体开展研究；改善上皮内瘤变（异型增生）的研究，可以将胃黏膜萎缩、肠化生作为背景病变进行观察。

（四）提高 *H. pylori* 的根除率

H. pylori 感染是慢性胃炎发生的重要因素，根除 *H. pylori* 是防治慢性胃炎的重要手段。由于我国的特殊国情，*H. pylori* 的耐药率总体处于上升趋势，采用中医药手段提高 *H. pylori* 感染的根除率是目前考虑的方向之一。

以上为现阶段慢性胃炎较为公认的、有临床价值的临床定位。在具体研发过程中，若能体现中医特色且具有上市价值的中药，可不限于上述临床定位。研究者可根据中药新药的特点，结合中医临床实践的总结，提出新的临床定位并提供合理性依据，说明其临床价值和治疗需求。

三、慢性胃炎的中医药理论阐述

（一）病因病机

胃在生理上以降为顺，在病理上因滞而病，本病主要与脾胃虚弱、情志失调、饮食不节、药物、外邪等多种因素有关，上述因素损伤脾胃，运化失司，升降失常，导致气滞、湿阻、寒凝、火郁、血瘀病理因素的产生。本病的病位在胃，与肝、脾两脏密切相关。

（二）慢性胃炎不同临床定位的中医学认识

对于有明确症状者（包括慢性胃炎消化不良症状和全身的非特异性症状），辨证论治是首要遵循的原则，该原则同样适用于"改善胃黏膜糜烂、出血、胆汁反流""改善胃黏膜萎缩、肠化生、上皮内瘤变（异型增生）"定位。对于患者临床症状不明显者，还需结合其他手段进行治疗，如结合胃镜下黏膜辨证或借助于中医药对此类临床定位的主要病机认识进行治疗。对于"改善胃黏膜萎缩、肠化生、上皮内瘤变（异型增生）"，考虑病程较长、病机复杂，应当综合审证求因、胃镜下黏膜辨证及相关病变定位的主要病机认识等要素，确定治则治法并遣方用药。

1. 改善临床症状

慢性胃炎常见的症状有上腹部疼痛、上腹部胀满、早饱、嗳气等，对症状进行治疗是传统中医的核心和特色，以审证求因、辨证论治为代表的治疗方法在慢性胃炎症状治疗中起着重要的作用。不同症状的组合、症状各自不同的特征、兼夹症状、舌象及脉象提示了不同的证候特征，并进而决定了处方用药的组成、剂量等内容。

2. 改善胃黏膜糜烂、出血、胆汁反流

胃黏膜糜烂、出血、胆汁反流是部分患者胃镜下表现的特征，按照《中国慢性胃炎共识意见（2017）》建议，诊断上描述为慢性非萎缩/萎缩性胃炎伴糜烂（平坦糜烂/隆起糜烂）、伴黏膜出血、伴胆汁反流等，是慢性胃炎诊断的组成部分。

慢性胃炎伴胃黏膜糜烂，主要病机为热、湿、瘀等病邪或兼夹气（阳）虚、阴虚，损伤胃膜，导致黏膜糜烂；治疗中注重方证对应，以及保护胃膜药味的使用。

对于慢性胃炎伴黏膜出血，主要病机为热、瘀等病理因素损伤胃络，或是因虚致实，或是虚不摄血，血液不循常道造成胃膜出血。具体应当结合患者症状、胃镜下表现综合判断，合理组方。

对于慢性胃炎伴胆汁反流，主要病机为肝胃不和、胆胃之气不降、湿热中阻，

胆汁逆流入胃，应当采用对应治法，消除胆汁对胃膜的刺激。

3. 改善胃黏膜萎缩、肠化生、上皮内瘤变（异型增生）

胃黏膜萎缩、肠化生是慢性萎缩性胃炎的病理学表现，也是胃癌前病变的背景病变，上皮内瘤变（异型增生）是最直接的胃癌前病变，三者可以独立出现，也可相兼出现。

病机可分为本虚和标实两个方面，临床上常表现为本虚标实、虚实夹杂的证候。本虚主要表现为脾气（阳）虚和胃阴虚，标实主要表现为气滞、湿热和血瘀。血瘀是久病的重要病机，在胃黏膜萎缩的发生发展乃至恶变的过程中起着重要作用。

4. 提高 *H. pylori* 的根除率

目前的研究显示 *H. pylori* 感染的常见证候与脾胃湿热、肝胃不和及脾胃虚弱密切相关，采用对应治法可提高 *H. pylori* 的根除率。

（三）常见的中医证候

根据《慢性胃炎中医诊疗专家共识（2017）》，本病主要分为 5 个证型（详情见附件 1）。考虑到慢性胃炎不同临床类型、伴随状态的复杂性，临床上常表现为多种证候相兼，可依据下列证候拟定复合证候的诊断标准；也可根据药物的特点，依据中医药理论自行制定，但应当提供科学性、合理性依据，并具有临床实际可操作性。

（四）胃镜下黏膜辨证

胃镜下黏膜辨证是通过辨析黏膜色泽、表面形态、皱襞、分泌物、蠕动、黏膜血管等判断病机证候的诊断方法，属于局部辨证范畴，为中医望诊的延伸。由于目前尚缺乏高质量的前瞻性研究证据，胃镜下黏膜辨证在中医辨证过程中为辅助参考作用，可根据中药处方的特点决定是否采用。具体可参考《慢性胃炎中医诊疗专家共识意见（2017）》《慢性胃炎中医临床实践指南》及《中国整合胃癌前病变临床管理指南》推荐的胃镜下黏膜辨证标准。

1.肝胃不和证：胃黏膜急性活动性炎性反应，或伴胆汁反流，胃蠕动较快。

2.脾胃湿热证：胃黏膜充血水肿，糜烂明显，黏液黏稠混浊。

3.脾胃虚弱证：胃黏膜变薄，色泽苍白或灰白，黏液稀薄而多，或有黏膜水肿，黏膜下血管清晰可见，胃蠕动减弱。

4.胃阴不足证：黏膜表面粗糙不平，变薄变脆，分泌物少。皱襞变细或消失，呈龟裂样改变，或可透见黏膜下小血管网。

5. 胃络瘀阻证：胃黏膜呈颗粒或结节状，伴黏膜内出血点，黏液灰白或褐色，血管网清晰可见，血管纹暗红。

四、慢性胃炎人用经验研究的关注问题

用于慢性胃炎的中药复方制剂，通常是在中医药理论的支持和指导下，在临床实践当中逐步明确适用人群、用药剂量、疗效特点和临床获益，形成固定处方，研发制成的适合群体用药的中药新药。一般可通过临床经验整理总结出有效处方及其应用的核心病机及证候，初步确定临床定位、疗程等；在此基础上，在临床实践过程中经较长时间和 / 或较大人群范围临床使用信息的积累，进一步明确中药复方制剂有效性、安全性以及临床获益。在人用经验形成过程中可参照《基于人用经验的中药复方制剂新药临床研发指导原则（试行）》《真实世界证据支持药物研发与审评的指导原则（试行）》等开展临床研究，如拟按本技术指导原则推荐的临床定位进行研发的，人用经验研究的人群选择、有效性指标设计上可参考本技术指导原则第六部分"临床试验的关键问题"的相关要求。

在"改善临床症状"、"提高 *H. pylori* 的根除率"定位中，患者的症状、临床诊断、基础治疗及合并用药方案、有效性观测指标等数据在回顾性研究中相对容易获得，但安全性评价所需数据往往容易被忽视，在获得有效性数据时，应当关注对安全性数据的收集。

在"改善胃黏膜糜烂、出血、胆汁反流""改善胃黏膜萎缩、肠化生、上皮内瘤变（异型增生）"定位中，在临床实践当中应当注重采用规范的、能被认可的疗效评价方法和严格的质量控制措施。对于治疗过程中胃镜下黏膜表现、病理改变的随访数据及安全性评价所需数据均需在人用经验研究中加以额外的关注。

五、慢性胃炎临床试验的一般考虑

用于慢性胃炎的中药新药临床试验设计一般采用病证结合的研究模式，需关注中医药理论和人用经验对方案设计的支持作用。由于慢性胃炎的临床情况相对复杂，受试者可能同时存在临床症状、*H. pylori* 感染和胃镜下黏膜改变及病理改变，不同的临床定位在给药方案、疗程、有效性观测指标等方面存在较大差异，应当结合中医药理论依据和人用经验的总结，根据中药新药预期的有效性、安全性特点明确适宜的临床定位，合理制定临床试验方案，以验证中药新药的有效性与安全性。对于无中医药理论和人用经验支持的中药新药，其临床试验方案也可参照本技术指导原则进行设计。

六、临床试验的关键问题

用于慢性胃炎中药新药的临床试验设计，需重点关注以下问题：

（一）受试者选择

1. 诊断标准

（1）西医诊断

目前国内最新标准为中华医学会消化病学分会制定的《中国慢性胃炎共识意见（2017）》。随着时间的推移，上述标准可能在细节上发生变化，临床试验中应当选用当时的权威标准。

（2）中医证候诊断

中医证候的选择应当符合方证相应的原则。可参考本技术指导原则第三部分"慢性胃炎的中医药理论阐释"中有关证候诊断标准。

2. 纳入标准

应当根据研究目的、处方特点、临床定位等制定合适的纳入标准，合理限定受试人群的中医证候、病情严重程度和年龄等。考虑到治疗后改善的程度需要具有临床价值，作为主要疗效评价指标的目标症状或病变在基线时应当达到一定程度。

入组受试者须有近期胃镜检查及病理检查结果以支持慢性胃炎相关亚型或伴随状态的诊断。如将胃镜下胃黏膜表现、胃黏膜组织病理学改变作为疗效观测指标时，胃镜和/或病理检查的检查时间应当在受试者入组前1个月之内；除此之外，可放宽至受试者入组前6个月之内。

H. pylori 感染是慢性胃炎的常见病因，并且和病情密切相关。为排除 *H. pylori* 感染对疗效评价的影响，保证基线的均衡，除针对"提高 *H. pylori* 的根除率"的临床定位外，均建议选择 *H. pylori* 阴性或行 *H. pylori* 根除并复查阴性后的人群开展临床试验。

对于改善上皮内瘤变（异型增生）的研究，考虑到临床实际操作的困难程度以及临床治疗需求，建议将低级别上皮内瘤变与不确定的上皮内瘤变均作为研究对象，其中低级别上皮内瘤变的比例不低于50%。

3. 排除标准

需根据处方组成、慢性胃炎的疾病特点、所选择的临床定位、前期总结的人用经验等情况，考虑可能的有效性、安全性特点及伦理学要求等因素，合理制定排除标准。一般需排除：非研究范围内的其他类型或特殊类型的胃炎、与本病症状可能相关的其他消化系统器质性病变、有影响消化道动力的全身疾病、正在或需要持续使用具有胃黏膜保护作用或影响胃肠道功能药物者、需要长期使用非甾体类抗炎药者、合并精神类疾病者、其他情况由研究者判断不适合者等。如拟针对上皮内瘤变（异型增生）开展临床试验的，建议排除高级别上皮内瘤变者。

（二）对照选择

定位于改善临床症状的研究，建议采用安慰剂对照的优效性设计。考虑到症状改善为主观评价，仅以已上市药物对照进行非劣性设计作为评价有效性的关键证据不能被接受，因此若选择已上市中药作为对照药，也应当采用优效性设计。

定位于改善胃黏膜糜烂、出血、胆汁反流的临床试验，可选用安慰剂对照或疗效肯定的阳性药物对照。若选择阳性药做非劣效设计时，需同时考虑疗效是否具有临床价值。

定位于改善胃黏膜萎缩、肠化生、上皮内瘤变（异型增生）的临床试验，目前尚缺乏公认有效的干预方案，支持上市的关键性研究可考虑安慰剂对照。

定位于提高 *H. pylori* 根除率的临床试验，建议在标准治疗方案加载基础上，采用安慰剂对照的优效性设计。

（三）疗程与观察时点设计

应当根据研究目的及定位的不同，设置适宜的疗程和观察时点。

定位于改善临床症状的研究，需设置不少于 1 周的导入期，疗程建议 4 周 ~ 12 周。特殊情况下，如含有某些不宜长期服用的药味，可根据药物的安全性特点适当缩短疗程。一般需设置随访，随访期建议为疗程的 1/2，最低不少于 2 周。

定位于改善胃黏膜糜烂、出血、胆汁反流的临床试验，疗程建议不少于 4 周。

定位于改善胃黏膜萎缩、肠化生、上皮内瘤变（异型增生）的临床试验，建议疗程不少于 6 个月，并辅以不低于疗程的随访。

定位于提高 *H. pylori* 根除率的研究，建议疗程与标准治疗方案保持一致。对于在标准治疗结束后需要延长试验药物使用的方案，应当有充分的支持依据。

（四）有效性评价

应当根据研究目的和定位，合理选择有效性观察指标和疗效评价方法。疗效指标和疗效判定标准的制定，应当考虑科学性和可行性，并得到行业内专家的公认。

1. 定位于改善临床症状

结合处方组成的中医药理论及其特点，临床定位可仅针对单一慢性胃炎主要症状，也可针对同时改善多个慢性胃炎主要症状。定位于单一症状改善的，应当将单一症状改善应答的有效率作为主要疗效指标；定位于同时改善多个症状的，可将目标症状总体积分改善应答的有效率作为主要疗效指标。推荐将每周的症状平均积分与基线比较至少下降 50% 定义为应答，应答周数大于整个观察期周数的 50% 定义为有效。目标症状改善频率、消失时间、复发次数、中位复发时间等作为重要的次要疗效评价指标。其他次要疗效评价指标可包括：中医证候、消化道其他相关症状、患者生存质量等。如伴随有胃黏膜糜烂、胆汁反流等胃镜下表现，应当将胃镜下表现的改变作为次要疗效评价指标进行观察。如果用药疗程在 2 个月或以上，建议关注受试者胃黏膜萎缩、肠化生等情况的变化。

上腹部疼痛、上腹部胀满、早饱、嗳气、反酸、烧心等症状应当作为基础（背景）症状进行考察，一般要求在目标症状改善的情况下，其他基础（背景）症状和 / 或其他伴随的胃黏膜糜烂、胆汁反流等胃镜下表现及胃黏膜萎缩、肠化生等病理学改变没有恶化。

慢性胃炎特别是慢性非萎缩性胃炎，其消化道症状和功能性消化不良症状较难区分，但前者为器质性疾病，后者为功能性疾病，相差较大，建议在人用经验总结的基础上根据药物的疗效特点选择合适的研发方向。如仅单纯针对慢性非萎缩性胃炎开展定位于改善临床症状的中药研发，其上市后的功能主治应当限定在慢性非萎缩性胃炎范围内。若拟同时纳入慢性萎缩性胃炎和慢性非萎缩性胃炎的患者，建议慢性萎缩性胃炎患者的比例不低于 40%。

应当通过患者日记卡等方式收集受试者的每日症状信息。具体赋分方法可根据症状严重程度制定。

2. 定位于改善胃黏膜糜烂、出血、胆汁反流

（1）胃黏膜糜烂和 / 或出血

对于胃黏膜糜烂、出血的疗效评价，需同时考虑糜烂、出血程度以及病变区域（部位），并分别对两者进行赋分，计算总积分，总积分与基线比较至少下降 50% 者定义为有效。胃黏膜糜烂、出血程度分级标准可参考《慢性胃炎的内镜分型分级标准及治疗的试行意见》（具体见下表），研究者可参考该分级标准进行赋分。病变区域（部位）的划分及积分计算可参照附件 3 的方法实施。

胃黏膜糜烂、出血程度分级参考

	Ⅰ级	Ⅱ级	Ⅲ级
胃黏膜糜烂	单发	多发局部 ≤ 5	多发广泛 ≥ 6
出血	局部	多部位	弥漫

在观察胃黏膜糜烂或出血的同时，也可将慢性胃炎的临床症状、中医证候、生存质量等作为次要疗效指标进行观察。

（2）胆汁反流

对于胆汁反流的评价，可按胃镜下黏液湖的颜色，从清亮、轻度黄染、中度黄染、深黄或黄绿色分别赋分（具体参见附件 2）。建议将降低 2 个等级或者无胆汁反流定义为有效，并以治疗后的有效率来评价其疗效。

在观察胆汁反流的同时，也可对慢性胃炎的临床症状、中医证候、生存质量等进行观察。

需要注意的是，胃镜医师的操作手法、受试者的耐受程度等均可能影响胃镜检查的顺利开展，并进而影响胆汁反流的评价结果，应当通过适当的方法加以控制。有条件者可采用 24 小时胆汁监测。在检查前应当制定标准操作规程，从反流时间、反流次数等方面综合评价。

3. 定位于改善胃黏膜萎缩、肠化生、上皮内瘤变（异型增生）

（1）胃黏膜萎缩或肠化生

对胃黏膜萎缩、肠化生的评价采用以区域（部位）与程度相结合的评价方法，每区域的积分为该区域包含部位的严重程度之和，总体积分＝实际区域积分之和／实际区域理论得分范围 *100。总积分下降大于 30% 者定义为有效；如果治疗后经确认为新发生的上皮内瘤变（异型增生），建议直接定义为无效。详细的方法可参考附件 3。

对胃黏膜萎缩、肠化生的评价，原则上要求采取适当的手段保证干预前后活检部位上的一致性和可比性（如胃黏膜定标活检或其他类似手段）。此外，胃镜医师的操作是否规范对疗效评价影响较大，有关注意事项请参考附件 3。

（2）上皮内瘤变（异型增生）

对于上皮内瘤变（异型增生）的临床评价，须采用靶向活检技术，由内镜医师进行胃黏膜定位标记并活检。再次胃镜检查时，需要在既往标记的病变部位进行活检。相同区域（部位）内如果在既往标记处之外有新的病变，以较重者进行评价。

可按无上皮内瘤变、不确定的上皮内瘤变、低级别上皮内瘤变、高级别上皮内瘤变的顺序予以赋分。以总体积分参与计算，具体方法同"胃黏膜萎缩或肠化生"部分，以总体积分下降大于 50% 者定义为有效。详细的方法可参考附件 3。

在观察胃黏膜萎缩、肠化生、上皮内瘤变（异型增生）的同时，也可将慢性胃炎的临床症状、中医证候、生存质量等作为次要疗效指标进行观察；定位于改善胃黏膜萎缩的，可考虑将血清胃蛋白酶原Ⅰ、Ⅱ及促胃泌素-17作为次要疗效指标进行考察。

4. 定位于提高 *H. pylori* 根除率

应当以 *H. pylori* 根除率作为主要疗效指标，评价方法应当选择当前公认的有效方法。目前一般采用 ^{13}C 或 ^{14}C 呼气试验。应当排除其他可能影响评价结果的因素。

采用的标准治疗方案应当按我国最新相关共识推荐的给药方案。

（五）合并用药

研究期间应当根据临床试验定位不同，确定限制使用的合并用药种类，以免影响疗效评价。定位于改善临床症状的，可参照《中药新药用于功能性消化不良临床研究技术指导原则》的相关要求；定位于改善胃黏膜糜烂、出血、胆汁反流的，应当限制使用非规定范围内的胃黏膜保护剂、抑酸或抗酸剂、促胃动力药等药物或具有类似作用的中药；定位于改善胃黏膜萎缩、肠化生、上皮内瘤变（异型增生）的，应当限制长期合并使用叶酸、维生素类、含硒制剂等药物或相关中药。

方案中应当针对与本病相关应急情况的处理进行预先设计，可在研究者的指导下使用某些指定的药物缓解病情，并应当详细记录。

（六）质量控制

慢性胃炎的临床试验涉及主观指标或量表的评价、胃镜的操作、病理学的评价等，存在较多的影响因素，良好的试验质量控制非常重要。

对于主观指标的评价，需关注不同研究者量表评估的一致性，在临床试验实施前应当对所有研究者进行统一培训，并应当通过一致性检测。涉及需要受试者主观评价和填写的内容时，应当加强对受试者的教育和指导。

由于胃镜及病理的操作规范对结果的影响较大，临床试验参加单位应当具备相应的资质，在研究开始前建立各专业的质量控制组，并建立规范的质控制度和流程，进行统一培训，并应当通过一致性检测，确保研究数据的可靠性。需重点关注以下问题：（1）设立专业的内镜检查质控组，制定标准摄片制度与流程，并负责临床内镜操作和相关诊疗技术（如胃黏膜定标活检技术）的培训；（2）设立专业的病理阅片质控组，并负责开展病理阅片的培训及提出相关的质控措施；（3）应当提出可行的争议解决机制，比如在内镜评判结果有争议时，内镜质控组必要时可通过观察内镜图像对活检区域的正确性及病变程度进行可信度校正和评估，以保证研究结果的可靠性。（4）对慢性胃炎涉及对胃黏膜糜烂、出血、胆汁反流及胃黏膜萎缩、肠化生、上皮内瘤变（异型增生）的评价均应当以胃镜标准摄片为基础。

七、与监管机构的沟通交流

可按照《药品研发与技术审评沟通交流办法》《基于"三结合"注册审评证据体系下的沟通交流指导原则（试行）》，在中药新药研发的关键时点及时与监管机构沟通交流。

附件 1

慢性胃炎常见中医证候

根据《慢性胃炎中医诊疗专家共识（2017）》，本病主要分为 5 个证型。具体如下：

1.脾胃虚弱证

（1）脾胃气虚证

主症：①胃脘胀满或胃痛隐隐；②餐后加重；③疲倦乏力。

次症：①纳呆；②四肢不温；③大便溏薄。

舌脉：舌淡或有齿痕，苔薄白；脉虚弱。

证型确定：具备主症 2 项加次症 1 项 –2 项，或主症第 1 项加次症 3 项，并参考舌脉进行诊断。

（2）脾胃虚寒证

主症：①胃痛隐隐，绵绵不休；②喜温喜按，劳累或受凉后发作或加重。

次症：①泛吐清水；②精神疲倦；③手足不温或畏寒；④腹泻或伴不消化食物。

舌脉：舌淡胖，边有齿痕，苔白滑；脉沉弱。

证型确定：具备主症 2 项加次症 2 项，或主症第 1 项加次症 3 项，并参考舌脉进行诊断。

2.肝胃不和证

（1）肝胃气滞证

主症：①胃脘胀满或胀痛；②胁肋部胀满不适或疼痛。

次症：①症状因情绪因素诱发或加重；②嗳气频作。

舌脉：舌淡红，苔薄白；脉弦。

证型确定：具备主症 2 项加次症 1 项，或主症第 1 项加次症 2 项，并参考舌脉进行诊断。

（2）肝胃郁热证

主症：①胃脘饥嘈不适或灼痛；②两胁胀闷或疼痛。

次症：①心烦易怒；②嘈杂反酸；③口干口苦；④大便干燥。

舌脉：舌质红，苔黄；脉弦或弦数。

证型确定：具备主症 2 项加次症 2 项，或主症第 1 项加次症 3 项，并参考舌脉进行诊断。

3. 胃阴不足证

主症：①胃脘灼热隐痛；②胃中嘈杂。

次症：①似饥而不欲多食；②口干舌燥；③大便干结。

舌脉：舌红少津或有裂纹，苔少或无；脉细或数。

证型确定：具备主症 2 项加次症 2 项，或主症第 1 项加次症 3 项，并参考舌脉进行诊断。

4. 脾胃湿热证

主症：①脘腹痞满或疼痛。

次症：①食少纳呆；②口苦口臭；③身重困倦；④大便黏滞或溏滞。

舌脉：舌质红，苔黄腻；脉滑或数。

证型确定：具备主症加次症 2 项，并参考舌脉进行诊断。

5. 胃络瘀阻证

主症：①胃脘痞满或痛有定处。

次症：①胃痛日久不愈；②痛如针刺。

舌脉：舌质暗红或有瘀点、瘀斑；脉弦涩。

证型确定：具备主症 1 项加次症 2 项，并参考舌脉进行诊断。

附件2

胆汁反流胃镜下分级直观模拟图

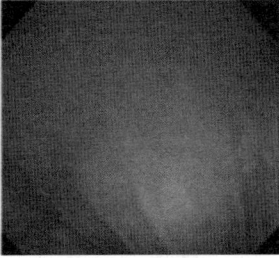 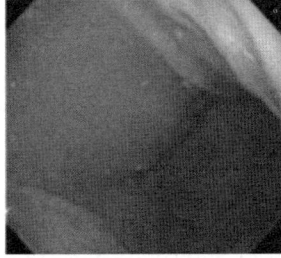 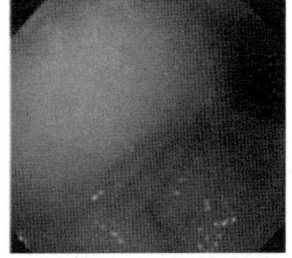

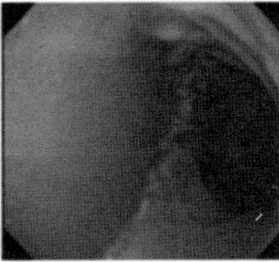 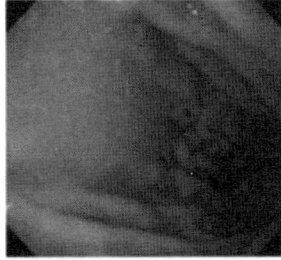 

◆轻度黄染　　　　　　　　◆中度黄染　　　　　　　　◆深黄或黄绿色

附件 3

胃黏膜萎缩、肠化生、上皮内瘤变
（异型增生）的推荐评价方案

胃黏膜萎缩、肠化生、上皮内瘤变（异型增生）的发生区域，以胃窦、胃角及胃体小弯多见，幽门、胃体（胃体小弯除外）及胃底次之。在部位划分上，传统上将胃窦分为小弯侧、大弯侧、前壁侧及后壁侧；胃体小弯分为上部、中部与下部；胃体（胃体小弯除外）分为上、中、下三部，以及前壁侧、大弯侧及后壁侧。为提高可操作性，在区域框架下，进行了部位的重新划分，将胃窦划分为偏小弯侧、偏大弯侧；将胃体小弯分为偏上部、偏下部；胃体（胃体小弯除外）分为偏上部、偏下部。

区域（部位）的内容包括：①胃窦（偏小弯侧、偏大弯侧）；②胃角；③胃体小弯（偏上部、偏下部）；④幽门；⑤胃体（胃体小弯除外，偏上部、偏下部）；⑥胃底。

1. 胃黏膜萎缩或肠化生

对胃黏膜萎缩、肠化生的评价采用以区域（部位）与程度相结合的评价。区域（部位）采取上述的分部法；胃黏膜萎缩、肠化生的程度采取"直观模拟评分法"［参见"中国慢性胃炎共识意见（2017）附录一：慢性胃炎的病理诊断标准"］，研究者可参考并对程度进行赋分。

内镜操作医师对胃黏膜萎缩、肠化生的镜下表现应当有一定的判断，目标病变需要满足一定的数量或范围，局灶性病变或病灶取于溃疡、糜烂等边缘者不应当纳入评价。操作医师以上述区域（部位）划分为基础，对每一分区的萎缩、肠化生进行判断，如果判断为存在萎缩或肠化生，需在每一分区病变相对较重且分布均衡处进行胃黏膜定位标记并活检。胃镜复查时，需要在既往定位标记处对病变较重者进行活检。原则上除明确有目标病变外，不建议在既往定位标记所属区域（部位）外另行活检。相同区域（部位）如果存在定位标记处以外的活检，以较重者参与评价。

对萎缩与肠化生按区域进行评价。每区域的积分为该区域包含部位的严重程度之和。

总体积分计算：总体积分 = 实际区域积分之和 / 实际区域理论得分范围 ×100。如果再次评价时，在上次区域之外产生的额外的目标病变，实际区域积分之和（分子）按实际计算，实际区域理论得分范围（分母）按第一次的计算，不同时扩增。

示例如下：假定病理评分的区间在 0 分 ~ 3 分，受试者在胃窦偏大弯侧与偏小弯侧分别发现病变，其病理最高分 3 分及 2 分；体小弯区偏下部发现病变，最高分为 2 分，其计算积分如下：

总体积分 ＝ ［（3+2）+2］/［（2×3）+（2×3）］× 100 ＝ 58.33（四舍五入）。

建议将总体积分下降大于 30% 者定义为有效；如果治疗后经确认为新发生的上皮内瘤变（异型增生），建议直接定义为无效。

需要说明的是：（1）由于胃窦区域以外发生的萎缩、肠化生胃癌发生的风险相对更高，建议临床疗效评价中，含有胃体或全胃病变者应当不低于 50%。（2）目前对于胃癌前病变风险评价方式主要有 OLGA（Operative Link on Gastritis Assessment）及 OLGIM（Operative Link on Gastritis Intestinal Metaplasia Assessment）两种。建议在研究中，提供 50% 受试者上述评价的前后对照分析。

注：因 OLGA 与 OLGIM 的建议活检部位为胃窦小弯侧、胃窦大弯侧、胃角、胃体小弯侧及胃体大弯侧，与临床评价及定位标记部位可能不一致，单纯为提供 OLGA 与 OLGIM 数据而活检的部位可不作定位标记。

2. 上皮内瘤变（异型增生）

上皮内瘤变目前主要分为低级别上皮内瘤变与高级别上皮内瘤变，高级别上皮内瘤变一般不建议作内科治疗观察。

由于上皮内瘤变（异型增生）并不类似于胃黏膜萎缩、肠化生等可以相对较大范围的存在，多数为局灶性病变，须采用靶向活检技术，内镜医师进行胃黏膜定位标记并活检，胃镜复查时应当在既往标记的病变部位进行活检。相同区域（部位）内如果在既往标记处之外有新的病变，以较重者参与评价。

考虑到临床实际操作的困难程度以及临床治疗价值，建议将低级别上皮内瘤变与不确定的上皮内瘤变均作为研究对象，其中低级别上皮内瘤变的比例不低于 50%。可按无上皮内瘤变、不确定的上皮内瘤变、低级别上皮内瘤变、高级别上皮内瘤变的顺序予以赋分[1]。

以总体积分参与计算，具体方法同"胃黏膜萎缩或肠化生"部分，以总体积分下降大于 50% 者定义为有效。

以下情况之一建议直接定义为无效：（1）上次定位标记所属部位处新出现 2 处或以上的同等级的病变；（2）上次定位标记所属部位处新出现 1 处或以上的更高等级病变；（3）定位标记区域外活检并经病理确证的上皮内瘤变（异型增生），经核实确属新出现的病灶。

参考文献

［1］中华医学会病理分会消化病理学组筹备组 . 慢性胃炎及上皮性肿瘤胃黏膜活检病理诊断共识［J］. 中华病理学杂志，2017，46（5）:289-293.

临床药理

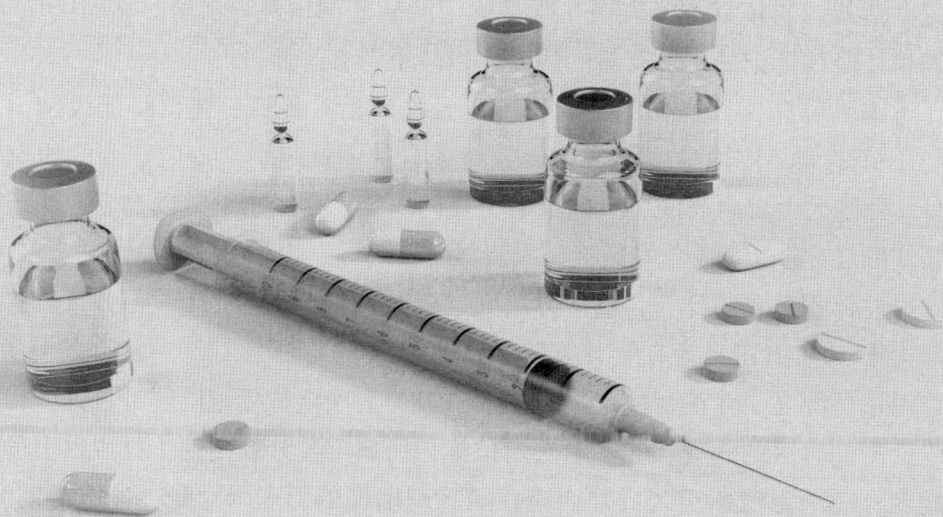

肾功能不全患者药代动力学研究技术
指导原则

一、前言

　　药物可通过多种机制从体内清除。多数药物通过以下一种或多种途径联合清除，包括小肠代谢和转运，肝脏代谢和转运，以及肾脏清除等。肾功能不全时，肾小球滤过、肾小管主动分泌与被动重吸收均可能受到影响，从而导致肾脏清除减少，通常肾清除率受影响的程度与肾脏疾病的严重程度相关。若药物主要通过肾排泄清除，肾功能不全（Impaired Renal Function）可能会导致其药代动力学（Pharmacokinetics，PK）发生一定程度地改变，也可能对临床用药安全性和有效性产生影响。因此，与肾功能正常的患者相比，肾功能不全患者可能需要调整用法用量。

　　药物在肾功能不全患者体内的 PK 变化多为药物和 / 或代谢产物的肾脏排泄减少或减慢导致，此外，还与药物吸收、血浆蛋白结合、跨膜转运、组织分布等的改变有关。研究显示，肾功能不全可改变某些药物在肝脏和肠道中的代谢和转运途径，这些变化在肾功能严重受损的患者中尤为突出，即使药物清除的主要途径不是肾排泄时也可能观察到这些变化。

　　基于上述考虑，对于大多数可能应用于肾功能不全患者的药物，建议评估其在肾功能不全患者体内的 PK 特征，以提供合理的用法用量建议。用法用量的建议通常需基于肾功能不全时药物暴露的变化程度，以及暴露 – 效应关系（包括有效性和安全性）来制定。

　　肾功能不全患者 PK 研究结果可以为支持创新药上市的关键临床研究的受试人群选择提供依据。肾功能不全患者 PK 研究、暴露 – 效应关系研究以及支持上市的关键临床研究的受试人群等将影响创新药申报上市和获批说明书中的适应症人群是否可包含相应人群以及用法用量等问题。

　　本指导原则旨在为创新药研发过程中开展肾功能不全患者 PK 研究提供建议和考虑要点，以期为相应人群是否需调整用法用量提供研究数据。

二、基本考虑

（一）肾功能的测定

　　目前有多种评估肾功能的方法。通常使用外源性标记物（如菊粉、异烟酰胺、

EDTA、二乙三胺五乙酸和碘海醇）测定肾小球滤过率（GFR），此方法比公式估算更为准确。也可采用特定时间尿液样品测得的肌酐清除率（CL_{Cr}）评估肾功能。

但上述方法均非临床实践中常规使用的方法，使用公认的基于血清肌酐及血清胱抑素 C 的公式估算肾功能更具实用性。在当前临床实践中，公式估算的 GFR（eGFR）应用广泛，包括在成人人群使用 Cockcroft-Gault（C-G）公式估算 CL_{Cr}。目前常用的估计 eGFR 的方法有慢性肾脏疾病流行病学合作组（CKD-EPI）公式和肾脏病膳食改良试验（MDRD）公式。

临床实践中，eGFR 经人体表面积（BSA）值 $1.73m^2$ 校正，以 $mL/min/1.73m^2$ 为单位表示。临床上对于肾脏疾病的诊断和治疗效果评估，以及对肾功能不全程度的分类，通常基于 BSA 校正的 eGFR（以 $mL/min/1.73m^2$ 为单位）。但肾脏清除能力与绝对 GFR 相关。即，药物的肾清除率与个体 GFR（以 mL/min 表示）成正比，而不与 BSA 校正的 GFR 成正比。因此，剂量建议应基于绝对 GFR（以 mL/min 表示），而非基于标准化为 $1.73m^2$ 的 eGFR。当需要进行个体化给药时，需将校正后 eGFR 乘以患者的 BSA，然后除以 1.73。

肾功能不全患者 PK 研究中，可使用外源性标记物准确测量 GFR，也可考虑使用公式估算 GFR 的方法评估受试者的肾功能。鉴于不同方法各有利弊，其他临床上广泛接受的方法，经评估后亦可考虑采用。建议基于研究目的和临床需求合理选择肾功能测定方法。

在儿科患者中，也可测量或估算肾功能。在两岁以下的儿科患者中，需要考虑成熟度、胎龄及其他因素的影响。当前多使用 Schwartz 公式估算儿科 GFR，但该公式被认为会高估新生儿 GFR，研究者需关注其适用性。

表 1 Schwartz 公式（0-16 岁）

Schwartz 公式（0~16 岁）	$CL_{Cr}(mL/min/1.73m^2) = \dfrac{k \times 身高}{血清肌酐}$ 或 $CL_{Cr}(mL/min) = \dfrac{k \times 身高}{血清肌酐} \times \left(\dfrac{体重}{70}\right)^{0.75}$ 早产儿~1 岁，$k=0.33$；足月儿~1 岁，$k=0.43$；儿童，$k=0.55$；青少年女孩，$k=0.55$；青少年男孩，$k=0.70$。身高（cm）；体重（kg）；血清肌酐（mg/dL）

本指导原则中的肾功能计算公式仅供研究者参考，随着科学技术不断进展，可采用临床实践中公认的方法测定肾功能，并提供科学考虑和相应依据。

（二）是否需开展肾功能不全研究的考虑

本指导原则中的独立 PK 研究是指具有密集采血的、良好试验设计的 PK 研究，包括本指导原则中述及的完整 PK 研究和简化 PK 研究。

若研究药物和/或活性代谢产物主要经肾排泄［例如尿排泄分数（fe）大于等于 0.3］，在肾功能不全不同分级的患者中进行独立 PK 研究，相应的研究结果将支持在肾功能不全不同分级患者中的用法用量。一般来说，分子量小于 69kDa 的治疗性蛋白质和肽类药物在肾功能不全患者中肾清除率会降低，因此，建议考虑在肾功能不全患者中进行分子量小于 69kDa 的治疗性蛋白质和肽类药物的 PK 研究。

对于主要经过非肾途径清除的药物，探讨肾功能不全对 PK 的影响通常也很重要。此时，对于肾功能不全患者可能会使用的上述非肾途径清除的药物，可考虑开展简化 PK 研究。

符合下列情形时，通常无需进行独立 PK 研究，包括但不限于：

1. 主要通过肺清除的气态或者挥发性药物和 / 或活性代谢产物；

2. 仅需单次 / 偶尔给药的药物，并且药物和 / 或主要活性代谢产物的清除时间延长不会造成安全性风险；

3. 分子量大于 69kDa 的治疗性蛋白质药物，但对抗体偶联药物或其他与小分子偶联的大分子蛋白可能需要特殊考虑；

4. 全身吸收有限的局部作用药物（例如局部用药）；

5. 主要通过肝清除的药物，并且安全性数据显示即使明显增加药物暴露量也无需调整用法用量；

6. 主要通过肝清除的药物且由肾功能不全可能导致的药物暴露增加可在临床实践中进行处理，例如某些药物可通过监测与有效性和 / 或安全性相关的标志物进行剂量滴定。

上述情形是否需要采用群体药代动力学等其他方法开展研究视具体情况具体分析。

若药物可能用于肾病末期（ESRD）并需进行透析的患者，则需在透析和非透析情况下进行 PK 研究，以确定透析对药物及其可能的活性代谢产物清除产生的影响。透析疗法有可能去除大部分药物和 / 或活性代谢产物，从而导致临床暴露量的明显变化。在此情形下需要调整用法用量，例如透析后补充剂量。在透析患者中开展研究时，需关注不同透析疗法间的差异。若透析疗法不大可能导致药物或其活性代谢产物清除的明显差异，例如，当研究药物具有以下特征时：研究药物具有通过透析无法清除的分子量、研究药物具有不受肾功能不全影响的高血浆蛋白结合率等，则可考虑不开展透析疗法的独立 PK 研究。

（三）研究时机的考虑

在包含目标适应症人群的关键临床研究中，可考察特定用法用量下药物的安全性和有效性。通常情况下，重度肾功能不全患者会被排除在关键临床研究受试人群之外。

若预期药物的目标适应症人群包括相对较大比例的肾功能不全患者，且当这些患者可能需要特定的治疗方案建议时，获得肾功能不全患者的有效性和安全性数据可能具有较高的临床价值。当预期肾功能不全患者的暴露 – 效应关系可能发生改变时，这些数据更为重要。建议在药物的早期研发过程中评估肾功能不全对药物 PK

的影响，其目的是通过前瞻性的研究进行适当的剂量调整，以使肾功能不全患者可以被纳入关键临床研究中。早期初步评估可基于Ⅰ期和 / 或Ⅱ期研究获得的数据，也可采用建模与模拟策略（例如，基于生理学的药代动力学模型）开展研究，这些研究有助于后续肾功能不全患者 PK 研究的设计以及在关键临床研究中纳入肾功能不全患者，以获得拟建议用法用量在肾功能不全患者中的临床使用数据和经验。

对于无需进行独立 PK 研究但不排除可能需要开展群体药代动力学方法的其他研究的情况，可视具体情况进行综合考虑。

三、研究设计

肾功能不全患者 PK 研究旨在评估肾功能不全对药物 PK 的影响，并根据暴露 – 效应关系评估是否需要调整用法用量。可根据药物特性和目标适应症人群特征等信息，通过多种方式开展研究。

（一）完整 PK 研究的设计

1. 研究人群

为充分研究肾功能不全对研究药物 PK 特征的影响，纳入的受试者通常应包括正常肾功能和肾功能不全不同分级（基于 GFR 评估）的受试者，其中肾功能不全受试者应为患有慢性肾脏病（Chronic Kidney Disease，CKD，存在任何肾损伤的指标或 GFR 小于 60mL/min 持续 3 个月以上）和 / 或具有稳定肾功能的个体。肾功能不全受试者应保持血流动力学稳定。

临床实践中常用的肾小球滤过率的分级见表 2。

表 2　肾小球滤过率的分级 [a]

分级	说明	肾小球滤过率功能指数（mL/min）
1	对照（正常肾功能）	≥ 90，且 < 130
2	轻度下降	60～89
3	中度下降 [b]	30～59
4	重度下降	15～29
5	终末期肾功能衰竭 [c]	< 15 未进行透析
		< 15 需要透析

[a]：eGFR：统一以根据估算公式估算 GFR 为分级标准，以 mL/min 表示。将 mL/min/1.73m² 转换为 mL/min 乘以使用适当公式计算得出的个人 BSA，然后除以 1.73。公式如下：绝对 $eGFR = \dfrac{EPI 或 MDRD 计算出的 eGFR \times BSA}{1.73}$

[b]：根据临床实际情况和研究具体需求，有时可以考虑在中度肾功能不全患者中再按照 eGFR 分为两组（45～59mL/min 和 30～44mL/min）开展研究。

[c]：肾衰竭：这种分级是为了进行专门的肾功能损伤研究，不应用于对肾脏疾病进行分级。

为评估肾功能不全对宽治疗窗药物 PK 的影响，可考虑根据 ≥ 60mL/min（正常或者轻度肾功能不全）、15 ~ 59mL/min（中度 ~ 重度肾功能不全）、< 15mL/min 或需要透析的患者在非透析日的分类，对受试者进行分层。

其他可能影响药物 PK 的因素在肾功能不全组与对照组需保持一致，同时，不应纳入服用可能影响药物 PK 的合并用药的受试者。

因目标适应症人群本身可能会具有一些影响药物 PK 特征的因素，理想情况下，对照组为目标适应症的代表性群体，此时，对照组可以不是表 2 中所定义的肾功能正常的患者。

2. 样本量

每个肾功能不全级别组的受试者人数应足以获得可靠的 PK 参数，需提交样本量估算方法和结果，并提供样本量估算时主要参数设定的依据。样本量估算时，需关注 PK 参数变异度在健康人和患者中可能有所不同。

3. 给药方法

当在目标适应症人群中进行的研究结果显示，药物和 / 或主要活性代谢产物呈现线性和非时间依赖性 PK 特征时，可考虑进行单次给药研究；当表现为非线性或者时间依赖性 PK 特征时，需要进行多次给药研究。可根据前期研究估计的肾功能不全患者的药物和 / 或主要活性代谢产物的 PK 特征，评估和选择最佳用法用量。

一般在单次给药研究中，考虑到药物的峰浓度受肾功能的影响较小，不同分级肾功能不全受试者可给予相同的给药剂量，也可考虑根据前期研究数据给予不同剂量，并提供剂量选择依据。

在多次给药研究中，通常需要足够长的给药周期来达到稳态。可考虑采用负荷剂量的策略以缩短达到稳态的时间，尤其是消除半衰期明显较长的情况。在多次给药研究中，为减少药物及其代谢产物的蓄积，可考虑降低剂量或减少给药频率的研究设计。

4. 样品采集及检测分析

应对血液（例如血浆、血清或全血）样品、尿液样品中的原形药物和 / 或拟考察的主要代谢产物进行检测分析。血液样品和尿液样品的采集频率和时间应合理设计，以能够准确评估原形药物和 / 或主要代谢产物的相关 PK 参数。

在肾功能不全患者中，药物血浆蛋白结合率常会发生改变。对于全身起作用的药物及其活性代谢产物，药物转运到作用部位的速率和程度取决于血中的游离药物浓度。当药物的蛋白结合率表现为浓度依赖、和 / 或受代谢产物或其他随时间变化的因素影响等情形时，在测定总药物浓度的同时，建议尽可能测定每个血样样品中的游离药物浓度；其他情形下，可从每例患者中选取有限数量甚至一个血浆样品来测定游离药物浓度。对于血浆蛋白结合程度相对较低的药物及其代谢产物（例如结合程度少于 80%），肾功能不全对药物血浆蛋白结合率的影响相对较小，在此情形下可考虑采用药物在血中的总浓度来描述其 PK 特征。

（二）简化 PK 研究的考虑

对于主要通过非肾途径清除，但可能用于肾功能不全患者的研究药物，可采用简化 PK 研究设计，考察是否需进行用法用量调整。

简化 PK 研究通常首先考察重度肾功能不全（eGFR：15 ~ 29mL/min）时对药物 PK 的影响。若简化 PK 研究结果显示，重度肾功能不全不明显改变药物的 PK 特征，可考虑不开展进一步的独立 PK 研究；若简化 PK 研究表明，研究药物在重度肾功能不全的受试者中，其 PK 特征的改变具有临床相关影响，则无法排除其他肾功能不全分级患者的临床风险，应进一步评估其他肾功能分级水平（例如中度肾功能不全，参见表 2）对药物 PK 的影响。此类情形下，可开展完整 PK 研究，也可开展附加研究，例如在 II 期或 III 期临床试验中进行群体药代动力学研究。

（三）在 II 期或 III 期研究中评估肾功能不全对药物 PK 的影响

当采用 II 期和 / 或 III 期临床研究数据进行群体药代动力学分析时，需具有充足样本量的、不同分级的肾功能不全患者，并有足够的数据描述肾功能不全对药物 PK 的影响，此时需将肾功能指标作为暴露 – 效应关系的独立影响因素，考察肾功能对药物暴露的影响。

若样本量不充分，如重度肾功能不全患者的样本量不足时，则可能需要开展简化 PK 研究，为临床研究中未能纳入的肾功能不全人群提供合理的用法用量。

应用群体药代动力学分析或暴露 – 效应分析等模型化分析方法时，分析数据集中所纳入的临床研究应具有本指导原则中完整 PK 研究的设计中所述的关键内容。建议关注以下内容：

1. 设定充足的不同分级肾功能不全受试者样本量；
2. 准确记录给药和样品采集时间；
3. 每例受试者采集足够数量的样品；
4. 在适当情形下检测游离药物浓度；
5. 在适用情形下检测原形药物和 / 或活性代谢产物的暴露水平；
6. 采用相同方法评估肾功能，在需汇总不同临床研究的数据时尤为重要；
7. 若开展暴露 – 效应关系分析，应将肾功能不全作为独立的考察因素。

有关群体药代动力学分析的其他相关要求，可参考《群体药代动力学研究技术指导原则》。

（四）接受透析疗法患者的研究考虑

在考察透析疗法对药物 PK 影响的研究中，需解决的主要问题包括：（1）是否因透析需调整用法用量；（2）若需要，如何调整；（3）与透析有关的给药时间。

1. 间歇性透析疗法

间歇性透析疗法（IHD），目前能够开展的间歇性血液透析模式有：低通量血液透析（LFHD）、高通量透析（HFD）以及血液透析滤过（HDF）。

对于 IHD 研究而言，包括透析期和非透析期（透析间期）两个阶段。每例受试者需要接受两种场景下的单次给药：（1）在透析之前给药，透析通常在给药后预期的 T_{max} 之前开始；（2）应以能反映出非透析时预期暴露的方式给药（例如在透析完成间隔一定时间后）。

IHD 通常是 ESRD 患者最常用的方法，因此通常是透析研究中最重要的内容。IHD 透析对药物 PK 的影响难以外推至其他透析模式。

2. 持续性透析疗法

持续性肾脏替代治疗（CRRT）是指采用每天连续 24h 或者接近 24h 的一种连续性血液净化疗法。常用的治疗模式包括：连续性静脉 – 静脉血液滤过（CVVH）、连续性静脉 – 静脉血液透析（CVVHD）和连续性静脉 – 静脉血液透析滤过（CVVHDF）。根据治疗目标和治疗模式特点选择合适的透析模式。

对于可能用于 CRRT 患者的重症监护药物，IHD 研究的结果可能不足以为此类患者提供剂量建议。因此，评估 CRRT 对药物 PK 的影响并给出用法用量建议非常重要。考虑到进行此类研究时的挑战（例如患者血流动力学的稳定性和获取血样的难度），在此类情形下，设计最佳采样时间对于收集相关 PK 信息尤为重要。此外，需考虑不同研究中心间 CRRT 方法的差异所造成的影响。在切实可行的情况下，为使研究结果在 CRRT 中具有一定普适性，合理地进行设计和开展研究非常重要。单次给药研究是最可行的方法。若进行多次给药研究，则可评估患者病情变化时 CRRT 的效果。其中的一种方式为选取固定的血液流速（Q_B）和一或两个通常规定的流出流速（Q_E）以获得有关的剂量信息。

3. 腹膜透析标准化方案

目前临床上维持性腹膜透析有以下几种方式：持续不卧床腹膜透析（CAPD）、持续循环腹膜透析（CCPD）、夜间间歇性腹膜透析（NIPD）、自动化腹膜透析（APD），其中，CAPD 是目前最常选择的透析方式。

4. 样品采集和数据分析

为准确估算 ESRD 患者在非透析（或透析间期）的清除率，应谨慎设计给药剂量和采样时间，以获得药物、活性代谢产物的完整 PK 情况。

为确定透析期间的清除率，需在透析前采集血液样品并在透析期间以适当间隔从透析仪的动脉和静脉侧血流中采集样品。不同时间点记录体积并保留样品用于浓度分析。需记录血流、透析期间的透析液流速以及透析仪的生产商和型号。需对血液（进入透析仪）和透析液样品中的原形药物及其活性代谢产物浓度进行测定。需确定透析液中移除的药物总量，可采用以下公式计算透析清除率：

$$CL_D = \frac{\text{回收的量}}{\text{AUC}_{t_0 - t_1}}$$

其中，t_0 为血液透析的开始时间，t_1 为血液透析的结束时间。

透析前和透析结束时的血液样品也应测定药物与血浆蛋白的结合率。需计算透析液中药物占给药剂量的比例，以评估透析病人是否需要给予补充给药。

同时，需考虑透析后因药物从周围组织中重新分布而引起浓度反弹的可能性，并确定其对药物剂量的影响。

（五）药效学评估

在适当且可行的情况下，肾功能不全的研究中需包括药效学评估。此类评估在肾功能变化导致药效学变化、而 PK 无变化（例如口服抗凝剂）时，尤为重要。药效学生物标志物的选择应科学合理。

四、数据分析

数据分析旨在评估肾功能不全患者是否需要调整用法用量，若需要，则基于肾功能的测定结果提供用法用量的调整建议。数据分析过程中，可以根据具体情况采用适宜的数据分析步骤和方法。典型的数据分析过程包括以下步骤：

1. 估算药物和 / 或活性代谢产物的 PK 参数；
2. 建立肾功能指标与 PK 参数间相关性的数学模型；
3. 评估在肾功能不全患者中是否需调整给药剂量和 / 或给药频率。

（一）估算 PK 参数

应对血药浓度数据与尿液排泄数据进行分析，以描述和评估药物和 / 或活性代谢产物的 PK 参数。药物 PK 参数可包括血药浓度 – 时间曲线下面积（AUC）、峰浓度（C_{max}）、清除率（CL，静脉给药）或表观清除率（CL/F，非静脉给药）、肾脏清除率（CL_R）、非肾清除率（CL_{NR}）或表观非肾清除率（CL_{NR}/F）、分布容积（V）或表观分布容积（V/F）、终末半衰期（$t_{1/2}$）、游离分数（fu），以及透析清除率 CL_D（如适用）等。活性代谢产物的 PK 参数可包括 AUC、C_{max}、CL_R、$t_{1/2}$ 等。可采用非房室和 / 或房室分析方法进行 PK 参数估算。

（二）建立肾功能和 PK 参数关系的数学模型

该步骤旨在建立预期的肾功能（例如 CL_{Cr} 或 eGFR）与 PK 参数（例如 CL、CL/F 或 CL_R）间相互关系的数学模型，以期在得到患者肾功能信息时可预测药物在其体内的 PK 特征。

可通过建模与模拟方法（例如群体药代动力学方法），将肾功能和 PK 参数作为连续变量考察两者间的定量相关性。这种方法通常优于在确定各组间的 PK 和暴露量差异时，将肾功能作为分类变量处理，即分为肾功能正常、轻度肾功能不全、中度肾功能不全和重度肾功能不全组。对于上述任何一种情形，均需对可能影响药物 PK 差异的基线协变量（例如年龄、性别、体重和种族）进行评估。同时计算所选模型参数及其精密度的估算值。

（三）提供肾功能不全患者的用法用量建议

肾功能不全患者的用法用量应基于肾功能、药物暴露、效应（有效性和安全性）之间的关系，以及可接受的药物获益风险的总体认知来确定。对于具有宽治疗窗的研究药物，基于肾功能对药物 PK 的改变，不一定需要针对肾功能不全患者调整用法用量。否则在肾功能正常人群用法用量下的效应相匹配的暴露的基础上，可根据暴露 – 效应关系研究，推荐肾功能不全患者的用法用量（包括给药剂量和给药频率等）。

对于肾功能不全患者，目前有多种研究方法推荐用法用量。例如对于独立的肾功能不全患者 PK 研究结果，可进行与对照组比值的描述性统计；也可使用模型模拟预测研究药物在肾功能不全患者的暴露的 90% 区间与对照组暴露的 5%～95% 分位数区间相似；也可首先确定无效应边界，即在一定区间内的暴露变化不足以产生临床意义。可采用建模与模拟方法来确定调整用法用量的肾功能界值，低于此界值水平时则建议给予不同用法用量，此类情形下，可不参照表 2 中预先定义的肾功能不全分级界值。

在一些情形下，采用不同的肾功能估算公式所计算得到的肾功能不全患者的推荐用法用量可能存在明显差异，需进行充分分析说明。

五、申报资料

申报资料中通常需包含肾功能不全患者 PK 研究方案、研究报告等内容。若通过群体药代动力学研究对肾功能不全患者的数据进行评估，群体药代动力学研究报告建议参考《群体药代动力学研究技术指导原则》相应要求提交。

肾功能不全患者 PK 研究方案包括所涉及的关键设计，例如人群选择、样本量、给药方法、样品采集以及数据分析等内容。需提供样本量估算时主要参数的设定依据等。若包含为支持用法用量而制定的无效应边界或其他界值等内容，亦需在方案中提交并说明设定依据。

肾功能不全患者 PK 研究报告需包含 PK 参数结果以及数学模型构建过程和结果等。数据呈现一般需包括以下几种方式：（1）图解说明肾功能指标和 PK 参数之间的关系；（2）提供各个肾功能分组（包括对照组）的每组 PK 参数以及与对照组参数的比较的描述性统计数据（例如几何均值及其比值、算术均值、标准差、变异系数、范围等）；（3）对于简化 PK 研究设计，应在所选显著性水平上，呈现重度肾功能不全组与对照组之间的 PK 参数的几何均值比的点估计值（和变异系数、置信区间等）。肾功能指标应表示为绝对值 mL/min。数学模型需提交模型参数的估计值及其精密度和准确度等。研究结果对肾功能不全患者用法用量的影响也需呈现在申报资料中，例如结合暴露 – 效应关系分析为调整用法用量提供依据等。

若未在肾功能不全受试者中开展相关研究，应在申报资料中充分阐述科学依据，并讨论肾功能不全对原形药物、活性代谢产物和 / 或主要非活性代谢产物的 PK 的影响以及可能的风险。

六、说明书

药品说明书中通常需说明肾功能不全患者的用药方案，相关内容的撰写需依据肾功能不全患者的研究结果。

数据不足可能会限制研究药物在肾功能不全患者中使用。

若未在肾功能不全受试者中开展相关研究，说明书中应予以说明。

七、参考文献

1. U.S. Food and Drug Administration. Guidance for Industry Pharmacokinetics in Patients with Impaired Renal Function – Study Design，Data Analysis，and Impact on Dosing（DRAFT GUIDANCE）. 2020.9.

2. European Medicines Agency.Guideline on the evaluation of the pharmacokinetics of medicinal products in patients with decreased renal function. 2016.7.

3. Matthew A. Ladda and Kerry B. Goralski. The Effects of CKD on Cytochrome P450–Mediated Drug Metabolism，Advances in Chronic Kidney Disease，Vol 23，No 2（March），2016：pp 67–75.

4. Delanaye P，Krzesinski J M. Indexing of renal function parameters by body surface area：intelligence or folly ？［J］. Nephron Clinical Practice，2011，119（4）：289–292.

5. Zhang Y，Mehta N，Muhari–Stark E，et al. Pediatric Renal Ontogeny and Applications in Drug Development. J Clin Pharmacol. 2019 Sep；59 Suppl 1：S9–S20.

6. Salvador C L, Tndel C, Rowe A D, et al. Estimating glomerular filtration rate in children：evaluation of creatinine-and cystatin C-based equations［J］. Pediatric Nephrology，2019，34（2）：301-311.

7. Schwartz G J, Munoz A, Schneider M F, et al. New Equations to Estimate GFR in Children with CKD［J］Journal of the American Society of Nephrology，2009，20(3)：629-637.

8. Ying-Chun Ma, Li Zuo, Jiang-Hua Chen, et al. Modified Glomerular Filtration Rate Estimating Equation for Chinese Patients with Chronic Kidney Disease JASN October 2006，17（10）2937-2944.

9. Wang Y, PR Jadhav, M Lala, et al. Clarification on Precision Criteria to Derive Sample Size When Designing Pediatric Pharmacokinetic Studies，J Clin Pharmacol，2012，52（10）：1601-1606.

10. 国家药品监督管理局.《群体药代动力学研究技术指导原则》，2020年.

11. 国家药品监督管理局.《创新药临床药理学研究技术指导原则》，2021年.

改良型新药调释制剂临床药代动力学研究
技术指导原则

一、概述

调释制剂系指与普通制剂相比，通过技术手段调节药物的释放速率、释放部位或释放时间的一大类制剂。本指导原则适用于口服、肌内、皮下给药的调释制剂和透皮贴剂。

改良型调释制剂是在已有普通制剂或调释制剂的基础上，基于明确的临床需求（例如，改善安全性、有效性和/或患者依从性），结合释放部位的生理条件以及药物的理化性质、生物药剂学特性、药效学和药代动力学等方面的综合考虑，对制剂处方工艺进行优化，从而使其具有明显的临床优势。改良型新药调释制剂的评价通常基于整体证据，包括药代动力学、暴露－效应关系及临床研究结果。改良型新药调释制剂的药代动力学研究一方面可阐明调释制剂的体内释放特性和药代动力学特征，另一方面可为后期的开发策略、临床试验的设计和开展提供支持，在调释制剂的开发和评价中均发挥重要作用。

本指导原则旨在阐述改良型新药中调释制剂临床药代动力学研究的设计、实施和评价的一般原则，为化学药品改良型新药调释制剂的临床研发和使用提供技术指导和参考。本指导原则仅代表药品监管部门当前的观点和认识，随着科学研究的进展，本指导原则中的相关内容将不断完善与更新。

二、总体要求

改良型新药调释制剂的研发通常基于活性成分或代谢物的系统暴露与效应之间的相关性，多数情况下，其药代动力学的评价是基于活性成分达到与对照制剂（已上市的普通制剂或调释制剂）相似的总暴露量（AUC）。由于调释制剂与对照制剂可能具有不同的生物利用度，因此给药剂量不一定相同。

临床药代动力学通过研究以下内容，可以描述调释制剂在体内的特性：

- 吸收的速度和程度
- 稳态血药浓度波动情况
- 药代动力学参数的个体间变异
- 剂量比例关系

- 影响调释制剂特性的因素
- 非预期释放的风险

上述研究可以在健康受试者中进行，或出于安全性考虑在患者中进行。研究需测定活性成分和/或代谢物的浓度，有时还需考虑重要的药效学指标。当吸收速率或给药途径的变化可能会改变代谢的程度和方式时，需同时检测活性代谢物。在某些情况下还需额外的研究，例如调释制剂若以新的给药途径给药，可能需要开展进一步研究来描述其代谢特征。

鼓励对调释制剂进行体内体外相关性研究，如对浓度–时间数据与相应的普通制剂进行反卷积，以获得调释制剂的累积吸收（或体内释放）与时间的关系。累积吸收量和吸收速率与时间的关系均用以支持其预期的释放特性。

在药代动力学的比较研究中，对照制剂一般采用已上市的具有相同活性物质的普通制剂或调释制剂。改良型新药调释制剂一般应使用拟上市制剂，否则需证明研究用制剂与拟上市制剂之间的差异不影响释放特性和生物利用度。

三、研究内容

对于调释制剂的药代动力学，一般推荐以下研究：

（一）单次给药研究

单次给药研究旨在通过与对照制剂比较，评估调释制剂的吸收速率和吸收程度，确认调释制剂的药代动力学特征。在治疗剂量范围内呈现线性药代动力学的药物，通常开展最高规格的单次给药药代动力学对比研究。若最高规格有安全性风险，可采用较低规格。

如果活性成分或调释制剂在治疗剂量范围内呈现非线性药代动力学，通常至少开展最高和最低规格的调释制剂与相应对照制剂的单次给药药代动力学对比研究。如果不能根据上述试验的结果推断出中间规格调释制剂的生物利用度，通常还需开展中间规格的调释制剂与相应对照制剂的对比研究。

单次给药对比研究推荐在调释制剂拟定的一个给药间隔内给予相应对照制剂，以达到相同的总剂量或相似的总暴露量，对照制剂按照说明书用法给药（如以 100 mg 缓释制剂每日一次给药对比 50 mg 普通制剂每日两次给药）。

单次给药研究评估的药代动力学参数包括 AUC_{0-t}，$AUC_{0-\infty}$，$AUC_{t-\infty}$，C_{max}，t_{max}，$t_{1/2}$ 和 t_{lag}。采用最有可能反映疗效和安全性的参数作为主要药代动力学参数进行评价，并说明其合理性。同时应比较调释制剂和对照制剂的药代动力学参数的个体间变异。调释制剂药代动力学参数的个体间变异通常不应超过对照制剂，除非可充分证明其影响无临床意义。

（二）多次给药研究

一般需进行多次给药研究，通常选择最高规格开展研究。多次给药研究需证明已达到稳态，一般通过比较至少三次给药前血药浓度来评估是否达到稳态。

在某些情况下，如果调释制剂无明显蓄积（如单次给予最高规格剂量的调释制剂后 $AUC_{0-\tau}$ 至少覆盖 $AUC_{0-\infty}$ 的 90%），且单次给药可充分描述两种制剂药代动力学的对比特征，可考虑免于开展多次给药研究。

多次给药研究评估的药代动力学参数包括 $AUC_{0-\tau}$，$t_{max, ss}$，$C_{max, ss}$，$C_{min, ss}$，药物浓度波动度。多次给药研究也需采用最有可能反映疗效和安全性的参数作为主要药代动力学参数进行评价，并说明其合理性。药代动力学参数的个体间变异评价要求同单次给药研究。除非有充分的说明，调释制剂药物浓度的波动应与对照制剂相似或更低。

（三）食物影响研究

通常口服调释制剂需开展食物影响研究，一般采用单次给药试验评估食物对生物利用度的影响，建议使用高脂肪（约占餐总热量的 50%）、高热量（约 800 至 1000 kcal）饮食。食物影响研究建议参照《新药研发过程中食物影响研究技术指导原则》。主要评价参数包括 AUC 和 C_{max}，同时还建议比较调释制剂的其他参数和药时曲线的形状是否有明显变化，并阐述这些变化是否有临床意义。

食物影响研究的设计需考虑所研究的口服调释制剂与对照制剂所进行的相关比较研究，以及食物对对照制剂的影响是否具有临床意义：如果食物影响不具有临床意义，可进行双交叉研究比较调释制剂空腹和进餐状态的差异；如食物影响具有临床意义，推荐采用三交叉或四交叉研究对空腹和进餐状态下的调释制剂与对照制剂进行比较，从而有助于量化食物对各制剂生物利用度的影响。

食物影响的临床意义需从疗效和安全性两方面讨论，必要时给出与膳食相关的给药方案建议。开展进餐前和进餐后不同时间间隔内服药以及不同类型食物影响等额外研究，有利于支持所提出的给药方案建议。

如果在药物开发过程中发生制剂或生产工艺变更，从而影响其释放特性，则可能需要对最终制剂的食物影响重新进行评估。

调释制剂如有不同的服药方式，一般情况下，需进行不同服药方式下的相对生物利用度研究。如含有微丸的缓释胶囊的药物说明书中建议可将药物微丸洒在松软食物上或分散在非碳酸的水中，不经咀嚼或通过胃管吞咽服用，此时需评价不同服药方式下的生物利用度或生物等效性。

（四）剂量比例关系研究

当调释制剂有多种规格或者给药剂量需同时给予多个单一规格时，需论证调释

制剂不同规格 / 剂量的药代动力学特征是否具有剂量比例关系。一般通过单次给药研究比较不同规格 / 剂量的药代动力学参数，如果药物有蓄积，也可以通过多次给药研究考察。

（五）非预期释放

调释制剂中全部或大部分活性成分出现非预期、快速释放的现象一般称为"突释"。对于某些适应症或治疗指数窄的药物，突释可能给患者带来重大风险（如：安全性问题和 / 或疗效降低）。

对于调释制剂，应避免非预期释放导致暴露量升高的风险。如果观察到突释（例如，因不适当的释放特性而导致 C_{max} 较高）或怀疑有突释的可能（例如，在某些受试者中检测不到肠溶制剂中酸不稳定的活性成分），则应重新研发制剂。

某些调释制剂的活性成分和 / 或辅料，在乙醇溶液中比在水中溶解度高，与含酒精性饮料同服时，可能造成突释，并改变全身暴露。建议此类口服调释制剂进行体外研究以确定体内酒精突释的可能性。体外研究应考察不同酒精浓度对药物从制剂中释药特性的影响，若观察到活性成分加速释放风险较高，建议优先考虑优化制剂，若无法避免，则需比较调释制剂与酒精合并使用的生物利用度，并充分评估获益风险比。

五、其他考虑

（一）胃肠道生理条件

需考虑素食者、儿童和老年患者或长期服用抗酸剂患者等的不同胃肠道生理条件的影响（例如转运时间、pH 值、食物类型和食物摄入量等）。如果调释制剂与影响胃肠道生理的药物（例如阿片类药物）合用，还需进行该状态下的调释特性研究。如果调释制剂拟用于胃肠功能明显改变的患者，则还需在该人群中进行调释制剂的相关研究。

（二）给药部位对血药浓度的影响

如果皮下 / 肌内储库型长效制剂或透皮贴剂的给药部位不限于身体某一区域，需研究不同给药部位对活性成分吸收的影响，并评估给药部位的安全性和耐受性。

对于皮下 / 肌内储库型长效制剂或透皮贴剂，不仅应研究在给药间隔内血药浓度是否在治疗浓度之内，还需研究去除储库型长效制剂或透皮贴剂后，血药浓度的降低情况。

（三）多相调释制剂

若开发多相调释制剂的目的仅是模拟对照制剂每日给药三次或四次的给药方

案，那么调释制剂的药时曲线应与给药方案下的对照制剂保持一致，除非另有临床数据支持具有相当的疗效和 / 或安全性。

（四）胃中停留时间延长

在胃中不崩解的单位制剂可能因胃排空延长而呈现高度变异性。若这种作用发生在肠溶衣的迟释制剂，可能产生非预期结果。如果酸不稳定的活性成分在胃排空之前发生释放，则可能导致活性成分的降解，检测不到活性成分，从而无法获得预期的药时曲线。

此外，在胃中停留时间延长会使得活性成分的释放延迟。因此，采样时间点的设计不仅要考虑活性成分的半衰期，还需考虑上述影响，以确保获得完整的药时曲线，并能表征胃排空延迟的影响。

（五）剂型转换

已经使用普通剂型治疗的患者需转换使用调释制剂时，为了维持稳态药物浓度，在转换期如有特别的给药要求，需根据前期研究结果给出科学的转换建议。

六、参考文献

1. European Medicines Agency. Guideline on the pharmacokinetic and clinical evaluation of modified release dosage forms. 2015.

2. U.S. Food and Drug Administration. Bioavailability Studies Submitted in NDAs or INDs — General Considerations（Draft Guidance）. 2019.

3. 国家药品监督管理局 .《化学药物制剂人体生物利用度和生物等效性研究技术指导原则》. 2005.

4. 国家药品监督管理局 .《化学药品改良型新药临床试验技术指导原则》. 2020.

5. 中国药典 2020 年版四部 .《药物制剂人体生物利用度和生物等效性试验指导原则》.

6. 中国药典 2020 年版四部 .《缓释、控释和迟释制剂指导原则》.

7. 国家药品监督管理局 .《新药研发过程中食物影响研究技术指导原则》. 2021.

8. 国家药品监督管理局 .《创新药人体生物利用度和生物等效性研究技术指导原则》. 2021.

9. 国家药品监督管理局 .《创新药临床药理学研究技术指导原则》. 2021.

创新药人体生物利用度和生物等效性研究技术指导原则

一、概述

生物利用度（Bioavailability，BA）和生物等效性（Bioequivalence，BE）均是创新药制剂评价的重要指标。BA 研究是创新药研究过程中选择合适给药途径和确定用药方案（如给药剂量和给药间隔）的重要依据之一。BE 研究则是以预先确定的等效标准进行的比较研究，是保证含同一药物活性成分的两制剂体内行为一致性以及是否可互相替代的依据。

在创新药物临床试验期间及上市后，随着临床试验数据和临床用药经验的不断积累，对药物的生物药剂学特性、安全性和有效性的认识也不断深入，药物在原料药、制剂以及给药方案等方面可能会产生不同程度的变更，这些变更可能影响药物的药代动力学行为，进而影响安全性和有效性，因此必要时需开展包括 BA 或 BE 在内的研究，对上述变更进行评价。

本指导原则主要适用于可采用全身暴露指标来评价 BA 和 BE 的化学创新药物口服制剂，非口服制剂（如透皮吸收制剂、部分直肠给药和鼻腔给药的制剂等）也可参考本指导原则。

（一）生物利用度

生物利用度是指药物活性成分从制剂释放吸收进入全身循环的速度和程度。一般分为绝对生物利用度和相对生物利用度。

1. 绝对生物利用度

绝对生物利用度是以静脉制剂（通常认为静脉制剂生物利用度为 100%）为对照制剂获得的药物活性成分吸收进入体内循环的相对量。

2. 相对生物利用度

相对生物利用度是以其他非静脉途径给药的制剂（如片剂和口服溶液）为对照制剂获得的药物活性成分吸收进入体循环的相对量。

在创新药开发期间通常采用 BA 研究评价变更前后两种制剂的变化情况，同时还可通过 BA 研究获得变更后制剂的药代动力学信息。一般应提供变更前后两种制剂的药代动力学参数、血药浓度 – 时间曲线、主要药动学参数 AUC 和 C_{max} 几何均值比及其 90% 置信区间等。

变更前后的制剂在吸收速度或程度等药代动力学性质上的差异可能会影响对变更后制剂或新给药方式的获益和风险的评价。例如，变更后制剂的生物利用度明显高于或者低于变更前，研究者需根据变化的程度考虑调整给药剂量；当变更后制剂药代动力学参数的变异明显大于变更前时，可能会影响药物的安全性和有效性，提示变更前后两制剂不具有可比性。

在某些情况下，基于药物峰浓度（C_{max}）和暴露量（AUC）的 BA 相似的结论可能不足以证明变更前后两种制剂的安全性或有效性没有差异。例如，药物浓度达峰时间（T_{max}）以及血药浓度 – 时间曲线的不同常常提示变更前制剂与变更后制剂的临床效应不同。在这种情况下，可能需要提交额外的数据分析，如以部分暴露量（partial AUC）、暴露 – 效应关系或临床研究结果评价两制剂的 BA。

（二）生物等效性

生物等效性（以 PK 为终点）是指在相似的试验条件下单次或多次给予相同剂量的试验药物后，变更后制剂中药物的吸收速度和吸收程度与变更前制剂的差异在可接受范围内。一般情况下，BE 研究的等效标准为变更前后两制剂的主要药动学参数（AUC 和 C_{max}）几何均值比的 90% 置信区间落在 80.00% ~ 125.00% 范围内。

当变更前后两制剂不具有生物等效性时，申办者应基于现有剂量 – 效应或暴露 – 效应数据说明吸收速度和程度的差异对药物的安全性和有效性不会产生明显影响，当无充分证据时，应考虑调整处方、改变生产工艺，或补充新的安全性和有效性数据。

（三）BA/BE 研究在不同阶段的应用

1. 临床试验早期

在创新药临床试验早期阶段，可选择进行 BA 研究以反映制剂的质量、阐明药物的绝对生物利用度以及为制订下一步给药方案提供参考依据。如当创新药同时开发静脉和非静脉给药剂型时，可通过绝对生物利用度研究获得非静脉给药途径的绝对吸收百分数。

2. 上市前变更

在药物临床试验期间，当发生变更时，应根据《创新药（化学药）临床试验期间药学变更技术指导原则（试行）》等指导原则，同时结合对药物的药代动力学特征、安全性、有效性等可能存在的影响，综合评估是否需要进行 BA/BE 研究，如：

（1）当早期和后期临床试验制剂不同；

（2）当规格不同；

（3）当拟上市制剂和关键临床试验制剂不同（应进行 BE 研究）。

3. 上市后变更

在药品批准上市后发生变更时，是否需要进行 BE 研究，应参考《已上市化学药品药学变更研究技术指导原则（试行）》等指导原则，并结合药品实际情况进行综合评估。

二、人体 BA/BE 研究的方法

一般情况下，推荐的 BA/BE 研究方法包括体内和体外的方法。按照研究方法的评价效力，其优先顺序为药代动力学（PK）研究、药效动力学（PD）研究、临床研究以及体外研究。

（一）药代动力学研究

通过测定生物基质（如血液、血浆、血清等）中的药物浓度，获得 PK 参数以反映药物从制剂中释放并被吸收进入循环系统的速度和程度。通常采用 PK 终点指标 C_{max} 和 AUC 进行评价。

创新药 BA/BE 研究所涉及的总体设计、样本量、受试者选择、单次给药/多次给药（稳态）研究的选择、生物样品分析、用于评价的 PK 参数、试验实施过程及数据统计分析的具体要求等可参考《化学药创新药临床单次和多次给药剂量递增药代动力学研究技术指导原则》《以药动学参数为终点评价指标的化学药物仿制药人体生物等效性研究技术指导原则》《生物等效性研究的统计学指导原则》《高变异药物生物等效性研究技术指导原则》和《窄治疗指数药物生物等效性研究技术指导原则》等相关指导原则。本指导原则主要阐述创新药 BA/BE 研究的特殊考虑。

1. 预试验 / 正式试验

申办者可在进行正式的 BA/BE 研究之前在少数受试者中进行预试验。预试验旨在：（1）初步评价 PK 参数的变异性；（2）确定能够获得足够把握度的样本量以进行正式的 BA/BE 研究；（3）优化样品采集时间；（4）确定周期间的清洗期。

在某些情况下，如果预试验的设计和实施是科学规范的，且纳入了足够数量的受试者并得到可评价的 PK 数据，在方案预先规定的情况下，则预试验结果可作为确证制剂 BA/BE 的依据。

2. 研究设计

一般推荐使用非重复交叉研究设计。对于长半衰期药物（如消除半衰期

≥ 24h），可选择采用平行研究设计。申办者也可以采用其它研究设计进行创新药 BA/BE 研究，并提供充分的科学依据。

3. 空腹或餐后条件下给药

对于创新药 BA/BE 研究，通常在空腹条件下开展，这是评价制剂间潜在差异最敏感的条件，空腹条件下可能有严重安全性风险的，可开展餐后条件下的 BA/BE 研究。是否需开展变更后制剂的食物影响研究，可参考《新药研发过程中食物影响研究技术指导原则》。

当变更后制剂拟用说明书明确仅可与食物同服或餐后给药时，除开展与变更前制剂餐后条件下的 BA/BE 研究外，还应开展变更后制剂的食物影响研究。

4. 给药剂量

一般情况下，应采用最高规格制剂一个单位（如单片或单粒）给药。如果最高规格制剂对健康受试者有安全性风险，可纳入患者作为受试者，或采用较低规格制剂。

当变更前后制剂的规格不一致时，建议采用相同或相近剂量给药（不超过临床拟用最大剂量）。若采用相近剂量给药，且 PK 特征在给药剂量范围内呈线性，可采用剂量校正的方法计算生物利用度。

5. 检测物质

一般推荐测定原形药物，因为原形药物的药时曲线比活性代谢产物能更灵敏地反映制剂间的差异。

对于活性代谢产物主要产生于进入体循环以前（如源自首过效应或肠道内代谢等）并影响有效性或安全性的情况，应同时测定原形药物以及活性代谢产物。

对于原形药物浓度过低，不能在生物基质中进行可靠的测定的情况，可仅测定活性代谢产物。

（二）支持 BA/BE 的其他方法

在药代动力学方法确实不可行时，也可以考虑进行 PD 研究、临床研究以及体外研究等，但需充分证实所采用的方法具有科学性和合理性。

三、常见剂型的 BA/BE 研究

（一）口服溶液剂

对于口服溶液、糖浆等溶液剂型，如满足以下条件则可以豁免 BA/BE 研究：
（1）制剂为真溶液状态；

（2）溶液中不含影响药物吸收的辅料（如山梨醇、维生素 E 等）。

当口服溶液剂暴露于胃内容物或稀释使用时可能会产生沉淀（如处方中含有潜溶剂、缓冲剂等），此类制剂的处方变更应考虑进行体内研究。

（二）常释制剂

常释制剂包括片剂、胶囊、含片、咀嚼片、口崩片及舌下片等，一般建议进行单剂量空腹 BA 研究和食物影响研究。在某些情况下，也需要进行多剂量 BA 研究。

非常规剂型（如含片、咀嚼片、口崩片及舌下片等）应根据拟用说明书给药。此外，可能需要进行此类产品完整吞服的 BA 研究以评价意外吞服完整药品的影响。

在新药研发过程中，若发生规格的变更，如同时满足以下条件，则可豁免 BA/BE 研究：

（1）药物剂型相同，但规格不同；

（2）各规格制剂的处方比例相似；

（3）各规格制剂在不同 pH 介质中体外溶出曲线相似；

此外，新增规格应考虑在 PK 特征呈线性的剂量范围内。

（三）口服混悬剂

口服混悬剂的研究技术要求与常释制剂相同。

（四）调释制剂

调释制剂包括延迟释放制剂和缓释制剂。调释制剂的 BA/BE 研究相关要求参考《改良型新药调释制剂临床药代动力学研究技术指导原则》。

四、参考文献

1. FDA.Bioavailability Studies Submitted in NDAs or INDs—General Considerations（Draft Guidance）. 2019.

2. 国家药品监督管理局 .《化学药物制剂人体生物利用度和生物等效性研究技术指导原则》. 2005.

3. 国家药品监督管理局 .《以药动学参数为终点评价指标的化学药物仿制药人体生物等效性研究技术指导原则》. 2016.

4. 国家药品监督管理局 .《创新药（化学药）临床试验期间药学变更技术指导原则（试行）》. 2021.

5. 国家药品监督管理局 .《已上市化学药品药学变更研究技术指导原则（试行）》. 2021.

6. 国家药品监督管理局.《化学药创新药临床单次和多次给药剂量递增药代动力学研究技术指导原则》. 2021.

7. 国家药品监督管理局.《生物等效性研究的统计学指导原则》. 2018.

8. 国家药品监督管理局.《高变异药物生物等效性研究技术指导原则》. 2018.

9. 国家药品监督管理局.《窄治疗指数药物生物等效性研究技术指导原则》. 2020.

10. 国家药品监督管理局.《新药研发过程中食物影响研究技术指导原则》. 2021.

11. 国家药品监督管理局.《改良型新药调释制剂临床药代动力学研究技术指导原则》. 2021.

12. 国家药品监督管理局.《创新药临床药理学研究技术指导原则》. 2021.

生物类似药临床药理学研究技术指导原则

一、前言

近年来，生物类似药的研发和申报日益增多。国内外已有药品按生物类似药获准上市，更好地满足患者临床用药需求和可及性。临床药理学研究是生物类似药比对研究中的重要内容，对于支持生物类似药与参照药有效性及安全性的相似性评价十分重要。为进一步规范和指导生物类似药的研发和评价，本指导原则在《生物类似药研发与评价技术指导原则（试行）》和《生物类似药相似性评价和适应症外推技术指导原则》的框架下，进一步提出生物类似药临床药理学研究的指导性建议，旨在为生物类似药的研发提供技术参考。

本指导原则所述生物类似药是指：在质量、安全性和有效性方面与已获准注册的参照药具有相似性的治疗用生物制品。

本指导原则适用于结构和功能明确的治疗用重组蛋白质制品。对聚乙二醇等修饰的产品及抗体偶联药物类产品等，按生物类似药研发时应慎重考虑。

二、临床药理学研究目的

生物类似药研发是以比对试验研究证明候选药与参照药的相似性为基础，支持其安全、有效和质量可控。生物类似药的临床药理学研究同样应遵循比对原则，通过证明候选药与参照药不具有临床意义的差异，从而证明其与参照药的相似性，是生物类似药研究的关键步骤之一。临床药理学研究主要提供候选药与参照药在药代动力学（Pharmacokinetics，PK）方面的相似性数据，还可通过药效动力学（Pharmacodynamics，PD）研究（包括疗效和毒性两方面）和定量药理学分析，用于评估候选药和参照药是否具有临床意义的差异。临床药理学研究可以解决前期分析评估后仍然存在的部分不确定性，增加相似性评价的整体证据，并可以指导后续临床试验的研究和设计。临床药理学研究结果也可能提示候选药与参照药存在临床意义的差异，从而指导进一步的研究设计，以评估这些潜在差异。基于潜在差异的程度可评估是否对候选药进行继续开发或还应开展哪些研究。临床药理学研究数据也是支持数据外推的重要科学依据。生物类似药拟开展的临床药理学研究种类应取决于相应研究可解决的不确定性，从而增加生物类似药研发的整体证据。

三、研究内容

（一）药代动力学和药效动力学研究

本指导原则提出生物类似药 PK 和 PD 比对研究的一般性要求，对于某些特殊情况，如药物体内消除机理不明确或涉及明显的靶点介导消除机制、参照药的暴露 – 效应关系变异较大等，可能需开展多项临床药理学研究或采用特殊设计，此类情况建议基于具体药物特征事先与监管机构沟通。

1. 研究总体设计

生物类似药的临床药理学研究设计可以采用交叉设计或平行设计。

交叉设计：PK 比对研究通常首选单剂量、随机、交叉研究设计。对于半衰期短（如少于 5 天）、PD 反应迅速（如起效、达到最大效应和消退时间与药物的暴露量基本同步）、预期免疫原性发生率低的产品，建议采用交叉设计。该研究设计对 PK 相似性的评估最为敏感，可以用最少的受试者例数进行药物暴露差异的可靠估计。当 PD 效应延迟较多或与单剂量的 PK 行为不平行时，PD 相似性评估可能需采用多剂量研究设计。交叉设计需充分考虑免疫原性的发生、消退时间及与清洗期的关系。

平行设计：部分生物制品具有较长的半衰期，并能引起免疫反应。平行设计适用于半衰期较长或重复暴露可能导致免疫反应增加从而影响 PK 和 / 或 PD 相似性评估的药物。该设计也适用于研究人群为患者，其药物暴露随病程呈时间相关变化的情况。

对于既可用于单药治疗又可用于联合治疗的药物如与免疫抑制剂或化疗药物联用时，单药治疗可使变异最小化，因此 PK 比对研究采用单药治疗可能更为敏感。某些情况下，如果需联合治疗时，建议选用引入变异因素较小的化疗方案及受试者，如采用一线治疗（患者临床状态相对稳定）或早期肿瘤患者（肿瘤负担较低）辅助治疗。

如果某种药物在不同的治疗领域（如自身免疫和肿瘤）存在不同的靶点介导消除时，则可能需要分别开展 PK 研究。

2. 参照药

应按照《生物类似药研发与评价技术指导原则（试行）》等相关政策法规要求选择参照药。

3. 研究人群

临床药理学研究需基于医学伦理要求，在能敏感区分候选药和参照药差异的健康志愿者或患者人群中开展。应提供充分证据说明临床药理学研究所选人群的合理性。受试者样本量应确保 PK 和 / 或 PD 相似性评价具有足够的统计学效能。

一般认为，健康志愿者 PK 和 PD 变异较小，而患者往往存在混杂因素，如疾病状态、伴随疾病和合并用药等。如果药物在健康志愿者的安全性较好，或健康志愿者有与患者相同的可评估 PD 指标，建议临床 PK 和 PD 研究的人群优先选用健康志愿者。

对于某些药物，出于安全性和伦理等考虑，或者 PD 生物标志物仅与具有有关病症或疾病的患者相关，此时需选用患者进行临床药理学研究。若患者不宜采用单剂量给药研究，应开展多剂量给药研究。

若 PK 比对研究采用的人群和 / 或剂量与临床有效性比对研究不同，推荐在临床有效性比对试验中进行群体 PK 评估，这些数据可增加药物相似性的整体证据，可用于解释临床有效性及安全性比对研究的结果。

4. 剂量选择

剂量选择应结合研究人群是健康志愿者或患者，从敏感性和伦理等方面进行综合评估。为了评估候选药和参照药在 PK 和 / 或 PD 方面的差异，应选择最有可能提供阐明药物特性差异且有临床意义数据的敏感剂量。

若研究采用健康志愿者或检测 PD 指标，一般在暴露 – 效应关系曲线的陡峭范围内选择较低剂量开展研究。

若开展患者研究，通常采用参照药相应适应症获批的剂量开展临床药理学研究，一般建议采用最低治疗剂量。如果参照药获批剂量处于非线性 PK 特征区域或超出了产生最大 PD 效应的剂量，最好采用其他剂量方案，如慢性疾病患者的单次给药剂量或低于参照药已获批的剂量。剂量方案的选择取决于多方面的因素，如较低剂量是否与参照药已获批的剂量具有相同的 PD 效应，如果存在效应差异，伦理方面是否可行。

应提供充分证据说明剂量选择的合理性。

5. 给药途径

临床药理学研究中，候选药和参照药应采用相同的给药途径。若参照药获批的给药方式包括多种给药途径，如静脉给药和皮下给药等，应采用对于检测药物差异最敏感的给药途径进行 PK 和 PD 相似性评价。多数情况下，皮下给药或其他血管外给药途径较为敏感，因为血管外给药途径既能评估分布相和消除相的差异，也能评估吸收相的潜在 PK 差异。此外，血管外给药途径还能更敏感地评估药物在免疫原性方面的差异。

6. 采样设计

6.1 PK 研究采样设计

在单剂量研究中，采样时间设计需能表征整个 PK 过程，包括吸收相、分布相和末端消除相。通常，$AUC_{0-t}/AUC_{0-\infty}$ 比值 ≥ 80% 是可以接受的，如果 $AUC_{0-t}/AUC_{0-\infty}$ 比值 < 80% 的受试者比例 > 20%，则需充分评估试验结论的可靠性。

对于某些需采用两剂或多剂给药的药物，应在研究中首剂和末剂给药后均进行采样，因为首剂和末剂给药后采样均可用于相似性评估，末剂给药后采样还可以评估消除相的差异，而该部分是首剂给药后无法观测到的。

如果在患者中采用多剂量研究评估候选药与参照药的相似性，或无法表征末剂给药后的消除特征，采样设计应能表征首剂给药后和后续给药（最好是稳态）的 PK 特征。在参照药表现为非线性 PK 的情况下（如：许多具有细胞靶点的抗肿瘤 mAbs 在分布和消除动力学上，表现出剂量或时间依赖性 PK，或存在免疫原性相关的变化），表征稳态下的完整血药浓度 – 时间曲线尤为重要。

6.2 PD 研究采样设计

PD 生物标志物采样时间点和采样时长的选择取决于 PD 指标本身的特征（如：给药后 PD 的反应时间）。当开始给药后 PD 反应滞后时，多剂量给药至稳态的研究非常重要，特别对于临床治疗方案为长期用药的药物。PD 变化可能与 PK 变化不同步。PD 指标的最佳采样方案可能不同于 PK 指标的采样方案，这种情况下，PD 采样方案应进行充分论证。如果一项临床药理学研究同时收集 PK 和 PD 数据，采样方案应基于 PK 和 PD 两方面指标进行优化。

7. 检测物质

在进行 PK 及 PD 比对研究时，可能需要考察多种不同的检测物质。例如 PK 比对研究的检测物质可能包括游离药物、与药物靶点结合形成的复合物及总药物。建议尽可能采用对评价候选药和参照药之间药理活性差异最敏感的检测物质进行定量分析，并使用经验证的生物分析方法。应按照相关技术要求进行检测。

8. 药代动力学评价指标

对于单剂量研究，静脉给药时，$AUC_{0-\infty}$ 为主要评价指标；皮下给药时，C_{max} 和 $AUC_{0-\infty}$ 均为主要评价指标。C_{max} 应采用未经外推的实测数据。

对于仅开展多剂量研究的情况，主要评价指标为首次给药后至第二次给药前的截取 AUC（AUC_{0-t}）和稳态下两次给药间隔之间的 AUC（$AUC_{0-\tau}$）。稳态下药物谷浓度（$C_{min,ss}$）和 / 或峰浓度（$C_{max,ss}$）为次要评价指标。

9. 药效动力学评价指标

当 PD 指标在 PK 研究所获得的药物浓度范围内具有较宽的动态范围时，应基于可反映药物作用机理的生物标志物的 PD 相似性评估药物的相似性。即使 PK/PD 研究中的人体 PD 数据不足以评估候选药和参照药是否具有临床意义的差异，人体 PD 数据仍可为后续安全性和有效性试验的设计和数据收集方案提供支持。候选药和参照药之间 PD 指标的比对应通过效应曲线下面积（AUEC）进行评价。如因 PD 标志物本身特征仅能获得一个 PD 检测结果时，该检测结果应与同期检测的药物暴露进行关联，并应将药物暴露和 PD 标志物的相关性作为候选药与参照药比对的基础。

使用单一 PD 指标或多个相关 PD 指标开展研究，能降低候选药和参照药相似性评价的不确定性，并显著增加药物相似性的整体证据。推荐采用多个 PD 标志物（如存在）进行评估。使用能捕获多种药理作用的更广泛生物标志物（如进行蛋白质或 mRNA 芯片分析）进行研究，也可以增加相应的研究价值。

如果可行且适用，临床药理学研究中临床终点相关数据也能为评估药物之间是否具有临床意义的差异提供有价值的信息。

10. 统计分析和接受标准

候选药和参照药在临床药理方面是否具有相似性，需基于统计学方法进行评价。通常推荐采用经对数转换后的暴露量参数进行统计分析。目前，PK 和 PD 参数的比较通常建议采用平均生物等效性统计方法。平均生物等效性研究方法需计算候选药和参照药相应参数几何均值比值的 90% 置信区间。相似性评价时，置信区间应落在接受限度范围内。置信区间和接受限度的选择可因药物而异，需事前定义相似性区间并适当证明其合理性。一般情况下，置信区间的接受限度通常设置为 80% ~ 125%；如果采用其他接受限度，应对其进行充分论证，包括对临床疗效和安全性的潜在影响的评估。

应按照事先预定的分析计划进行数据分析，任何事后统计分析都是探索性的。

如果采用多中心研究，建议采用相同的研究方案，如在某些方面存在差异，需在数据分析时充分评估上述差异对 PK、PD、安全性和免疫原性相似性的影响。

11. 建模与模拟技术的应用

建模与模拟技术的应用可能有助于 PK 和 / 或 PD 研究设计。例如，可帮助选择最佳剂量用于评估 PD 相似性。当采用生物标志物数据进行候选药和参照药的比对时，最好选择参照药剂量 - 效应曲线陡峭部分的剂量开展研究。应提供数据证明所选剂量是处于剂量 - 效应曲线的陡峭部分，而不是处于剂量 - 效应曲线的平台期。采用模型模拟的方法，可以基于参照药已知的剂量（或暴露）- 效应关系，对 PK 和 / 或 PD 研究所选剂量的合理性进行论证。

若无法获知参照药的暴露 - 效应关系数据，可通过开展一项探索性研究确定这些信息，从而选择最佳剂量［如：达到参照药最大效应 50% 的剂量（ED_{50}）］开展比对研究。探索性研究可以评估多个剂量水平（如：已获批的低、中、高剂量）下的 PK/PD 关系，以获得参照药的剂量 – 效应或暴露 – 效应关系数据。除此之外，也可采用能观察到清晰剂量 – 效应关系的低剂量、中剂量以及获批的最高剂量开展候选药和参照药的 PK/PD 比对研究。如果用于指导多剂量研究，应对 PK/PD 参数如 EC_{50}、最大 PD 效应（E_{max}）以及浓度 – 效应关系的斜率进行相似性评价。生物标志物与临床终点的关系以及建模与模拟数据也能用于定义 PD 相似性的限度。

（二）安全性和免疫原性考虑

当免疫原性导致药物的 PK 行为改变、PD 效应降低，或疗效丢失（如：中和抗体），或产生免疫介导的不良反应时，应对相关反应的发生频率和强度进行评估。应收集并评估临床药理学研究中的安全性和免疫原性数据，并将临床药理学研究收集到的安全性和免疫原性数据同时提交到临床整体安全性和免疫原性数据集中，进行综合评估。

在评估临床药理学研究中的安全性和免疫原性数据时，应充分考虑参照药已知的安全性和免疫原性信息。例如，若参照药存在潜在的免疫原性，建议提前开发用于检测抗药抗体（或中和抗体）的分析方法，确保可及时评估 PK 和 PD 研究中的免疫原性样本。

评估从临床药理学研究收集的安全性和免疫原性数据时，应充分了解安全性信号或免疫反应的发生和消退时间。候选药 PK 特征和参照药公开的 PK 数据等，可用于判断安全性和免疫原性的随访时间。

四、申报资料

除常规申报资料要求外，临床药理学研究资料中，需提交研究方案和研究总结报告等必要文件。应提供相似性评价的接受标准的科学合理依据。

应提供全面的 PK 参数，包括但不限于 AUC_{0-t}、$AUC_{0-\infty}$、$AUC_{0-\tau}$、$AUC_{0-t}/AUC_{0-\infty}$ 比值、C_{max}、t_{max}、$C_{min,ss}$、$C_{max,ss}$、表观分布容积、清除率和消除半衰期等。

PD 比对研究计划应详细阐述关键研究设计如研究剂量、采样设计、检测物质等。需说明 PD 指标与临床终点的相关性，并提供科学依据。需充分分析 PK/PD 关系，分析是否存在 PD 效应延迟等特殊情况。

采用建模与模拟方法进行研究方案关键设计时，需提交详细的建模模拟相关资料，可参考《模型引导的药物研发技术指导原则》和《群体药代动力学研究技术指导原则》等。

五、参考文献

1. U.S. Food and Drug Administration. Guidance for Industry – Clinical pharmacology data to support a demonstration of biosimilarity to a reference product. 2016.

2. European Medicines Agency. Guideline on similar biological medicinal products containing monoclonal antibodies – non–clinical and clinical issues. 2012.

3. 国家药品监督管理局 .《生物类似药研发与评价技术指导原则（试行）》. 2015 年 .

4. 国家药品监督管理局 .《生物类似药相似性评价和适应症外推技术指导原则》. 2021 年 .

生物统计

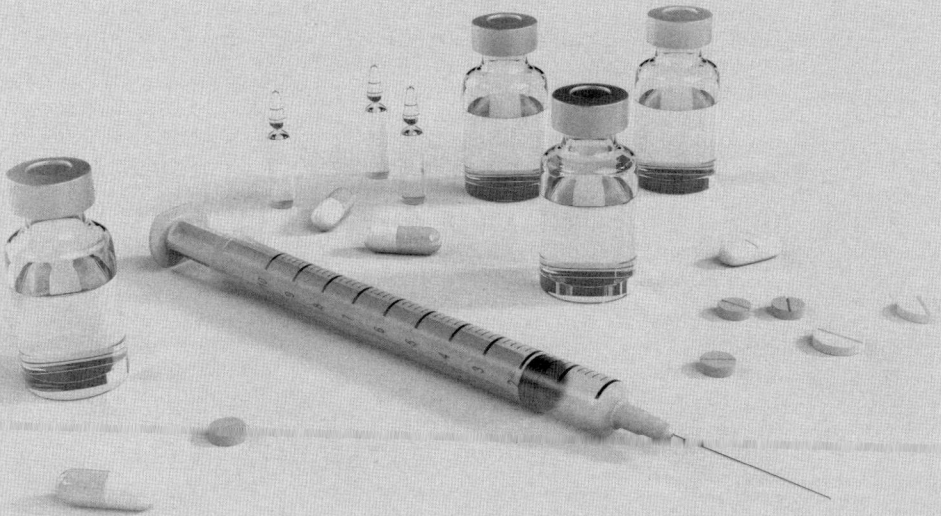

药物临床试验随机分配指导原则（试行）

一、概述

药物临床试验的随机分配（亦称随机分组）是指参与临床试验的每位受试者的分组过程必须满足以下两点：一方面是不可预测性，指受试者、研究者以及参与试验的其他相关人员，均不应在随机分配实施前预先知晓或预测到治疗分配的相关信息。另一方面是机会均等，指在一定条件下（例如，在分层随机中的一定条件是指同一层内），每位受试者被分配到同一治疗组的概率相等。同时注意，随机分配到不同治疗组的概率可以相等（平衡设计），也可以不等（非平衡设计）。

满足上述两个条件的随机分配过程可以使受试者的基线特征（包括已知和未知的非研究因素）在治疗组间的分布趋于相似，以期达到组间基线均衡。

对于采用随机分配的临床试验而言，在试验数据的后续分析中，随机分配是疗效归因的准确性和可靠性的保障，为定量评价药物的治疗效应提供了必要的统计推断基础。与盲法结合，在受试者的选择和分配时，随机化有助于避免因受试者分配的可预测性而导致潜在的偏倚。

随机分配表的生成、保存、使用及释放应有标准操作流程（SOP），实际操作中，需严格按照既定的随机分配结果执行随机化流程；如果随机分配过程没有得到规范执行甚至被破坏，将造成临床试验结果的严重偏倚。

本指导原则主要阐述了临床试验中常用的随机分配方法、随机分配的实施等方面的内容，旨在为申办者及相关人员能够在临床试验中对随机分配进行正确地设计和实施提供指导性建议。本指导原则主要适用于以支持药品注册上市为目的的确证性临床试验，也可供以非注册为目的的临床试验参考。本指导原则仅代表当前的观点和认识，随着研究和认识的深入将予以修订完善。

二、临床试验中常用的随机分配方法

随机分配方法包括简单随机、区组随机、分层随机及适应性随机等。不同的随机分配方法具有不同的特点，申办者应根据各方面因素综合考虑选择合适的随机分配方法。本章节就临床试验中几种常用的随机分配方法加以阐述。

（一）简单随机

简单随机又称完全随机，是指以特定概率将受试者分配到每个治疗组，分配到每个治疗组的概率可以相等（例如，1∶1 分配给试验组和对照组），也可以不等（例如，2∶1 分配给试验组和对照组），受试者随机分配到各个治疗组的概率与受试者的基线特征或预期结局等因素无关。

简单随机分配具有以下性质：①对每位受试者进行独立的随机分配；②每位受试者被分配到同一治疗组的概率相等。因此，简单随机分配只与样本量和分配比例有关。其优点是操作简单、易于实施，能最大限度地保持随机分配的不可预测性。

简单随机分配的缺点是，在各个时间段内入组受试者的实际分配比例有可能不同，大多数临床试验是按时间顺序招募的受试者，如果某个基线协变量为预后因素，且该协变量在不同时间段入组的受试者间差异较大，采用简单随机分配则可能导致该基线协变量在组间分布不均衡，从而引入偏倚。例如，呼吸道疾病的基线症状在冬季往往比夏季更严重，采用简单随机分配的实际分配结果可能是，在冬季入组的患者试验组多，夏季入组的患者对照组多，从而造成组间基线症状不均衡，进而影响疗效评估。另外，当试验样本量较少或基于期中分析提前终止试验时，简单随机分配可能造成实际分配比例明显偏离预先设定。

（二）区组随机

区组随机是指将受试者在每个区组内进行随机分配的过程。区组长度（区组内计划入组的受试者数）可以相等，也可以不等，关键是区组长度需保持盲态，不应在研究方案中描述区组长度，除设定随机参数配置文件的人员外，受试者、研究者以及参与试验的其他相关人员均不应知晓区组长度。若区组长度的盲态保持遭到破坏将对试验造成严重偏倚最终影响疗效评估。例如，非盲试验中，若研究者事先知晓区组长度，同一区组最后一位入组受试者的组别可在入组前获知，从而导致研究者在入组受试者时的选择偏倚；双盲试验中，当有受试者因严重不良事件而紧急破盲后，同一区组剩余受试者的组别有较大可能被推理出。

当随机分配结束时，如果某区组实际入组的受试者例数小于该区组长度，则称该区组为碎片区组。如果一个研究中的碎片区组数量较多，可能影响随机分配比例和组间基线均衡性。因此，应尽可能减少或避免碎片区组。

区组长度要适中，太长易因碎片区组导致组间分配不均衡；太短则易造成同一区组内受试者分组的可预测性。为减少可预测性，可考虑采用多个区组长度并随机设置，或采用其他预测性更小的随机分配方法。

与简单随机相比，区组随机可使同一时间段同一区组内的受试者在各治疗组间的分配比例符合预设要求。当受试者基线特征可能随入组时间变化，且完成所有受试者入组所需的时间较长时，区组随机分配有助于减少季节、疾病流行等客观因素对疗效评价的影响，也可减少因方案修订（例如入选标准的修订）所造成的组间受试者比例失衡。

需注意，理论上简单随机和区组随机可以有效地保障各种已知的和未知的基线特征在组间的均衡性，但仍然有一定的可能性观察到个别基线因素在组间分布不均衡。因此为了预防可能出现重要基线因素在组间分布不均衡的情况，可考虑把重要基线因素作为分层因素进行分层随机。

（三）分层随机

如果某些基线特征（例如，受试者的病理诊断、年龄、性别、疾病的严重程度、生物标记物等）对药物的治疗效应影响较大，一旦这些因素在组间分布不均衡，将影响试验结果的评价。先按重要基线特征对受试者进行分层，然后在每层内再进行独立的随机分配，即为分层随机。这些基线特征被称为随机分层因素。在分层基础上，如果各层内采用区组随机分配，则被称为分层区组随机。

分层随机分配的优点在于，它能确保由分层因素所构成的各个层内的受试者都是随机分配到各个治疗组的，从而保证分层因素在组间的均衡性。

分层随机中，若各层内采用简单随机分配，则有可能导致组间分配比例偏离预先设定值。因此，可考虑采用分层区组随机。尤其是当分层随机分配所构成的各个层的样本量不能事先确定，而是基于实际入组情况而定时，若层内采用简单随机分配，往往无法保证试验组与对照组的实际随机分配比例符合预先设定，并有可能导致组间基线协变量失衡（当某些层的实际入组受试者较少时更易发生），在这种情况下，为保证各层内组间分配比例符合预设及组间基线均衡，建议采用分层区组随机。

如果分层因素较多，随机化的层数将呈指数级增加，当随机分配结束时，可能会导致某些层的受试者过少，造成某些层受试者的实际组间分配不均衡，甚至都在一个组别中；也可能引起其他因素在组间分布不均衡；若采用分层区组随机可能产生较多的碎片区组；以上情况均可能影响统计分析结果。因此申办者应慎重选择分层因素，应就分层因素的选择及层的划分提供依据并阐明合理性，应注意避免选择并不重要的分层因素而忽略其他重要因素从而影响试验结果的情形。当使用分层随机分配时，应当在统计分析时对分层因素加以考虑。

（四）适应性随机

适应性随机是指根据已经入组的受试者信息来调整当前受试者被分配到不同治疗组概率的随机分配过程。与上述随机分配方法不同的是，适应性随机对当前受试者的随机分配依赖于已入组受试者的信息。适应性随机包括协变量适应性随机分配、应答适应性随机分配等。

适应性随机无法通过提前制作随机分配表的方式来实现，需要通过程序或软件来实现。适应性随机可能有增加Ⅰ类错误率的风险，应谨慎使用。若采用，申办者应充分说明其合理性，并考虑使用合理的统计分析方法（例如随机检验或置换检验）及对Ⅰ类错误率等方面的影响，随机分配过程和使用的程序需存档以备监管机构审核。

1. 协变量适应性随机

协变量适应性随机分配是指当前受试者的分配，部分或者完全取决于其自身的基线特征及已入组受试者的基线特征和随机分配结果。常用的协变量适应性随机分配方法是最小化法，即将当前受试者以较高的概率随机分配至能够使得组间基线协变量不均衡性最小的组别；这一概率须事先确定，并应阐明分组概率的计算方法。协变量的选择原则同分层随机。

与简单随机相比，协变量适应性随机可增加治疗分配的可预测性，应注意采用合适的方法减少可预测性。与分层随机相比，协变量适应性随机能均衡更多的分层因素，但过多的分层变量可能导致随机分配的变异减少，增加可预测性。另需注意使用适当的统计分析方法（例如，随机检验或置换检验），并注意避免增加Ⅰ类错误率。

2. 应答适应性随机

应答适应性随机是指新纳入的受试者的随机分配概率根据已随机受试者的治疗结局而改变，适合能较快确定临床结局的试验。常用的应答适应性随机分配方法是"胜者优先"法。

应答适应性随机是存在争议的，一些研究者认为，不能用无法得出结论的期中分析结果改变正在进行的试验的随机分配；同时现有的用于应答适应性随机的统计分析方法，均基于一些难以验证的假设。统计分析应考虑试验设计并应充分说明统计分析方法的合理性。

三、临床试验中随机分配的实施和管理

为了确保临床试验的完整性，随机分配方法和过程中的必要细节（例如随机分配比例、分层因素等要素），设盲方式（双盲、单盲或非盲）和盲态维护方式（例如，紧急破盲流程、破盲受试者后续的处理和评价、锁库后揭盲流程、非盲人员管理等）应在研究方案中阐明。对于单盲或非盲试验，需在研究方案中提供依据以说明采用单盲或非盲的合理性，并描述偏倚控制措施。研究方案不可涉及对随机分

配不可预测性产生影响的参数和技术细节（例如随机种子数、区组长度等）。此外，专业人员应根据临床研究方案制定随机分配参数配置文件，该文件中需包含实现随机分配所需的必要细节和参数（例如随机分配方法、随机分配比例、分层随机中的分层因素以及区组随机中的区组长度等）。

正确实施随机分配和设盲是避免临床研究产生偏倚的重要保障，所以通常要建立一套 SOP 来指导随机分配的实施和盲态的管理。在临床试验的具体实施中，主要是通过预制随机分配表并通过随机分配系统（通常为交互式应答系统）来实现随机分配，适应性随机可通过与选用随机分配方法匹配的计算机程序和随机分配系统来实现随机分配。

临床试验的随机分配表记录了依次入组受试者的随机分配结果，随机分配表应可重现。在临床试验中，随机分配表应该是一份独立的文件，需由具备相关专业知识并独立于研究的人员在临床试验开始前，根据临床研究方案和随机分配参数配置文件来生成。生成随机分配表的人员不应参与临床试验的实施、管理和分析。为了保持试验的完整性并避免随机分配过程中产生偏倚，正式的随机分配表（包括非盲试验）应由第三方外包公司的专业人员或申办者防火墙内专业人员制作，申办者防火墙内专业人员应与研究项目保持完全独立，并具有合理的组织架构和流程以确保防火墙内专业人员的独立性。适应性随机分配中随机种子的选择也应由第三方外包公司的专业人员或申办者防火墙内专业人员来完成，并进行存档，在整个临床试验过程中严格保密。正式的随机分配表、随机种子数应在对应的严格限定权限的电子系统中存档，在整个临床试验过程中严格保密和封存。对于非盲的临床试验，为避免偏倚的产生，在整个试验过程中，随机分配表也应严格保持盲态。对随机分配结果不可预测性产生影响的参数和技术细节（特别是种子数，区组长度等）应封存并保持盲态，泄露将会影响随机化的不可预测性，增加破盲风险，甚至导致试验失败。在临床操作中，研究者应严格遵循随机分配结果，任何偏离都应该如实记录，以待锁库前进行评估。

随机分配系统是研究过程中实现受试者随机分组的关键性工具。使用的随机分配系统应经过系统验证，并严格验证各种随机化算法的正确性。申办者应在相关文件中描述所用的系统、软件、程序、版本等信息。

为了保证随机分配系统按预定的随机分配方法进行分组，在临床研究正式开始前，建议相关专业人员使用测试用随机分配表或测试用适应性随机程序，对系统进行全面的用户验收测试。

在盲法研究中，除上述章节中描述的受试者随机分配表外，还需单独制作一份药物编码表，以对研究药物进行随机编盲。研究药品需按照方案规定要求进行包装。药物编码表的生成和维护，药物随机分配系统的建立（例如，有关试验药物的供应链管理、发放等功能及流程）和测试遵循前述章节中同样的要求。为避免研究药物的准备、编码和供应管理过程中出现破盲，申办者应制定相关操作流程的 SOP，详细规定所使用药物标签格式的要求、参与药物编盲人员的要求、编盲材料和盲底材料管理及存档要求、研究中心药物供应和补充流程等。

在临床试验过程中，如需进行揭盲分析（例如阶段性疗效或安全性分析、期中分析等），建议在临床试验方案中规定参与揭盲分析的人员和揭盲流程，并对盲底信息的管理加以说明。如有必要，可以在相关文件中进一步阐述更多细节。同时，对于临床试验中的任何揭盲行为（包括临床研究过程中的揭盲，和临床研究结束后的正式揭盲）均应保留相应的操作记录并存档。记录应包括但不限于揭盲原因、揭盲申请批准记录、揭盲时间、揭盲地点、揭盲人员、揭盲数据内容、揭盲后的盲底材料或信息的处理等。

研究结束后，申办者需将上述随机分配参数配置文件、随机分配表的生成和管理的相关记录文档、药物编码表的生成和管理的相关记录文档、揭盲相关记录文档归档以备监管机构审核。对于采用随机分配的注册研究，申办者有责任确保在锁库后，通过随机分配表 / 程序和随机分配系统对随机分配过程进行重现。根据 ICH E3 的要求，在临床研究报告附件中应包含随机化相关信息，主要包括受试者编号、随机编号、分配的治疗组别等信息。

四、其他考虑

（一）试验设计时的相关考虑

申办者应综合各方面的因素，合理选择随机分配方法，需要考虑的因素包括但不限于：组间分配比例，组间均衡性并兼顾不可预测性，分层因素的选择是否合适等。

在试验设计时，申办者应决定随机分配方法和形式，并在试验方案中说明其合理性。若各中心的同质性能够得以保证，建议采用中央随机形式实施随机分配，即所有研究中心在同一系统上基于同一随机编码表进行随机分配；尤其当研究中心较多，样本量较小，各中心间竞争入组，或试验为非盲试验时，中央随机形式更有利于维护不可预测性和盲态。

（二）随机分配实施中的注意事项

随机分配实施中需要注意的事项包括但不限于：随机分配实现的方法与事先指定的方法应一致；应有随机分配算法正确性的验证报告，以确保算法准确无误；受试者编号应唯一并准确无误；对于分层随机分配、协变量适应性随机分配和应答适应性随机分配等方法，受试者的分层因素和试验结局等信息应准确无误；对于通过非盲态人员进行药物准备以实现盲法的试验，应有相应的 SOP 以避免组别信息的泄露。正式的随机分配表等关键信息，应制定独立审核流程。

随机分配和药物分配过程中，应尽可能避免人为错误。为了避免随机分配错误的发生，可通过模拟受试者入组以预防随机化实施错误，随机分配实施的说明文件应尽可能的预测可能的人为错误类型并提前制定相关防范措施。对随机化实施过程中的非预期事件应有紧急应对措施。并在临床试验的各个阶段仔细监测随机分配过程。

（三）统计分析

统计分析模型与所采用的随机分配方法有关，例如，采用分层随机分配或协变量适应性随机分配方法时，模型中应考虑分层因素。当申办者不能确定所采用的统计分析模型是否适合该研究所采用的随机分配方法时，应考虑采用稳健的统计分析方法并进行充分的敏感性分析。若方案中涉及组间比较的期中分析，需由数据监查委员会（DMC）执行；申办者不应根据实际分组进行比较的汇总分析。

（四）与监管机构的沟通

当申办者与监管机构沟通关键性临床研究方案时，鼓励就临床试验设计中有关随机分配的关键问题与监管机构进行沟通，其内容包括但不限于随机分配方法选择，盲法实现方法和盲态维护措施，期中分析的必要性，Ⅰ类错误率控制等方面。

当申办者计划采用适应性随机分配时，应在沟通方案时与监管机构就适应性随机分配方法选择、参数设置等相关内容进行沟通并达成一致意见。进行沟通前，申办者应向监管机构预先提供试验方案等相关资料。

在试验过程中，若随机分配发生变更，申办者应及时与监管机构沟通，申办者应提供变更的充分依据并评估变更对试验完整性、Ⅰ类错误率、统计分析等各方面的影响。同样，在随机分配执行过程中遇到系统性问题时，应充分评估随机分配问题对试验可能造成的影响。

五、参考文献

［1］Rosenberger WF, Lachin JM. Randomization in Clinical Trials. Second Edition. Hoboken, New Jersey：John Wiley & Sons, Inc., 2016.

［2］Simon R, Simon NR. Using randomization tests to preserve type Ⅰ error with response adaptive and covariate adaptive randomization. Statistics & Probability Letters, 2011, 81（7）：767-772.

［3］Downs M, Tucker K, Christ-Schmidt H, et al. Some practical problems in implementing randomization. Clinical Trials, 2010, 7（3）：235-345.

［4］Therneau TM. How many stratification factors are "too many" to use in a randomization plan? Controlled Clinical Trials, 1993, 14（2）：98-108.

［5］ICH. E3：Structure and Content of Clinical Study Reports. 1995.

附录

中英文词汇对照表

中英文词汇对照表

中文	英文
简单随机	Simple Randomization
完全随机	Complete Randomization
区组随机	Block Randomization
非盲	Open Label
分层区组随机	Stratified Block Randomization
适应性随机	Adaptive Randomization
协变量适应性随机分配	Covariate Adaptive Randomization
应答适应性随机分配	Response Adaptive Randomization
胜者优先	Play-the-Winner, PW
用户验收测试	User Acceptance Testing, UAT
随机检验	Randomization Test
随机分配参数配置文件	Randomization Requirement Specification
置换检验	Permutation Test
中央随机	Central Randomization
最小化法	Minimization
数据监查委员会	Data Monitoring Committee, DMC

药物临床试验中心化监查统计指导原则
（试行）

一、引言

为了保证临床试验受试者的权益与安全，临床试验数据的质量与完整，申办者需要对临床试验各个阶段进行监查。ICH E8（R1）指出应在研究计划期间确定研究的关键质量因素，并在研究实施过程中对这些因素进行风险管理。临床试验的数据量和复杂性的增加给临床试验监查带来了更大的挑战。ICH E6（R2）和《药物临床试验质量管理规范》均明确提出申办者应采用系统的、基于风险的方式对临床试验进行监查，不同情况下可考虑采取不同的监查策略，并强调了中心化监查的优势。电子数据采集系统的普遍使用以及统计学评估方法的引入，为中心化监查的实施提供了条件，其与传统现场监查相结合可提高临床试验的质量和效率。

现场监查是指在开展临床试验的过程中，由申办者或其代表在研究中心对试验质量进行实地评估。现场监查能够通过比对原始记录和病例报告表来发现数据录入错误以及缺失数据，保证研究文件的真实完整性；评估研究中心的人员对研究方案和相关流程的熟悉程度；评估对方案的依从性及完成研究药品清点等。上述监查活动，部分或者全部也可以通过信息化的方式在临床试验机构以外的地点完成，其本质也属于现场监查。

中心化监查是指由申办者或其代表使用累积的数据及时地对试验质量进行远程评估。中心化监查作为现场监查的补充，还能帮助调整现场监查的频率和协助识别潜在问题数据，从而提示现场监查的重点。

目前制药、生物技术公司临床试验监查的主要方法仍旧是定期、频繁地访问临床试验现场。与此同时，国内外临床试验关于中心化监查的一系列的实践证实中心化监查方法可以加快质量审核流程，使临床试验质量核查更加高效。通过中心化监查核查数据，申办者可以更早地监测到临床运营质量问题，并进行针对性的快速整改，尤其是涉及样本量较大的多中心临床试验。

目前国内对中心化监查的认知、技术研究与应用还处在早期阶段。因此，明确基于风险的监查策略，并制订相应的实施准则十分必要。本指导原则主要针对中心化监查中的统计学问题，重点关注中心化监查的适用范围和使用时需考虑的因素，以及监查中风险管理措施可能采用的统计学方法，为申办者实践与应用中心化监查在方法的选择和实施方面提供技术指导。本指导原则仅代表当前的观点和认识，随着研究和认识的深入将予以修订完善。

二、临床试验风险管理体系

申办者应在临床试验的整个运营过程中建立风险管理体系，保证临床试验数据的可靠性，提升整个临床试验的质量管理，从而保护受试者权益与安全。临床试验风险管理体系的建立主要围绕以下几个环节展开：

（一）关键数据和关键流程

ICH E8（R1）指出申办者应前瞻性地确定临床研究的关键质量因素（Critical to Quality Factors），其中关键数据和关键流程是关键质量因素的重要组成部分。临床试验中数据与流程的重要性存在差异，非关键数据和流程的偶发错误一般不会对药物的安全性和有效性结论有太大影响。而关键数据与流程的错误将损害到受试者的权益或研究结果的可靠性和完整性。

关键数据与关键流程通常是指（包括但不限于）：

- 知情同意是否恰当获得；
- 方案入排标准在招募时的执行情况，尤其是保证受试者权益的标准；
- 研究药物记录和管理的流程体系；
- 与临床试验有效性终点相关或方案特定要求的安全性终点相关（例如，严重不良事件、死亡、脱落等）的评估流程体系；
- 与临床试验的可靠性、完整性相关的流程体系（例如，方案违背管理、盲态保持管理等）。

（二）风险评估

风险评估通常包括识别风险、分析风险，从而为实施风险控制提供依据。早期识别关键数据和关键流程，其核心是为了落实临床试验中的风险评估及管理。

在确定关键数据和关键流程后，申办者应进行风险评估，以确定可能影响关键数据收集或关键流程实际实施的风险性质、来源和潜在原因，从而形成监查中的风险指标。风险评估首先应识别重要的风险，确立风险的优先次序，再对风险进行分析，其中包括对风险的定量估计和风险范围的定性描述。在风险评估期间，着重考虑防止或减少关键数据及关键流程在临床实施、数据收集和最后报告方面可能的重要错误。以监查为目的的风险识别通常应考虑要收集的数据类型、收集这些数据所需的特定手段，以及临床监查中固有的保护受试者权益相关的问题。

风险评估应当考虑以下三个方面：风险发生的可能性；能检测到风险的限度；

风险对于受试者权益保护的影响和对试验结果可靠性的影响。申办者应依据风险评估结果制定监查计划（例如，决定哪些风险可以通过监查得到解决），确定最适合应对这些风险的监查活动的类型和强度。

申办者还可以确定哪些风险可以通过监查之外的手段更好地管理（例如，修改方案以消除风险来源）。申办者需要定期评估新发生的风险，并决定监查方式是否需要调整以更有效地进行风险管理。

（三）风险控制

申办者应决定哪些风险需要降低和哪些风险可以接受。用于将风险降低到可接受水平的方法应与风险的重要性相符。减少风险的措施可纳入方案设计、实施规划、监查计划中；各协作方之间应确定角色和责任、确保遵守标准操作程序，保障对相应措施以及流程的培训。风险控制中应考虑到变量的医学和统计特征以及试验的统计学设计，预先设定质量风险的容忍度（Quality Tolerance Limit，QTL），以识别可能影响临床试验受试者安全性或试验结果可靠性的系统性问题。QTL 反映的是试验层面风险指标可接受的执行偏差的变异程度，可以通过统计学方法来定义。当监测到风险指标数值超出预先设定的 QTL 时应触发风险评估，以确定是否需要采取风险控制措施。QTL 应在试验开始前尽早设定，一是有助于及时纠正或改进流程，以保障临床试验的实施；二是有助于指导与研究目标至关重要参数的管控监查，并有助于设计更多基于风险的监查策略。

设定变异程度范围或 QTL 的风险指标可以考虑以下几点（包括但不限于）：

1. 试验研究数据

基于关键数据的识别和相应的风险评估，注意力应集中在那些重要的风险指标数值超过 QTL 的情况。现在越来越多的数据直接来源于电子源数据，在预设 QTL 范围后，实现数据的及时测量、跟踪、报告及必要时采取相应措施会更加容易。

2. 试验方案流程

应建立有效的机制，及时发现违背方案或《药物临床试验质量管理规范》的情况，并评估它们对研究目标和受试者权益的影响。设置风险指标及 QTL，以及时监测到关键问题，并触发必要的监查升级（例如，额外的现场访问、额外的方案培训等）。

3. 试验管理流程

临床试验管理过程中应定义可以进行中心化监查的风险指标，以便有针对性地设定监查活动，设置触发机制。可能触发监查升级的情况包括在 eCRF 系统录入数据出现过度延迟，或延迟汇报严重不良事件等。数据缺乏变异性也会引发进一步的监查，例如降压药试验中对血压测量的某特定一位数的偏好。

可利用信息化技术整合各种来源的试验数据，开发可视化的中心化监查系统，以监查试验进程和数据的质量，并定期汇总监查指标报告以记录和展示正在进行的监查活动是否按预定的监查策略和程序执行，以提升临床运营质量。

（四）风险沟通与报告

各职能部门应相互协作定期对收集的信息进行分析总结，包括试验数据本身及其相关时间采集点的变异性评估、对超过 QTL 或方案偏离的评估、缺失数据的评估等。还可以通过对单个或多个指标进行中心内部和各中心间的深入统计分析以获取更多的信息。任何趋势性分析应与整体的科学价值和数据可用性，以及相应的优先级和风险等级相关，同时应结合来自于现场监查报告和数据管理报告中的信息。整个临床试验中各方需及时沟通，保证信息的公开性和透明性，所有重要的质量管理措施都应记录归档，从而更好地支持风险评估与控制。

在临床试验结束后，应定性和定量汇总试验在 QTL 范围内的实施情况，此类信息可汇总在临床研究报告（数据质量保障章节）中。所有跟 QTL 有关的风险指标都应呈现在报告中，无论指标数值是否超出 QTL。如果风险指标数值超出设定的 QTL，临床研究报告还应报告其对受试者安全和试验数据可靠性的潜在影响，并进行原因分析及描述所采取的措施。

三、中心化监查中的统计应用

基于风险的质量管理是一个结合了现场和中心化监查的动态临床试验管理过程，可以持续提高试验实施的质量。在整个基于风险的监查过程中，合理实施中心化监查，尤其是合理地运用统计学方法，能够进一步提高现场监查的效率。中心化监查中可以使用统计学方法和模型来检查及管理试验流程和采集的临床数据，用来识别非典型的数据模式或者异常趋势，以实现以下目的：

• 在试验层面监测试验整体质量，发现可能影响受试者安全性或试验结果可靠性的系统性问题；

• 在研究中心层面，进行中心之间的比较，发现潜在高危中心，为现场监查确定目标和程度；

• 在试验数据层面评估数据质量，检查试验数据一致性和完整性，确定数据收集过程中是否存在系统性问题、明显错误或者数据真实性问题。

（一）中心化监查的常用统计指标

ICH E6（R2）建议从试验层面设定风险指标及其 QTL。试验层面的风险指标及相应的 QTL 可以针对某一试验进行专门设置，也有一些风险指标可能适用于申办者所有的临床试验，并在申办者的质量体系中定义。试验层面风险指标的数量不宜过多，应选取与受试者权益和试验数据完整性密切相关的指标。常用的指标包括入组的受试者不符合入排标准的比例、试验药物相关的严重方案违背发生率、无法观测到主要或关键次要终点的受试者比例等。

类似地，对于关键数据和关键流程，也可以以研究中心为单位设定中心层面的风险指标，使用从单个中心层面计算的统计量来判断一个中心的表现。试验层面的风险指标一般也可以用于中心层面。常见的中心层面的风险指标包括入组速率、筛选失败率、病例报告表完成时间、数据质疑率、质疑解决时间和活跃的质疑数量、（严重）不良事件数量、缺失或者延迟的随访数量、方案违背数量等。中心层面的风险指标也需要匹配定义相应的阈值。单个中心的指标数值超出阈值时触发相应的措施（例如，加强数据审查、增加现场监查等）。阈值的选择会受到很多因素的影响，包括试验目的、试验设计、指标的类型、不同地区 / 中心的差异等。因此，统计师需要和其他团队一起根据试验具体情况确定阈值的定义方式。

基于试验数据质量和真实性的监查，可以针对上述设定的试验层面或者中心层面的风险指标进行开展，也可以使用非关键数据（例如，基线特征、伴随治疗等）作为定期中心化监查的内容，判断是否存在异常的数据模式。

（二）中心化监查中常用的统计学方法

统计学方法的选择应服务于具体的监查目的。以下介绍的是中心化监查中可参考的统计学方法，申办者可以根据试验设计和数据的特点选择合适的方法。

1. 试验层面的统计学方法

以监测试验整体质量、发现可能影响受试者安全性或者试验结果可靠性的系统问题为目的时，可使用选定的风险指标在试验层面的汇总值，与试验开始前预先设定的 QTL 进行比较。QTL 的设定可参照历史数据，并考虑指标的医学和统计特点，以及试验的统计学设计。 QTL 可以设定下限或上限，或两者兼有，此外还可以设置更窄的预警阈值，预警阈值的上限或下限应在 QTL 范围内，起到预警和及早干预的作用。

风险指标的数值与阈值（QTL 或预警阈值）的比较可以是简单的是否大于或小于上、下限的判断，也可以使用预设的统计推断的方法，比如假设检验、区间估计、贝叶斯方法等。

2. 研究中心层面的统计学方法

以发现高风险研究中心，为现场监查确定重点和程度为目的时，前述试验层面比较风险指标的数值与阈值的方法可以运用于中心层面，也可以使用离群值检测的统计方法进行中心间比较，找出潜在高风险研究中心。这类方法假设参加同一研究的中心遵从同一研究方案进行受试者筛选、治疗、评估，因此具有很大程度上的相似性，表现为中心层面的风险指标应服从同一分布。当某个中心与其他中心的表现明显不一致，其风险指标的数值成为离群值时，则预示该中心可能有潜在的质量风险。阈值的设置与比较可以是一个中心里受试者不良反应的发生率和所有中心相比的差异是否在某预设的百分比范围外；或者在一定统计模型下，一个中心的指标数值标准化后在所有中心的分布中是否在某预设的分位数之外；以及检验本中心指标与其余中心指标差异的 P 值是否小于某预设的检验水准等。

使用中心层面的风险指标汇总值进行中心间比较时，需要考虑因中心入组患者数或随访时间不一样而带来的不同程度的不确定性。即使在同质化风险的假设下，患者数量较少的中心和较多的中心相比，风险估计的变异程度会更大。如果不考虑样本量，直接将单中心和整体进行比较，不论是使用差异的绝对值还是相对比例，关注点可能均会集中在样本量较小的中心。当风险指标与随访时间相关时，例如不良事件发生数量与患者暴露人年相关，随访时间也会带来风险指标变异的不同。常用处理方法包括漏斗图，以标准差的倍数作为阈值对各中心进行评估；也可以通过假设检验，对某一中心与其他中心进行比较，较小的 P 值标识潜在离群中心；还可以考虑贝叶斯方法，使用贝叶斯收缩估计量处理中心大小的不同。另外，在使用多个风险指标进行监查时，应关注多重性问题，选择合适的方法控制错误发现率。这些方法都可以在中心层面识别出各个风险指标潜在的离群值，作为现场监查的指导，提示监查员应更加关注相应的异常指标。

有时也需要能够结合多个风险指标，得到反映中心质量风险的综合评分。这时可以基于预先设定的权重计算所有指标的加权平均值，或者根据指标之间的相关性矩阵决定权重，还可以使用其他多变量统计方法（例如，马氏距离、在主成分分析后采用基于部分主成分的欧氏距离等）。这个综合评分（距离）衡量每个中心与研究整体数据分布的差异度。评分越高（距离越远）则提示更大程度的离群。因此，这样的评分可以作为中心质量风险的整体衡量，用于确定现场监查的频率和紧急性。

3. 试验数据的中心化监查

为了发现数据的系统性问题或者错误，包括系统的测量误差（例如，使用了未校正的仪器），或是数据填写错误、缺失，或者真实性问题等，除了可以针对关键数据和关键流程进行统计分析，也可以针对一些非关键数据开展分析，发现其异常模式。统计方法的选择和前述发现高风险研究中心的方法类似。此外，对于单变量数据，可以核查单个中心变量的均值、方差、峰度和偏度等描述性统计指标，通过比较其是否处在其余各中心相对应指标的标准差倍数以外来发现离群点；也可配合可视化图形（例如，直方图、茎叶图、箱线图等）发现异常值。对于多个连续型变量，可以检验这些变量在中心层面的相关系数矩阵和试验层面的相关系数矩阵的一致性来判定是否存在异常数据。另外，可以通过分析结果中端点数字的分布或检验其随机性（例如，应用火山图或者 Benford 定律等方法）来识别是否存在数据真实性的问题。

对于基于累加数据的动态连续监测，可以考虑过程控制的统计工具（例如，控制图），通过对变量随着累加数据的变化趋势来区分随机波动和异常波动，以判断系统的稳定性并及时采取措施消除系统异常。

四、中心化监查计划和报告

临床试验中基于风险的质量管理通常围绕以下环节展开：通过收集信息，确定关键数据与流程进行风险评估；实施风险控制，包括设定试验层面的风险指标及QTL、中心层面风险指标及阈值等；结合前面步骤所收集的信息、试验期间出现的新信息，及风险管理工具，对发现与风险相关的结果和数据进行及时沟通，确定所需采取的措施。

所有临床试验都可能存在数据完整性、患者安全性和方案依从性及合规性风险。依据质量源于设计的理念，临床运营管理中应系统性地按照基于风险的方法进行监查，包括现场监查和中心化监查。中心化监查计划是进行中心化监查的基础，为定期审阅数据提供系统性计划。

中心化监查计划需由跨部门构成的中心化监查小组共同撰写与执行。统计方面应侧重考虑但不限于监查计划的制定，关键数据与流程的确定；中心化监查的方法选择；根据试验特点决定的监查时间、类型、频次和程度；触发监查活动调整的标准等。监查计划可以针对实际情况进行调整。

中心化监查计划应首先依据方案明确风险指标，风险指标的确定通常与风险管理计划同步，都应在首例受试者入组前完成。风险指标确定的同时也需设定相应的阈值。同时要注意从什么时间节点开始进行风险评估，因为试验早期可能因为入组人群较少而没有充分的代表性。此外，也要事先规定好数据审阅的频率。

在设定好风险指标后，可依据这些信息制定相对应的图表模板，并依据预设的时间频率产生相应的报表以便中心化监查团队定期审阅，从而实现对临床试验运营质量的及时有效监控。审阅结果需记录在中心化监查报告中并归档。试验层面风险指标的审阅尤为重要，如果数值超过 QTL 的阈值，则需要详细记录，同时与质量稽查部门开始合作调查，必要时落实纠正与预防措施。

五、其他考虑

基于临床数据整体状况，由跨部门协作进行的中心化监查能够及时地发现系统性问题，提高试验结果的可信度。虽然使用的统计学方法可能会比较复杂，但由于其并不特别依赖于主观指标的选择或者阈值的设定，因此，具备一定的普适性。在相似的结构化数据下，统计程序或系统设定可以在不同试验中重复使用，类似研究的监查结果也可以进行比较。需要明确的是，中心化监查中数据审阅不同于期中分析，中心化监查计划中图表的设计服务于监测临床试验的总体风险信号，而不是对安全性和 / 或有效性数据的统计分析，尤其要避免破盲的发生。当监测到特定风险信号时，有可能需要对数据进行深入分析，以确定临床运营中是否存在系统性风险，甚至数据真实性问题。必要时，建议与监管部门进行沟通。

六、参考文献

［1］ICH. ICHE6（R2）：Good Clinical Practice：Integrated Addendum to ICH E6（R1）（2017）.

［2］ICH. ICH E8（R1）：General Considerations for Clinical Studies（2021）.

［3］ICH. ICH Q9：Quality Risk Management（2006）.

［4］FDA. Oversight of Clinical Investigations–A Risk–Based Approach to Monitoring（2013）.

［5］FDA. A Risk–Based Approach to Monitoring of Clinical Investigations Questions and Answers Guidance for Industry（2019）.

［6］EMA. Reflection paper risk based quality management clinical trials（2013）.

［7］国家药监局《药物临床试验质量管理规范》（2020）.

［8］ICH. E9（R1）：Addendum on Estimands and Sensitivity Analysis in Clinical Trials to the Guideline on Statistical Principles for Clinical Trials（2019）.

［9］Bhagat R，Bojarski L，Chevalier S，et al.Quality Tolerance Limits：Framework for Successful Implementation in Clinical Development. Therapeutic Innovation & Regulatory Science，2021，55（2）：251–261.

［10］Zink RC，Dmitrienko A，Dmitrienko A. Rethinking the Clinically Based Thresholds of TransCelerate BioPharma for Risk–Based Monitoring. Therapeutic Innovation & Regulatory Science，2018，52（5）：560–571.

［11］Trotta L，Kabeya Y，Buyse M. Detection of Atypical Data in Multicenter Clinical Trials Using Unsupervised Statistical Monitoring. Clinical Trials，2019，16（5）：512–522.

［12］Bottle A，Aylin P. Statistical Methods for Healthcare Performance Monitoring. CRC Press，2016.

［13］胡劲，徐炎，周高超，等 . 通过基于风险评估统计模型的中心化监查优化抗肿瘤药物临床试验质量管理 . 中国食品药品监管，2021.

［14］Shwartz M，Ren J. Estimating a composite measure of hospital quality from the Hospital Compare database：differences when using a Bayesian hierarchical latent variable model versus denominator-based weights. Medical care，2008，46（8）：778–785.

［15］Spiegelhalter D，Sherlaw-Johnson C，Bardsley M. Statistical Methods for Healthcare Regulation：Rating，Screening and Surveillance：Statistical Methods for Healthcare Regulation. Journal of the Royal Statistical Society：Series A（Statistics in Society），2012，175（1）：1–47.

［16］Benford F. The law of anomalous numbers. Proceedings of the American philosophical society，1938，551–572.

附录

中英文对照表

中文	英文
贝叶斯收缩估计量	Bayesian Shrinkage Estimator
错误发现率	False Discovery Rate，FDR
电子病历报告表	Electronic Case Report Form，eCRF
关键质量因素	Critical to Quality Factors
纠正与预防措施	Corrective and Preventive Action，CAPA
控制图	Control Chart
马氏距离	Mahalanobis Distance
欧氏距离	Euclidean Distance
现场监查	On-site Monitoring
预警阈值	Secondary Limit
中心化监查	Centralized Monitoring
质量风险的容忍度	Quality Tolerance Limit，QTL

罕见疾病药物临床研究统计学
指导原则（试行）

一、概述

与常见疾病相比，罕见疾病及其药物研发具有以下特点：①罕见疾病中很多是严重或危及生命的疾病，许多属于先天遗传性疾病且多始发于儿童期；②对于罕见疾病，通常流行病学和疾病自然史等数据有限，医疗信息不充分，可能缺乏公认的疗效评价方法和研究终点；③患者群体小，开展临床研究的机会有限，药物研发经验较少；④疾病可能存在多种亚型，不同亚型患者的症状、体征、患病率及进展模式等可能各不相同，患者可能呈现较高的异质性；⑤小样本临床研究方法具有特殊性。因此，罕见疾病临床研究的设计、实施和结果解释常面临挑战，罕见疾病的临床用药普遍存在未被满足的需求。

对于罕见疾病，在药物研发过程中，需要选择合适的设计和分析方法以确保研究质量和结果的可靠性。临床研究设计是决定研发成功与否的重要因素之一，良好的研究设计不仅有助于达到研究目的，同时能提高研究质量和研发效率；合理的统计分析有助于结果的解释。本指导原则针对罕见疾病药物临床研究中的关键统计学问题进行阐述，旨在为申办者开展罕见疾病药物临床研究提供指导。本指导原则主要适用于以支持药品注册上市为目的的临床研究，也可供以非注册为目的的临床研究参考。

二、罕见疾病药物临床研究设计和分析

（一）一般考虑

在临床研究设计阶段，申办者应根据研究目的确定合适的估计目标、入排标准、研究及治疗持续时间、数据收集频率等与临床研究相关的关键要素。

疾病自然史研究在罕见疾病药物开发中非常重要。疾病自然史是指在没有对患者进行干预的情况下，疾病从发生、发展到结局（疾病消退、患者死亡）的整个过程。疾病自然史研究是一项旨在跟踪疾病过程并预先计划的观察性研究。其目的是确定与疾病的发展和结局相关的人口统计学、遗传、环境及其他因素（例如治疗方式、伴随用药等）。因此，疾病自然史数据是获得疾病诊断、进展、转化、结局等

方面信息的重要方式，在罕见疾病药物开发的各个阶段均起到非常重要的作用，特别是在患者人群的识别、研究终点的选择、疗效阈值的确定、生物标志物的识别与开发、对照的选择等方面，对于罕见疾病而言，疾病自然史数据对相关药物开发和上市后使用提供重要的定位和指导。早期临床研究数据应与疾病自然史数据相结合，从科学上构成完善且逻辑充分的证据链，以支持药物的后期开发。

对于临床研究的目标人群而言，一方面，由于患者总体人群小，罕见疾病的药物临床研究可考虑适当放宽入排标准使相对较多的患者进入研究，这不仅有利于患者招募，也能在目标治疗人群中更全面充分地评价药物的获益及风险。另一方面，对于异质性较高的罕见疾病，可考虑在临床研究中采用合理的富集策略以减少患者非药物相关的异质性，增强研究确证药物疗效的能力。

如果研究的目标人群是患有罕见疾病人群的亚群，申办者应考虑在非目标亚群中对该药物进行评估，以确定研究结果是否可以推广到更广泛的患者人群。

申办者应从充分且设计科学合理的研究中获得确证目标人群的有效性证据，在伦理和实际操作可行的情况下，应尽量使用平行对照（例如安慰剂、标准治疗、阳性药物、不同剂量组对照等）设计。对照组的选择可能影响受试者的招募和脱落，申办者可考虑采用合理的研究设计，例如剂量效应、延迟启动、随机撤药、交叉设计、具有期中分析的适应性设计、以及同时利用试验和外部数据的混合合成对照组等设计方法，这些设计保留了安慰剂对照研究的优势，并且能够减少安慰剂的暴露，增加使用试验治疗的机会。

由于患者人数有限，建议尽可能最大限度地利用每个受试者的数据，例如进行扩展队列研究、在早期研发阶段进行随机等。如有必要，可采用合理的分层随机以提高组间可比性，并且通过预先指定的分层分析提高检验效能。

盲法是控制偏倚的重要手段之一。如果临床研究只能使用非盲设计，应说明其合理性，且必须采取所有可能的措施来控制潜在的偏倚。

应严格将研究的总 I 类错误率控制在一定水平。如果研究的主要目的涉及对多个人群（例如生物标志物阳性人群和所有受试者人群）或多个终点进行假设检验，或者计划实施因有效性而提前终止研究的期中分析等多重性控制问题，应选择合适的多重性控制策略，并在方案以及统计分析计划中事先进行详细规定。计划因有效性而提前终止研究的同时需考虑安全性评价的数据是否充分等方面。

许多罕见疾病目前尚无公认的有效性评价指标，建议在早期研发阶段建立新的终点评估方法或改进现有的方法。对于包含多个组成部分的复合终点，各个组成部分也应单独分析以确保整体结果不会过多依赖于少数组成部分；如果要对某些组成部分进行假设检验，则应事先规定控制总 I 类错误率的方法。

在终点选择时需注意，罕见疾病临床研究可能纳入比常见病更广泛的疾病分期（例如疾病严重程度、并发症）或表型的患者。对于不同分期不同表型的患者，研究终点的有效性、灵敏度、可靠性或可解释性可能存在差异。另外，儿童患者和成人患者的终点指标也可能不同。

（二）研究设计

通常情况下，随机对照试验通过随机分组最大限度地减少影响估计药物疗效的因素，因此研究结论的可靠性高，是评价药物疗效和安全性最有效、最准确的"金标准"。事实上，大多数已获批的罕见疾病药物均基于随机对照试验。对于常规的随机对照试验及可能适用于罕见疾病的剂量效应、延迟启动、随机撤药、交叉设计等设计方法，本指导原则不再详述，而主要阐述在常规随机对照试验中加入其他设计元素的方法（例如序贯设计、应答适应性设计、n-of-1 设计、适应性无缝设计、篮式设计、贝叶斯方法等）、单臂试验、真实世界研究等。若采用单臂试验设计、真实世界研究等作为注册申报的关键性证据，申办者应说明其合理性。

需要注意的是，任何一种研究设计都有其独特的优势和局限性。因此，实际药物开发中，申办者应根据研究目的和具体情形选择合适的设计并事先与监管机构沟通。

1. 序贯设计

序贯设计是指在控制总 I 类错误率的情况下，基于累积的数据进行期中分析，通过事先设定的合理的边界和样本量来判断疗效并决定试验是否继续。序贯设计适用于研究终点能够快速（相对于患者招募率）获得的临床试验。对于患者群体小、招募速度慢的罕见疾病临床试验，该方法可能适用。

2. 应答适应性设计

应答适应性设计是指新纳入受试者的随机分配概率根据已入组受试者的治疗结局而改变。这种设计的具体形式很多，常见的是"胜者优先"法，即根据已入组受试者的应答，如果一种治疗显示了更好的疗效，那么新纳入研究的患者更有可能在盲态下被分配到该治疗组中。此类设计可增加患者在潜在相对有效的治疗组中的暴露机会，同时可减少在剂量选择和确证性试验阶段的总体样本量。与序贯设计相同，该设计适用于能较快（相对于患者招募率）获得临床结局的试验。然而，这种设计不是基于随机分配概率固定的标准假设，且需注意盲态保持、统计分析等方面的问题。

3. n-of-1 设计

n-of-1 试验又被称为结构化的患者自身随机多交叉对照试验设计，简称自身多阶段随机对照试验。典型的 n-of-1 试验包括多个治疗周期（一般 ≥ 3），每个治疗周期内包括若干个阶段，受试者在每个阶段中接受某种治疗。第一个治疗周期内的治疗顺序（例如试验 – 对照、对照 – 试验）随机确定，之后每个治疗周期内的治疗顺序随机确定或使用系统性的平衡设计（例如，试验有两个组别，第一次随机确定的治疗顺序是对照 – 试验，后续治疗周期直接分配试验 – 对照、对照 – 试验的治疗顺序，并依此类推）确定。这种设计的主要目标是通过对同一受试者进行多周期的交叉治疗，观察该受试者对试验药物和对照药物的反应，从而为该受试者寻找最优治疗方案。当有多个受试者进行了相同设计的 n-of-1 试验时，可采用与交叉设计和 meta 分析相似的方式合并多个 n-of-1 试验的结果。一系列 n-of-1 试验通常能够更好地显示出疗效趋势。以 A、B 两种治疗 3 个周期为例，单个受试者的 n-of-1 试验设计示意图见图 1。

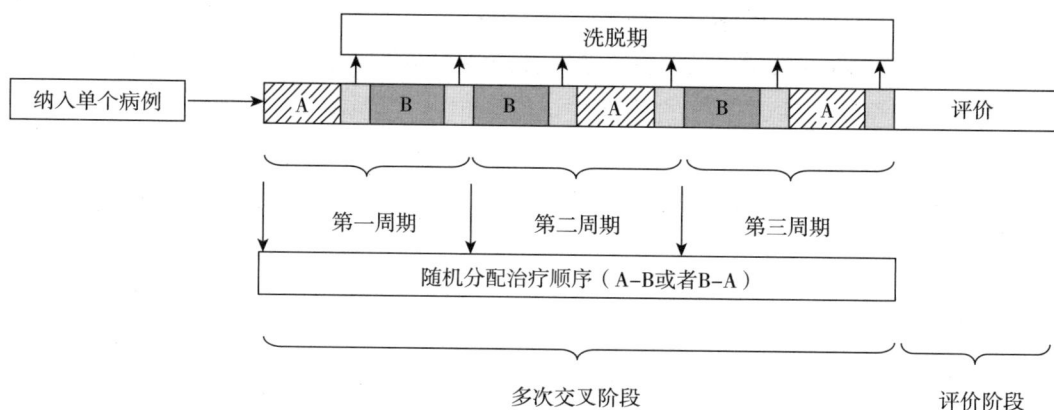

图 1　n-of-1 试验设计示意图

n-of-1 设计的优势在于利用患者自身对照设计，可以提高统计效率，减少样本量。同时能保证每个受试者都能得到阳性治疗。n-of-1 设计也有其局限性，例如，较适用于速效对症治疗和在治疗结束后迅速恢复到稳定基线值的疾病。对于疗程较长或起效较慢、以及自限性疾病，不宜使用 n-of-1 设计。

需要注意的是，与一般的交叉设计类似，n-of-1 设计的前后不同阶段可能存在延滞效应。因此在试验的每个治疗阶段之间需考虑洗脱期。另外，受试者的随访时间比平行设计要长，因此受试者脱落的可能性较高。此外，研究设计还需要考虑治疗顺序的随机化和盲态的保持等问题。

4. 适应性无缝设计

适用于罕见疾病的适应性无缝设计主要是推断无缝设计，这种设计允许使用早期临床试验数据，在患者人群数量有限的情况下可能适用。例如，适应性 Ⅱ/Ⅲ 期推断无缝剂量选择的设计通常可以缩短由 Ⅱ 期试验结束到 Ⅲ 期试验开始时的时间间隔、减少试验总样本量、缩短试验时长等。另外，Ⅱ 期入组的受试者有更长的随访时间，有利于更早观察到药物的长期疗效和安全性。在使用适应性无缝设计时需考虑控制总 I 类错误率、保持试验完整性（例如，防止期中分析结果被泄露导致影响研究者的后续操作以及受试者的入组）等问题。

5. 篮式设计

适用于罕见疾病的主方案设计主要是篮式设计。篮式设计旨在评估一种药物治疗具有同一种生物学特征的不同疾病类型的治疗效果，每一子方案针对一种或多种类型的疾病。

6. 贝叶斯方法

贝叶斯方法是将先验信息与试验的样本信息综合得出后验分布，再根据后验分布进行统计推断的方法。即利用先验信息校正研究结果。先验信息的来源包括但不限于历史研究、专家经验及无信息先验等。借用各种来源可靠的证据作为先验信息，可减少当前试验的样本量、缩短试验时长、提高检验效能，对于招募困难的罕见疾病可能适用。

为了获得充分的统计学证据，保证研究的质量、有效性和完整性，申办者应充分评估先验信息的合理性以及对统计学结论和最终结论可能带来的影响。建议使用其他合理的先验分布作为敏感性分析，以确保研究结论不会过分依赖先验信息。

7. 单臂试验

当罕见疾病患者数量极少、临床试验实施难度较大，尤其是当前缺乏有效治疗手段且危及生命的重大疾病，开展随机对照试验可能存在医学伦理风险，此时若考虑采用单臂试验设计，申办者需提供相应依据并阐明偏倚控制措施。

单臂试验通常采用外部对照，外部对照可以是目标值，也可以是外部的个体层面数据。

对于以目标值为对照的单臂试验，目标值的确定应有充分依据，它可以来源于前期研究（例如，meta 分析或某一个具有最佳参考意义的研究）的效应量，也可以是行业内广泛认可的效应量，以此作为试验组至少应取得的目标效应。以目标值为对照的单臂试验须在研究设计和实施过程中控制选择偏倚，保证入组患者的代表性和与历史对照的可比性，并在统计分析时考虑可能的偏倚（例如选择偏倚、幸存者偏倚等）。由于缺乏同期平行对照，其研究结果应谨慎解读。

对于以外部个体层面数据为对照的单臂试验，有平行对照和历史对照两种形式，鼓励采用平行对照。采用历史对照是真实世界研究的一种情形，如果采用历史对照，需事先对历史数据进行治理，当治理后的数据满足适用性要求后，才可开展相关研究。外部对照研究终点的选择应与试验组保持一致，如果某些临床终点的测量在外部对照与试验组并非完全一致，需事先评估其影响并在设计时提出应对措施。试验组的样本量估计仍需基于统计学假设或估计精度，外部对照的样本量需考虑匹配因素等方面，因此外部对照的样本量通常多于试验组。

8. 真实世界研究

真实世界研究是指针对预设的临床问题，在真实世界环境下收集与研究对象健康有关的数据（真实世界数据）或基于这些数据衍生的汇总数据，通过分析，获得药物的使用情况及潜在获益 – 风险的临床证据（真实世界证据）的研究过程。

若申办者考虑利用真实世界研究作为支持罕见疾病药物上市的关键证据，建议参照相关指导原则进行科学严谨的设计，并就方案、数据治理 / 管理计划、统计分析方法等与监管机构沟通并达成一致意见。

（三）样本量

对于罕见疾病临床研究，所需的样本量应保证能够充分评估药物的获益和风险。罕见疾病样本量的确定通常采用传统的估计方法，即基于临床研究目的、设计类型、原假设、备择假设、目标疗效以及个体变异，估计在一定的检验水准和检验效能下获得具有统计学意义结果所需的样本量。罕见疾病临床研究最大的挑战是患病率低，没有足够多的患者可纳入研究，因此申办者可能会采用灵活的设计方法，从而在一定程度上减少研究所需的样本量。如果采用非传统方法确定样本量（例如，使用贝叶斯等方法），样本量估计方法的合理性（例如，先验分布、参数估计值等设置是否合适）需经充分论证，必要时可采用不同的方法和 / 或基于不同的模拟参数进行估计，相关参数需与监管部门充分沟通并达成一致意见，在综合考量后确定最终样本量。样本量估计应有完整详细的记录，包括但不限于相关依据、文档、代码及结果，以支持监管部门进行必要的审核和验证。另外，样本量的确定还应考虑有充分的安全性评估数据。若采用国际多中心临床研究，样本量分配建议参考 ICH E17。

（四）统计分析

1. 统计模型的假设

罕见疾病研究的样本量一般较少，可能需考虑复杂、高效、获取信息丰富的统计分析方法。其中许多方法涉及利用统计模型，值得注意的是，只有在统计模型前提假设被满足的情况下，利用临床研究数据对疗效做出的推断才合理。在小样本情况下，实际中难以检验预设统计模型的前提假设是否正确，因此设计时应考虑在模型不同假设条件下及利用不同分析方法进行充分的敏感性分析，以评价结论的稳健性。

判断模型是否适用及验证模型假设非常重要，申办者应在方案或统计分析计划中对模型假设、协变量选择及所用分析方法的合理性等关键统计学问题进行充分说明，并与监管机构沟通达成一致意见。

2. 统计分布

对统计分布的假设是使用统计模型的前提，当无法确定数据是否服从某特定统计分布（例如正态分布）时，可考虑使用非参数方法。

标准的渐近方法基于一个假定，即当样本量足够大时，假设检验统计量服从特定的分布。这在罕见疾病研究中样本量较小的情况下可能并不适用。当不确定渐近假定是否成立时，应采用合适的方法评估方法的小样本性质或考虑使用精确方法。

3. 协变量

在模型中纳入重要的协变量可能会提高疗效估计的精度和检验效能，但应注意协变量数量不宜过多。统计分析时应考虑随机分层因素，但它们之间的交互作用项通常不纳入主要分析模型。

4. 重复测量

采用受试者多时间点的（或身体的不同部位的）重复测量设计，可提高检验效能。需要注意的是，在重复测量设计中，同一受试者的观测结果之间是非独立的。忽视这种非独立性可能导致使用错误的统计学方法或得出错误的结论。此时可采用层次线性模型、混合效应模型等非独立数据的统计分析方法。

三、罕见疾病临床研究实施中的注意事项

相对于常见疾病的药物临床研究，罕见疾病药物临床研究往往更常面对入组困难或入组时间长、样本量有限、入组受试者异质性高、缺乏有效治疗手段等问题，因而对临床研究实施中的质量有更高的要求。

第一，研究者往往缺乏足够的罕见疾病临床研究经验。申办者需要谨慎选择临床研究中心，确保研究中心具备相应条件；确保研究者以及研究人员对方案有充分的理解并严格按照方案和 GCP 执行研究；确保研究者、研究参与人员具备相关经验，并对研究运行中可能产生的突发事件有充分的处置能力。

第二，罕见疾病患者，特别是儿童疾病和母婴疾病的患者，往往对于临床研究的相关知识了解很少，造成患者对临床研究的接受程度不高、参与临床研究的意愿不强。因此，需要提高患者的参与意识，使其充分了解临床研究的流程以及可能的获益与风险，使受试者充分知情并对其进行最大程度的随访，尽可能降低脱落率。对于停止用药的受试者，应鼓励其继续参与研究并进行随访观察，使研究信息的完整性和可解释性最大化。

第三，罕见疾病临床研究往往入组难度大、入组时间长，从而导致整个临床研

究周期较长。在一段相对较长的时段内，疾病诊断技术的发展可能导致入组受试者的特征改变，从而产生选择性偏倚；亦或由于标准治疗的改变导致对照组的选择困难。这些都可能给临床研究的实施和分析带来额外的困难，需要在研究设计阶段给予必要的考虑。

第四，为了确保研究人群的代表性以及足够的样本量，罕见疾病药物临床研究的入排标准有时相对较宽。这就要求入组过程必须严格遵循受试者的筛选条件，确保避免不必要的非目标人群计划外入组。

第五，罕见疾病患者数量有限，且临床研究的数据可能有多个来源。这就要求数据的收集和整理必须科学规范。标准化操作流程（SOP）、质量控制及数据质量保证都至关重要，另外还需保证疗效评估的科学、合理及规范。

四、证据评价

与常见疾病药物一样，罕见疾病药物开发的总体目标是确证药物治疗某疾病的有效性和安全性，评估药物的获益－风险，并为药物说明书的撰写提供依据。因此，罕见疾病药物的开发和评价标准也应基于对药物安全性和有效性的合理评估。

（一）有效性和安全性证据评价

在与常见疾病药物评价统一的监管标准下，鉴于罕见疾病的特点，对相关药物的评价具有一定的灵活性。特别是罕见疾病药物开发证据的建立可能需要考虑多形式、多方面、或合并来自多个数据源的证据，而药物的评估也将基于对全部证据的分析，包括对不同终点治疗效果的临床意义，治疗效果的持久性，以及安全性的评估等。

所有形式的证据都提供了一定的信息，并且应该包含在最终的综合分析中。例如，在极罕见的疾病中，单病例研究的综合评价可能是提供证据的唯一途径。对于此类研究，应在研究方案中进行前瞻性计划和描述。对所有数据（包括其他来源的数据）进行系统的审查和综合分析将增加证据的强度，例如对个别病例报告或观察性研究进行的综合分析。

在罕见疾病药物开发中经常缺乏公认的主要有效性终点和评价方法，因此建议在设计时尽可能考虑合理或可能的终点（包括替代终点、患者报告结局等），并在最终研究报告中呈现所有数据，以获得更加充分的证据。同时，可以在临床研究期间对疗效指标的合理性进行探索，为疗效指标选择的合理性提供证据。鼓励在临床研究期间研发适合罕见病的新的测量工具和终点指标。合理的替代终点与临床疗效的关系必须明确，才可能被接受。否则应根据预先制定的计划，用进一步的证据支持临床有效性、安全性和获益－风险的评价。

罕见疾病药物临床研究的统计设计、数据收集与分析以及结果的解读应遵循

ICH E9 及 E9（R1），充分考虑估计目标及伴发事件的影响。申报资料通常应包括事先计划的统计分析，例如主要分析、敏感性分析、补充分析、亚组分析等。对于罕见疾病研究，由于患者人数少，可能需要复杂的统计分析方法，但需注意进行充分合理的敏感性分析，以确保结论的稳健性。另外，需注意临床研究实施中的相关问题对研究结果的影响，例如缺失数据、异质性等，要尽可能的量化这些问题对结果的潜在影响。

在利用真实世界证据时，应充分评估研究方法的科学性、数据的质量和相关性以及研究结果的可靠性，重点针对研究中潜在的选择偏倚、信息偏倚和混杂偏倚进行分析，并分别阐述在研究设计、实施和统计分析过程中对偏倚的相关控制措施。对于研究结果，应探讨其局限性，并进行充分的敏感性分析，以检验研究结论的稳健性。

药物开发过程中安全性评价的目标是在合理的时间内，根据药物的预期用途，在合理数量的受试者中描述药物的安全性。对于罕见疾病药物，应考虑到该疾病患者数量有限所带来的可能挑战。为了尽可能增加上市前的安全性数据，申办者应考虑使用增强安全性评估的方法，例如疾病自然史数据、剂量选择研究、设置对照组及辅助安全队列等。充分可靠的自然历史数据有助于区分药物相关的不良反应和潜在的疾病表现。在伦理和实际操作可行的情况下，采用平行对照组设计可以帮助对不良事件因果关系的解释。辅助安全队列（例如，与有效性研究平行的安全性队列、药物其他适应症的研究、类似药物的研究）可以丰富上市前安全性数据库，提供更多的药物安全性信息。针对药物开发计划中可能面临的挑战，申办者应提出具体的应对策略。

（二）获益－风险评估

虽然罕见疾病研发中的数据可能不够丰富，但仍需清晰呈现良好的获益－风险特征。申办者应遵循 ICH M4E（R2）的要求为药品的预期用途提供一个简洁、综合和可以明确解释的获益－风险评估。获益－风险分析需考虑罕见疾病特点，例如目前是否具有有效的治疗手段、疾病的严重程度（是否严重乃至危及生命）、临床急需性，以及患者在未满足医疗需求的情况下对风险的耐受性等。获益－风险分析应首先明确定义获益及风险、提供关键获益和风险相关的数据，并对数据的局限性和不确定性进行充分评估。对于明确或潜在的风险，应提出相应的风险管理计划。对数据分析结果的解读需要同时考虑统计学意义和临床意义，可将患者报告结局和医生临床观点纳入获益－风险分析，并将其作为重要的补充。

鉴于罕见疾病药物在临床研究中的局限性，通常需要在药物上市后进一步收集相关的安全性、有效性数据，为药物的获益－风险评价提供更加充分的证据和信息。

五、与监管机构的沟通

由于罕见疾病在研究设计、实施、分析和报告中的特殊性，鼓励申办者与监管机构就方案设计及实施中的关键统计学问题进行及时沟通。进行沟通前，申办者应该向监管机构预先提供方案及关键统计学问题的详细资料。

六、参考文献

1. Cornu C，Kassai B，Fisch R，et al. Experimental designs for small randomised clinical trials：an algorithm for choice. Orphanet J Rare Dis. 2013，8：48.

2. Fonseca DA，Amaral I，Pinto AC，et al. Orphan drugs：major development challenges at the clinical stage. Drug Discovery Today. 2019，24（3）：867–872.

3. Friede T，Posch M，Zohar S，et al. Recent advances in methodology for clinical trials in small populations：the InSPiRe project. Orphanet J Rare Dis. 2018，13（1）：186.

4. ICH. ICH E1A：The Extent of Population Exposure to Assess Clinical Safety：For Drugs Intended for Long–term Treatment of Non–Life–Threatening Conditions. 1995.

5. ICH. ICH E9：Statistical Principles for Clinical Trials. 1998.

6. ICH. ICH E9（R1）：Addendum on Estimands and Sensitivity Analysis in Clinical Trials to the Guideline on Statistical Principles for Clinical Trials. 2019.

7. ICH. ICH E17：General Principle for Planning and Design of Multi–Regional Clinical Trials. 2016.

8. ICH. M4E（R2）：The CTD – Efficacy. 2017.

9. Public Policy Committee，International Society of Pharmacoepidemiology. Guidelines for good pharmacoepidemiology practice（GPP）. Pharmacoepidemiol Drug Saf. 2016，25（1）：2–10.

10. Chow SC，Chang YW. Statistical considerations for rare diseases drug development. J Biopharm Stat. 2019，29（5）：874–886.

11. 国家药品监督管理局药品审评中心. 真实世界证据支持药物研发与审评的指导原则（试行）. 2020.

12. 国家药品监督管理局药品审评中心. 用于产生真实世界证据的真实世界数据指导原则（试行）. 2021.

13. 国家药品监督管理局药品审评中心. 罕见疾病药物临床研发技术指导原则. 2021.

附录

中英文对照表

中文	英文
n-of-1 设计	n-of-1 Design
贝叶斯方法	Bayesian Method
层次线性模型	Hierarchical Linear Models
单臂设计	Single-arm Design
非独立	Non-Independent
辅助安全队列	Auxiliary Safety Cohort
个体层面数据	Individual-level Data
混合合成对照组	Hybrid Synthetic Control Arm
混合效应模型	Mixed-effects Models
疾病自然史研究	Natural Disease History Study
剂量效应	Dose Response
渐近方法	Asymptotic Methods
交叉设计	Cross-over Design
精确方法	Exact Methods
可解释性	Interpretability
可靠性	Reliability
扩展队列研究	Expansion Cohort Study
篮式设计	Basket Trial Design
灵敏度	Sensitivity
平行设计	Parallel Groups Design
适应性 II / III 期推断无缝剂量选择设计	Adaptive Phase II / III Inferential Seamless Dose-selection Design
适应性无缝设计	Adaptive Seamless Design
随机撤药设计	Randomized Withdrawal Design
随机对照试验	Randomized Controlled Trial（RCT）

续表

中文	英文
速效对症治疗	Fast-acting Symptomatic Treatments
完整性	Integrity
消退	Resolution
幸存者偏倚	Survivorship Bias
序贯设计	Sequential Design
延迟启动设计	Delayed Start Design
应答适应性设计	Response-adaptive Design
阈值	Threshold

药物临床试验盲法指导原则（试行）

一、前言

盲法也称设盲，指在药物临床试验中使受试者方（受试者及其陪同人员）和 /或研究者方（申办者及其委托机构、临床试验机构、其他相关机构等的人员）不知道治疗（也称为"处理"，以下均简称"治疗"）分组信息，是控制试验偏倚的一项重要措施。治疗分组信息是指能够显示、揭示或用于推测受试者接受何种治疗的所有信息。对于随机临床试验，盲法往往与随机分组相结合，作用于试验的全过程，以避免因"知道随机分组信息"而导致可能出现的试验偏倚。

如果在临床试验过程中未设盲，试验相关人员知道治疗分组信息可能就会有意或无意地在心理上产生差异性影响，进而导致试验结果发生偏倚。例如，研究者可能会倾向性地选择入组受试者，受试者可能会根据入组情况产生治疗效应之外的不同反应，评价者可能会在进行有效性与安全性评价时产生主观偏差等。这种偏倚对于试验结果的影响是极难评估的。因此，盲法思想应自始至终地贯彻于整个临床试验中，以最大程度地控制试验偏倚。

根据疾病特征、药物特点、试验方案设计和实际操作难度等方面的差异，临床试验的盲法被分为双盲、单盲和开放等形式，其设盲措施和盲态保持程度不尽相同。在临床试验的盲法实施过程中，除了试验结束后揭盲之外，可能存在紧急揭盲、期中分析揭盲甚至意外破盲等情况。目前我国药品监管机构尚缺乏对上述不同情况的系统性和规范性要求。

本指导原则主要阐述在药物临床试验中不同情况下对盲法实施的系统性和规范性要求，旨在为申办者在临床试验中正确设计和实施盲法提供技术性指导。如无特殊说明，本指导原则中有关要求的落实均由申办者承担主体责任。本指导原则主要适用于以支持药品注册上市为目的的确证性临床试验，也可供以非注册上市为目的的临床试验参考。

二、盲法分类

根据设盲程度的不同，药物临床试验的盲法分为双盲试验、单盲试验和开放试验等三种类型。

（一）双盲试验

双盲试验是指在临床试验中受试者方和研究者方对受试者的治疗分组信息均处

于盲态。双盲是最严格的盲法，从盲底产生、药物编码、受试者用药、数据监查、数据管理到统计分析等都应保持双盲状态，直到达到了预先定义的揭盲条件。

原则上，在具有可行性且不存在伦理问题时，临床试验应尽量采用双盲设计。一般情况下，对主要疗效指标为主观指标且由研究者或者受试者评价的临床试验，均应采用双盲设计。例如，采用量表评价治疗效应的神经和精神类药物、用于缓解症状（如过敏性鼻炎、疼痛等）的药物，或者以"患者报告结局"为主要疗效指标等的临床试验。

（二）单盲试验

单盲试验是指在临床试验中受试者方对受试者的治疗分组信息处于盲态。即便如此，也应尽可能缩小研究者方中知道受试者的治疗分组信息的试验相关人员范围。

在双盲试验难以实施的情况下应优先考虑采用单盲试验，并应在临床试验方案中阐明理由，描述控制试验偏倚的具体措施。例如，采用客观指标作为主要疗效指标，采用中央随机化系统 / 交互式应答系统管理受试者入组，参与受试者入组以及参与有效性和 / 或安全性评价的试验相关人员处于盲态等。应特别注意，除试验方案规定之外，在试验过程中不能进行治疗分组之间的分析和比较。

（三）开放试验

开放试验是指在临床试验中受试者方和研究者方均知道受试者的治疗分组信息。在双盲试验和单盲试验均难以实施的情况下，方可考虑采用开放试验，并应在临床试验方案中阐明理由，描述控制试验偏倚的具体措施。例如，采用客观指标作为主要疗效指标，采用中央随机化系统 / 交互式应答系统管理受试者入组等。

由于开放试验中所有试验相关人员均知道受试者的治疗分组信息，可能会带来某种程度的试验偏倚，因此也应尽可能采用一些合适的设盲措施将试验偏倚降到最低。例如，对参与受试者入组的试验相关人员保持盲态，采用"独立评价"以确保对有效性和 / 或安全性评价处于盲态，对数据分析人员保持盲态等。应特别注意，除试验方案规定之外，在试验过程中不能进行治疗分组之间的分析和比较。

三、设盲措施与操作

药物临床试验的盲法通常由多种设盲措施构成，不同类型的盲法采取的设盲措施会有所不同，不同的设盲措施具有不同的操作难度。常见的设盲措施包括分配隐藏、治疗模拟、药物编码、研究参与人员的盲态保持、盲态数据审核和独立评价等。应根据临床试验确定的盲法选择合适的设盲措施。

（一）分配隐藏

分配隐藏是指在临床试验的受试者入组前对预先确定的治疗分组信息及其生成方法和参数进行隐藏的措施。对于随机临床试验，主要是对随机分组信息及随机方法和参数进行隐藏。常用的分配隐藏的方法有信封法、交互式应答系统等。无论采用何种方法，都需要确保能够真正实现隐藏分组信息的目的。

应该预先制定详细的分配隐藏标准操作规程，包括生成治疗分组信息和保管分组信息的方法和执行人员等。治疗分组信息及其生成方法和参数称为临床试验的盲底。应由申办者委托独立于研究者方的第三方机构负责执行分配隐藏并生成和保管盲底，可以采用纸质的或电子的形式保存，但需制定严格的保管措施以保证盲底的安全性和保密性。参与分配隐藏的人员不应参与受试者招募入组及其之后的试验实施工作。

（二）治疗模拟

根据临床试验确定的盲法，尤其是双盲试验，为了保持盲态，经常需要根据治疗措施进行安慰剂模拟。在安慰剂对照临床试验中，需要根据试验药物进行安慰剂模拟，称为单模拟；在阳性对照临床试验中，有时需要根据试验药物和阳性对照药品分别进行安慰剂模拟，称为双模拟。

根据试验药物和/或阳性对照药品进行安慰剂模拟，除了在有效成分上不同外，不仅应保证剂型、形状、颜色、外包装等外观方面相同，在重量、溶解度、味道、气味等内在方面也应尽量保持相仿。当阳性对照药品由于技术原因无法完全实现上述的安慰剂模拟要求时，也可采用改变包装的方法，以达到全部受试者所用药物在外观上无法区分的目的。但应当充分评估并有数据（如稳定性、溶出度等）证明所进行的操作未对原产品的质量产生明显影响。

（三）药物编码

药物编码是指按照已生成的治疗分组信息对临床试验用药品（包含试验药物、阳性对照药品、安慰剂）的最小独立包装预先进行编号。试验用药品的标签上只标明编号和用量、用法说明、有效期等，使试验相关人员均无法从药物外观及包装上获取受试者的治疗分组信息。药物编码系统应当包括紧急揭盲程序。药物编码过程应有监督措施和详细记录且可追溯。药物编码应由参与分配隐藏的人员主导完成。参与药物编码的人员不应参与受试者招募入组及其之后的试验实施工作。

（四）研究参与人员的盲态保持

除了分配隐藏和药物编码等人员之外，研究参与人员主要是指受试者及其陪同人员、主要研究者、研究医生、研究药师、研究护士、临床协调员、监查员、数据管理员、统计分析师等。盲态保持是指根据临床试验确定的盲法，在分配隐藏和药物编码等设盲措施建立后，直至揭盲前，全部或部分研究参与人员一直对受试者的治疗分组信息处于盲态。

根据临床试验确定的盲法，应对每位研究参与人员细化职责分工，按照其岗位授权要求划分为盲态保持人员和非盲态保持人员。应采取严格措施在盲态保持人员和非盲态保持人员之间设定"防火墙"，以避免意外破盲。应预先制定详细的盲态保持标准操作规程，无论是盲态保持人员还是非盲态保持人员均应掌握并严格执行该操作规程。

根据临床试验确定的盲法，受试者知情同意、药物管理、病历 / 病程书写、处方开具、医嘱下达、护理记录、安全性事件管理、生物样本采集和管理、样本检测数据传输、试验数据管理、盲态数据审核等试验过程中的工作文件也应区分为盲态保持文件和非盲态保持文件。应在盲态保持文件中隐藏治疗分组信息，也应在非盲态保持文件中尽可能隐藏分组信息。两类文件应分开收集、管理和保存，并预先制定详细的标准操作规程。盲态保持人员严禁接触非盲态保持文件。

（五）盲态数据审核

盲态数据审核是指在对受试者的治疗分组信息处于盲态的情况下对临床试验过程中的数据质疑、脱落和方案偏离的病例、合并用药和不良事件的发生情况等进行确认。应该预先制定详细的盲态数据审核标准操作规程，数据审核人员应掌握并严格执行该操作规程。无论临床试验采用何种盲法，甚至是开放试验，均应进行盲态数据审核。

（六）独立评价

在临床试验中，尤其是在多中心临床试验中，由于某些有效性和安全性评价指标具有较强的主观性，如对组织病理学和影像学资料的评价，其评价结果易受不同研究者实践经验影响；或者由于不同中心的实验室检测人员资质、仪器设备、检测方法、判断标准等存在差异，易对某些实验室检测指标如生物标志物的评价产生影响；或者由于试验处于非盲状态，对试验结果的评价易受研究参与人员主观意识的影响。为了控制上述影响所导致的试验偏倚，可以采用独立评价机制进行盲态评价。

常见的独立评价机制包括建立独立评价委员会统一进行评价，委托第三方实验室统一进行检测，或者在多中心临床试验中指定某一中心统一进行评价或检测等。采用独立评价时，应针对独立评价人员预先制定详细的盲态保持标准操作规程，确保其接收和传回的临床试验资料对受试者的治疗分组信息保持盲态。独立评价人员应掌握并严格执行该操作规程。

对处于盲态的临床试验，有时需要进行非盲态期中分析。为了确保研究参与人员保持盲态，通常会由独立的数据监查委员会及其独立统计团队执行非盲态期中分析。数据监查委员会及其独立统计团队应按照《药物临床试验数据监查委员会指导原则（试行）》的要求做好其内部运行及与外部交流过程中的盲态保持，防止因非盲态期中分析结果泄露而导致产生试验偏倚。

四、揭盲情形

在药物临床试验中设盲，则必须考虑揭盲的问题。揭盲是指揭晓受试者的治疗分组信息。在临床试验中常见的揭盲情形有终末揭盲、期中分析揭盲和紧急揭盲等。应预先制定详细的揭盲标准操作规程，并规定参与揭盲人员。揭盲人员应掌握并严格执行该操作规程，需保留相关记录以确保揭盲过程可追溯。

（一）终末揭盲

终末揭盲，是指按照临床试验方案规定，在数据库锁定、分析人群划分及统计分析计划定稿完成后，揭晓受试者的治疗分组信息以进行分析和总结。

（二）期中分析揭盲

某些临床试验可能需要进行非盲态期中分析。非盲态期中分析一般由数据监查委员会及其独立统计团队执行。因此，期中分析揭盲是指按照临床试验方案规定，在预先设定的期中分析时点上完成数据库锁定、分析人群划分以及定稿统计分析计划后，仅向数据监查委员会及其独立统计团队揭晓受试者的治疗分组信息以进行分析和总结。

数据监查委员会根据非盲态期中分析结果为申办者提供建议。当申办者根据建议认为无需修订临床试验方案或修订临床试验方案后继续开展试验，则本次期中分析揭盲结束。当决定终止试验，则本次期中分析揭盲可转为终末揭盲。当决定使用期中分析结果申请注册上市且同时监管机构要求继续开展试验进行盲态下长期随访，则本次期中分析揭盲结束，但需要由专门的团队负责申请注册上市，负责继续开展试验进行长期随访的团队仍保持盲态。应采取严格措施在两个团队之间设定"防火墙"，以避免意外破盲。

（三）紧急揭盲

紧急揭盲是指按照临床试验方案规定，基于受试者安全考虑和其他特殊原因，通过预先制定的标准操作规程，在紧急情况下获得单个或部分受试者的治疗分组信息。对于预期的和非预期的严重不良事件，只有当受试者发生紧急情况（如需要抢救）时研究者必须知道治疗分组信息才能进行处理，方可紧急揭盲。若对紧急情况的处理没有必要知道治疗分组信息，则无需紧急揭盲。

一旦发生紧急揭盲，需要及时记录紧急揭盲的时间、原因和执行人员，同时尽快通知监查员，并递交安全性事件报告至伦理委员会。在试验结束后，应对紧急揭盲的次数、原因、范围和时间做出描述和分析，作为对有效性与安全性评价的参考。

五、意外破盲处理

意外破盲是指在临床试验方案规定之外，试验相关人员无意地在揭盲前泄露受试者的治疗分组信息。一旦发生意外破盲事件，应详细记录意外破盲的时间、原因、经过、相关人员等信息，并根据需要立即通知相关人员。

应预先制定意外破盲事件的应急预案。意外破盲事件应作为方案偏离进行报告，对意外破盲受试者的数据进行处理的方法应在统计分析计划中明确规定，并在总结报告中评估意外破盲带来的试验偏倚。

六、盲法监控

为了监控药物临床试验的盲法实施情况，稽查员、监查员和临床试验机构的质控人员应切实掌握各项设盲措施的标准操作规程，增强发现、识别和正确处理试验中违反标准操作规程的事件的能力。

应制定详细的盲法监控计划对盲法实施情况进行全程监控。应按计划开展监控并进行记录以确保监控过程可追溯。尤其应重视试验早期和中期的盲法监控，对发现的违反任何设盲措施标准操作规程的事件，应要求临床试验机构及时予以纠正，并对相关人员进行培训；对发现的违反任何设盲措施标准操作规程的潜在风险，应及时与临床试验机构沟通，协助制定相应的预防措施。

七、其他考虑

（一）对设盲措施预先培训演练

在临床试验实施之前，应对试验相关人员进行各项设盲措施的标准操作规程培训。在此基础上根据需要对各项设盲措施进行演练，以排除标准操作规程中可能存在的不合理之处以及可能违反标准操作规程的潜在风险。演练重点是各项设盲措施之间的衔接情况、试验相关人员之间的工作交接情况、仪器设备（如电子数据采集系统、中央随机化系统、交互式应答系统等）的性能稳定情况、工作文件在传递过程中的敏感信息遮蔽情况等。

（二）尽量减少接触盲底的人数

在临床试验过程中意外破盲风险与接触盲底的人数直接相关。尽管可以建立各项设盲措施以控制意外破盲风险，但将会增大试验的实施难度，而减少接触盲底的人数将是降低意外破盲风险最行之有效的方法。因此，应充分评估每位试验相关人员的岗位职责，把能够接触到盲底的人数尽最大可能控制到最低；同时应向所有试验相关人员强化"不说、不问、不听、不看"盲底的思想意识。

（三）鼓励将新技术应用于盲法

鼓励与时俱进地将新兴技术应用于临床试验的盲法实施。应用新兴技术可以改进和优化关键设盲措施，并能远程实时预警、监控和追溯其操作情况，从而提高盲法实施的质量和效率。例如，将追溯码技术、加密技术和区块链技术等与中央随机化系统结合起来替代传统的分配隐藏和药物编码等设盲措施，也可结合现代物流和物联网技术将试验用药品直接送达受试者以减少或消除传统药物管理过程中存在的意外破盲风险。新兴技术在应用于盲法实施之前应做好相关测试和验证，以确保其适用性。

（四）与审评机构沟通盲法考虑

鼓励采用双盲试验。若采用单盲试验或开放试验，在制定临床试验方案的过程中，对拟采用的盲法和选择的设盲措施应与审评机构沟通。应从疾病特征、药物特点、试验方案设计和实际操作难度等方面向审评机构提供充足证据进行说明，以获得其对拟采用的盲法和选择的设盲措施的理解和确认。

八、参考文献

［1］ICH. E9：Statistical Principles for Clinical Trials. 1998.

［2］国家食品药品监督管理总局 . 药物临床试验的生物统计学指导原则 . 2016.

［3］国家药品监督管理局 . 国家药监局关于药品信息化追溯体系建设的指导意见 . 2018.

［4］国家药品监督管理局 . 药物临床试验数据监查委员会指导原则（试行）. 2020.

［5］国家药品监督管理局 . 药物临床试验质量管理规范 . 2020.

［6］国家药品监督管理局 . 药物临床试验适应性设计指导原则（试行）. 2021.

［7］国家药品监督管理局 . 药物警戒质量管理规范 . 2021.

［8］国家药品监督管理局 .《药品生产质量管理规范（2010 年修订）》附录：临床试验用药品（试行）. 2022.

［9］国家药品监督管理局 . 药物临床试验数据管理与统计分析计划指导原则 . 2022.

［10］国家药品监督管理局 . 药物临床试验随机分配指导原则（试行）. 2022.

附录 1

不同盲法的盲态保持建议

本表列举了通常情况下研究参与人员在不同盲法试验中的盲态保持建议。由于不同的药物临床试验所设置的人员岗位名称和职责不尽相同，本表无法穷尽各种可能性，因此仅供参考，不具有强制性。

参与人员	双盲试验	单盲试验	开放试验
申办者	●	●	●
受试者及其陪同人员	●	●	◎
分配序列生成者	○	○	○
受试者招募者	●	●	●
受试者分配者	●	●	●
结局评价者	●	●	●
主要研究者	●	◎	◎
研究医生	●	◎	◎
研究药师	◎	◎	◎
研究护士	◎	○	○
监查员	●	◎	◎
临床协调员	●	◎	◎
研究助理	●	◎	◎
数据管理员	●	●	●
统计分析师	●	●	●
独立评价委员会成员	●	●	●
数据监查委员会成员	○	○	○

●保持盲态；◎盲态与否视情而定；○非盲态

附录 2

词汇表

盲法（Blinding/Masking）：也称设盲，指在药物临床试验中使受试者方（受试者及其陪同人员）和 / 或研究者方（申办者及其委托机构、临床试验机构、其他相关机构等的人员）不知道治疗分组信息。

双盲试验（Double-blind Trial）：是指在药物临床试验中受试者方（受试者及其陪同人员）和研究者方（申办者及其委托机构、临床试验机构、其他相关机构等的人员）对受试者的治疗分组信息均处于盲态。

单盲试验（Single-blind Trial）：是指在药物临床试验中受试者方（受试者及其陪同人员）对受试者的治疗分组信息处于盲态。

开放试验（Open-label Trial）：是指在药物临床试验中受试者方（受试者及其陪同人员）和研究者方（申办者及其委托机构、临床试验机构、其他相关机构等的人员）均知道受试者的治疗分组信息。

分配隐藏（Allocation Concealment）：是指在药物临床试验的受试者入组前对预先确定的治疗分组信息及其生成方法和参数进行隐藏的措施。

盲底（Allocation Schedule）：是指药物临床试验的治疗分组信息及其生成方法和参数。

单模拟（Single-dummy）：是指在安慰剂对照的药物临床试验中根据试验药物进行安慰剂模拟。

双模拟（Double-dummy）：是指在阳性对照的药物临床试验中根据试验药物和阳性对照药品分别进行安慰剂模拟。

药物编码（Drug Coding）：是指按照已生成的治疗分组信息对临床试验用药品（包含试验药物、阳性对照药品、安慰剂）的最小独立包装预先进行编号。

盲态保持（Maintenance of Blind）：是指根据药物临床试验确定的盲法，在分配隐藏和药物编码等设盲措施建立后，直至揭盲前，全部或部分研究参与人员一直对受试者的治疗分组信息处于盲态。

盲态数据审核（Blinded Data Review）：是指在对受试者的治疗分组信息处于盲态的情况下对药物临床试验过程中的数据质疑、脱落和方案偏离的病例、合并用药和不良事件的发生情况等进行确认。

揭盲（Unblinding）：是指揭晓药物临床试验中受试者的治疗分组信息。

终末揭盲（Unblinding at the End）：是指按照药物临床试验方案规定，在数据库锁定、分析人群划分及统计分析计划定稿完成后，揭晓受试者的治疗分组信息以进行分析和总结。

期中分析揭盲（Unblinding for Interim Analysis）：是指按照药物临床试验方案规定，在预先设定的期中分析时点上完成数据库锁定、分析人群划分以及定稿统计分析计划后，仅向数据监查委员会及其独立统计团队揭晓受试者的治疗分组信息以进行分析和总结。

紧急揭盲（Emergent Unblinding）：是指按照临床试验方案规定，基于受试者安全考虑和其他特殊原因，通过预先制定的标准操作规程，在紧急情况下获得单个或部分受试者的治疗分组信息。

意外破盲（Unintentional/Accidental Unblinding）：是指在药物临床试验方案规定之外，试验相关人员无意地在揭盲前泄露受试者的治疗分组信息。

附录 3

中英文对照表

中文	英文
安慰剂模拟	Placebo-dummy
标准操作规程	Standard Operation Procedure, SOP
单盲试验	Single-blind Trial
单模拟	Single-dummy
电子数据采集	Electronic Data Capture, EDC
独立评价	Independent Review
独立评价委员会	Independent Review Committee, IRC
非盲态期中分析	Unblinded Interim Analysis
分配隐藏	Allocation Concealment
患者报告结局	Patient Reported Outcome, PRO
加密技术	Encryption Technology
交互式应答系统	Interactive Response System, IRS
揭盲	Unblinding
紧急揭盲	Emergent Unblinding
开放试验	Open-label Trial
稽查员	Auditor
监查员	Clinical Research Associate, CRA
临床协调员	Clinical Research Coordinator, CRC
盲底	Allocation Schedule
盲法	Blinding/Masking
盲法监控	Blinding Monitoring
盲态保持	Maintenance of Blind
盲态数据审核	BlindedData Review
期中分析揭盲	Unblinding for Interim Analysis
区块链技术	Blockchain Technology

中文	英文
数据监查委员会	Data Monitoring Committee，DMC
双盲试验	Double-blind Trial
双模拟	Double-dummy
物联网技术	Internet of Things Technology
现代物流技术	Modern Logistics Technology
严重不良事件	Serious Adverse Event，SAE
药物编码	Drug Coding
意外破盲	Unintentional/Accidental Unblinding
终末揭盲	Unblinding at the End
中央随机化系统	Central Randomization System
主要研究者	Principal Investigator，PI
追溯码技术	Traceability Code Technology

多学科

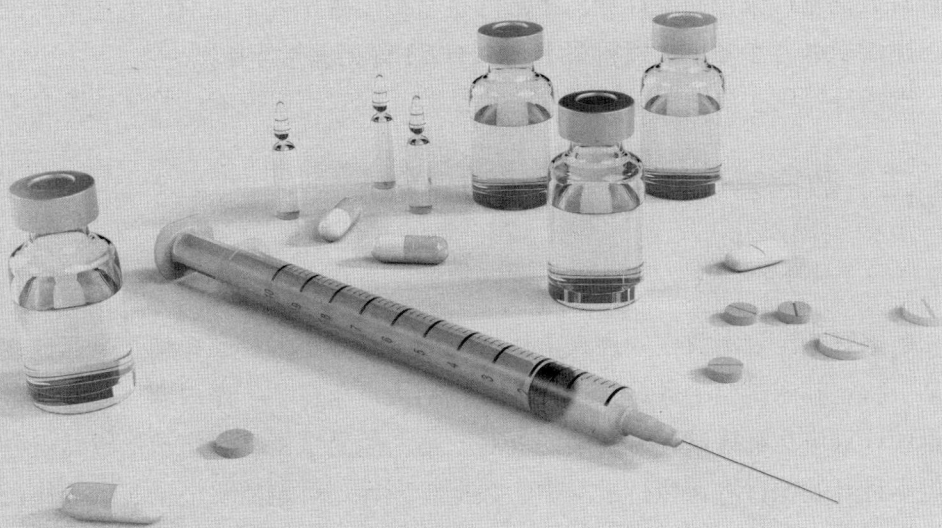

药物临床试验数据管理与统计分析计划指导原则

一、前言

药物临床试验过程中，制订规范的数据管理计划有助于获得真实、准确、完整和可靠的数据，严谨的统计分析计划有助于保证统计分析方法的合理性和结论的可靠性。因此，申办者有必要依照临床试验方案对数据管理工作和统计分析内容制定详细的计划。

随着近年来临床试验数据管理与统计分析技术与方法的不断发展，如电子源数据和电子数据采集系统的广泛应用，以及 ICH E9（R1）《〈临床试验的统计学原则〉指导原则的增补：临床试验中的估计目标与敏感性分析》的出台和实施，对临床试验的设计、实施、数据收集和分析等方面的理念和实践都产生了影响。为了适应这些新的变化，现对 2016 年 7 月发布的《药物临床试验数据管理与统计分析的计划和报告指导原则》进行修订，更新数据管理计划与统计分析计划的技术要求，同时不再对数据管理报告和统计分析报告的撰写提出技术要求。对于上述资料的递交要求，建议申办者参考申报资料要求和 ICH E3 等相关指导原则。

本指导原则主要适用于确证性临床试验，同时可供探索性临床试验参考使用。

二、数据管理计划

（一）一般考虑

数据管理计划由数据管理人员依据临床试验方案书写，详细、全面地规定并记录某一特定临床试验的数据管理任务，包括人员角色、工作内容、操作规范等。数据管理计划应在临床试验方案确定之后、第一例受试者筛选之前形成经申办者批准的版本且开始执行。在执行过程中，数据管理计划可能需要根据实际操作及时更新与修订。

数据管理工作需要多方参与，涉及临床研究机构和申办者指定的数据管理、统计、编程、监查、药物警戒等部门。各方职责在数据管理各步骤不尽相同，可分为负责、参与、审核、批准等，数据管理计划需明确参与各方及其人员的职责。同时，数据管理各步骤需建立并遵循相应的标准操作规程，数据管理计划应列出项目所遵循的标准操作规程清单。

（二）基本内容

数据管理计划应全面且详细地描述数据管理流程、数据采集与管理所使用的系统、数据管理各步骤及任务，以及数据管理的质量保障措施。

1. 试验概述

应简要描述临床试验方案中与数据管理相关的内容，一般包括研究目的和总体设计，如随机化方法及盲法（如有必要）、受试者数量、评估指标、试验的关键时间节点、重要的数据分析节点及对应的数据要求等。

2. 数据管理流程及数据流程

应描述数据管理的工作流程以及临床试验数据的流程，明确各环节的管理。如需要，可采用图示方式。

数据管理的工作流程应包含数据采集/管理系统建立（如病例报告表及数据库的设计）、数据接收与录入、数据核查与质疑、医学编码、外部数据管理、数据审核、数据库锁定、数据导出及传输、数据及数据管理文件的归档等过程。

数据流程应包含临床试验中所有类型和来源的数据（如病例报告表数据、中心实验室检测数据、药代动力学检测数据、患者报告结局数据、影像学数据等）的生成、采集、传输、导入、导出、存档位置、存储期限、负责单位/人等信息。应详细列出各种类型和来源的数据的流程，以便于对其进行数据管理。

3. 数据采集/管理系统

应列出采集临床试验数据的方法，如纸质或电子的病例报告表、采用的数据采集/管理系统的名称及版本。描述系统用户的权限控制计划，或者以附件形式提供相应信息，包含权限定义、分配、监控及防止未经授权操作的措施或方法、权限撤销等。

数据采集/管理系统应具备稽查轨迹、系统安全管理、权限控制及数据备份等功能，并通过完整的系统验证。电子数据采集/管理系统应同时具备除了上述功能之外的电子签名功能。

4. 数据管理步骤与任务

（1）病例报告表及数据库的设计

病例报告表的设计必须保证收集临床试验方案所规定的并满足统计分析需求的数据。无论病例报告表采用纸质版还是电子版，均需对其填写指南的撰写和管理有所阐述。

数据库的设计应与注释病例报告表和 / 或数据库设计说明保持一致，并依据数据核查计划建立逻辑核查，经用户接受测试合格后方可上线使用。应对此过程进行简要描述和说明。

（2）数据采集

应阐述数据采集的方式和过程，包括填写、接收和录入（或导入）等。

临床研究者或临床研究协调员应依照病例报告表填写指南，准确、及时、完整、规范地填写病例报告表。纸质病例报告表需定义已完成病例报告表的发送、转运、接收方式，如传真、邮寄、监查员收集等，同时定义收集频率及记录文件接收的格式等。纸质病例报告表通常采用双人独立录入后比对，以控制数据质量；在数据录入前需制定数据录入说明，确定数据录入的要求及方式。电子病例报告表由临床研究者或由其指定的临床研究协调员直接录入或由电子源数据直接导入。

（3）数据核查

在进行数据核查之前，应制定详细的数据核查计划，以明确数据核查内容、方式与核查要求。数据核查通常需要数据管理人员、监查员、医学人员及统计师等共同完成，因此应在数据核查计划中明确不同人员的职责分工。

（4）医学编码

医学编码是把从病例报告表上收集的不良事件、医学诊断、合并用药、既往用药、既往病史等的描述与标准字典中的术语进行匹配的过程。应制订医学编码计划，描述编码流程、编码方式、编码字典及版本，以及执行编码的相关标准文件。

（5）外部数据管理

外部数据是临床试验数据库的组成部分，包括但不限于实验室数据、随机化数据等。针对外部数据的管理，应制订其数据传输协议，描述数据类别、数据提供者、数据格式、传输方式、传输频率等协议内容，以及明确对外部数据进行质控的措施，如传输测试、一致性核查等。对于盲态的外部数据，如血液样品中的药物浓度或某些关键数据等，需描述此类数据的管理流程。

（6）电子源数据管理

目前，各研究中心数据的原始记录更多是以电子方式直接录入，例如电子健康记录、电子实验室报告、电子患者报告结局、数字化影像报告等。电子源数据有助于数据的及时、准确、完整采集，实现远程监查，实时数据审阅，避免某些不必要的数据重复录入，减少数据转录错误。如果电子源数据作为生成递交数据的直接来源，申办者应列出在临床试验中应用的与电子源数据相关的计算机化系统，数据安全防护措施、去隐私化措施及质控流程，系统访问权限控制，以及电子数据在软件和（或）硬件系统中的传输流程。电子源数据应满足可溯源性、易读性、同步性、原始性、准确性的质量要求及监管的文档保存要求，以便核查。

（7）数据审核与数据库锁定

为了保证数据质量，在临床试验过程中可以根据需要进行多次数据审核。一般地，数据审核应对数据质疑、脱落和方案偏离的病例、合并用药和不良事件的发生情况进行确认。应列出数据审核的要求，并描述数据审核操作的具体流程。临床试验若采用盲法设计，则数据审核也应在盲态下进行；若采用开放设计，则应对数据审核人员保持盲态。

数据审核是数据库锁定的前置条件。应说明数据库锁定的流程、实施部门及执行的标准操作规程文件。应尽量避免数据库锁定后的解锁和再锁定，同时应事先规定并说明其条件和流程。

（8）数据导出及传输

描述数据导出和传输的文件格式、导出内容（数据库、变量名及变量值编码）及传输介质，传输介质应符合国家法规和监管部门要求。

（9）数据及数据管理文件的归档要求

数据及录入/导入数据库的时间、录入者、数据稽查轨迹及数据管理文件都需要完整保存。数据通常包括但不限于：临床试验数据、外部数据、数据库元数据信息、实验室检测参考值范围、逻辑检验及衍生数据变更控制列表、数据质疑表和程序代码等。数据管理文件通常包括但不限于：数据管理计划、空白病例报告表、病例报告表填写指南、完成病例报告表的 PDF 格式文件、注释病例报告表、数据库设计说明、数据库录入说明、数据核查计划、数据质控核查报告等。

应明确需要存档的临床试验数据、管理文件、介质、归档方式及时限。

5. 质量控制

需确定数据及数据管理操作过程的质控项目、质控方式（如质控频率、样本选取方式及样本量等）、质量要求及达标标准、对未达到预期质量标准的补救措施等。

三、统计分析计划

（一）一般考虑

相对于临床试验方案中对统计分析的阐述，统计分析计划是具有更多技术性和实际操作细节的一份独立文件，包括针对估计目标及其他数据进行统计分析的详细内容。统计分析计划应当由统计学专业人员起草，要求全面陈述临床试验数据的分析方法和呈现方式，以及预设的统计推断标准。统计分析计划应在临床试验方案第一版定稿之后形成。如需要，可以在临床试验过程中进行修改、补充和完善。不同时点的统计分析计划建议标注版本及日期，其终稿应在数据揭盲之前完成。在临床试验过程中，如果临床试验方案有修订，则统计分析计划也可根据需要作相应的调整。

确证性证据必须是在统计分析计划中事先规定的统计分析内容，其他的分析内容只能是支持性或探索性的。如果涉及期中分析，则相应的统计分析计划应最迟在每次期中分析前确定。

（二）基本内容

统计分析计划的基本内容涵盖但不限于研究目的、设计类型、比较类型、随机化与盲法、估计目标的定义、假设检验、样本量、分析集的定义、有效性及安全性评价的详细计划。

1. 试验概述

试验概述是对临床试验方案的简要描述，一般包括以下主要内容：

（1）研究目的：临床试验的主要目的和次要目的。

（2）设计类型：如平行设计、交叉设计、析因设计、单臂设计等。

（3）对照类型：如安慰剂对照、阳性对照、剂量组对照、目标值对照等。

（4）比较类型：明确临床试验的比较类型，如优效性检验、非劣效性 / 等效性检验及其界值等。

（5）随机化方法及其实施：明确随机化方法，如区组随机、分层随机及其分层因素等。

（6）盲法及设盲措施：说明是单盲、双盲，设盲措施是双盲单模拟、双盲双模拟，以及在盲态下执行统计分析的措施等。若采用开放设计，需说明是否采取了某种程度的设盲措施。

2. 估计目标

应依照临床试验方案描述估计目标的定义，每个估计目标应包括治疗（处理）、人群、变量（终点）、伴发事件及其处理策略、群体层面汇总等属性。

（1）主要估计目标

治疗（处理）：相关的治疗条件，以及适用时进行比较的其他治疗条件。这些可能是单独的干预措施，也可能是同时进行的干预措施的组合（如加载治疗），或者是一个复杂干预序列组成的整体方案。

人群：临床问题所针对的目标人群。可以是整个临床试验人群，也可以是按某种基线特征定义的亚组，或由特定伴发事件定义的主层。

变量（终点）：为解决临床问题从每个受试者获得的变量（或终点）。

伴发事件及其处理策略：针对伴发事件的临床相关问题，通常采用疗法策略、假想策略、复合变量策略、在治策略或主层策略来反映。一些伴发事件的处理策略可以通过治疗（处理）、人群和变量（终点）的精确说明来体现。无论采用何种策略，申办者均应提供充分的临床依据。

群体层面汇总：应规定变量的群体层面的汇总统计量，为不同治疗之间的比较提供基础，例如均数、中位生存时间、应答率等。

（2）次要估计目标

应参考前文的主要估计目标的描述。如果设有关键次要估计目标，则可与其他次要估计目标分开描述并置于这些次要估计目标之前。

（3）探索性估计目标

如果有探索性估计目标，可参考前文的主要估计目标的描述。如果无探索性估计目标，则无需描述。

3. 样本量

应阐述样本量的确定依据，包括样本量估计方法（包括所涉及的参数及其依据）、样本量估计所使用的软件模块等，以及样本量调整计划（如有）。确定的样本量应确保对主要估计目标的评价具有足够的检验效能。

4. 分析集

应根据不同研究目的描述分析集的定义。临床试验的分析集一般包括基于随机分组的分析集和安全性分析集。基于随机分组的分析集一般适用于人口学资料和基线特征的分析以及不同估计目标的评价；如果用于评价估计目标的人群不是该分析集的全部人群，则应在分析集中对这部分人群进行标记，并在本章节中描述标记的条件。安全性分析集一般适用于安全性分析。对于非随机化的临床试验可根据入组人群定义分析集。

5. 统计分析方法

统计分析应建立在真实、准确、完整和可靠的临床试验数据基础上，应根据研究目的、试验设计和估计目标等选择合理的统计分析方法。应给出不同类型资料的描述及统计推断方法，明确采用的单 / 双侧检验及其检验水准，并说明所采用的统计软件及版本号。针对统计分析涉及的衍生变量，应描述其衍生公式。通常以统计分析表或图的形式呈现统计分析结果，并以文字形式对其相关信息进行简要描述。

（1）受试者分布分析

对于受试者分布的分析，说明所采用的描述性统计分析方法和分析内容，如筛选、分配、终止治疗、终止研究等情况及其原因。

（2）人口学资料和基线特征分析

说明对于人口学等基线资料根据数据性质所采用的描述性统计分析方法。

（3）依从性和合并用药分析

对于依从性和合并用药的分析，说明所采用的描述性统计分析方法，并说明对依从性差、具有合并用药的受试者具体情况的描述方式。

（4）主要估计目标分析

应描述主要估计目标的主估计方法和敏感性估计方法。

①主估计方法

应阐明主要估计目标所涉及伴发事件的处理策略及相应的数据处理和分析方法，包括与伴发事件及其处理策略有关的缺失数据的处理。此处应避免与前面估计目标定义部分重复，应提供更多关于数据处理和分析方法的详细信息。

应定义主要估计目标统计检验的原假设、备择假设及其检验水准等。说明评价主要估计目标所采用的统计分析方法，相应的统计模型的选择要注意考虑变量（终点）的类型及其分布特征。治疗效应的估计应包括点估计和区间估计。

②敏感性分析方法

为了探索根据主估计方法得到的统计推断结果的稳健性，建议针对同一估计目标采用一种或多种形式的敏感性分析。

对于敏感性分析，同时变动主要分析的多个方面假设可能难以确定由哪些假设导致了目前所观测到的潜在差异。因此，应根据具体情况考虑是否需要进行同时变动多个假设的敏感性分析。阐明不同敏感性分析背后的假设变化，将有助于对敏感性分析结果做出更合理解释。敏感性分析方法同样需要事先说明。

（5）次要估计目标分析

应描述次要估计目标的估计方法，治疗效应的估计应给出点估计和区间估计。如果对次要估计目标设有假设检验，则应说明其原假设、备择假设以及检验水准等。如果设有关键次要估计目标，需参考前文的主要估计目标分析的描述，并将其置于其他次要估计目标的分析方法之前分别描述。

（6）探索性估计目标分析

如果有探索性估计目标，应描述其估计方法，治疗效应的估计应给出点估计和区间估计。如果无探索性估计目标，则无需描述。

（7）安全性分析

所有的安全性指标在分析中都需要高度重视，应特别关注严重不良事件以及与药物作用机理、代谢物和/或疾病领域相关的安全性事件。对不良事件及其严重程度的分级应采用统一的编码词典进行编码，并说明其名称和版本。

对于安全性数据的分析需说明所采用的统计分析方法。分析计划中需说明各种安全性数据的分类（如临床结局、实验室检查结果、生命体征等）及其汇总方法，如按照事件发生的频数、频次和发生率进行分析，必要时可进行组间比较。

对安全性数据的分析，必要时还可以结合适当的图形以显示某不良事件及其严重程度在各组间的分布，或不同时间段发生率和累计发生率的趋势。

（8）缺失数据处理

应预先说明缺失数据的处理方法及理由。应区分与伴发事件及其处理策略直接相关的缺失数据（如在疗法策略下，终止随机治疗后应收集但未被收集到的数据），以及与特定估计目标直接相关但与伴发事件及其处理策略不直接相关的缺失数据（如当直接退出研究未被预设为伴发事件时）。前者的处理方法应在估计目标的分析方法部分进行描述，后者的处理方法应在本章节进行描述。

（9）亚组分析

通常需要进行支持性亚组分析，主要目的是进一步探索试验药物在各个亚组中的疗效一致性。当涉及亚组分析时，需要对亚组给出明确的定义。

（10）补充分析

除以上的分析之外，还可以对估计目标进行补充分析，以提供对疗效更全面的了解。补充分析在解释临床试验结果方面的作用通常较小，因此需考虑补充分析的必要性和作用。

6. 多重性考虑

如果存在多重性检验问题，例如多个估计目标、多组间比较、多阶段整体决策、纵向数据的多个时间点分析、确证性亚组分析等，则应说明控制总 I 类错误率的策略与方法。

7. 期中分析

如果事先制订了期中分析计划，则应阐述期中分析的时点（包括日历时点或信息时点）、决策策略和总 I 类错误率控制方法等。如果成立了数据监查委员会，则应简要描述其任务。

四、参考文献

1. 国家药品监督管理局. 化学药物临床试验报告的结构与内容技术指导原则. 2005.

2. 国家药品监督管理局. 药物临床试验的生物统计学指导原则. 2016.

3. 国家药品监督管理局. 临床试验数据管理工作技术指南. 2016.

4. 国家药品监督管理局. 药物临床试验的电子数据采集技术指导原则. 2016.

5. 国家药品监督管理局. 药物临床试验数据管理与统计分析的计划和报告指导原则. 2016.

6. 国家药品监督管理局. 药物临床试验质量管理规范. 2020.

7. 国家药品监督管理局. 药物临床试验多重性问题指导原则（试行）. 2020.

8. 国家药品监督管理局 . 药物临床试验亚组分析指导原则（试行）. 2020.

9. 国家药品监督管理局 . 药物临床试验数据监查委员会指导原则（试行）. 2020.

10. 国家药品监督管理局 . 药物临床试验适应性设计指导原则（试行）. 2021.

11. 国家药品监督管理局 . 用于产生真实世界证据的真实世界数据指导原则（试行）. 2021.

12. FDA. Guideline for Industry on Electronic Source Data in Clinical Investigations. 2013.

13. FDA. Guideline for Industry on Use of Electronic Health Record Data in Clinical Investigation. 2018.

14. ICH. E3：Structure and Content of Clinical Study Reports. 1995.

15. ICH. E6：Guideline for Good Clinical Practice. 1996.

16. ICH. E9：Statistical Principles for Clinical Trials. 1998.

17. ICH. E9（R1）：Addendum on Estimands and Sensitivity Analysis in Clinical Trials to the Guideline on Statistical Principles for Clinical Trials. 2019.

附录 1

词汇表

电子源数据（Electronic Source Data）：是指以电子形式进行初始记录的数据，包括在临床研究开始之前或期间采集的可用于重现或评估该研究的原始记录及其核证副本中的信息。

电子数据采集（Electronic Data Capture，EDC）：是一种基于计算机网络的用于临床试验数据采集的技术，通过软件、硬件、标准操作程序和人员配置的有机结合，以电子化的形式直接采集和传递临床数据。

权限控制（Access Control）：是指按照临床试验电子系统的用户身份及其归属的某项定义组的身份来允许、限制或禁止其对系统的登录或使用，或对系统中某项信息资源项的访问、输入、修改、浏览能力的技术控制。

稽查轨迹（Audit Trail）：是计算机系统（如数据管理系统）的基本功能。是指系统采用安全的和计算机产生的带有时间烙印的电子记录，以便能够独立追溯系统用户输入、修改或删除每一条电子记录的日期、时间，以及修改原因，以便日后数据的重现。任何记录的改变都不会使过去的记录被掩盖或消失。只要受试者的电子记录保存不变，这类稽查轨迹文档记录就应当始终保留，并可供监管视察或稽查员审阅和复制。

系统验证（SystemValidation）：是指建立计算机化系统生命周期管理的文档化证据，以确保计算机化系统的开发、实施、操作以及维护等环节自始至终都能够高度满足其预设的各种系统技术标准、使用目的和质量属性，和处于监控的质量管理规程中，并能在其投入应用直至退役过程中都能高度再现和维护系统的标准和功能符合监管要求。

注释病例报告表（Annotated Case Report Form，aCRF）：是对空白的病例报告表的标注，记录病例报告表各数据项的位置及其在相对应的数据库中的变量名和编码。

数据核查计划（Data Validation Plan，DVP）：也称逻辑核查计划，是由数据管理员为检查数据的逻辑性，依据临床试验方案以及系统功能而撰写的系统设置文件。

逻辑核查（Edit Check）：是指临床试验数据输入计算机系统后对数据有效性的检查。这种核查可以通过系统的程序逻辑，子程序和数学方程式等方法实现，主要评价输入的数据域与其预期的数值逻辑、数值范围或数值属性等方面是否存在错误。

用户接受测试（User Acceptance Testing，UAT）：用户接受测试是由临床数据管理系统的用户进行的一种检测方式，检测记录可用以证明所设计系统经过了相关的验证过程。用户应全面检测所有正确和错误数据组合，记录检测结果。全面的检测文档应包括验证方案、测试细则记录、测试总结报告和验证总结报告等。

方案偏离（Protocol Deviation）：是指任何有意或无意偏离和不遵循临床试验方案规定的治疗、检查或数据收集规程的且未经伦理委员会批准的行为。一般来说，这种偏离只是逻辑性地或管理性地偏离临床试验方案，不会对受试者的安全和获益产生实质性的作用，也不会影响所收集数据的价值。

估计目标（Estimand）：对治疗效应的精确描述，反映了针对临床试验目的提出的临床问题。它在群体水平上汇总比较相同患者在不同治疗条件下的结局。

估计方法（Estimator）：采用临床试验数据计算估计目标的估计值的分析方法。

伴发事件（Intercurrent Event）：治疗开始后发生的事件，可影响与临床问题相关的观测结果的解释或存在。在描述相关临床问题时，需解决伴发事件，以便准确定义需要估计的治疗效应。

期中分析（Interim Analysis）：是指在临床试验期间使用试验累积数据进行的分析，如评价有效性的分析，评价安全性的分析，以及样本量的重新估计等。

安全性分析集（Safety Set，SS）：安全性与耐受性评价时，用于汇总的受试者集称为安全性分析集。安全性分析集应考虑包括所有至少接受一次治疗的且有安全性评价的受试者。

缺失数据（Missing Data）：是指对于既定估计目标的分析有意义、但未收集到的数据。它应该与不存在的数据，或由于伴发事件而被认为没有意义的数据区分开来。

敏感性分析（Sensitivity Analysis）：是指针对模型假设的偏离和数据局限，探索主估计方法统计推断的稳健性的一系列分析。

亚组分析（Subgroup Analysis）：通常是指将受试者根据其特征变量值分成不同的亚组，并估计各亚组的疗效和 / 或安全性的分析策略。

补充分析（Supplementary Analysis）：是指对于主要分析和敏感性分析之外的分析的一般描述，目的是更多地了解治疗效应。

附录 2

中英文对照表

中文	英文
安全性分析集	Safety Set, SS
伴发事件	Intercurrent Event
标准操作规程	Standard Operation Procedure, SOP
病例报告表	Case Report Form, CRF
补充分析	Supplementary Analysis
电子患者报告结局	Electronic Patient Reported Outcome, ePRO
电子数据采集	Electronic Data Capture, EDC
电子源数据	Electronic Source Data
多重性	Multiplicity
方案偏离	Protocol Deviation
估计方法	Estimator
估计目标	Estimand
患者报告结局	Patient Reported Outcome, PRO
稽查轨迹	Audit Trail
临床研究协调员	Clinical Research Coordinator, CRC
逻辑核查	Edit Check
敏感性分析	Sensitivity Analysis
期中分析	Interim Analysis
权限控制	Access Control
缺失数据	Missing Data
数据管理计划	Data Management Plan, DMP
数据核查计划	Data Validation Plan, DVP
数据监查委员会	Data Monitoring Committee, DMC
统计分析计划	Statistical Analysis Plan, SAP
系统验证	System Validation
亚组分析	Subgroup Analysis
用户接受测试	User Acceptance Testing, UAT
注释病例报告表	Annotated Case Report Form, aCRF
总 I 类错误率	Familywise Error Rate, FWER

患者报告结局在药物临床研究中应用的指导原则（试行）

一、引言

临床结局是评价药物治疗获益与风险的核心依据，如何准确、可靠、完整地观测临床结局至关重要。患者报告结局（patient-reported outcome，PRO）是临床结局的形式之一，在药物注册临床研究中得到越来越广泛的使用。另外，随着患者为中心的药物研发（patient-focused drug development，PFDD）的理念和实践的不断发展，在药物全生命周期中获取患者体验、见解、需求等数据并将其有效地融入到药物的研发和评价中日益受到重视，临床报告结局（clinical outcome assessments，COA）特别是其中的患者报告结局可以反映患者的感受，是患者为中心的药物研发的重要组成部分。

本指导原则旨在阐明 PRO 的定义以及在药物注册研究中的适用范围，PRO 测量特别是量表研发和使用的一般原则，PRO 数据采集的质量控制，数据分析和解释需要注意的事项，以及与监管部门的沟通等，为申办者在药物注册研究中合理使用 PRO 数据提供指导性意见。

本指导原则适用于使用 PRO 作为终点指标支持药品注册的临床研究，包括临床试验和真实世界研究。

二、患者报告结局的定义

患者报告结局定义为：任何来自患者直接报告且不被他人修改或解读的对自身疾病和相应治疗感受的评估结局。

PRO 强调患者自己报告结局，当患者不具备或丧失自我评估能力时，可能需要由其监护人或监护人指定的代表完成 PRO 的记录，但此时应充分评估代理人偏倚。

量表是 PRO 测量使用较多的工具，主要用于主观测量，如疼痛、生存质量等，但现有量表并不能解决所有的主观测量问题，如某些症状（如恶心）或症状群。PRO 的数据采集有纸质记录和电子化载体两种手段。使用电子化手段记录 PRO 称为电子化患者报告结局（electronic patient-reported outcome，ePRO）。

三、患者报告结局测量量表的研发、翻译、改进

临床研究中，一旦确定使用量表测量 PRO，如果尚无适合研究项目的量表，需专门针对研究目的进行研发；如果已有公认的适合研究项目的中文量表，在获得版权后可直接使用；如果已有公认的适合研究项目的外文量表，需经过研发形成正式的中文版本后使用；如果已有量表并不完全适合研究项目时，需改进后使用。在已有的成熟量表中如何选择更适合于拟开展的研究项目，需要考虑其科学性和可操作性。

（一）患者报告结局测量量表的研发

PRO 测量量表的研发应能反映患者的视角，重点考虑该量表的临床价值，包括疗效评价的针对性、临床意义的可解释性和对治疗决策的指导性。量表的研发过程如图所示。量表的研发通常用于有效性评价，也可以针对重要的安全性事件进行研发，其原理和过程是一样的。

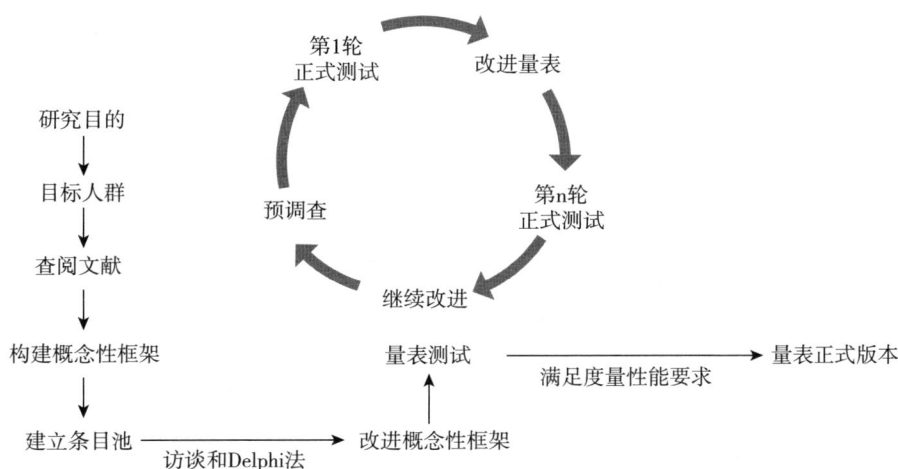

量表研发过程示意图

1. 构建概念性框架

量表的结构有一级结构、二级结构和三级结构，临床研究中以一级和二级结构较常用。一级结构的量表有单条目量表（如视觉模拟疼痛量表）和多条目量表（如简化版口腔干燥量表）。下面以二级结构量表为例进行阐述。

二级结构量表的第一级是维度，第二级是条目。量表概念性框架的初步成型一般基于研发者查阅文献、专家知识和经验、患者访谈以及必要的调研。维度的数量和命名依据对研究内容的理解设定，每个维度下的条目数和条目内容用以体现其所属维度的内涵和重要程度，例如每个条目等权时，维度下的条目数量就体现了维度

的重要性。

2. 建立条目池

量表的底层结构是条目，体现具体的设问内容，而维度则是概念性的。为了后续的条目设计，需建立尽可能丰富的条目池，条目的来源可以是所有可能的途径，包括文献、患者和 / 或专家访谈、相关领域的量表研发平台、研发报告、研发者设计等。

条目设计是量表研发的核心内容之一。如果条目池足够丰富和成熟，绝大多数的条目一般从条目池中获取，但也会有一些条目由研发者设计。在问题的陈述中，应尽可能采用封闭式问题，避免含混不清的词语、具有双重含义或倾向性引导的问题、双重否定的陈述、以及负面陈述和患者不情愿回答的问题；同时应避免应答的天花板或地板效应，以及一个条目同时问两个以上问题等。在阅读理解方面，尽量使用常用语，对文化水平的要求不宜太高（如具备小学毕业文化程度的阅读能力即可）。

3. 标度方法

条目的标度有二分类标度、等级标度（如 Likert 标度）、连续标度（如视觉模拟标度）、图形标度等方法，其中以 5 级 Likert 标度法最常用。具体采用几级 Likert 标度要以量表的度量性能达到最佳为标准。

4. 访谈

在研发者初步形成了量表的概念性框架后，首先需要进行患者访谈、专家访谈和 / 或专家调查，根据专家反馈意见调整概念性框架。患者访谈有助于进一步保证患者报告结局量表的内容有效性，体现患者的需求和意见。专家调查的主要目的是考证结构的合理性、条目表述的准确性、应答的可行性和维度及条目的赋权。维度和条目的赋权是量表研发最为关键的环节。专家调查法的实施通常不止一轮，以达到专家意见相对统一为止，特别是条目赋权方面的意见。

5. 预调查和正式调查

在综合专家意见改进初始的概念性框架后形成量表的初始测试版，继而需要在目标人群中进行测试，然后根据测试结果改进，形成正式测试版。使用正式测试版在目标人群中展开调查，其样本量需根据预调查的参数进行估计，正式测试版的改进也是根据相应的测试结果进行调整，其测试的轮次取决于量表度量性能的满意程度。

6. 验证概念性框架

预调查和正式调查都是验证概念性框架的过程。评价概念性框架的适用性主要基于其度量性能，包括信度和效度。

（1）信度：信度是指在相似条件下所获得的测量结果的一致性，用于评价测量工具的可靠性。PRO 量表常用的信度指标有重测信度、内部一致性信度和测试者内信度。重测信度用于评价量表的可重复性，初测和再测之间的相关系数不宜太低。内部一致性信度用于评价量表的内在一致性，常用 Cronbach's α 系数评价（通常不低于 0.7 为宜）。测试者内信度通常用组内相关系数（intraclass correlation coefficient, ICC）评价，有文献报道认为 ICC 一致性可划分成＜ 0.4 为差，0.4 ~ 0.75 为尚可，＞ 0.75 为很好。

（2）效度：效度是指测量在多大程度上反映了想要测量的内容，用于评价测量工具的有效性。一个好的量表应该既可靠又有效。信度高并不代表效度也高（例如重度抑郁症症状量表用于测量重度抑郁症有较高的信度和效度，而用于测量躁狂症时可能信度高但效度低），但信度低的话，效度必然不会高。

量表效度的评价方法很多，以 3C 方法较为常用，即内容效度（content validity）、标准效度（criterion validity）和结构效度（construct validity）。内容效度主要基于专家知识和经验以及患者主观判断量表的维度和条目的内容是否合理，是否能正确反映想要测量的内容。标准效度表示研发量表与所谓"金标准"量表的相关程度。由于金标准通常不存在，且如果存在则研发意义有限（仅在研发量表具有极大的便利性等情况下），因此应用较少。结构效度常通过探索性和验证性因子分析方法评估观测数据产生的结构与概念性框架的一致性。

除了上述 3C 概念外，效度的另一个重要指标是检测变化的能力，又称反应度，即能够灵敏地反映患者结局变化（如干预前后的变化，给予不同干预的反应等）的能力。

7. 撰写量表说明书

为了确保量表的正确使用，应撰写量表使用说明书。量表说明书包括但不限于：目标人群，含引导语在内的完整量表结构，维度和条目的赋值以及量表的计分规则，度量性能，有效应答的规定，缺失数据的处理，回忆期限（如涉及）等。

（二）用于患者报告结局测量量表的翻译和 / 或文化调适

临床研究中用于 PRO 测量的原研量表如果为外语，通常需要翻译成中文后才能应用。原研量表的某个或某几个条目如果因为文化方面的差异而无法被患者理解或难以获得有效配合时，还会涉及文化调适问题。量表的翻译和 / 或文化调适是否恰当，要以翻译和 / 或文化调适后的量表与原研量表的度量性能是否相近为衡量标准。量表的翻译和 / 或文化调试可按以下步骤进行：

1. 准备阶段。查阅量表研发的所有相关资料；组建多学科翻译团队（如英译中、中译英、医学等专业人员）；建立与量表研发者的沟通渠道，除获得使用该量表最新版本的授权许可外，通过交流更好地理解量表的含义，以使翻译更为准确。

2. 正向翻译。两个或多个翻译人员独立将原语言版本的量表译成中文版本，然后综合各个翻译文稿形成中文初稿。

3. 回译。由母语为原语言且又熟悉中文的翻译人员将中文初稿翻译回原语言，将回译版本与原文进行比较，如有较大差异，需进一步修改中文译稿，直至回译稿与原文的差异达到可接受的程度，形成中文版初版。

4. 量表的文化调适。如果量表中有个别条目不适于当地文化，需对其进行调适，调适结果是否满意应以调适后量表与原研版的度量性能相近为判断原则。

5. 中文版初版测试。在目标人群中使用中文版对患者进行认知访谈，评价量表条目的可理解性以及患者的认知程度等，并进行量表性能的定量测试，如果量表的度量性能与原研版相近，中文版可定稿；如果相差较大，则需要进一步完善中文版，直至度量性能达到要求为止，形成中文版终版。

6. 中文版研发报告。中文版终版形成后，撰写完成研发报告，记录整个研发过程，报告度量性能，编写量表说明书，必要时申报中文版软件著作权。

（三）患者报告结局测量量表的改进

当已有量表并不完全适合研究项目时，应改进后使用。例如，经早期临床试验（如Ⅱ期）数据分析，所用量表不满足研究所需的信度和／或效度，需对量表进行改进或研发新的量表。在开展Ⅲ期试验前应试验对量表再次进行测试，以确保Ⅲ期试验所用量表具有足够的信度和效度。

四、患者报告结局测量量表的选择与评价

量表作为 PRO 测量工具应具有良好的度量性能，应既可靠又有效。正确选择适用于拟开展的研究项目的用于 PRO 测量的量表甚为关键，结合科学性和可操作性，建议重点关注以下要点：

1. 量表的适用性：考察量表的构建，关注其整体概念是否满足量表研发的目的和符合适用人群，研究目标人群应与原研量表的适用人群一致。

2. 规范文件或系统：是否有规范的量表相关文件或系统，包括但不限于说明文件（特别是量表得分的解释）、用户使用手册、数据收集的标准格式、重要的参考数据（用于设计时的样本量估计）等。

3. 研发过程：量表的使用目的是否明确定义，研发过程是否严格规范，量表的结构（维度和条目及其赋权）是否合理，发表的结果是否详尽。

4. 权威性：研发成果是否在同行评议期刊公开发布，是否得到较广泛的引用和应用，是否被指南推荐。

5. 语言和文化：量表的有效性验证是否考虑了不同的教育、文化和种族背景；新的语种版本是否经过规范的翻译和回译以及验证。经翻译和 / 或文化调适后的量表其度量性能应与原研量表相近。

6. 验证：是否通过足够大的样本量进行验证，条目设计和赋值是否合理，是否有足够的信度和效度。

7. 可行性：量表在使用时的可行性，包括但不限于实施过程的可操作性、使用多个量表时的条目重叠问题等。患者的应答负担过重可以导致缺失和拒绝应答现象增多，降低 PRO 数据的质量。增加患者应答负担的因素包括：量表内容太多，内容重复性高，同时选择多个量表且其中某个 / 些量表意义不大，量表界面设计不便阅读，条目涉及不便回答的隐私，条目设计的不合理等。

五、临床研究中使用患者报告结局的考虑

（一）估计目标框架

ICH E9（R1）中提出的估计目标框架构建的准则和方法对于以 PRO 为试验终点的临床研究同样适用。估计目标框架需在方案和统计分析计划中明确定义。

（二）选择患者报告结局作为临床研究终点

临床研究如选择患者报告结局作为主要或关键次要终点，应说明选择的理由及依据，结合研究目的、目标适应症的疾病机制、药物作用机理及临床定位等因素综合考虑。对于将 PRO 作为主要或关键次要终点，应注意以下问题：①需要有充分的依据，且与研究目的相一致；②如研究设计未能对患者设盲，会产生较大的主观评价偏倚风险，应极为慎重；③观察期应足够长以体现 PRO 具有临床意义的变化；④应控制整体 Ⅰ 类错误率；⑤样本量确定应充分考虑预期的差异至少应具有临床意义。

选择的患者报告结局应能反映出患者对药物作用的感受。药物作用不仅限于有效性，也反映在安全性、耐受性或对生存质量的影响等方面，合理选择患者报告结局有助于让研究更好地反映患者体验，使药物研发遵循以患者为中心的理念。

（三）研究方案和研究报告中有关量表的阐述

使用量表测量的患者报告结局作为主要终点或关键次要终点时，应在研究方案中对其进行说明，包括但不限于：选择和使用量表的合理性；必要时简要介绍量表的研发和应用情况，特别是针对某些应用较少的量表；量表度量性能的评价方法和指标；量表数据的采集与质量控制；量表数据的分析方法；量表使用的详细说明和培训计划等。

临床研究报告中应包括但不限于：量表数据的收集情况（有效应答、缺失等）；报告所使用量表的度量性能（如信度、效度），并与原研量表比较，当差别比较大时，应分析具体原因和评价对研究结论的潜在影响；量表数据的详尽分析结果以及相应的合理解释。

（四）量表的有效应答

患者在填报量表时可能会出现缺失、消极应答（如在 5 级 Likert 条目的应答中固定勾选某一级）等现象，从而使得量表的数据失真，因此，量表的使用都应设定有效应答的标准，并在量表使用说明书中规定。例如，某量表规定超过 15%（不同量表有不同定义）的条目未应答，或所有条目都勾选某一级（如"非常满意"）被视为该研究对象的无效应答。在研究方案和 / 或统计分析计划中需要详细阐明判断有效应答的标准并阐述理由。如果最终判断为无效应答则与无应答一样视为缺失值处理。有些情况下，除了考虑整个量表是否有效应答外，量表的某一维度可能被视为关键变量，此时可能会对维度的应答是否有效事先做出规定。

（五）缺失数据

PRO 数据特别是量表测量的数据，出现缺失较为常见。因此，研究的实施过程中加强质量控制，尽可能减少缺失十分必要。对于多维度量表中条目数据的缺失，通常会采用填补方法，具体方法优先采用原研量表说明书提供的方法，其次采用文献报道中的主流方法，再次通过当前研究数据的探索性分析确定（通常在探索性研究中完成）。如果不做填补，除了缺失太多被视为无效应答外，需要根据原研量表的规定或事先在方案中定义当条目的分值缺失时处理整个量表和各维度的分值的规则。应在试验设计阶段针对缺失数据制定合理的统计分析策略。

（六）多重性问题

当 PRO 被列为主要终点之一或关键次要终点时，会涉及多重性问题，其一般处理原则参见《药物临床试验多重性问题指导原则（试行）》。申办者需要在临床研究方案和统计分析计划中事先规定针对多重性问题所采用的决策策略和多重性调整方法。PRO 使用的量表通常包括多个维度，如果其中某个或某几个维度具有重要临床意义，并在方案中被列为关键次要指标（申办者拟在说明书中声称该特定获益），亦会涉及多重性问题，设计时需考虑整体 I 类错误率的控制。

由于量表的多维度和多条目特性，除了侧重于量表整体得分的分析外，各个维度和条目的分析也是必要的，从广义上讲是涉及多重性问题的，但只要它们未被列为主要终点或关键次要终点、或者不在说明书中声称特定的获益，无需进行多重性调整。

（七）结果的解释

基于量表的 PRO 的结果解释与其它用来评估治疗获益的终点指标相同，阳性结果需同时具有临床意义和统计意义。

最小临床意义差别（minimum clinical important difference，MCID）通常用于界定临床意义的阈值，例如，使用 10 分制视觉模拟疼痛量表测量疼痛程度时，干预前后平均分值下降多少才有临床意义，或较基线平均下降分值两组的差值大于多少才有临床意义。在确定 MCID 时，应首选相关指南、专家共识等公认的标准；如果没有公认的标准，则需与监管机构及时沟通交流并达成共识，统计方法可能为其提供一定的依据。

采用统计方法估计 MCID，常用的有基于分布的方法和基于锚定的方法。其中锚定法更可靠并且便于跨不同试验进行比较，其根据患者对临床意义的感受设置一个外部的全局性指标（如无改善、轻微改善、显著改善），然后确定对应的量表分值的变化量。通常，全局性指标（等级变量）与量表分值变化量的相关系数至少达到 0.3 以上才有意义，有研究认为相关系数 0.3 为低度相关，0.5 为高度相关。估计 MCID 还有其它统计方法，如基于混合线性模型的方法等，可与监管机构进行沟通交流后确定主要方法。

（八）PRO/ePRO 的质量控制

应保证研究实施过程中不同研究中心、患者、观察者数据采集的一致性，从而提升临床研究质量。在方案中至少需要明确但不限于：

* 建立质量控制标准操作规程；
* PRO/ePRO 数据采集的时间点和实施顺序；
* 针对相关人员使用 PRO/ePRO 测量工具的培训和指导，包括判断量表完整性的方法和标准，数据填写、存储、传输的时间和方式等，使之充分理解使用量表的目的、量表说明书中的具体内容以及在量表数据收集过程的质量控制环节；
* PRO/ePRO 的数据管理计划。

另外，使用 PRO/ePRO 的临床研究需要更持续主动地现场监查，保证 PRO/ePRO 数据收集的完整性和准确性。

（九）真实世界研究中 PRO/ePRO 的使用

真实世界研究中，PRO/ePRO 的使用多用于前瞻性研究，如前瞻性观察性研究或实效临床试验。采集的 PRO/ePRO 数据管理或治理的具体方法参见《用于产生真实世界证据的真实世界数据指导原则（试行）》。

六、电子化患者报告结局

（一）ePRO 测量

与纸质 PRO 相比，ePRO 在数据收集的高效性、实时性、灵活性、依从性、安全性和患者隐私保护等方面具有明显优势。ePRO 的不足主要体现在某些患者可能会在操作电子设备方面遇到困难，特别是年老、年幼、以及因疾病限制了动手操作能力的患者人群。

目前 ePRO 数据的采集大致有基于电话的交互式语音应答系统和基于屏幕的报告系统两种类型。基于电话的交互式语音应答系统以自动呼叫为特色，运用预先录制的问题以及回答选项脚本，并允许患者使用按键记录应答，数据直接存储到中央数据库。基于屏幕的报告系统可安装在患者自己的电子设备上，如智能手机、平板电脑、计算机，甚至是可穿戴医疗设备，又称为自带设备，病人可访问设备上的网站或软件，根据自身情况选择答案并被记录保存。

ePRO 系统可与电子病历系统或电子数据采集系统对接，形成个体水平的完整数据流；其时间记录功能可有效防止和识别应答回填或提前应答等影响数据可靠性的行为；其远程监控功能有助于研究者、数据管理人员实时进行在线数据管理和远程数据监测，对有疑问的数据进行质疑标注，及时对受试者进行回访。

（二）使用 ePRO 的一般考虑

以药物注册为目的的临床研究中，ePRO 测量工具及数据采集和数据管理等，应遵循药物临床试验数据管理、电子数据采集、真实世界数据治理相关指导原则的基本要求。

基于网络化平台的 ePRO 测量方式不同于纸质 PRO 测量工具，其数据通常上传至在线数据收集中心，供用户综合管理，实现数据存储、监查和导出。因此，为确保研究者具备电子源数据维护和保存权限，研究机构有原始文档支持，以供申办者稽查及监管部门核查，使用 ePRO 测量工具应遵循以下原则：

1. 研究者应具有维护和确认 ePRO 源数据准确性、真实性的权限。研究者通过稽查轨迹捕捉 ePRO 数据通过测量设备上传后任何数据的变化和修改，避免申办者或第三方机构独自控制原始 ePRO 数据的采集 / 管理系统。ePRO 源数据是指源于 ePRO 系统最初记录并存储于数据库的记录，如果 ePRO 系统最初记录直接导入 EDC 系统并存储于 eCRF，则最初的 eCRF 为源数据。

2. 数据安全管理体系和访问控制机制。采用加密技术保证数据在收集、提取、传输和存储过程中的完整性、保密性、可追溯性，防止任何个人或机构修改原始数据，删除患者报告的不良事件、高危预警等数据，建立相对应的访问控制机制，避免计划外揭盲风险。

3. 数据备份。避免试验过程中存在数据损坏或丢失、无法对源数据进行重建或验证的风险。

4. 数据保存。研究机构和研究者应保存有电子源数据或电子文档，使监管部门核查人员可以在临床研究现场检查、核实和复制原始数据。

如果经对研究数据的分析发现 ePRO 量表度量性能与原研量表有较大差距，应考虑 ePRO 量表在实施中存在的潜在问题，并予以纠正。此外，基于项目反应理论的 ePRO 测量工具，通过计算机自适应测试技术，根据前项条目的答案选择后项条目，从而减少条目数量以降低患者应答负担，但减少条目数量应符合保证量表内容的效度的前提。申办者使用此类 ePRO 测量工具，需提交概念性框架构建、条目库设计筛选流程、程序构建规则以及结果分析解读等相关资料。

七、与监管机构的沟通交流

当申办者计划采用 PRO/ePRO 作为确证性研究主要或关键次要终点时，应与监管机构及时沟通。沟通的问题包括但不限于目标适应症疾病背景、选择 PRO 作为主要或关键次要研究终点的理由及依据、研究设计类型、研发量表（如有）的验证性概念框架及量表说明书等资料、PRO/ePRO 改进和 / 或文化调适（如有）及依据、信度与效度的验证、最小临床意义差别及依据、实施方面的质量控制等问题。进行沟通前，申办者应该向监管机构预先提供包含 PRO/ePRO 统计分析考虑的试验方案和 PRO/ePRO 的相关资料。在试验过程中，如果因为更改 PRO/ePRO 而使临床试验方案做出重大调整，应与监管机构及时沟通。

参考文献

［1］Acquadro C，Berzon R，Dubois D，et al. Incorporating the patient's perspective into drug development and communication：an ad hoc task force report of the Patient-Reported Outcomes（PRO）Harmonization Group meeting at the Food and Drug Administration，February 16，2001.Value Health. 2003；6（5）：522-531.

［2］Bukhari M."PROMs vs. PREMs（Patient-Reported Experience Measures）.";Patient Reported Outcome Measures in Rheumatic Diseases. Ed. Miedany YE. London：Springer，2016；405-417.

［3］Byrom B，Watson C，Doll H，et al. Selection of and Evidentiary Considerations for Wearable Devices and Their Measurements for Use in Regulatory Decision Making：Recommendations from the ePRO Consortium. Value Health. 2018；21（6）：631-639.

［4］Calvert M，Blazeby J，Altman DG，et al，CONSORT PRO Group. Reporting of patient-reported outcomes in randomized trials：the CONSORT PRO extension. JAMA 2013；27；309（8）：814-822.

［5］Cohen J. A power primer. Psychological Bulletin 1992；112（1）：155–159.

［6］Coons SJ. ePRO systems validation：clearly defining the roles of clinical trial teams and ePRO system providers. Value Health. 2013；16（4）：457–458.

［7］Coons SJ, Gwaltney CJ, Hays RD, et al. Recommendations on evidence needed to support measurement equivalence between electronic and paper–based patient–reported outcome（PRO）measures：ISPOR ePRO Good Research Practices Task Force report. Value Health. 2009；12（4）：419–29.

［8］Copay AG, Subach BR, Glassman SD, et al. Understanding the minimum clinically important difference：a review of concepts and methods. Spine J Off J North Am Spine Soc. 2007；7：541–546.

［9］Doward LC, Gnanasakthy A, Baker MG. Patient reported outcomes：looking beyond the label claim. Health Qual Life Outcomes. 2010；8：89.

［10］EMA. Reflection paper on the regulatory guidance for the use of health relate quality of life（HRQL）measures in the evaluation of medicinal products. 2005.

［11］EMA. Reflection paper on expectations for electronic source data. 2010.

［12］EMA. Reflection paper on the use of patient reported outcome（PRO）measures in oncology studies. 2014.

［13］Fayers PM, Machin D. Quality of Life：The assessment, analysis and reporting of patient–reported outcomes（3rd Edit）. John Wiley & Sons, Ltd. 2016.

［14］Ferreira ML, Herbert RD, Ferreira PH, et al. A critical review of methods used to determine the smallest worthwhile effect of interventions for low back pain. J Clin Epidemiol. 2012；65：253–261.

［15］FDA. Clinical outcome assessment（COA）compendium. 2021.

［16］FDA. Clinical outcome assessment（COA）qualification program. https://www.fda.gov/drugs/drug–development–tool–ddt–qualification–programs/clinical–outcome–assessment–coa–qualification–program.

［17］FDA. Guidance for industry：Assessing COVID–19–Related Symptoms in Outpatient Adult and Adolescent Subjects in Clinical Trials of Drugs and Biological Products for COVID–19 Prevention or Treatment. 2020.

［18］FDA. Guidance for industry：Electronic source data in clinical investigations. 2013.

［19］FDA. Guidance for industry：Patient–Reported Outcome Measures：use in medical product development to support labeling claims. 2009.

［20］FDA. Patient–Focused Drug Development：collecting comprehensive and representative input. 2020.

［21］FDA. Roadmap to patient-focused outcome measurement in clinical trials. 2015. https://www.fda.gov/media/87004/download.

［22］FDA. Plan for issuance of patient-focused drug development guidance. 2017.

［23］FDA. Upper facial lines: developing botulinum toxin drug products. 2014.

［24］Fiero MH, Pe M, Weinstock C, et al. Demystifying the estimand framework: a case study using patient-reported outcomes in oncology. Lancet Oncol 2020; 21: e488-94.

［25］Fleiss JL. Measuring agreement between two judges on the presence or absence of a trait. Biometrics, 1975; 31: 651-659.

［26］Fox MW, Onofrio BM, Onofrio BM, et al. Clinical outcomes and radiological instability following decompressive lumbar laminectomy for degenerative spinal stenosis: a comparison of patients undergoing concomitant arthrodesis versus decompression alone. J Neurosurg. 1996; 85（5）: 793-802.

［27］Hong K, Majercak KR, Villalonga-Olives E, et al. Patient-reported outcomes in breast cancer FDA drug labels and review documents. J Patient Rep Outcomes. 2021; 5（1）: 36.

［28］Jaeschke R, Singer J, Guyatt GH. Measurement of health status. Ascertaining the minimal clinically important difference. Control Clin Trials. 1989; 10: 407-415.

［29］Lawrance R, Degtyarev E, Griffiths P, et al. What is an estimand& how does it relate to quantifying the effect of treatment on patient-reported quality of life outcomes in clinical trials? J Patient Rep Outcomes. 2020; 4（1）: 68.

［30］Ly JJ, Crescioni M, Eremenco S, et al. Training on the use of technology to collect patient reported outcome data electronically in clinical trials: best practice recommendations from the ePRO Consortium. TherInnovRegul Sci. 2019; 53（4）: 431-440.

［31］Mokkink LB, Terwee CB, Knol DL, et al. Protocol of the COSMIN study: COnsensus-based Standards for the selection of health Measurement Instruments. BMC Med Res Methodol. 2006; 6: 2.

［32］Walters S. Quality of life outcomes in clinical trials and health-care evaluation: A practical guide to analysis and interpretation. John Wiley & Sons, Ltd. 2009.

［33］Wild D, Grove A, Martin M, et al. Principles of good practice for the translation and cultural adaptation process for patient-reported outcomes（PRO）measures: Report of the ISPOR task force for translation and cultural adaptation. Value Health. 2005; 8（2）: 94-104.

［34］Guideline, ICH. "Addendum on estimands and sensitivity analysis in clinical trials to the guideline on statistical principles for clinical trials." E9（R1）. Step 4（2019）: 20.

附录 1

词汇表

标准效度（Criterion Validity）：又称校标效度，指研发的 PRO 量表的评分与已知所谓"金标准"量表对同一概念的度量的相关程度。大多数 PRO 量表因无金标准而无法衡量其标准效度。

测量工具（Instrument）：一种获取数据以及支持其使用的所有信息和文档的工具（如量表），通常包括实施方面的详尽指引、数据收集的标准格式、用以说明计分和分析方法以及目标疾病人群的结果解释的规范文件等。

概念（Concept）：又称感兴趣的概念（concept of interest，COI）。在监管层面，概念是 PRO 量表所捕捉或反映的个体在临床、生物、生理、功能等方面的状态或体验。在 PRO 层面，概念代表了患者对其健康状况或与治疗相关的功能或感觉。

患者报告结局（Patient-reported Outcome，PRO）：为任何来自患者直接报告且不被他人修改或解读的对自身疾病和相应治疗感受的评估结局。

患者为中心的药物研发（Patient-focused Drug Development，PFDD）：指一套系统的方法，在药物全生命周期中，该法有助于确保患者的体验、观点、需求和优先顺序能够被获取并有效地融入到药物的研发和评估中。

回忆期限（Recall Period）：患者在应答当时距所要回答的 PRO 条目或问题的时间。回忆可以是瞬间的（实时的），或前一段时间的追溯。回忆期不宜太长，如一般不超过一周。

检测变化的能力（Ability to Detect Change）：测量工具检测 PRO 测量得分随测量条件（干预前后不同时间点、不同干预、不同人群等）变化而呈现差异的能力。

结构效度（Construct Validity）：又称构建效度，指由观测数据所呈现的 PRO 量表的条目、维度和所要表达的概念之间的结构关系是否与量表研发的理论构想相符。

Cronbach's α 系数：用于评价量表内在一致性的信度指标。

量表的概念性框架（Conceptual Framework of a Scale）：基于既往研究（文献）、专家知识和经验以及必要的调研所构建的量表的维度和条目的框架。维度的数量和命名依据对研究内容的理解设定，每个维度下的条目数和条目内容用以体现其所属维度的内涵和重要程度（例如，每个条目等权时，维度下的条目数量就体现了维度的重要性）。

内容效度（Content Validity）：基于专家知识的定性研究，验证量表是否能够测定其所希望测定的内容。

生存质量（Quality of Life，QoL）：又称生命质量，生活质量，用于评估生活各个方面所体现的整体健康状况。

条目（Item）：某一问题、陈述或任务（以及标准化的应答选项），被用于患者对特定概念的评估。

调适（Adaptation）：基于种族间语言和文化差异的考虑对量表进行的任何更改。调适不会改变 PRO 量表的结构，但会调整小部分内容以适用于另一种模式、语言或人群。调适研究是为了验证 PRO 量表在新环境或新语言下的度量性能。

维度（Domains/Dimensions/Factors）：构成量表的第一级结构（二级结构量表）或第一和第二级结构（三级结构量表），用于表达组成量表的某一方面内容（概念）。一个维度由一个或多个条目构成。

效度（Validity）：指测量在多大程度上反映了想要测量的内容，用于评价 PRO 量表的有效性。

信度（Reliability）：指在相似条件下所获得的测量结果的一致性和可重复性，用于评价 PRO 量表的可靠性。

症状（Symptom）：只能由患者察觉和感知的疾病、健康状况或治疗效果的任何主观证据。

治疗获益（Treatment Benefit）：治疗对患者生存、感觉或功能的影响。治疗获益可以通过有效性或安全优势来证明。例如，治疗效果可通过症状进展方面的改善或延缓来测量，也可通过减少或延缓治疗相关毒性来测量。不能直接获取治疗对患者生存、感觉或功能的效果的测量是治疗获益的替代测量。

最小临床意义差别（Minimum Clinical Important Difference，MCID）：通常用于界定临床意义的阈值，例如，使用 10 分制视觉模拟疼痛量表（VAS）测量疼痛程度时，干预前后平均分值下降多少才有临床意义，或较基线平均下降分值两组的差值大于多少才有临床意义。

附录 2

中英文词汇对照

中文	英文
标准效度	Criterion Validity
测量工具	Instrument
测试者内信度	Intra-rater Reliability
重测信度	Test-retest Reliability
电子化患者报告结局	Electronic Patient-reported Outcome（ePRO）
电子数据采集	Electronic Data Capture（EDC）
度量性能	Measurement Properties
概念性框架	Conceptual Framework
患者报告结局	Patient-reported Outcome（PRO）
患者为中心的药物研发	Patient-focused Drug Development（PFDD）
回忆期限	Recall Period
量表	Scale
简化版口腔干燥量表	Summated Xerostomia Inventory,（SXI）
交互式语音应答系统	Interactive Voice Response Systems（IVRS）
基于屏幕的报告系统	Screen-based Reporting Devices
基于锚定的方法	Anchor-based Method
检测变化的能力	Ability to Detect Change
结构效度	Construct Validity
内部一致性信度	Internal Consistency Reliability
内容效度	Content Validity
生存质量	Quality of Life
视觉模拟标度	Visual Analog Scale（VAS）
条目	Items
条目池	Item Pool
调试	Adaptation

续表

中文	英文
维度	Domains/Dimensions/Factors
项目反应理论	Item Response Theory（IRT）
效度	Validity
信度	Reliability
应答负担	Respondent Burden
组内相关系数	Intraclass Correlation Coefficient（ICC）
症状	Symptom
重度抑郁症症状量表	Symptoms of Major Depressive Disorder Scale（SMDDS）
治疗获益	Treatment Benefit
自带设备	Bring-Your-Own-Device（BYOD）
最小临床意义差别	Minimum Clinical Important Difference（MCID）

新药研发过程中食物影响研究技术指导原则

一、概述

食物影响（Food effect，FE）研究是新药临床药理学研究的重要组成部分。药物 – 食物相互作用可能对药物的安全性和有效性产生显著影响。药物与食物同服可能影响药物的吸收和系统暴露，引起药物的安全性和有效性发生改变。因此，评估食物对药物生物利用度的影响，对于保障临床用药的安全性和有效性、确定与食物相关的最佳用药方案来说非常重要。

由于饮食状况会随着食物数量和种类的不同而变化，且难以长期严格地控制，因此鼓励研发不受食物影响的药物制剂。当无法研发此类制剂时，可通过开展良好和规范的 FE 研究，探究药物是否能与食物同服、以及何时 / 如何与食物同服。

通过 FE 研究可获得以下信息：（1）食物是否影响药物的系统暴露，其影响程度如何；（2）食物是否改变药物系统暴露的变异程度；（3）某些情况下，膳食中营养成分构成或热量的不同（如高脂餐 / 低脂餐），是否会导致食物对药物影响的程度发生变化。

本指导原则适用于口服给药的药物制剂，旨在为 FE 研究的研究设计、研究实施、数据分析以及药品说明书撰写提供建议和参考。

本指导原则仅代表药品监管机构现阶段的观点和认识，随着新技术和新方法的进展及实践经验的积累，将不断完善本指导原则的内容。

二、总体考虑

对于新化学实体（NCEs，new chemical entities）的口服制剂，一般均需要开展 FE 研究。对于其他情形，例如改良型新药调释制剂或新的复方制剂等，需考虑进行 FE 研究。

（一）开展食物影响研究的时机

建议在临床研发过程中尽早评估食物影响。早期临床研发过程中初步评估食物对试验制剂体内暴露的影响程度，将有利于进一步选择处方，并为后续临床研究确定给药方案提供依据。

通常应在确证性临床研究前开展 FE 研究，明确食物影响的程度、确定服药与进餐之间的间隔，避免食物作为混杂因素影响对药物安全性和有效性研究结果的评价，从而优化确证性临床研究的给药方案以及完善说明书中的相关内容。

（二）食物影响研究的一般考虑

1. 若 FE 研究表明食物（如高脂餐）对药物的系统暴露有显著影响，则可能需要额外评估不同类型的食物（如低脂餐）对药物药代动力学的影响，有助于确定食物相关的给药方案。

2. 若药物的安全性或有效性受到食物的不利影响，必须空腹服用时，则需要确定服药与进餐之间的实际间隔（例如，餐前 1 小时或餐后 2 小时），以便患者实际用药过程中遵照药品说明书中推荐的服药方法。

3. 对于口服给药的调释制剂，通常需要开展 FE 研究。应考虑药物与食物同服可能引起的生物利用度变化，或发生药物非预期释放的可能性，降低受试者的安全性风险。

4. 对于固定组成的复方制剂，食物对其中各活性成分的影响，可能不同于单独使用每种活性成分时的影响。因此，建议评估使用复方制剂后食物对复方制剂中各活性成分的影响。

5. 在临床研发过程中药物制剂可能发生变更（例如对处方进行优化，或开发新的剂型），当 FE 研究使用的试验制剂与确证性临床研究中使用的制剂不同时，需评估食物影响发生改变的可能性，必要时对变更后的制剂进行额外的 FE 研究。

三、研究设计

本章节旨在为 FE 研究推荐研究设计的总体考虑。若考察不同膳食类型或进餐间隔，也可采用其他试验设计，但在临床方案中应论证其试验设计及统计方法的科学合理性。

（一）试验设计

推荐采用随机、单次给药、两周期、双交叉试验设计。受试者在一个试验周期空腹服药，另一试验周期食用试验餐后服药。两周期之间需要间隔足够的清洗期（至少为试验药物的 5 个消除半衰期）。

对于消除半衰期较长的药物，也可采用单次给药、平行试验设计。空腹组和进餐组的受试者应具有相似的人口统计学特征。

某些特殊情况下，在健康受试者或患者中无法进行单次给药研究，可根据用药风险评估情况，考察多次给药后稳态条件下的食物影响。

如果无法开展常规密集采样的 FE 研究，可考虑开展设计和控制良好的群体药代动力学研究，评估食物对药物的潜在影响。研究过程中尽可能收集进餐时间、食物种类和数量的准确信息，优化采样时间以表征药物的吸收过程。若采用群体药代动力学方法，可参考《群体药代动力学研究技术指导原则》，并在研究设计阶段征求监管机构的意见。

（二）样本量

药物的药代动力学变异性影响研究的样本量，建议纳入适当数量的受试者，以表征食物对药物药代动力学特征的影响。通常在 FE 研究的每个膳食类型组别中至少纳入 12 例受试者。

（三）膳食类型

FE 研究中主要膳食类型的定义见表 1。

表 1　膳食类型的定义

膳食类型	总热量（kcal）	脂肪		
		热量（kcal）	质量（g）	百分比（%）
高脂餐	800～1000	500～600	55～65	50
低脂餐	400～500	100～125	11～14	25

通常，高热量高脂肪食物对胃肠道的生理学影响最为明显，餐后立即服药可导致原料药或制剂生物利用度发生更为显著的变化。建议在 FE 研究中使用的高脂膳食预期能够产生最大的胃肠道生理学效应，从而最大程度的影响药物的生物利用度。

某些药物在高脂餐条件下服用可能导致不能接受的毒性或损失疗效，而低脂餐条件下对药物系统暴露的影响较小，可提高患者依从性、减轻胃肠道局部刺激，此时药物与低脂餐同服患者更易于耐受。

FE 研究报告中建议提供膳食类型、食物组成、热量和含量明细（碳水化合物、蛋白质和脂肪）。高脂餐和低脂餐的举例见附录 1 和附录 2。

（四）受试者

通常选择健康成年受试者开展食物影响研究。若出于安全性考虑不能纳入健康受试者，或由于目标适应症患者的疾病状况导致其食物影响与健康受试者相比存在差异，可选择患者人群作为研究对象，同时需考虑给药频次、患者人口统计学特征和疾病状况等因素。

建议纳入男性和女性受试者，除非适应症是针对单一性别患者（如口服避孕药），或出于安全性考虑而排除一种性别的患者（如药物具有致畸性，应排除育龄妇女）。如果受试者不能避免使用可能影响 FE 研究结果的伴随用药（如通过影响胃肠蠕动或改变胃 pH 值而改变其他药物吸收的伴随用药、可增加／减少试验药物代谢和排泄的药物），需将其排除。

（五）剂量选择

为确保受试者安全，需考虑食物对药物暴露的影响以及任何潜在的重大安全性影响，谨慎选择给药剂量。

建议在拟定的临床治疗剂量范围内选取剂量用于 FE 研究。若试验制剂在临床治疗剂量范围内呈线性药代动力学特征，则应使用临床推荐的最高剂量，除非出于安全性考虑需使用低剂量。当受试者接受临床治疗剂量存在安全性风险时，若治疗剂量范围内药物呈线性药代动力学特征，可采用试验制剂的最高规格代替最高剂量。对于在治疗剂量范围内具有非线性药代动力学特征的药物，建议使用药品说明书中列明的最高剂量和最低剂量分别进行 FE 研究。如果拟评价试验制剂的不同规格在处方上存在明显差异，建议考虑探索临床治疗剂量范围内其他规格制剂的食物影响情况。

（六）给药方法

1. 空腹状态

研究给药前夜至少空腹 10 小时后，以 240 毫升水送服试验药物。服药前 1 小时至服药后 1 小时内禁止饮水。服药后 4 小时内不允许摄入任何食物。在整个研究过程中，受试者在同一时间接受标准化饮食。

2. 进餐状态

研究给药前夜至少空腹 10 小时后，受试者于研究当日给药前 30 分钟时开始食用推荐的餐食，并在 30 分钟内用餐完毕，在开始进餐后 30 分钟时用 240 毫升水送服试验药物。服药前 1 小时至服药后 1 小时内禁止饮水。服药后 4 小时内不允许摄入任何食物。

3. 限定进餐间隔的特定状态

当食物能够显著改变药物的系统暴露而需要空腹服药时，常规空腹过夜的研究条件可能不便于患者实际用药，并且空腹过夜的研究结果可能不适用于患者空腹时间较短的情况。为提供食物 – 药物相互作用的用药说明（例如，在给药前 X 小时或给药后 Y 小时不允许摄入任何食物），可能需要考虑在给药与进餐间隔适当的条件下开展 FE 研究，根据获得的药代动力学数据，支持说明书中推荐的用药方法。

（七）生物样本采集

空腹和进餐状态给药期间，按照预定时间点采集受试者的生物基质（如血浆）样本，用于表征完整的血药浓度 – 时间曲线（如每个给药周期每名受试者收集 12 ~ 18 个样本）。若预期同时给予试验药物和食物会改变体内血药浓度变化特征，可以分别在空腹给药和进餐给药阶段设计不同的采样点。

（八）检测物质

一般推荐测定原形药物。对于从原形药物直接代谢产生的主要代谢产物，若代谢产物主要产生于进入体循环以前，且显著影响药物的安全性和有效性，则需要同时测定。如果原形药物浓度过低，不足以获得生物样品中足够长时间的药物浓度信息，可用代谢产物的相关数据进行评价。可参考《以药动学参数为终点评价指标的化学药物仿制药人体生物等效性研究技术指导原则》等指导原则确定检测物质。

四、数据分析与结果报告

应报告每例受试者服药后检测成分的血药浓度测定结果，给出算术坐标以及对数坐标下每例受试者的药时曲线、不同饮食状态的平均药时曲线。

汇报以下药代动力学参数：药物的总暴露量（$AUC_{0-\infty}$，AUC_{0-t}）、峰浓度（C_{max}）、达峰时间（T_{max}）、滞后时间（t_{lag}）、终末相消除半衰期（$t_{1/2}$）、表观清除率（CL/F）、表观分布容积（V/F）。对于调释制剂等剂型，建议根据药物特征和作用机制等选择截取时间段，提供部分暴露量参数（pAUC）。提供每例受试者的药代动力学参数结果及汇总数据（算术均值、几何均值、中位数、标准差、变异系数和范围）。

建议以空腹组为参照，采用平均生物等效性方法进行数据分析，将药物的暴露量参数（$AUC_{0-\infty}$、AUC_{0-t} 和 C_{max}）使用自然对数进行数据转换，计算进餐组和空腹组的几何均值之比及其 90% 置信区间。若两试验组间 T_{max} 和 t_{lag} 存在差异，建议阐明这种差异与临床疗效的相关性。

若进餐组和空腹组 $AUC_{0-\infty}$（或 AUC_{0-t}）、C_{max} 的几何平均值比的 90% 置信区间均落在 80% ~ 125% 范围内，一般可以认为食物对药物的生物利用度无显著影响，除非药物的暴露 – 效应关系提示有更合适的评价标准。

当进餐组和空腹组 $AUC_{0-\infty}$（或 AUC_{0-t}）和 C_{max} 的几何均值之比的 90% 置信区间未完全落在 80% ~ 125% 范围内时，需根据临床数据库中药物暴露 – 效应关系的已知信息解释 FE 研究结果及临床意义，并根据药物的治疗窗给出具体的用药建议。

某些药物与食物同服时，若有证据显示其系统暴露的变化对暴露 – 效应关系的影响不具有临床意义，则通常在确证性临床研究中可以不考虑食物影响，并且药品说明书中可以明确药物可在空腹或餐后条件下服用。窄治疗指数药物生物利用度的任何波动都可能影响其安全性和有效性，因此在开发过程中尤其需要考虑食物影响。

五、其他考虑

（一）可与松软食物同服的药物

对于说明书标明药品（如口服散剂、颗粒剂、缓释胶囊等）可撒拌在松软食物（如苹果酱、布丁、蛋糕等）上进行给药的情况，应进行额外的体内相对生物利用度研究。

（二）说明书标明的特定溶剂

某些口服制剂（如环孢素口服溶液）的说明书建议将该制剂与特定溶剂混合后进行给药。当药物与不同溶剂混合时可形成复合物，或由于其他物理、化学或生理因素，药物的生物利用度可能发生变化，应针对列出的用药方法进行体内相对生物利用度研究。

（三）特殊人群

1. 老年用药

某些疾病（如胃食管反流性疾病）的发生率会随着年龄的增长而增加，药物的生物利用度可能发生改变。但是，这些疾病一般不会以年龄相关的方式影响食物对药物生物利用度的作用。因此，通常不建议在老年人群中进行单独的 FE 研究。

2. 儿童用药

研发儿童制剂时，通常可在成人中对该儿童制剂进行 FE 研究，然后将研究结果外推到儿童。此时，FE 研究可考虑使用该年龄段儿童常与药物一起同服的食物（如婴幼儿配方奶粉）。

通常用于成人的拟上市剂型被用于儿童时，无需进行单独的 FE 研究。如果儿童制剂与成人制剂非常相似（如低规格片剂），且该儿童制剂已获得体外溶出数据支持，则可能无需进行单独的 FE 研究。

（四）说明书起草建议

药品说明书通常包含食物对药物的药代动力学和药效学（若已知）影响的基本信息，还可能涉及食物相关的用药建议。关于说明书中食物影响信息的举例，可参阅附录 3。

六、参考文献

1. FDA. Guidance for Industry：Assessing the Effects of Food on Drugs in INDs and

NDAs–Clinical Pharmacology Considerations, 2019.

2. FDA. Bioavailability Studies Submitted in NDAs or INDs – General Considerations, 2019.

3. EMA. Guideline on the investigation of drug interactions, 2013.

4. EMA. Concept Paper on a Revision of the Guideline on the Investigation of Drug Interactions, 2017.

5. 国家药品监督管理局.《群体药代动力学研究技术指导原则》. 2020.

6. 国家药品监督管理局.《以药动学参数为终点评价指标的化学药物仿制药人体生物等效性研究技术指导原则》. 2016.

七、附录

附录 1 高脂餐的组成

总热量（kcal）	800～1000
来自蛋白质的热量（kcal）	150
来自碳水化合物的热量（kcal）	250
来自脂肪的热量（kcal）	500～600
高脂早餐举例 1*	· 2 个油煎荷包蛋（按 100 g 计） · 100 g 油条 · 100 g 火腿肠 · 240 ml 全脂牛奶
高脂早餐举例 2*	· 两个黄油煎蛋（鸡蛋 100g，黄油 15g） · 两片培根（50g） · 两片涂黄油的吐司（黄油 20g，吐司 30g×2） · 113 g 土豆泥 · 240 ml 全脂牛奶

* 该高脂餐有 50% 的热量来源于脂肪。如果保持含量、体积和粘度不变，则可替换这份高脂餐。

附录 2 低脂餐的组成

总热量（kcal）	400～500
脂肪（g）	11～14
来自脂肪的热量（百分比 %）	25
低脂早餐举例 1*	· 1 个煮鸡蛋（按 50 g 计） · 100 g 馒头 · 30 g 燕麦片或玉米片 · 脱脂牛奶 240 ml
低脂早餐举例 2*	· 240 ml 牛奶（含 1% 脂肪） · 一个煮鸡蛋（按 50 g 计） · 30 g 燕麦片或玉米片（可冲泡于含 1% 脂肪的 240ml 牛奶中）

* 该低脂餐有 25% 的热量来源于脂肪。如果保持含量、体积和粘度不变，则可替换这份低脂餐。

附录 3　说明书示例

案例 1

用法用量

药物 X 的推荐剂量为 500 mg，空腹口服，每日一次。给药前 1 小时及给药后 2 小时不建议进餐（见*药代动力学*）。

药代动力学

<u>吸收</u>

食物影响

与空腹状态相比，健康受试者食用高脂餐（1000 卡路里，脂肪占比 50%）后，药物 X 的 $C_{\max}$ 增加 57%，AUC 增加 45%（见用法用量）。

案例 2

用法用量

药物 X 的推荐剂量为 250 mg，口服，每日两次，在食用低脂餐（400 卡路里，脂肪占比 25%）或空腹状态下服药；服用药物 X 请勿食用高脂餐（1000 卡路里，脂肪占比 50%）（见*药代动力学*）。

药代动力学

<u>吸收</u>

食物影响

与空腹状态相比，健康受试者食用高脂餐（1000 卡路里，脂肪占比 50%）后，药物 X 的 $C_{\max}$ 增加 74%，AUC 增加 87%（见用法用量）。

与空腹状态相比，健康受试者食用低脂餐（400 卡路里，脂肪占比 25%）后，药物 X 的 $C_{\max}$ 增加 12%，AUC 增加 14%，该暴露量变化无显著临床意义。

案例 3

用法用量

药物 X 的推荐剂量为 800mg，口服，每日两次，空腹或餐后服用（见*药代动力学*）。

药代动力学

<u>吸收</u>

食物影响

与空腹状态相比，健康受试者食用高脂餐（1000 卡路里，脂肪占比 50%）后，药物 X 的中位达峰时间（$T_{\max}$）平均延迟 60 分钟，$C_{\max}$ 降低 15%，AUC 保持不变。上述血药浓度降低无显著临床意义（见用法用量）。

儿童用药口感设计与评价的技术指导原则
（试行）

一、概述

口服给药是目前临床最常用的给药方式，除吞咽困难情况之外，口服也常是临床首选的给药方式。口感是影响口服制剂临床应用的因素之一，不良口感可能对患者的服药依从性产生影响，导致理想治疗效果难以达到或维持，还有可能导致体内药物暴露量不稳定，从而带来安全性隐患。因此，口感评价通常作为药品研发环节中的一项特殊研究内容。

口感并非儿童用药所特有的评价内容，所有通过口服途径给药的制剂均应考虑其口感问题，特别是那些将被用于慢性疾病长期治疗的药品。但是，儿童因其生理和心理发育特点，在不良感觉的耐受性方面有别于成人，口感不佳所导致的不良用药行为风险也相应增高，因此，相比于成人用药，儿童用药口感评价具有更强的临床意义与价值，也逐渐成为该类药品临床价值综合评价的重要内容。

在 2020 年 12 月发布的《儿童用药（化学药品）药学开发指导原则（试行）》中，就儿童患者对制剂的可接受性进行了阐述，提出了口感评价在儿童用药研制中的重要意义。为进一步明确相关研究要求，制定本指导原则。

在本指导原则中，将"口感"界定为与制剂的剂型、质地、容积或体积（大小和形状）、气味、味道、余味等相关，涉及易吞咽性和适口性两个核心评价维度。本指导原则所指儿童用药泛指在我国研发的专用于儿童的药品或可用于儿童的药品（同时具有儿童和成人适应症）。

应用本指导原则时，应同时参考药物临床试验质量管理规范（Good Clinical Practice，GCP）、人用药品技术要求国际协调理事会（International Council for Harmonisation of Technical Requirements for Pharmaceuticals for Human Use，ICH）和其他国内已发布的与研发儿童用药相关的技术指导原则。

本指导原则仅代表药品监管机构当前的观点和认识，不具有强制性的法律约束力。随着科学研究的进展，本指导原则中的相关内容将不断完善与更新。

二、口感设计与评价的总体原则

（一）良好口感设计

儿童用药口感设计的目的是在良好服药体验与误用风险之间建立平衡。在努力减少儿童患者服药期间的不舒适感受的同时，还应尽可能避免由于良性感受刺激过强而可能导致的自主觅药行为所带来的误用风险。

目前，我国尚未就儿童用药所涉及的口感偏好形成统一标准。现阶段仍将儿童用药的良好口感定位在具有中性味道（可以理解为没有特殊味道或无味道）或具有普遍可接受的味道，易于吞咽，并且与服药相关的口腔残留感受持续时间短且不会引起明显不适。

对儿童具有明显诱惑力的口感，例如提供像糖果一样的口感体验，可能增加误用风险，因此，通常不被认为是儿童用药口感设计的目标。

（二）评价结论的外推

现阶段，针对儿童使用的新颖口感设计通常不被独立认可为制剂创新性的体现。延续已被广泛接受和认可的良好口感设计且外推口感评价结论仍是目前常用的策略。

如果已有用于相同目标治疗人群的口服制剂上市，且满足良好口感设计标准时，新研发制剂可以采用相同的口感设计并外推一致的口感评价结论。例如，开发与已上市的儿童用片剂具有相同大小、形状、味道、质地的片剂，用于同年龄段人群不同适应症时，如果已上市儿童用片剂的口感设计已被广泛接受和认可，则新片剂通常无需重复开展儿童直接参与的口感评价研究。

已上市的成人用药扩展儿童应用时，也应在原口感基础上进行儿童服用时可接受性的评估，充分利用已有研究资料进行评价，尽可能避免仅以评估口感为目的而开展儿童直接参与的研究。

（三）与常规开发流程的关系

在儿童用药研发中可能涉及的口感设计与评价不可逾越临床需求价值和制剂开发原则。为满足所谓理想口感，而影响部分年龄段儿童的用药可及性、影响剂型设计的合理性，或导致必要的临床研究流程无法推进，是不可取的策略。例如，针对成人和儿童共患病开发的药品，在缺乏参考信息或研究证据的前提下，仅以制剂口感不适合儿童为由，不进行儿童临床研究或拒绝开发儿童应用，是无法被接受的。

反之，应充分认识到口感设计与评价在儿童用药开发中的必要性，重视儿童用药良好口感设计与评价过程中可能涉及到的改变制剂的药学性质或临床特征而需要额外开展的制剂学研究、体外研究、生物利用度研究或临床安全性和有效性研究，并同样以科学和严谨的态度设计实施。

三、口感设计与评价的基本思路

（一）准确把握目标治疗人群特征和临床应用条件

目标治疗人群特征和临床应用条件是制剂研发立项阶段需掌握的重要内容，也是影响口感设计与评价的基础要素。

不同年龄段的儿童患者因其生理和心理发育程度不同，对口感的耐受性也存在差异。即使是同一年龄段的儿童患者，在使用不同剂型的口服制剂时，口感耐受性能力的差异也可能较大。另外，临床应用条件也会影响对制剂口感的要求，例如，对于疾病导致躯体状态不佳，口服配合度差的患儿，对制剂的易吞咽性要求可能更高，而对于长期慢性疾病每日多次给药的制剂，良好的适口性需求可能更为突出。因此，充分了解目标治疗人群的生理和心理发育特点及临床应用条件是进行制剂口感设计与评价的首要任务。

在开发相同目标治疗人群的新口服制剂时，已上市口服制剂口感设计与评价研究资料及其上市后实际临床应用中收集的口感评价信息，有助于提高对目标治疗人群特征和临床应用条件的把握。在没有已上市口服制剂的资料可参考时，建议针对目标治疗人群特征和临床应用条件进行调研，以支持口感设计的合理性及后续口感评价研究计划的制定。

（二）合理安排研究时机与过程

儿童用药与成人用药的口感评价思路并无本质差异，均遵循以下一般原则：以制剂矫掩味策略及其相应体外试验结果、成人口感评价结果为基础，以动物味觉实验结果等作为支持性依据或补充，以目标治疗人群为受试者开展的口感评价结果来验证良好口感设计的合理性。

评价过程大致如下：首先，在药物处方开发期间，如在辅料选择时即考虑选择合适的矫掩味技术，例如，甜味剂或矫味剂的使用，制剂包衣等，使用体外评估方法（如电子舌）和/或成人口尝试验对成分搭配的感官特性进行考察，也可以考虑在非临床研究中开展动物偏好实验或短暂摄取味觉测试等，初步达到避免制剂明显不良口感的目的。然后，在临床研究阶段，在目标治疗人群中进行直接口感评估（单独设计试验或在常规临床试验中开展），同时，可以在目标治疗人群参与的常规临床试验中收集依从性和觅药行为数据等，验证口感设计的合理性。

开发儿童专用的口服制剂时，较为理想的策略是，尽早启动口感设计与评价工作，在保证安全性的前提下，口感设计与初步评价（包括成人口尝试验）尽量在进入疗效确证性试验前完成，以确保与不良口感相关的问题不会影响确证性试验中的依从性，也能尽量保证确证性试验中儿童受试者可以使用到满足良好口感设计的最终制剂形式，利于口感设计与评价结果的验证。

开发可用于儿童的口服制剂时（同时具有儿童和成人适应症），应在制剂药学开发阶段即考虑在满足成人口感要求的基础上达到儿童口感的可接受性。在考虑进入儿童临床研究阶段前，最好已经获得了支持初步评估的体外味觉评价结果或成人口尝试验结果，儿童口尝试验作为儿童临床研究计划的一部分。

已上市成人用药扩展儿童应用时，应考虑制剂口感对于儿童患者的可接受性。如果已上市成人用药计划扩展目标治疗人群年龄段至 12 岁及以上儿童，在没有证据证明该制剂在成人中存在明显口感不良问题而影响服药行为的前提下，可不再针对儿童应用进行额外口感评价。如果已上市成人用药计划扩展目标治疗人群年龄段至不满 12 岁儿童，应提供该制剂的口感适合于目标治疗儿童患者的证据，若证据充分可靠，则无需针对儿童应用进行额外口感评价，否则，需在相应的目标治疗儿童患者中开展口感评价。

对于通过豁免儿童临床试验获得批准的品种，若支持良好口感的证据不足，可能涉及在上市后临床研究中收集儿童口感评价数据。

（三）不同剂型的口感特点及评价思路

在《儿童用药（化学药品）药学开发指导原则（试行）》中针对不同剂型开发的口感特点及评价思路已有阐述，并且基于已有文献和技术指导原则的相关信息，在附表中列举了不同年龄段儿童对于部分给药途径和剂型的可接受性调研结果，供申请人参考。在开发儿童用药时，建议首先基于《儿童用药（化学药品）药学开发指导原则（试行）》，根据目标治疗人群年龄特点选择适宜的制剂剂型，然后针对具体剂型考虑合理的口感评价思路。

儿童（尤其是低龄儿童）的吞咽功能不健全，在服用片剂或胶囊剂等常规剂型时，可能存在吞咽困难，因此，为满足儿童（尤其是低龄儿童）使用而研发的制剂常常涉及将吞咽前状态（包括经溶剂或唾液分散溶解后状态）设计为真溶液或混悬型溶液，以解决易吞咽性问题，但是，由于这些剂型在服用时会与口腔味蕾充分接触，适口性评价问题就变得较为突出。可见不同剂型制剂的口感特点有别，相应的口感评价思路也有差异。

对于吞咽前状态为片剂或胶囊剂的制剂，其口感评价的重点为易吞咽性评价，适口性可不作为评价内容。对于需在吞咽前进行咀嚼的制剂，需进行易吞咽性评价和适口性评价。对于吞咽前状态（包括经溶剂或唾液分散溶解后状态）为真溶液剂或混悬型溶液剂的制剂，其口感评价的重点为适口性评价，易吞咽性可不作为评价内容。

不同剂型的口感特点及评价思路

剂型[1]	口感特点[2]	口感评价思路	
		易吞咽性	适口性
糖浆、溶液、滴剂、乳剂	· 吞咽性问题较少 · 存在适口性问题	无需评价	需评价
混悬剂、颗粒剂、泡腾片（口服溶液用）、分散片[3]、散剂、口崩片[3]、口溶膜	· 吞咽性问题较少 · 存在适口性问题 · 可能有砂砾感	无需评价	需评价
片剂、胶囊（硬胶囊、软胶囊）、微片[4]	· 存在吞咽性问题 · 适口性问题较少	需评价	无需评价
咀嚼片	· 存在吞咽性问题 · 存在适口性问题	需评价	需评价

1：仅例举目前临床常见剂型，不覆盖可能存在的所有剂型，也不作为评价儿童用药剂型合理性的依据。

2：表格中描述的口感特点仅围绕本指导原则中"口感"界定范围所涉及的易吞咽性和适口性两个核心评价维度。

3：对于药品说明书中明确表述为"允许直接吞咽"的分散片和口崩片应进行易吞咽性的评价。

4：根据 WHO《Development of paediatric medicines: points to consider in formulation》，mini-tablet: A tablet of no more than 4mm diameter. 微片系指直径不大于 4mm 的片剂。

（四）调制口服固体制剂的评价考虑

虽然在儿童用药研发中，鼓励针对目标治疗人群开发适宜的剂型和规格，以尽可能避免或减少分剂量问题或吞咽性问题。但是由于实际给药环境、地域文化差异、照料习惯等客观条件的影响，儿童使用的口服固体制剂仍可能面临分割、碾碎、打开服用内容物、分散或溶解在液体中等改变原有给药方式的情况，进而需要考虑调制口服固体制剂的口感评价问题。

对于在临床使用中涉及到分割、碾碎、分散或溶解在液体中的片剂，需额外进行适口性评价。对于在临床使用中涉及到打开服用内容物的胶囊，可能直接口服，也可能分散或溶解在液体中，需额外进行适口性评价。

在已有证据证明无法进一步改进或开发儿童适宜剂型的情况下，且确定混合方式属于改善制剂口感的可接受方式时（写入说明书中的给药方式），可以采用与食物、饮料或乳汁等混合的方式改善口感，并需进行混合后状态的口感评价。由于可能涉及定量不准确，搭配种类不固定等问题，导致对药物安全性和有效性的影响，因此，除非临床需求明确，否则与食物、饮料或乳汁等混合的方式不应作为口感设计的首选。

四、口感评价相关的研究方法

口感评价的具体研究方法应由研发单位参考以上评价思路进行选择与设计，并论证方法的合理性和可行性。以下列举部分易吞咽性和适口性评价方法，作为开展相关研发工作的参考：

（一）易吞咽性评价方法

对于儿童用药，易吞咽性评价是吞咽前状态为片剂或胶囊剂的制剂口感评价的重点内容，咀嚼片也涉及易吞咽性评价。

制剂的易吞咽性通常与药品属性（如大小、性状、质地等）相关，也受到儿童主观服药意愿的影响。由于目前尚未确立满足儿童易吞咽性的药品属性标准，难以通过固定的标准衡量和判断制剂的易吞咽性，因此，在缺乏可供外推的易吞咽性结论的情况下，可考虑进行儿童易吞咽性评估试验。在试验中应尽可能避免主观服药意愿对结果判定的影响。

儿童易吞咽性评估试验应以制剂的目标治疗人群为受试者。最常用的方法是直接观察，在给药后检查儿童的口腔。易吞咽性评估可以"完全吞咽"为指标采用两分法。首先，根据目标治疗人群的疾病特征、服药配合度、服药情境或条件（如有无医护人员或看护者辅助）等设置"完全吞咽"的标准，对制剂放置位置、送服溶剂性质和容积（或体积）、完成吞咽所需的时间、有无窒息反射或呛咳等进行具体规定。针对不同使用人群和使用条件开发的药品，"完全吞咽"的标准可能有差异，能否满足目标治疗人群的实际治疗目标是判断"完全吞咽"标准合理性的主要依据，例如，针对吞咽功能已发育完全的患儿且疾病本身不影响吞咽功能时，单次温水送服成功作为"完全吞咽"标准具有合理性，而2次及以上温水送服成功作为"完全吞咽"标准时，其合理性需要讨论。然后，以"是"或"否"达到完全吞咽标准为判断进行评估。

可接受的研究设计包括：在目标治疗人群参与的临床试验中增加易吞咽性评估指标作为次要终点评估，或者在独立开展的儿童口尝试验中增加易吞咽性评估指标。无论采用何种设计，试验数据应至少包括20例可评价样本，可以根据目标治疗人群年龄段跨度适当增加及合理分配样本。建议采用同一受试者不同时点单次给药重复测量的方法，以减少偏倚。例如，在儿童参与的临床试验的首次给药和第二次给药时，对同一受试者分别进行一次单次给药评估。通常，单次给药足以满足易吞咽性评价要求，长期服药制剂（包括每日多次给药或每日一次给药连续数日）无需进行连续给药评估。

当满足"完全吞咽"标准的受试者比例达到90%以上，且无受试者发生窒息反射或咳嗽，两次重复测量结果具有一致性时，可视为易吞咽性良好。

（二）适口性评价方法

制剂的适口性评价是一种相对主观的评价维度，评价的主体是儿童对于制剂口服过程的体验和偏好。如果仅以儿童主观感受进行描述，由于个体差异影响，将给适口性评价结果带来变异性和不确定性，同时，对于上市后更广泛人群的应用来说，小样本的个体偏好结果本身也缺少临床实际意义。因此，为了提高适口性评价的科学性和效率，通常以前期的药学掩味技术、体外适口性评价、成人口尝试验、动物实验结果，以及已知的人体适口性情况（如已上市其他制剂信息）等为基础。

1. 药学掩味技术

绝大多数药物在研发过程中均采用了掩味技术，以掩盖原料药或制剂的不良味道，或防止溶解的活性药物成分与口咽部的味觉受体相互作用。常用的掩味技术可分为物理、化学和生理方法。物理方法涉及但不限于在药物或制剂中使用物理或分子屏障，阻止口腔中的药物溶解。化学方法涉及但不限于通过使用盐、共晶或改变pH 值来改变药物溶解度。生理方法涉及但不限于使用添加甜味剂或调味剂或改变粘度以掩盖味道或减弱味蕾的敏感性。应充分结合体外释放特征和给药特性，合理选择适宜的矫掩味技术。

2. 体外味觉评价

2.1 基于分析方法的味道定量评价 / 体外溶出试验

基于分析方法的味道定量评价 / 体外溶出试验与确定药物释放的方法相似，主要基于在短时间内检测水性介质中的药物成分（例如不超过 3ml 的模拟唾液），间接评估掩味技术是否达标，如在固定时间区间内（例如前 30 秒）未检测到药物成分或检测到的药物成分量低于可识别其不良味道的阈值。通常，此种体外研究方法的结果会用于评估掩味技术水平，而不用于直接评价制剂的口感。

2.2 使用味觉传感器定量评价味道 / 电子舌技术

电子舌又称味觉传感器，可以类似于人类味觉的方式检测味觉感觉。目前有多种不同检测原理的电子舌，比如可检测味觉物质引起的脂质 / 聚合物膜表面电荷密度变化和 / 或传感器膜表面附近的离子分布，不同响应电势反映不同味觉品质的物质，味觉感觉信息以膜电势模式进行模拟。

电子舌技术用于制剂口感评价时，其检测结果具有较好的客观性，检测速度也相对更快，可以避免人体口尝试验中受试者个体差异和主观因素的影响，以及对受试者的潜在安全风险，因此，适合在大量样品的处方筛选阶段使用。其不足之处在于，目前电子舌的传感器尚不能完全模拟人舌的全部味觉受体，也无法评价除味觉之外的特征（例如砂砾感），因此，电子舌技术主要适用于前期口味筛选，其结果不适合直接作为口感评价的结论。

3. 动物偏好实验和短暂摄取味觉测试

动物偏好实验通常采用双瓶偏好法或单瓶摄取法，将两种或多种受试物同时或交替提供给动物，观察并记录动物在特定实验周期内对不同受试物的摄取量，并观察动物饮水后的反应。短暂摄取味觉测试是在动物摄取少量的受试物后立刻观察动物的行为反应，如口面部运动反应，通过比较接受反应和排斥反应的次数，评价受试物的口感情况。

评估动物实验结果与人类味觉测试结果的吻合度是合理使用此类方法的关键。

4. 成人口尝试验

成人口尝试验通常包括但不限于伦理审查、受试者的筛选与训练、方法学研究（如重复性、重现性、参比样品的标化、盲法的可操作性等）、数据采集、处理和分析等步骤，可快速而直观地反映受试者对制剂在口腔内的真实感受。

在设计成人口尝试验时，可参考食品行业中广泛应用的标准化感官分析技术，结合具体的研发需求选择适宜的评价方法。常见的口尝评价方法包括但不限于：排序评分法（integrated score evaluation method，ISEM）、模糊数学综合评价法（fuzzy synthetic evaluation method，FSEM）、视觉模拟评分法（Visual Analog Scoring，VAS）、单一样品对照评价法、苦度值等级评价法、多因素调查评价法、量度匹配幅度标记评价法等。应充分利用成人逻辑思维成熟，表达能力强的特点，对适口性进行综合性评价，必要时可联合使用多种口尝评价方法。

成人口尝试验通常作为药学处方开发阶段进行口感设计时的研究方法。在评价成人口感试验结果时，需要基于成人与儿童之间在味觉感知及偏好方面可能存在的差异进行分析。

5. 儿童口尝试验

通常选择目标治疗人群作为受试者进行儿童口尝试验，采用 0～100 VAS 评分方法进行测评。根据目标治疗人群的理解力、感受力和表达能力等，可以在 0～100 的 VAS 评分中给予相应等级的表情图示或语言描述，以使得受试者能够相对准确的做出选择。目前，在儿童口尝试验中较常见的 VAS 评分采用 5 等级划分，即非常差（0 分）、差（20 分）、不好不差（50 分）、好（80 分）、非常好（100 分）。

对于吞咽前状态（包括经溶剂或唾液分散溶解后状态）为真溶液剂的制剂，在儿童口尝试验中可对适口性进行整体评估，即 VAS 评分反应制剂的整体适口性情况，但需要事先对适口性的评估内容予以明确，例如，适口性包括味道、余味、气味。

对于吞咽前状态（包括经溶剂或唾液分散溶解后状态）为混悬型溶液剂的制剂，在儿童口尝试验中除了对适口性进行整体评估之外，还应评估砂砾感。砂砾感评估也可以采用 VAS 评分，需要事先对砂砾感的评估内容予以明确。

对于需在吞咽前进行咀嚼的制剂，在儿童口尝试验中除了对适口性进行整体评估之外，还应至少增加咀嚼体验评估和砂砾感评估。咀嚼体验评估和砂砾感评估也可以采用 VAS 评分，需要事先对咀嚼体验和砂砾感的评估内容予以明确。

在实施测评前，应对受试者进行测评方法的详细解释说明，确保受试者已准确理解方法及 VAS 所示含义，以确保测评结果的可靠性。在不影响测评结果的前提下，儿童口尝试验可以选择将试验药物咽下或吐出。

可接受的研究设计包括但不限于：在目标治疗人群参与的临床试验中增加儿童口尝试验评估指标作为次要终点评估，或者开展独立的儿童口尝试验。无论采用何种设计，试验数据应至少包括 20 例可评价样本，可以根据目标治疗人群年龄段跨度适当增加及合理分配样本。建议采用同一受试者不同时点单次给药重复测量的方法，以减少偏倚。例如，在首次给药和第二次给药时，对同一受试者分别进行一次评估。通常，单次给药足以满足适口性评价要求，长期服药制剂（包括每日多次给药或每日一次给药连续数日）无需进行连续给药评估。

对于儿童专用药品，儿童口尝试验中 VAS 评分大于等于 50 分（包括不好不差、好、非常好）的受试者比例达到 90% 以上，两次重复测量结果具有一致性时，可视为儿童适口性良好。对于可用于儿童的药品（同时具有儿童和成人适应症），儿童口尝试验中 VAS 评分大于等于 50 分（包括不好不差、好、非常好）的受试者比例达到 70% 以上，两次重复测量结果具有一致性时，可视为儿童适口性可接受。

对于理解能力与表达能力无法满足评估操作要求的低龄儿童或特殊疾病儿童，可以采用自主评分与面部表情分析系统软件相结合的方式，对服药后的面部表情进行录制与分析，辅助进行适口性评价。

6. 临床试验中依从性和觅药行为评价

通过对儿童参与的临床试验中受试者依从性和觅药行为数据的记录和分析，可以验证儿童适口性评估结果。与成人临床试验不同，当儿童临床试验结果提示依从性差时，需要考虑是否与制剂口感不良存在相关性，相反，觅药行为导致的误用或过量发生时，也需要考虑是否存在良性口感刺激过强的情况。

多数情况下，临床试验中依从性和觅药行为评价结果并不足以推翻前期获得的儿童适口性评估结果，但是其数据可以为说明书中与口感相关的注意事项信息（如误服）提供依据。

五、参考文献

1. CDE. 国家药监局药审中心关于发布《儿童用药（化学药品）药学开发指导原则（试行）》的通告（2020 年第 67 号）. 2020 年 12 月.

2. CDE. 国家药监局药审中心关于发布《儿童用化学药品改良型新药临床试验技术指导原则（试行）》的通告（2021 年第 38 号）. 2021 年 9 月.

3. ICH E11（R1）：Addendum to ICH E11：Clinical Investigation of Medicinal Products in The Pediatric Population. July, 2017.

4. Ternik R，Liu F，Bartlett JA，et al. Assessment of swallowability and palatability of oral dosage forms in children：Report from an M-CERSI pediatric formulation workshop［J］. Int J Pharm. 2018 Feb 5；536（2）：570-581.

5. Mistry P，Batchelor H；SPaeDD-UK project（Smart Paediatric Drug Development -UK）. Evidence of acceptability of oral paediatric medicines：a review［J］. J Pharm Pharmacol. 2017 Apr；69（4）：361-376.

6. 苏敏. 儿童药物的剂型设计［J］. 药学进展，2019，43（9）：655-666.

7. 陈鑫，卢安，王向宇，等. 儿童口服液体药物制剂的技术难点及研发策略分析［J］. 药学学报，2021，56（1）：130-137.

8. 张威风，王晓玲，翟光喜，等. 儿童用药口感评价方法研究进展［J］. 中国医药，2021，16（9）：1407-1411.

9. Thompson C，Lombardi D，Sjostedt P，et al. Best Practice Recommendations Regarding the Assessment of Palatability and Swallowability in the Development of Oral Dosage Forms for Pediatric Patients. Ther Innov Regul Sci. 2015 Sep；49（5）：647-658.

10. 王鑫，张定堃，林俊芝，等. 口腔给药系统中口感的评价方法研究进展［J］. 中草药，2015，46（14）：2167-2172.

11. 赵玥瑛，王昌海，张泽康，等. 口服制剂口感评价方法的应用进展［J］. 中国中药杂志，2022，47（2）：358-366.

12. Peng Y，Zhang H，Gao L，et al. Palatability Assessment of Carbocysteine Oral Solution Strawberry Taste Versus Carbocysteine Oral Solution Mint Taste：A Blinded Randomized Study［J］. Front Pharmacol. 2022 Feb 28；13：822086.

13. 刘瑞新，张杏芬，李学林，等. 3 种口尝评价方法用于药物苦度评价的比较［J］. 中国实验方剂学杂志. 2013. 19（20）：118-122.

同名同方药研究技术指导原则（试行）

一、概述

根据《中药注册分类及申报资料要求》（国家药监局 2020 年第 68 号通告），同名同方药是指通用名称、处方、剂型、功能主治、用法及日用饮片量与同名同方已上市中药相同，且在有效性、安全性、质量可控性方面不低于该已上市中药的制剂。同名同方已上市中药应当具有充分的有效性、安全性证据。同名同方药的研发应当选择合适的同名同方已上市中药作为对照药。

同名同方药的研发应当以临床价值为导向，促进中医药传承精华，守正创新，高质量发展，避免低水平重复。鼓励运用符合产品特点的新技术、新方法进行工艺优化、质量提升。

为指导申请人开展同名同方药的研究，制定本指导原则。申请人可依据《药物研发与技术审评沟通交流管理办法》就同名同方药研发中的关键技术问题申请与药品审评中心进行沟通交流。

二、基本原则

（一）同名同方药应当基于临床价值进行研发。申请人应当基于风险获益，综合中医药理论、人用经验和临床试验数据，评估同名同方已上市中药的临床价值。

（二）同名同方药的工艺路线，建议与对照药批准证明文件（含附件）载明的工艺路线保持一致，应当结合工艺特点开展同名同方药的工艺参数、辅料等的相关研究。

（三）同名同方药的研发应当基于中药质量控制的特点，加强药材、饮片、中间体、制剂等全过程质量控制。

（四）同名同方药的工艺参数、辅料与对照药相同的，或工艺参数、辅料变化参照《已上市中药药学变更研究技术指导原则（试行）》经研究评估不引起药用物质基础或药物吸收、利用明显改变的，一般无需进行毒理和临床试验。

对照药批准证明文件（含附件）载明的关键工艺参数不明确的，或工艺参数、辅料的变化参照《已上市中药药学变更研究技术指导原则（试行）》，对药用物质基础或药物吸收、利用的影响难以评估的，一般需进行毒理和临床试验。

如果药用物质基础或药物吸收、利用发生明显改变，应当以安全性、有效性不低于对照药为原则，开展毒理和临床试验。如以提升药品安全性、有效性为目的，建议申请人按照中药改良型新药相关技术要求进行研发和申报。

（五）申请人经评估认为属于需要开展临床试验情形的，可申请临床试验，按照《中药注册分类及申报资料要求》提交申报资料。

三、对照药的选择

同名同方药的研发应当科学合理选择同名同方已上市中药作为对照药，对照药应当具有临床价值。原则上同名同方药的功能主治应当与对照药相同。所选择对照药有多个主治病症的，应当分别进行临床价值评估，其中不具有临床价值的主治病症，不应当作为同名同方药的主治病症。

申请人应当充分评估对照药的临床价值。应当选择临床价值依据充分的已上市中药，如临床广泛使用、功能主治科学合理、无明显安全性担忧，且符合当前临床诊疗需求等，进行同名同方药研发。对照药原则上应当是按药品注册管理要求开展临床试验后批准上市的品种、现行版《中华人民共和国药典》收载的品种以及获得过中药保护品种证书的品种（结束保护期的中药保护品种以及符合中药品种保护制度有关规定的其他中药保护品种）。不属于上述范围的品种，若开展同名同方药的研发，一般应当开展临床试验。

对于临床价值不确定、存疑或依据不充分的情形，申请人应当慎重考虑是否进行同名同方药的研发，如开展同名同方药研发，应当进行临床试验。处方组成不符合中医药理论且缺乏有效性和安全性数据、主治病症已不符合当前临床诊疗实际、上市后使用中发现有较大安全性风险、监管部门要求开展上市后安全性评价的品种等，不建议开展同名同方药研发。

若同名同方已上市中药存在多家生产、多个文号的情况，不同生产企业相同品种的功能主治、适用人群、用法用量、日用饮片量等内容可能存在差异，同名同方药的研发应当选择经评估临床价值依据充分的品种作为对照药。不同生产企业相同品种的药材基原、药用部位、饮片炮制等内容也可能存在差异，同名同方药的药材基原、药用部位、饮片炮制等内容应当与所选的对照药一致。多基原的药材应当在对照药的使用范围内研究固定基原。

四、药学研究

同名同方药的药学研究应当加强药材、饮片、中间体、制剂等全过程的质量控制，工艺、质量标准、稳定性等研究应当符合现行技术要求，质量可控性应当不低于对照药。具体研究工作可参照相关技术指导原则开展。

（一）处方药味

同名同方药的处方药味（包括药材基原、药用部位、饮片炮制等）及其用量应当与对照药一致。

多基原的药材应当在对照药的使用范围内研究固定基原。应当研究固定药材产地。明确详细的炮制工艺路线和关键工艺参数。

对于药物成份明确的制剂，应当与对照药的药物成份一致，可参照相关技术指导原则进行研究、评估。

（二）制备工艺

生产工艺研究应当结合工艺特点开展，研究明确前处理、提取纯化、浓缩干燥、制剂成型等工艺参数。应当关注提取、纯化等工艺对药用物质基础的影响。工艺参数与对照药批准证明文件(含附件)载明的工艺参数相比发生变化的，参照《已上市中药药学变更研究技术指导原则（试行）》进行研究、评估。如果对照药批准证明文件（含附件）载明的工艺参数、辅料不明确的，参照《中药复方制剂生产工艺研究技术指导原则（试行）》开展生产工艺研究，明确相关工艺参数。

采用传统工艺的，如粉碎或水提取，可参照《已上市中药药学变更研究技术指导原则（试行）》，以出粉率、粒度及粉末粒度分布，浸膏提取得率或浸出物、指纹图谱 / 特征图谱、活性成份或指标成份含量等指标进行对比研究、评估。

辅料应当符合药用辅料管理的相关规定和要求。若辅料与对照药所使用的不同，应当研究、评估辅料的改变对药用物质基础或药物吸收、利用的影响，其变化不应当引起药用物质基础或药物吸收、利用明显改变。

对照药使用具有药材标准的特殊辅料（如：蜂蜜、冰糖等），且该辅料的功能主治与药品功能主治或安全性相关的，该辅料不应当发生改变。

申请上市许可时应当根据确定的制备工艺完成不少于 3 批商业规模生产工艺验证。

（三）质量研究与质量标准

应当加强药材、饮片、中间体、制剂等质量研究，应当关注与安全性有关的质量控制研究。对于含毒性药味，特别是含大毒（剧毒）药味或现代研究发现有严重毒性的药味，应当对相关毒性成份进行质量控制。参考同处方已上市品种质量标准的质量控制项目，按照现行技术要求进行质量研究，制定质量标准，保证同名同方药质量可控性不低于同名同方已上市中药。

与对照药质量对比研究的评价指标一般包括但不限于浸出物、指纹图谱 / 特征图谱以及多种指标成份或有效成份含量等。

（四）稳定性研究

参照相关指导原则开展稳定性研究，根据稳定性研究结果，确定贮藏条件、有

效期及包装材料 / 容器。直接接触药品的包装材料 / 容器应当符合药包材管理的相关规定和质量控制要求。

五、药理毒理研究

对于本技术指导原则"基本原则"（四）中需要开展毒理研究的情形，应当进行相关的毒理试验。另外，如果对照药上市前及上市后均未进行相关的毒理研究，且在应用过程中存在明显安全性担忧的，如含大毒（剧毒）药味或现代研究发现有严重毒性的药味、临床上出现严重不良反应，应当考虑进行相关的毒理试验。

根据具体情况，确定所需要进行的毒理试验项目。对于中药复方制剂，毒理试验项目一般包括单次给药毒性试验、重复给药毒性试验，必要时根据具体情况进行其他毒理试验。

对于非口服给药途径的同名同方药，根据给药途径及制剂特点进行相应的制剂安全性试验。

六、临床试验

对于需要开展临床试验的，如因关键工艺参数不明确的，或工艺参数、辅料的变化参照《已上市中药药学变更研究技术指导原则（试行）》，对药用物质基础或药物吸收、利用的影响难以评估的，以及药用物质基础或药物吸收、利用发生明显改变的，应当按现行技术要求进行临床试验，验证同名同方药的有效性和安全性不低于对照药。若有多个主治病症，在功能主治表述规范合理的前提下，视工艺变化情况可选择其中主要的主治病症进行验证。

对照药临床价值不确定、存疑或依据不充分的，同名同方药应当按照现行技术要求开展临床试验，进一步验证其临床价值，原则上应当选择安慰剂作为对照。若对照药有多个主治病症，原则上应当验证所有的主治病症，对有相同的病因病机及相同的主要 / 核心临床症状的，可选择其中某个代表性的适应症开展临床试验。若对照药部分主治病症已不符合当前临床诊疗实际，或因其他特殊原因不能全部进行验证，可仅针对其部分主治病症进行临床试验，但应当说明原因以及选择依据。上述情况的同名同方药功能主治的表述应当根据临床试验提供的证据来确定。

对于有国家药品标准而无药品批准文号的品种，同名同方药的申请应当基于其中医药理论和人用经验的情况开展必要的临床试验。

药物成份明确，适合进行生物等效性研究的同名同方药，可参照相关技术要求开展生物等效性试验。

七、说明书撰写

应当在对照药说明书基础上，按照现行技术要求，结合临床价值评估和 / 或临床试验结果对同名同方药说明书进行完善。

【功能主治】项撰写原则：对于无需开展临床试验的同名同方药，原则上应当与所选对照药保持一致。若对照药【功能主治】表述不规范，或不符合当前学科共识等，应当在原说明书范围内，按现行相关技术要求进行删减或规范表述。

【用法用量】项撰写原则：一般应当与所选对照药保持一致。如存在表述不规范的情形，应当在原说明书范围内，结合临床试验或人用经验情况规范表述。对于开展了临床试验的同名同方药，应当根据临床试验结果确定【用法用量】表述。

"警示语"、【不良反应】【禁忌】【注意事项】等安全性相关项撰写原则：应当根据对照药最新的说明书撰写说明书安全性相关内容。对于对照药安全性相关内容存在不足或缺失，影响安全合理用药的，同名同方药应当按照《已上市中药说明书安全信息项内容修订技术指导原则（试行）》进行完善。对于开展了临床试验的同名同方药，还应当根据临床试验结果，增加相应的安全性内容。

【临床试验】项撰写原则：对于开展了临床试验的同名同方药，应当在【临床试验】项下增加相应的内容。

【药理毒理】项撰写原则：对于在同方同方药研发过程中进行了毒理试验的，若重复给药毒性试验（必要时，单次给药毒性试验）中发现了对临床应用有参考价值的毒性结果，在本项中增加相应内容；若进行了特殊毒理学试验，可增加相应内容。

下　篇
个药指导原则

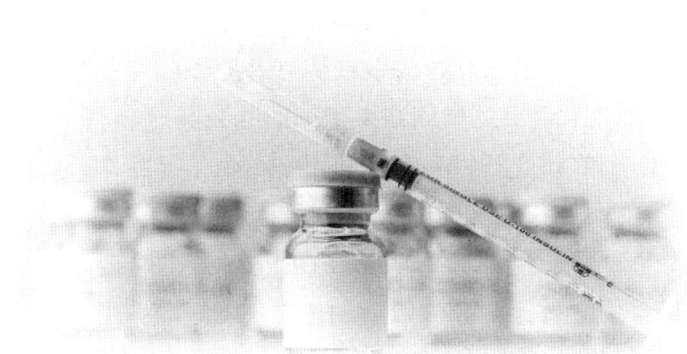

西妥昔单抗注射液生物类似药临床试验设计
指导原则（试行）

一、前言

西妥昔单抗是靶向人表皮生长因子受体（Epidermal Growth Factor Receptor，EGFR）的免疫球蛋白 G1（IgG1）亚型的人鼠嵌合型单克隆抗体，可特异性结合 EGFR，阻断磷酸化和受体相关激酶的激活，从而抑制细胞生长，诱导细胞凋亡。2003 年西妥昔单抗首次在瑞士获准用于治疗结直肠癌，随后 2004 年在欧盟和美国上市，目前已在超过 100 个国家获得批准上市。美欧日已经批准的适应症包括转移性结直肠癌及头颈部鳞状细胞癌。各监管机构批准适应症稍有不同，以美国为例，批准适应症为：（1）头颈癌：与放疗联合治疗头颈部局部或区域性晚期鳞状细胞癌；与铂类和 5-氟尿嘧啶联合治疗头颈部复发性局部疾病或转移性鳞状细胞癌；单药治疗含铂疗法后进展的头颈部复发性局部疾病或转移性鳞状细胞癌。（2）结直肠癌：通过 FDA 批准的检测方法确定的 K-Ras 野生型 EGFR 表达的转移性结直肠癌：与 FOLFIRI 联合用于一线治疗；与伊立替康联合用于伊立替康化疗难治的患者；单药用于基于奥沙利铂和伊立替康化疗失败或伊立替康不耐受的患者。使用限制：不适合治疗 Ras-突变型或 Ras 突变检测结果未知的结直肠癌。

2007 年西妥昔单抗注射液获批进口中国，商品名为爱必妥®，规格为 100mg/20mL，目前西妥昔单抗国内获批适应症为：（1）本品用于治疗 RAS 基因野生型的转移性结直肠癌：与 FOLFOX 或 FOLFIRI 方案联合用于一线治疗；与伊立替康联合用于经含伊立替康治疗失败后的患者。（2）本品用于治疗头颈部鳞状细胞癌：与铂类和氟尿嘧啶化疗联合用于一线治疗复发和 / 或转移性疾病。

西妥昔单抗全球专利已经到期，目前国内有多家企业正在研发其生物类似药，尚未有生物类似药获得批准。为更好推动生物类似药的开发，在原国家食品药品监督管理总局已发布的《生物类似药研发与评价技术指导原则（试行）》基础上，结合西妥昔单抗的特点，撰写了本技术指导原则，重点探讨当前普遍关注的临床研究策略和临床试验设计问题，以期为国内西妥昔单抗生物类似药的临床研发提供参考。

本指导原则仅代表药品监管部门当前的观点和认知。随着科学研究的进展，本指导原则中的相关内容将不断完善与更新。应用本指导原则时，请同时参考药物临床试验质量管理规范（GCP）、国际人用药品注册技术协调会（ICH）和其他国内外已发布的相关指导原则。

二、西妥昔单抗生物类似药临床研究策略

根据《生物类似药研发与评价技术指导原则（试行）》，生物类似药研发总体思路是通过系统的比对试验为基础，证明候选药与原研药的相似性，支持其安全、有效和质量可控等方面与原研药的相似性。依据逐步递进的原则，分阶段进行药学、非临床、临床比对研究。进行西妥昔单抗生物类似药临床研发的首要前提是已通过前期药学和非临床比对试验证明候选药与原研药相似，在此基础上方可按照生物类似药的路径开展药代动力学（PK）比对试验和临床安全有效性比对试验。

原则上，药代动力学比对试验需要进行一项健康受试者单次给药药代动力学比对研究，验证候选药与原研药 PK 特征的生物等效性。临床比对研究需选择国内已经获批适应症人群，与原研药进行一项头对头比较的临床等效性研究以支持其注册上市。完成单个适应症的临床比对研究，可寻求外推其它相同作用机制的适应症。

爱必妥®表达宿主体系采用鼠骨髓瘤细胞（SP20），而国内产品均采用仓鼠卵巢细胞（CHO）进行表达，虽然与爱必妥®一级结构相同，但在翻译后修饰、生物学活性等方面可能存在不同，这些变化不是否定该产品成为爱必妥®生物类似药的关键因素，需进一步分析这些变化是否会对药代动力学（PK）/药效动力学（PD）、疗效、安全性和免疫原性产生影响。如前期研究不符合生物类似物的要求，则按照新药研发，需进行完整的临床前研究和剂量探索研究，不能完全依据原研药的用法用量进行临床研究。如前期研究符合生物类似药的要求，则按照以下要求进行临床研究。

三、西妥昔单抗临床试验设计要点

生物类似药临床比对研究设计应当以证明候选药与原研药的相似性为目的，进行科学合理的研究设计。临床研究中应采用与国内进口相同来源的原研药作为对照。如果选择其他来源的原研产品，应提供与国内进口西妥昔单抗原研药的可比性证据。

（一）药代动力学比对研究

试验设计：基于西妥昔单抗半衰期较长，平均消除半衰期为 70～100 小时，且具有免疫原性等特征，建议采用单次给药的随机、双盲、平行对照的试验设计评价其 PK 特征的相似性。

研究人群：健康受试者是评价候选药与原研药药代动力学差异的敏感人群。西妥昔单抗单次给药 PK 比对研究仅选择健康男性受试者是可行的，应保障受试者

安全。

剂量及给药途径：原则上，不要求对每种治疗剂量均进行 PK 比对研究，应选择能检测出生物类似药与原研药的 PK 潜在差异的最敏感的剂量。通常选择最低治疗剂量进行单次给药 PK 比对研究是较为合理的试验设计。

作为单药治疗或与伴随化疗或放疗（RT）联用给予的西妥昔单抗表现非线性 PK，在剂量从 20 mg/m² 增加到 400mg/m² 时，AUC 增加幅度大于剂量成比例增加的幅度。在剂量从 20 mg/m² 增加到 200mg/m² 时，西妥昔单抗清除率从 0.08 L/h/m² 降到 0.02 L/h/m²，当剂量＞ 200mg/m² 时，清除率达到平台期。建议结合安全性问题等综合考虑给药剂量，可采用低于 250 mg/m² 剂量开展单次给药 PK 比对研究，静脉滴注 120 分钟。保持尽可能一致的输注速度或输注时间，将有利于敏感评价候选药和原研药的 PK 差异。

采样点设计：PK 采样点设计以能够准确反映候选药和原研药整体 PK 特征为原则。建议采集到给药后足够长时间的样品，应包括末端消除相。通常 $AUC_{0-t}/AUC_{0-\infty}$ 比值 ≥ 80% 是可以接受的，如果 $AUC_{0-t}/AUC_{0-\infty}$ 比值＜ 80% 的受试者比例 ＞ 20%，则需充分评估试验结论的可靠性。

终点指标与界值：建议提供全面 PK 参数包括但不限于 AUC_{0-t}、$AUC_{0-\infty}$、$AUC_{0-t}/AUC_{0-\infty}$ 比值、C_{max}、t_{max}、CL、V_d 和 $t_{1/2}$ 等。PK 比对研究主要终点指标的选择是等效性评价的关键要素。推荐 $AUC_{0-\infty}$ 作为主要研究终点指标，等效性界值预设为 80% ~ 125%。C_{max}、t_{max}、CL、V_d 和 $t_{1/2}$ 作为次要终点指标进行比较分析，如以率比及置信区间或假设检验结果的方式描述比较结果。

样本量：通常 90% 置信区间可接受的等效性判断界值为 80% ~ 125%，估算样本量时把握度可以取 80% 及以上，同时应结合原研药既往信息及药代参数变异情况综合考虑。

（二）临床有效性比对研究

试验设计：临床比对研究的主要目的是证明生物类似药与原研药临床疗效的相似性，应选择最易检测出药物相关差异的最敏感患者人群和临床终点，同时控制与患者和疾病相关的因素至最小化。采用等效性设计，以进口原研药为参照，进行随机、双盲、平行对照试验。

研究人群：应基于原研药已获得临床试验数据和获批适应症选择最敏感的均质患者人群。疾病严重程度和既往治疗线数不同的患者，预期对研究药物产生的应答也不同，会增加研究的变异度。

爱必妥® 在全球范围内获批的适应症有转移性结直肠癌和头颈部鳞状细胞癌，目前在中国均已获得批准，可以选择在已经获批的适应症人群中开展研究。考虑到头颈部鳞状细胞癌患者数量相对较少，同时西妥昔单抗在转移性结直肠癌中应用广泛，已开展了多项与化疗联合的随机对照研究（国外有 CRYSTAL 研究和 OPUS 研究，国内有 TAILOR 研究），可获得参考的疗效数据相对较多，因此，建议在转移性结直肠癌患者中进行西妥昔单抗生物类似药临床比对研究，具体为：与 FOLFOX 或 FOLFIRI 方案联合用于一线治疗 RAS 基因野生型的转移性结直肠癌患者，这也是目前国内在研产品均采用的研究人群。

国内外指南均推荐抗 EGFR 靶向药在一线 *KRAS/NRAS/BRAF* 野生型的转移性结直肠癌治疗中结肠癌的使用仅限于原发病灶位于左侧结肠者。在右半结肠，抗 EGFR 靶向药物的疗效明显减少甚至不能使患者获益。故选择原发肿瘤部位为左半结肠和直肠的 *KRAS/NRAS/BRAF* 野生型转移性结直肠癌一线患者作为西妥昔单抗生物类似药临床比对研究的人群也是可以考虑的。

给药方案 / 剂量：建议按原研药境内说明书中批准的给药方案和剂量给药，即：初始剂量按体表面积为 400 mg/m²，之后每周给药剂量按体表面积为 250 mg/m²。首次给药应缓慢，静脉滴注速度不得超过 5 mg/min，建议滴注时间为 120 分钟，随后每周给药的滴注时间为 60 分钟，滴注速率不得超过 10 mg/min。

研究终点：主要研究终点的选择应能敏感甄别出候选药与原研药的临床疗效差异，而肿瘤新药临床试验中常用的疗效终点无进展生存期（Progression Free Survival，PFS）、总生存期（Overall Survival，OS）并不是最敏感的指标。

当前普遍接受以独立影像评估客观缓解率（Objective Response Rate，ORR）为主要终点，国内在研的西妥昔单抗生物类似药在转移性结直肠癌进行Ⅲ期比对的临床试验均采用 ORR 为主要研究终点。转移性结直肠癌一线治疗通常持续直至疾病进展或出现不可耐受的毒性为止，多项随机对照临床试验观察到缓解出现的中位时间为 16 周左右，因此建议采用第 16 周作为独立影像评估 ORR 评估的主要时间点。建议同时收集疾病控制率（Disease control rate，DCR）、缓解持续时间（Duration of Response，DOR）、PFS 和 OS 等次要终点指标数据以进一步支持。

等效性界值和样本量：生物类似药临床疗效比较研究中，需要合理选择比值（Risk Ratio，RR）或差值（Risk Difference，RD）作为主要终点指标的效应量。等效性界值一般基于原研产品疗效的置信区间进行估算，并结合临床意义进行确定。原研产品的疗效通常依据于原研产品与标准治疗（或安慰剂）随机对照优效性研究的 Meta 分析结果得出。纳入 Meta 分析文献的选择、分析结果的利用等需要综合考虑目标适应症国内外临床实践、种族差异、样本量可行性等因素。目前推荐利用 RR 计算设定西妥昔单抗临床有效性比对试验的等效性界值。

西妥昔单抗联合的化疗方案包括 FOLFOX 方案和 FOLFIRI 方案，两种化疗方案疗效相似，可以互换。基于此，汇总西妥昔单抗联合 FOLFOX 或 FOLFIRI 一线治疗 RAS 野生型转移性结直肠癌人群的有效性数据，纳入 CRYSTAL 研究、TAILOR 研究和 OPUS 研究数据进行 Meta 分析。CRYSTAL 研究、TAILOR 研究和

OPUS 研究的 RAS 野生型人群中，西妥昔单抗 + 化疗 vs 化疗的 ORR 分别为 66.3% vs 38.6%、61.1% vs 39.5% 、57.9% vs 28.6%，对三项研究数据进行 Meta 分析，结果显示：西妥昔单抗 + 化疗 vs 化疗的 RR（95%CI）为 1.6585（1.4410，1.9089），试验组和对照组的 ORR 合并率分别为 63.03% 和 37.99%。采用 RR 指标确定等效性界值，至少达到原研药相对标准治疗疗效的 50% 的原则，保留疗效 95% 置信区间下限的 50% 时，等效区间为［0.83，1.20］。如果前期 PK 比对研究数据表明生物类似药与原研药具有一致性，那么采用实际 RR 的 90% 以上置信区间进行等效性判断是可以接受的，把握度一般设置在 80% 以上，基于上述参数合理估算样本量。如按全球开发策略，则需要考虑满足不同监管部门的要求。

如果选择原发肿瘤部位为左半结肠和直肠的 *KRAS/NRAS/BRAF* 野生型转移性结直肠癌一线患者作为西妥昔单抗生物类似药临床比对研究的人群，按照同样的等效性界值确定原则，建议等效区间设置为［0.84，1.19］。

（三）其他需要重点关注的问题

1. 安全性和免疫原性研究

免疫原性研究应贯穿在生物大分子药物整个研发过程中。免疫原性主要通过检测抗药抗体（anti-drugs antibodies，ADA）和中和抗体（Nab）的发生率来评价。

免疫原性试验结果与检测方法的敏感性、特异性及药物耐受性高度相关，并且可能受以下几种因素的影响：血样的处理、取样的时间、合并用药以及合并的疾病等。通常，临床免疫原性考察研究（包括 ADA 和 Nab）与临床有效性比对研究在同一项临床试验中进行。推荐所有受试者均应进行免疫原性的考察，采样时间点设置应至少包括首次给药前、第 4 周和 / 或第 12 周、末次给药后一个月，建议对出现异常情况的受试者根据需要适时增加检测点，进而证实候选药在抗体阳性率、抗体滴度、抗体出现时间和中和抗体发生率等方面不高于原研药。同时，所涉及研究应证明生物类似药与原研药在免疫原性方面应不具有临床意义的差别。

西妥昔单抗原研产品的免疫原性较低，参考原研产品的说明书："单克隆嵌合抗体进入人体内引发抗原抗体反应，从而产生人抗嵌合抗体（HACA）。但目前有关 HACA 产生过程的数据有限。在所有已进行的目标适应症的研究中，3.4% 的患者检测到了 HACA 的滴度，其发生率为 0 ～ 9.6%。到目前为止，尚无 HACA 中和西妥昔单抗的结论性数据。HACA 的产生与超敏反应或其它不良反应的发生无关"，建议对西妥昔单抗生物类似药免疫原性的考察至少持续 1 年。候选药的临床研究过程相对简化、观察时间较短，产品的免疫原性并不一定在有限的研究过程中被充分检测到，因此，建议申办方制定详细的上市后免疫原性评价的计划，包括建议的观察时限、需收集的检测指标等。

安全性考察在药代和有效性比对试验研究中均应进行考察，对不良反应发生的类型、严重性和频率等进行比较，尤其是特定的重点关注的不良反应。建议提供足够长观察周期的安全性信息，以充分暴露潜在的风险。

2. 患者药代动力学研究

通常，在进行患者临床比对研究时应同步开展多次给药 PK 研究，进而评估候选药与原研药在患者中的 PK 相似性趋势。PK 采样点设置以能够较清晰地反映两者整体 PK 特征为原则。推荐患者多次给药的药代动力学研究在吸收到达稳态时进行采样，比较候选药和原研药之间药物暴露量（$C_{\text{min, ss}}$）的相似性。

（四）适应症外推

适应症外推是指在生物类似药研发中批准一个没有与原研药进行直接临床比对研究的适应症。如果在原研药已批准适应症某一个人群中完成了生物类似药的系统比对研究，那么候选药就有可能基于已有的数据和信息寻求原研药已批准其他相同作用机制适应症的获批。适应症外推的前提是生物类似药与原研药的生物相似性已经被证实。适应症外推主要基于生物类似药比对研究所有可获得的数据和信息、原研药其他批准适应症临床研究在安全性和疗效方面的重要发现和对原研药每个适应症作用机制科学认知的综合考虑。申报单位必须提供充分的科学证据以支持适应症外推的申请。

四、小结

西妥昔单抗生物类似药临床相似性研究应遵循生物类似药临床相似性评价的一般原则，即应当在有合理科学依据的前提下尽可能的简化，以能证实候选药与原研药相似性为目标，同时兼顾该品种的特性，进行有针对性的临床比对研究设计。鼓励研发企业与管理部门进行沟通，探索更加简便高效的研究设计方法。

参考文献

1. ERBITUX® 美国说明书.

2. ERBITUX® 欧盟说明书.

3. 爱必妥® 中国说明书.

4. 国家药品监督管理局. 生物类似药研发与评价技术指导原则（试行）. http://www.nmpa.gov.cn/WS04/CL2138/300003.html.

5. 国家药品监督管理局. 关于生物类似药临床试验用原研参照药进口有关事宜的公告（2019 年第 44 号）. http://www.nmpa.gov.cn/WS04/CL2138/338047.html.2019−05−28.

6. 国家药品监督管理局. 以药动学参数为终点评价指标的化学药物仿制药人体生物等效性研究技术指导原则. http://www.cde.org.cn/zdyz.do?method=largePage&id=227.

7. 国家药品监督管理局. 生物类似药相似性评价和适应症外推技术指导原则. http://www.cde.org.cn/news.do? method=largeInfo&id=0781c768db1dbe43.

8. 中国临床肿瘤学会指南工作委员会，中国临床肿瘤学会（CSCO）. 结直肠癌诊疗指南 2019. 北京：人民卫生出版社，2019.

9. NCCN. Colon Cancer, Version 1. 2021. https://www.nccn.org/professionals/physician_gls/pdf/colon.pdf.

10. NCCN. Rectal Cancer, Version 1. 2021. https://www.nccn.org/professionals/physician_gls/pdf/rectal.pdf.

11. Van Cutsem E, Lenz HJ, Kohne CH, et al. Fluorouracil, leucovorin, and irinotecan plus cetuximab treatment and RAS mutations in colorectal cancer［J］. J Clin Oncol. 2015, 33（7）：692-700.

12. Van Cutsem E, Kohne CH, Lang I, et al. Cetuximab plusirinotecan, fluorouracil, and leucovorin as first-line treatment formetastatic colorectal cancer：updated analysis of overall survival according to tumor KRAS and BRAF mutation status［J］. J ClinOncol. 2011, 29（15）：2011-2019.

13. Qin S, Li J, Wang L, et al. Efficacy and tolerability of first-line cetuximab plus leucovorin, fluorouracil, and oxaliplatin（FOLFOX-4）versus FOLFOX-4 in patients with RAS wild-type metastatic colorectal cancer：The Open-Label, Randomized, Phase Ⅲ TAILOR Trial［J］. J ClinOncol. 2018, 36（30）：3031-3039.

14. Bokemeyer C, Bondarenko I, Makhson A, et al.Fluorouracil, leucovorin, and oxaliplatin with and without cetuximab in the first-line treatment of metastatic colorectal cancer［J］. J ClinOncol. 2009, 27（5）：663-671.

特立帕肽注射液生物类似药临床试验设计指导原则

一、概述

特立帕肽注射液（Teriparatide Injection）是 Eli Lilly Nederland B.V.（礼来公司）的原研产品，系采用大肠杆菌表达制备的重组人甲状旁腺素（1–34）注射液。内源性甲状旁腺素（parathyroid hormone，PTH）由 84 个氨基酸组成，是骨骼和肾脏中钙和磷酸盐代谢的主要调节因子。PTH 的生理学作用包括调节骨代谢、调节肾小管钙和磷酸盐的重吸收、调节肠道钙的吸收。特立帕肽和 PTH 的 34 个 N–端氨基酸与相关受体结合具有相同的亲和力，对骨骼和肾脏产生相同的生理学作用，与骨、肾等组织表面的受体结合，促进血钙水平升高，血磷水平下降[1]。

特立帕肽注射液于 2002 年 11 月在美国首先获批上市，为全球首个上市的促进骨形成药物[1]。原研产品于 2011 年 3 月获准在我国上市，规格：20μg：80μl，2.4ml/支。商品名为：复泰奥/Forsteo。适应症为：适用于有骨折高发风险的绝经后妇女骨质疏松症的治疗。本品可显著降低绝经后妇女椎骨和非椎骨骨折风险，但对降低髋骨骨折风险的效果尚未证实。推荐用法用量为：每日皮下注射 20μg，注射部位应选择大腿或腹部。使用预填充注射笔进行给药。

目前，特立帕肽注射液原研产品序列专利已到期[2]，EMA 自 2017 年起已陆续批准 Movymia、Terrosa 和 Livogiva 等三个生物类似药上市[3-5]。为了更好地推动我国生物类似药的研发，在原国家食品药品监督管理总局已发布的《生物类似药研发与评价技术指导原则（试行）》[6]和国家药品监督管理局发布的《生物类似药相似性评价和适应症外推技术指导原则》[7]基础上，讨论形成了特立帕肽生物类似药临床试验研究设计要点，以期为业界提供参考。

本指导原则仅代表药品监管部门当前的观点和认知，随着科学研究的进展，本指导原则中的相关内容将不断完善和更新。应用本指导原则时，请同时参考药物临床试验质量管理规范（GCP）、国际人用药品注册技术协调会（ICH）和其他国内外已发布的相关指导原则。

二、特立帕肽生物类似药临床试验路径

与小分子仿制药只需开展一项药代动力学（pharmacokinetics，PK）生物等效性

研究来支持注册上市不同，生物类似药通常还需要开展一项与参照药"头对头"比较的临床等效性研究，以明确候选药与参照药在安全性和有效性方面不存在具有临床意义的差异，同时考察候选药免疫原性是否与参照药存在显著差异。而对于结构简单且免疫原性风险低的重组来源的小分子多肽产品，如果更为精确的药学分析表征已经证明与原研产品相似，一项与参照药"头对头"的 PK 等效性研究就可以支持其按生物类似药上市。

特立帕肽具有结构简单、无特殊修饰成份、分子量小和半衰期短等特点，氨基酸序列与人内源性甲状旁腺激素（含 84 个氨基酸序列）N 端的 34 个氨基酸序列（生物活性部分）相同，分子量为 4117.8 道尔顿。在原研产品一项大型的临床试验中，接受特立帕肽治疗的患者中有 2.8% 检测到与特立帕肽有交叉反应的抗体。通常情况下，在接受治疗 12 个月后初次检测到抗体并在治疗停止后抗体消失[1]。因此，在药学和非临床研究已证明候选药与参照药相似的基础上，在健康成人受试者中完成一项与参照药"头对头"的 PK 等效研究可以用来支持特立帕肽生物类似药相似性的评价。

如果药学和非临床研究提示候选药在免疫原性等方面较参照药存在显著升高的风险，应额外开展相应的研究并及时与药品审评中心沟通交流。

三、特立帕肽生物类似药临床试验设计考虑要点

（一）健康受试者药代动力学比对研究

试验设计：参照一般生物等效性研究的设计，根据特立帕肽作为结构简单的小分子多肽具有的半衰期短和免疫原性低的特点（稳态浓度下，20μg，每日给药一次），建议采用随机、盲法、交叉对照、单次给药的试验设计，洗脱期通常不少于24 小时。

研究人群：健康志愿者是较为理想的均质性受试人群，能更好的反映出候选药与原研药之间的 PK 差异。PK 比对研究的主要目是考察相似性，可以选择健康男性或女性志愿者。建议通过入选排除标准对可能影响药代动力学参数的因素进行控制，如年龄、体重 / 体重指数。

剂量及给药途径：选择的给药剂量应能敏感地分辨候选药和参照药 PK 特征差异。推荐给药剂量 20μg，皮下注射。建议选择统一的注射部位。

PK 指标与界值：PK 比对研究主要终点指标的选择是等效性评价的关键。根据口服固体制剂的相关指导原则[8]，$AUC_{0-\infty}$ 和 C_{max} 是判断生物等效性的主要参数，因此推荐 $AUC_{0-\infty}$ 和 C_{max} 作为主要终点指标，AUC_{0-t}、t_{max}、V_d 和 $t_{1/2}$ 作为次要研究终点重点进行比较分析，等效性界值建议设定为 80.00% ~ 125.00%。

样本量：试验前需充分估计所需的样本量，通常 α 取双侧 0.1（双单侧 0.05），

检验效能为 80%。样本量估算时应充分考虑个体内变异和原研药既往信息药代参数变异情况等。

（二）关于临床药效学指标的考虑

临床药效学指标与参照药的相似性对于特立帕肽生物类似药的相似性评价不是必须的，相关研发机构可以根据候选药在药学和非临床研究方面的基础选择合适的指标以支持生物类似药的评价。

特立帕肽作为首个上市的骨形成促进剂，具有确定的升高血钙作用，原研产品在临床试验中观察到血钙正常的受试者注射特立帕肽后血钙浓度有一过性的升高。在给药后 4 到 6 小时之间达到峰值并在 16 到 24 小时内回到基线水平[1]。血清钙水平在用于抗骨质疏松药物治疗过程中的安全性监测的同时可以支持生物类似药相似性的评价[9]。

四、小结

生物类似药的临床研发在药学和非临床药研究已证明候选药与参照药相似性的基础上，开展必要的临床比对研究以确认不存在具有临床意义的差异。特立帕肽作为结构简单且免疫原性风险低的重组来源的小分子多肽，根据其作用机制和制剂特点，如果更为精确的药学分析表征已经证明与原研产品相似，一项与参照药"头对头"的 PK 等效性研究就可以支持其按生物类似药上市。

本文中所述观点仅代表当前审评认识，诚挚期盼业界提出宝贵意见和建议，以便后续完善。也期望随着生物类似药的研究不断深入，对生物类似药临床研发的认知更加清晰。

五、参考文献

1. US Food and Drug Administration. FORTEO US package insert. https://www.accessdata.fda.gov/drugsatfda_docs/label/2002/21318_forteo_lbl.pdf.

2. GaBI Journal Editor. Patent expiry dates for biologicals：2018 update［J］. Generics and Biosimilars Initiative Journal，2019，8（1）：24-31.

3. European Medicines Agency. https://www.ema.europa.eu/en/medicines/human/EPAR/movymia.

4. European Medicines Agency. https://www.ema.europa.eu/en/medicines/human/EPAR/terrosa.

5. European Medicines Agency. https://www.ema.europa.eu/en/medicines/human/EPAR/livogiva.

6. 国家药品监督管理局.生物类似药研发与评价技术指导原则（试行）.https://

www.nmpa.gov.cn/directory/web/nmpa/xxgk/ggtg/qtggtg/20150228155701114.html.

7. 国家药品监督管理局药品审评中心 . 生物类似药相似性评价和适应症外推技术指导原则 . http://www.cde.org.cn/zdyz.do? method=largePage&id=8d7a496de07390b5.

8. 国家药品监督管理局 . 以药动学参数为终点评价指标的化学药物仿制药人体生物等效性研究技术指导原则 . https://www.nmpa.gov.cn/directory/web/nmpa/xxgk/ggtg/qtggtg/20160318210001725.html.

9. Takács I, Jókai E, Kováts D.E, et al. The first biosimilar approved for the treatment of osteoporosis: results of a comparative pharmacokinetic/pharmacodynamic study [J]. Osteoporosis International, 2018, 30.

人用狂犬病疫苗临床研究技术指导原则
（试行）

一、概述

狂犬病（Rabies）是一种急性侵袭性病毒性脑炎，由狂犬病病毒属病毒感染引起，一旦发病病死率为 100%。暴露后及时、规范地进行包括人用狂犬病疫苗接种在内的处置措施可有效预防狂犬病的发生。狂犬病疫苗根据注射途径不同可分为肌肉注射和皮内注射，目前境内均采用肌肉注射途径；根据狂犬病病毒暴露与接种疫苗的时间关系，分为暴露前和暴露后免疫程序。

目前，肌肉注射途径的狂犬病疫苗暴露后免疫程序有五剂程序（Essen 法，第 0、3、7、14 和 28 天各接种 1 剂）、四剂程序（Zagreb 法，第 0 天接种 2 剂，第 7、21 天各接种 1 剂，即 2-1-1 程序）和简易四剂程序（第 0、3、7 天各接种 1 剂、14～28 任意一天接种 1 剂，即 1-1-1-1 程序）。

为规范人用狂犬病疫苗的临床试验，特制定本指导原则。

二、适用范围

本指导原则旨在为人用狂犬病疫苗（以下简称狂犬病疫苗）的临床试验设计和评价提供技术指导。本指导原则着重对境内采用的肌肉注射途径狂犬病疫苗的暴露后免疫程序临床试验进行阐述，主要讨论现有不同免疫程序临床试验设计，以及有效性和安全性评价的重点关注内容。

本指导原则适用于注册分类为预防用生物制品 3.3 类（境内已上市疫苗）的狂犬病疫苗临床试验的设计及评价。对于皮内注射途径的狂犬病疫苗、创新型狂犬病疫苗或其它免疫程序的狂犬病疫苗临床研究，需根据实际情况进一步考虑并具体开展沟通交流。应用本指导原则时，还应同时参考药物临床试验质量管理规范（GCP）、疫苗临床试验技术指导原则、预防用疫苗临床可比性研究技术指导原则、国际人用药品注册技术协调会（ICH）以及其他已发布的相关指导原则。

本指导原则仅代表药品监管部门当前的观点和认识，不具有强制性的法律约束力。随着科学研究的进展，本指导原则中的相关内容将不断完善与更新。

三、临床试验设计和评价

（一）总体设计

1. 研究计划

对于适用于本指导原则范围的狂犬病疫苗，通常开展Ⅰ期和Ⅲ期临床试验，其中Ⅰ期临床以评价疫苗安全性为主，受试人群年龄及入组顺序应符合相关通用技术要求，安全性观察指标应全面。通过Ⅰ期临床试验对安全性进行初步评价后再开展Ⅲ期临床。Ⅲ期临床通常评价疫苗在目标人群中的有效性和安全性，一般采用随机、盲法、阳性疫苗对照试验设计。

由于狂犬病疫苗临床试验可能涉及不同免疫程序间的比较，临床试验应更加关注实施过程中盲态的维持。

2. 对照的选择

对于已注册上市的狂犬病疫苗申请增加新的免疫程序的，应采用已批准的免疫程序作为对照，并使用同一批次疫苗开展试验。如申请人尚无狂犬病疫苗上市，应选择已上市疫苗作为对照时，除考虑细胞基质和 / 或毒株亲缘性因素外，还应考虑所选择的对照疫苗在实际使用中具有一定代表性。

试验疫苗和对照疫苗应至少进行同步的效价检测，避免由于试验疫苗与对照疫苗差异较大导致临床试验结果无法评价。

3. 受试人群的选择

临床试验受试者的选择应充分考虑对目标人群的代表性。由于狂犬病疫苗的使用人群覆盖全年龄段人群，故临床试验的设计应考虑分层入组不同年龄段受试者。世界卫生组织（WHO）数据显示狂犬病最常见于 15 岁以下人群，约 40% 的暴露后免疫用于 4～15 岁人群；境内分析数据显示狂犬病病例中 17% 为 15 岁以下人群。因此在临床试验中应考虑根据疫苗实际使用情况合理确定各年龄段受试者的比例。

（二）有效性评价

1. 评价人群

鉴于狂犬病 100% 的致死性和暴露后通过疫苗接种尽快获得保护的预期（尤其是对于抗体阴性者），故狂犬病疫苗临床试验应以接种前阴性人群作为主要评价人群。同时结合接种前阳性人群及全人群的免疫原性结果辅助评价。

狂犬病疫苗临床试验涉及的采血点相对较多，应合理定义作为主要分析数据集的符合方案集（PPS），其中涉及采血和抗体检测方面建议为完成各时间点采血并获得检测结果的受试者。同时需合理制定接种、采血窗口期以保证临床结果的科学评价。

2. 评价标准

免疫原性替代终点及评价标准在狂犬病疫苗的评价中发挥了重要作用。狂犬病疫苗免疫原性主要基于抗狂犬病病毒中和抗体（Rabies Virus Neutralizing Abs，RVNA）的阳转率和几何平均浓度（Geometric mean concentration，GMC）及个体的抗体水平进行评价。境内 RVNA 检测方法基本采用快速荧光灶抑制试验（Rapid Fluorescent Focus Inhibition Test，RFFIT）。对于接种前阴性受试者（RVNA < 0.5 IU/ml），接种后 RVNA ≥ 0.5 IU/ml 为阳转；接种前阳性受试者（RVNA ≥ 0.5 IU/ml），接种后 4 倍及以上增长为阳转。在进行组间免疫原性结果的比较分析和总结时，应提供包括接种前基线、接种后血清抗体阳转率、GMC 及其置信区间的数据。鼓励选择合适的采血点开展细胞免疫的探索。

无论是对于已注册上市疫苗申请增加新的免疫程序，还是首次申请上市的疫苗，免疫原性评价应达到以下标准：

（1）鉴于狂犬病的 100% 致死性，原则上自首剂接种开始抗体阳转率应尽快达到 100%；

（2）首剂接种后 14 天的抗体阳转率达到非劣效，即试验组与对照组阳转率率差双侧 95% 置信区间（CI）下限 ≥ –5%；

（3）首剂接种后 14 天的抗体 GMC 达到非劣效，即试验组与对照组 GMC 比值双侧 95%CI 下限 ≥ 2/3；

（4）首剂接种后 42 天（或末剂接种后 14 天）的抗体阳转率达到非劣效，即试验组与对照组阳转率率差双侧 95%CI 下限 ≥ –5%。

首剂接种后 42 天（或末剂接种后 14 天）的 GMC 作为关键次要终点，其他次要终点依据不同免疫程序而具体设计。

3. 具体设计

（1）已注册疫苗申请新免疫程序

对于五剂程序已注册上市的狂犬病疫苗申请增加新免疫程序的，应以获批的五剂程序作为对照。试验组和对照组至少应确保首剂接种后 14 天、首剂接种后 42 天（或末剂接种后 14 天）的血样标本采集。

申请 2-1-1 程序：除上述采血点外，还需增加首剂接种后 7 天血样的采集，分析抗体阳转率及 GMC 较五剂程序可能具有的优势，同时作为次要终点。为评价 2-1-1 程序首次接种 2 剂的必要性，鼓励探索更早时间点的免疫应答情况。

申请简易四针程序：鉴于该程序的末剂次为 14～28 天范围内任意时间接种，为确保免疫原性的充分比较，疫苗免疫程序的尽量统一，应充分开展末剂次在不同时间接种的研究。试验组应至少设置末剂次于 14 天或 28 天接种的两个组（分别为 0、3、7、14 天各接种 1 剂和 0、3、7、28 天各接种 1 剂两个程序），并同时满足研究假设。试验组和对照组还应采集首剂接种后 28 天的血样标本用于分析，相应指标作为次要终点。

（2）首次申请上市

对于首次申请狂犬病疫苗上市的，应选择已获批五剂程序的上市疫苗作为阳性对照疫苗，申请的免疫程序试验组与对照组分别进行比较。

申请五剂程序的，试验组和对照组应在首剂接种后 14 天、首剂接种后 42 天进行血样标本采集；申请 2-1-1 程序或简易四剂程序的，具体设计同上。

为更好的评价各免疫程序，建议同时开展 2-1-1 程序、简易四剂程序试验组与五剂程序试验组之间的比较。

4. 免疫持久性

目前 WHO 和国家卫生健康部门均建议对于完成全程免疫者 3 个月内再次暴露不需接种疫苗。基于此建议可考虑以全程接种后 3 个月为目标，开展全程接种 3 个月后的采血和免疫原性随访；申请人可在获得 3 个月持久性结果后申请上市并继续进行 6 个月的免疫持久性观察。鼓励随访至 12 个月以积累持久性数据。

（三）安全性评价

临床试验中应对疫苗的安全性进行全面评价。安全性观察内容应至少包含已上市同类疫苗临床试验中的不良反应、临床应用或文献中报告的常见不良反应、预期偶见和非预期不良反应。

安全性分析内容一般包括总体不良事件、总体不良反应、局部 / 全身（接种部位 / 非接种部位）不良反应、其它不良事件（与疫苗无关的不良事件）、单个症状（体征、疾病、临床指标等）、严重不良事件等；部分疫苗还需监测疫苗的特殊关注不良事件（AESI）和可疑且非预期严重不良反应（SUSAR）等。分析指标一般包括发生频率和严重程度。必要时还应按照发生时间、接种剂次、亚组人群（如特定年龄段）进行单独分析。对于 2-1-1 程序，需关注首次接种 2 剂疫苗后的安全性。

可参考国内外同类疫苗安全性相关研究数据、文献或报告，密切监测和报告研究疫苗发生的 SUSAR 和潜在的安全性风险；如已有重大安全性风险警示或报告，应制定风险控制计划和采取必要措施，以保护受试者安全。同时应按照相关要求定期汇总、分析和提交临床试验中安全性监测资料。

（四）样本量估算

样本量的估算应符合相关疫苗临床试验的通用指导原则及统计学分析的要求。从安全性的角度考虑试验疫苗组的总样本量一般应不少于 500 例。若有同类疫苗安全性信号提示存在特定的安全性风险时样本量应尽量保守估算。对于已上市且经大量使用积累了安全性数据的疫苗，申请增加新的免疫程序时可在确保安全性研究基本要求的前提下，根据免疫原性估算样本量。对于申报 2-1-1 免疫程序，基于首次接种后不良反应增加的可能和产生早期免疫应答的预期，同样应保守估算样本量以利于各程序间获益风险的比较。

从免疫原性的角度考虑，因狂犬病疫苗临床试验涉及多个主要终点，故应综合考虑各评价指标合理确定样本量，也可采用免疫原性亚组的设计。同时，建议评估受试者基线情况，保证用于免疫原性主要分析人群即接种前阴性受试者的样本量。

（五）其他考虑

1. 再次暴露的免疫程序

WHO 和国家卫生健康部门均建议对于完成全程免疫者 3 个月后再次暴露需于 0 天和 3 天各接种 1 剂，共 2 剂。鼓励申请人结合免疫持久性研究，对再次暴露者疫苗接种程序进行探索，为临床应用积累数据。如基于注册试验的受试者，有计划的在末剂次接种 3 个月后一定时间分批次再次接种疫苗并与全程免疫的免疫应答情况进行比较。

2. 暴露前免疫程序

目前，已上市狂犬病疫苗说明书暴露前免疫程序均按照 0、7、21 或 28 天各注射 1 剂，全程共肌肉注射 3 剂的程序进行接种。WHO 现行的狂犬病疫苗立场文件推荐暴露前免疫程序变更为 0、7 天各接注射 1 剂，全程共注射 2 剂程序。在保障受试者安全性的前提下，鼓励对疫苗暴露前免疫程序进行探索以积累充分的临床数据，为临床应用提供有力证据支持。暴露前免疫程序的研究也应关注免疫持久性。

3. 特殊人群的研究

暴露后接种狂犬病疫苗不设禁忌症，但注册临床试验因条件限制均设置了较多的排除标准，无法充分观察特殊人群（如哺乳期和妊娠期妇女，伴基础性疾病者、免疫功能低下者等）接种疫苗的安全有效性。鼓励申请人在上市后主动收集特殊人群自然暴露后接种狂犬病疫苗的安全性和免疫原性数据，以进一步支持在该人群中的应用。

4. 批间一致性临床研究

一般来说，对于生产工艺的一致性或质量稳定性变异度高的试验疫苗，建议进行多批次间一致性的临床比较研究。原则上，批间一致性临床研究应包括至少连续三批上市规模疫苗，对各批次试验疫苗的免疫原性进行两两比较，评价指标同注册临床试验。其结果应达到等效性评价标准，即各批次疫苗组间 GMC 比值的双侧 95% 置信区间在 0.67 ~ 1.5 范围内。

对于上市规模产品与临床试验样品存在较大生产变更的产品，建议同时考虑与临床试验用样品的 GMC 非劣效比较分析。

参考文献

1. WHO. Rabies vaccines：WHO position paper-April 2018 Weekly epidemiological record. No 16，2018，93，201-220. http://www.who.int/wer.

2. WHO Expert Consultation on Rabies：first report. Geneva，World Health Organization，2005（WHO Technical Report Series，No. 931；http://whqlibdoc.who.int/trs/WHO_TRS_931_eng.pdf）.

3. 国家食品药品监督管理局 .《疫苗临床试验技术指导原则》.

4. 国家食品药品监督管理局 .《预防用疫苗临床可比性研究技术指导原则》.

5. 中国疾病预防控制中心 . 狂犬病预防控制技术指南（2016 版）.［EB/OL］.2016-02-01. http://www.chinacdc.cn.

6. 预防用疫苗临床试验安全性分析和报告的考虑.

阿司匹林肠溶片生物等效性研究技术指导原则

一、概述

阿司匹林肠溶片（Aspirin enteric-coated tablets）是一种延迟释放制剂，其主要成份乙酰水杨酸在吸收前、吸收期间和吸收后，可转化成主要代谢产物水杨酸，代谢产物主要经肾脏途径排泄。乙酰水杨酸的消除半衰期很短，水杨酸的消除速率受给药剂量的影响。

阿司匹林肠溶片人体生物等效性研究应符合本指导原则，还应参照《以药动学参数为终点评价指标的化学药物仿制药人体生物等效性研究技术指导原则》《生物等效性研究的统计学指导原则》等相关指导原则要求。

二、人体生物等效性研究设计

（一）研究类型

可采用两序列、两周期、交叉试验设计，也可采用重复交叉设计，开展单次给药的空腹及餐后人体生物等效性研究。

（二）受试人群

健康受试者。

（三）给药剂量

建议采用申报的规格，单片服用。

（四）给药方法

口服给药。

（五）血样采集

血浆中乙酰水杨酸和水杨酸的达峰时间不同，餐后给药阿司匹林吸收延迟，建议合理设计样品采集时间点，使其包含吸收、分布及消除相。

（六）检测物质

血浆中的乙酰水杨酸和水杨酸。

（七）生物等效性评价

建议以乙酰水杨酸的 C_{max}、AUC_{0-t} 和 $AUC_{0-\infty}$ 作为生物等效性评价的指标，水杨酸的 C_{max}、AUC_{0-t} 和 $AUC_{0-\infty}$ 用于进一步支持临床疗效的可比性。

若选择两序列、两周期、交叉试验设计，应采用平均生物等效性方法评价，受试制剂与参比制剂的 C_{max}、AUC_{0-t}、$AUC_{0-\infty}$ 几何均值比值的 90% 置信区间应在 80.00%～125.00% 范围内；若选择重复交叉设计，具体统计方法和评价标准参照《高变异药物生物等效性研究技术指导原则》。

（八）其他

1. 良好的采血点设计，将有助于获得可靠的药代动力学参数。

2. 生物样品采集、样品预处理及分析检测过程中，应对影响检测准确度的因素加以控制，保证乙酰水杨酸和水杨酸检测结果的可靠性，并在提交的资料中报告两种检测物质转化程度的评估结果。

三、人体生物等效性研究豁免

通常不适用。

四、参考文献

1. 国家药品监督管理局 . 阿司匹林肠溶片说明书 . 2020.

2. 国家药品监督管理局 .《以药动学参数为终点评价指标的化学药物仿制药人体生物等效性研究技术指导原则》. 2016.

3. 国家药品监督管理局 .《生物等效性研究的统计学指导原则》. 2018.

4. 国家药品监督管理局 .《高变异药物生物等效性研究技术指导原则》. 2018.

5. U.S. Food and Drug Administration. Draft Guidance on Aspirin Capsule. 2015.

6. U.S. Food and Drug Administration. Draft Guidance on Aspirin Extended Release Capsule. 2017.

他达拉非片生物等效性研究技术指导原则

一、概述

他达拉非片（Tadalafil Tablets）用于治疗勃起功能障碍（ED，Erectile Dysfunction）；治疗勃起功能障碍（ED）合并良性前列腺增生（BPH，Benign Prostatic Hyperplasia）的症状和体征，主要成分为他达拉非。他达拉非的吸收速率和程度不受食物的影响，可以与或不与食物同服。

他达拉非片人体生物等效性研究应符合本指导原则，还应参照《以药动学参数为终点评价指标的化学药物仿制药人体生物等效性研究技术指导原则》《生物等效性研究的统计学指导原则》等相关指导原则要求。

二、人体生物等效性研究设计

（一）研究类型

建议采用两序列、两周期、交叉试验设计，开展单次给药的空腹及餐后人体生物等效性研究。

（二）受试人群

健康男性受试者。

（三）给药剂量

建议采用申报的最高规格单片服用。

（四）给药方法

口服给药。

（五）血样采集

合理设计样品采集时间，使其包含吸收、分布及消除相。

（六）检测物质

血浆中的他达拉非。

（七）生物等效性评价

以他达拉非的 C_{max}、AUC_{0-t}、$AUC_{0-\infty}$ 作为生物等效性评价的指标，生物等效性接受标准为受试制剂与参比制剂的 C_{max}、AUC_{0-t}、$AUC_{0-\infty}$ 几何均值比值的 90% 置信区间应在 80.00%～125.00% 范围内；同时，应提交受试制剂与参比制剂 T_{max} 中位数和范围的统计学比较结果。

三、生物等效性研究豁免

若同时满足以下条件，可豁免低规格制剂的人体生物等效性研究：（1）申报的最高规格制剂符合生物等效性要求；（2）各规格制剂在不同 pH 介质中体外溶出曲线相似；（3）各规格制剂的处方比例相似。

四、参考文献

1. 国家药品监督管理局 . 他达拉非片说明书 . 2019.

2. 国家药品监督管理局 .《以药动学参数为终点评价指标的化学药物仿制药人体生物等效性研究技术指导原则》. 2016.

3. 国家药品监督管理局 .《生物等效性研究的统计学指导原则》. 2018.

4. U.S. Food and Drug Administration. Draft Guidance on Tadalafil. 2017.

5. European Medicines Agency. Tadalafil film-coated tablets 2.5mg，5mg，10mg and 20mg product-specific bioequivalence guidance. 2018.

注射用两性霉素 B 脂质体生物等效性研究技术指导原则

一、概述

注射用两性霉素 B 脂质体（Amphotericin B Liposome for Injection）是将两性霉素 B 包裹于脂质体内形成的特殊注射剂，在体循环中存在脂质体包封的两性霉素 B 和游离（非包封的）的两性霉素 B 两种形式。临床上主要用于治疗对两性霉素 B 敏感的侵袭性真菌病以及内脏利什曼病的挽救治疗。

注射用两性霉素 B 脂质体生物等效性研究应符合本指导原则，还应参照《以药动学参数为终点评价指标的化学药物仿制药人体生物等效性研究技术指导原则》《化学药品注射剂仿制药（特殊注射剂）质量和疗效一致性评价技术要求》和《生物等效性研究的统计学指导原则》等相关法规和指导原则要求。

二、人体生物等效性研究设计

（一）研究类型

建议采用平行设计，进行单次给药的人体生物等效性研究。也可以采用两制剂、两周期、两序列交叉设计。

（二）受试人群

健康成年受试者。

（三）给药剂量

建议给药剂量为 ≤ 3mg/kg。3mg/kg 是临床常用的起始剂量，也是临床剂量范围内的敏感剂量。

（四）给药方法

静脉输注，输注时间应不短于 120 分钟。

（五）血样采集

合理设计样品采集时间。本品半衰期较长，建议设计足够长的样品采集时间。

（六）检测物质

血浆中脂质体包封两性霉素 B 和游离两性霉素 B。

（七）生物等效性评价

以脂质体包封两性霉素 B 的 C_{max}、AUC_{0-t} 和 $AUC_{0-\infty}$ 为主要评价指标。生物等效性接受标准为受试制剂与参比制剂的 C_{max}、AUC_{0-t} 和 $AUC_{0-\infty}$ 的几何均值比值的 90% 置信区间数值应不低于 80.00%，且不超过 125.00%。

以游离两性霉素 B 的 C_{max}、AUC_{0-t} 和 $AUC_{0-\infty}$，以及脂质体包封和游离两性霉素 B 的部分暴露量指标（如，脂质体包封两性霉素 B：AUC_{0-10h} 和 $AUC_{10-last}$；游离两性霉素 B：AUC_{0-24h} 和 $AUC_{24-last}$）为支持性证据，同样进行 90% 置信区间考察。

（八）其他

1. 注射用两性霉素 B 脂质体为经静脉注射给药的脂质体制剂，应基于产品特征，采取逐步递进的对比研究策略，首先进行仿制药与参比制剂药学和非临床的全面对比研究；然后进行人体生物等效性研究；必要时进行临床验证研究。若药学研究和（或）非临床研究结果提示仿制药与参比制剂不一致，申请人应考虑对受试制剂处方工艺进一步优化后重新开展研究。具体可参考《化学药品注射剂仿制药（特殊注射剂）质量和疗效一致性评价技术要求》。

2. 开展人体生物等效性研究期间，受试者可接受标准的非高脂饮食。

3. 本品为细胞毒类药物，研究过程中需采取安全监测措施关注受试者的安全。在基线和研究过程中建议采取以下安全监测措施：监测生命体征；进行肾、肝和造血功能的实验室评估；检测血清电解质，包括镁和钾。

4. 建议用药前酌情给予预防用药，以降低输液相关反应的风险或程度，同时应排除预防用药对两性霉素 B 药动学的影响。

5. 以下受试者应排除在研究之外：对普通两性霉素 B 制剂或脂质体两性霉素 B 制剂的任何成分有超敏反应史的受试者；血肌酐、谷草转氨酶（AST）、谷丙转氨酶（ALT）高于正常上限（ULN）的受试者。

三、人体生物等效性研究豁免

不适用。

四、参考文献

1. U.S. Food and Drug Administration. 注射用两性霉素 B 脂质体说明书 . 2020.

2. U.S. Food and Drug Administration. Draft Guidance on Amphotericin B. 2020.

3. European Medicines Agency. Liposomal amphotericin B powder for dispersion for infusion 50 mg product-specific bioequivalence guidance. 2021.

4. WHO/PQT. Notes on the Design of Bioequivalence Study：Amphotericin B（liposomal）. 2021.

5. 国家药品监督管理局 .《以药动学参数为终点评价指标的化学药物仿制药人体生物等效性研究技术指导原则》. 2016.

6. 国家药品监督管理局 .《化学药品注射剂（特殊注射剂）仿制药质量和疗效一致性评价技术要求》. 2020.

7. 国家药品监督管理局 .《生物等效性研究的统计学指导原则》. 2018.

氯雷他定片生物等效性研究技术指导原则

一、概述

氯雷他定片（Loratadine Tablets）临床上用于缓解过敏性鼻炎有关的症状，如喷嚏、流涕、鼻痒、鼻塞以及眼部痒及烧灼感；亦适用于缓解慢性荨麻疹、瘙痒性皮肤病及其他过敏性皮肤病的症状及体征。主要成份为氯雷他定，其活性代谢产物为脱羧乙氧基氯雷他定。

氯雷他定片生物等效性研究应符合本指导原则，还应参照《以药动学参数为终点评价指标的化学药物仿制药人体生物等效性研究技术指导原则》《高变异药物生物等效性研究技术指导原则》《生物等效性研究的统计学指导原则》等相关指导原则要求。

二、人体生物等效性研究设计

（一）研究类型

可采用两制剂、两周期、两序列交叉设计，也可采用部分重复或完全重复交叉设计，开展单次给药的空腹及餐后人体生物等效性研究。

（二）受试人群

健康受试者。

（三）给药剂量

建议采用申报的最高规格单片服用。

（四）给药方法

口服给药。

（五）血样采集

合理设计样品采集时间，使其包含吸收、分布及消除相。

（六）检测物质

血浆中的氯雷他定及其活性代谢产物脱羧乙氧基氯雷他定。

（七）生物等效性评价

建议以氯雷他定的 C_{max}、AUC_{0-t} 和 $AUC_{0-\infty}$ 作为生物等效性评价的指标，脱羧乙氧基氯雷他定的 C_{max}、AUC_{0-t} 和 $AUC_{0-\infty}$ 用于进一步支持临床疗效的可比性。

应在研究方案和统计分析计划中提前制定生物等效性分析方法。若采用两交叉试验设计，生物等效性接受标准为受试制剂与参比制剂的 C_{max}、AUC_{0-t} 和 $AUC_{0-\infty}$ 几何均值比的 90% 置信区间应在 80.00% ~ 125.00% 范围内。若采用部分重复或完全重复交叉设计，具体评价标准建议参照《高变异药物生物等效性研究技术指导原则》。

三、人体生物等效性研究豁免

本品国内当前仅上市 10mg 规格，本项不适用。

四、参考文献

1. 国家药品监督管理局 . 氯雷他定片说明书 . 2015.

2. 国家药品监督管理局 . 以药动学参数为终点评价指标的化学药物仿制药人体生物等效性研究技术指导原则 . 2016.

3. 国家药品监督管理局 . 高变异药物生物等效性研究技术指导原则 .2018.

4. 国家药品监督管理局 . 生物等效性研究的统计学指导原则 . 2018.

5. U.S. Food and Drug Administration. Draft Guidance on Loratadine. 2021.

富马酸丙酚替诺福韦片生物等效性研究技术指导原则

一、概述

富马酸丙酚替诺福韦片（Tenofovir Alafenamide Fumarate Tablets）用于治疗成人和青少年（年龄 12 岁及以上，体重至少为 35kg）慢性乙型肝炎。主要成份为富马酸丙酚替诺福韦，是替诺福韦的亚磷酰胺前体药物。

富马酸丙酚替诺福韦片生物等效性研究应符合本指导原则，还应参照《以药动学参数为终点评价指标的化学药物仿制药人体生物等效性研究技术指导原则》《高变异药物生物等效性研究技术指导原则》《生物等效性研究的统计学指导原则》等相关指导原则要求。

二、人体生物等效性研究设计

（一）研究类型

可采用两制剂、两周期、两序列交叉设计，也可采用部分重复或完全重复交叉设计，开展单次给药的空腹及餐后人体生物等效性研究。

（二）受试人群

健康受试者。

（三）给药剂量

建议采用申报的最高规格单片服用。

（四）给药方法

口服给药。

（五）血样采集

合理设计样品采集时间，使其包含吸收、分布及消除相。

（六）检测物质

血浆中的丙酚替诺福韦及其代谢产物替诺福韦。

（七）生物等效性评价

建议以丙酚替诺福韦的 C_{max}、AUC_{0-t} 和 $AUC_{0-\infty}$ 作为生物等效性评价的指标。替诺福韦的 C_{max}、AUC_{0-t} 和 $AUC_{0-\infty}$ 用于进一步支持临床疗效的可比性，也可采用 AUC_{0-72h} 来代替 AUC_{0-t} 和 $AUC_{0-\infty}$ 评价制剂间替诺福韦吸收程度的差异。

应在研究方案和统计分析计划中提前制定生物等效性分析方法。若采用两交叉试验设计，生物等效性接受标准为受试制剂与参比制剂的 C_{max}、AUC_{0-t} 和 $AUC_{0-\infty}$ 的几何均值比的 90% 置信区间在 80.00% ~ 125.00% 范围内。若采用部分重复或完全重复交叉设计，具体评价标准建议参照《高变异药物生物等效性研究技术指导原则》。

三、人体生物等效性研究豁免

本品国内当前仅上市 25mg 规格，本项不适用。

四、参考文献

1. 国家药品监督管理局. 富马酸丙酚替诺福韦片说明书. 2020.

2. 国家药品监督管理局. 以药动学参数为终点评价指标的化学药物仿制药人体生物等效性研究技术指导原则. 2016.

3. 国家药品监督管理局. 高变异药物生物等效性研究技术指导原则. 2018.

4. 国家药品监督管理局. 生物等效性研究的统计学指导原则. 2018.

5. U.S. Food and Drug Administration. Draft Guidance on Tenofovir Alafenamide Fumarate. 2017.

索 引

（按汉语拼音排序）